U0295575

交大医学 医源丛书

医道

主　编　范先群　陈国强

执行主编　赵文华　施建蓉　吴正一

副主编　雷　禹　于沛东

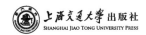

上海交通大学出版社
SHANGHAI JIAO TONG UNIVERSITY PRESS

内容提要

本书旨在探寻上海交通大学医学院各附属医院和二级学院开拓创业和苗壮成长的历史足迹,宣传中华人民共和国成立以来(特别是改革开放四十多年来)各附属医院的综合实力和办院特色,共涵盖上海交通大学医学院附属 12 家医院和下属 7 个学院,内容包括医院概况(历史沿革)、医疗实力、科研实力、文化育人、社会责任、未来展望等部分,充分展示附属医院和学院的特色亮点。附属医院和各办学单位是交大医学的核心要素,是交大医学社会声誉的重要源泉。每一家医院、学院都是响亮的品牌。每家医院都有治病救人的"绝活",都有打动人心的故事。每个学院都有其核心使命,都有育人的独特优势。

本书正是通过向社会、向患者、向学生、向家长展示附属医院和各办学单位魅力,来传递交医声音。

图书在版编目(CIP)数据

医道 / 范先群,陈国强主编. —上海:上海交通大学出版社,2019

ISBN 978 - 7 - 313 - 22106 - 3

Ⅰ.①医… Ⅱ.①范… ②陈… Ⅲ.①上海交通大学医学院-校史 Ⅳ.①R - 40

中国版本图书馆 CIP 数据核字(2019)第 223831 号

医 道
YIDAO

主　　编:范先群　陈国强				
出版发行:上海交通大学出版社		地　　址:上海市番禺路 951 号		
邮政编码:200030		电　　话:021 - 64071208		
印　　刷:上海万卷印刷股份有限公司		经　　销:全国新华书店		
开　　本:710mm×1000mm　1/16		印　　张:25		
字　　数:437 千字				
版　　次:2019 年 11 月第 1 版		印　　次:2019 年 11 月第 1 次印刷		
书　　号:ISBN 978 - 7 - 313 - 22106 - 3				
定　　价:88.00 元				

交大医学医源丛书

医 道

主 编
范先群　陈国强

执行主编　赵文华　施建蓉　吴正一
副主编　雷　禹　于沛东

编委会成员（按姓氏笔画排序）

丁　俭	于广军	马　骏	冯　运
江　帆	江忠仪	孙　锟	李　剑
李卫平	李洪亮	吴　皓	吴　韬
吴正一	陈　方	陈国强	范先群
季庆英	郑　宁	郑兴东	孟　煜
赵文华	胡翊群	施建蓉	徐一峰
殷善开	郭　莲	唐国瑶	黄荷凤
谢　斌	蔡家麟	潘常青	瞿介明

序

王一飞

浦江水,纳百川,泽万物精华;黄浦地,齐人心,育众生百态。在喜迎中华人民共和国成立70周年之际,本书循着上海交通大学医学院附属医院和二级学院发展、壮大的历程和足迹,讲述附属医院和二级学院发展历史上那些年,那些人,那些事。

有着百廿年办学历史,走过六十七载风雨征程,上海交通大学医学院经过几代人的不懈努力和奋斗,于繁华都市之中,秉"仁心仁术济苍生"之情怀,以谋求国家强盛、探究科学真知、践行医学使命、传承文化精粹为己任,以立德树人为根本,致力于培养有灵魂的卓越医学创新人才,为天地立心、为生民立命、为往圣继绝学、为万世开太平。"博极医源,精勤不倦"的学院精神跃然于世。

附属医院和二级学院是上海交通大学医学院整体发展的生命线,关系着上海交通大学医学院未来发展前景。国家自然科学基金项目数连续十年排名全国高等医学院校第一名、第四轮学科评估临床医学学科获A+,学科排名全国第一……近年来,上海交通大学医学院在医教研管等方面取得的卓越成绩和附属医院、二级学院有着密不可分的联系。未来将始终以附属医院和二级学院为着力点,全力将上海交通大学医学院建设成为中国特色世界一流医学院的强大支持平台,有力促进各项事业有序稳步发展。

本书收录了上海交通大学医学院12所附属医院和7个二级学院的发展历程和足迹。附属瑞金医院、仁济医院、第九人民医院、第一人民医院等皆已走过百年,薪火百年相传,一代一代医学人坚守医学初心不改;岁月百年沧桑,循前人足迹牢记医学誓言不悔;风雨百年飘摇,拂开尘埃回溯历史肩负医学责任不弃。上海-渥太华联合医学院、中法联合医学院、儿科学院犹如雨后嫩芽焕发着盎然的生机和活力,在上海交通大学医学院这个厚实的平台上绽放属于自己的光彩。

立于新时代,以人民为中心,以健康为根本,以健康助力小康,以民生牵着民心,我们始终相信上海交通大学医学院附属医院和二级学院会在为人民健康服务的路上越走越好。本书的出版,希望让更多的人了解始终致力于以人民健康为己任的上海交通大学医学院附属医院和二级学院。

目　录　Contents

瑞金医院，以一种优雅海派的姿态，在这里伫立了 112 年。只是，"优雅"仅仅是瑞金医院内涵的一面，"勇于创新、敢于挑战、愿为人先、快人一步"，才是瑞金医院最突出的"性格"。

有一种海派，叫永远创新

——附属瑞金医院发展纪实

如果此时有一双眼，从上海市中心的高空俯瞰，一定会牢牢定睛在瑞金二路一带别致的风景上，这里似乎有着与上海秋天最契合的景致：褐色屋顶的老洋房、绿色的草坪、撑着巨大树冠的香樟、梧桐掩映下车水马龙的街道……

在这一片浓郁的上海风情中，上海交通大学医学院附属瑞金医院，是其中浓墨重彩的一笔。

瑞金医院，以一种优雅海派的姿态，在这里伫立了 112 年。只是，"优雅"仅仅是瑞金医院内涵的一面，"勇于创新、敢于挑战、愿为人先、快人一步"，才是瑞金医院最突出的"性格"。一百多年来，"创新"和"引领"始终是瑞金医院的关键词。

一百多年来，瑞金医院从一家教会医院发展为蜚声中外、誉满天下的综合性教学医院，既得益于西学的严谨实证，又得益于中华文化的包容并蓄。百余年来，瑞金医院不仅以精湛的医术治愈烧伤面积达 89.3% 的炼钢工人，以灼伤补液的"瑞金公式"奠定了医院在烧伤治疗方面的国际领先地位，同时还在白血病的治疗领域做出了令世人瞩目的贡献，开创了治疗 APL 的"上海方案"，培养造就了王振义、陈竺、陈赛娟、陈国强、宁光等一批现代医学领军人物。

目前，瑞金医院开放床位 2 300 多张，全院职工 4 200 余人。设有 46 个临床学科和 9 个公共学科，有二级学科博士点 16 个，二级学科硕士点 23 个，教育部重点学科 4 个，国家临床重点专科项目 23 个，国家临床重点实验室 1 个。2014 年，上海国家转化医学中心在瑞金医院正式揭牌成立，建成后将成为我国首个综合性国家级转化医学中心。

海派文化，像水一样兼容并蓄。没有海派文化，就没有上海这座城市。"海纳百川，追求卓越，开明睿智，大气谦和"——2007 年，习近平总书记在上海工作期间用这十六个字来概括上海的城市精神，而瑞金医院"永远创新"的精神就是对海派文化的一种诠释。

一、博爱仁厚,将爱与希望带给病家和社会

1907 年,在法租界南部金神父路东侧,诞生了一家医院,取名 Hospital Sainte-Marie(圣玛利亚医院),中文名"广慈医院",取"广为慈善,救死扶伤"之义。

慈爱之心,从一开始就被嵌入这家医院的基因中。

据《广慈医院 25 周年纪念》记载:"广慈医院贫富俱收,各视其境遇以付值,犹如现状,富者出其膳费,从无因乏资而被拒绝者,即最贫者,亦得入附设之病床焉,五百病床中三百零二座,供贫人之用,从未间断,故贫者极乐进广慈医院,药费优廉,看护周到,身心俱泰。"

在中华人民共和国成立后的各时代,这里不断涌现出医务人员服务患者的感人故事。

外科泰斗傅培彬有一次在术前查房时,发现即将接受急诊手术的一位急性腹膜炎农村老太太双脚沾满泥,立刻亲自打来水为老太太洗脚,他的行为感动了所有人。当血库缺血时,傅培彬还下台为术中病人输血,输完又走回台上继续手术。他爱病人的故事传颂至今。

为向病人提供更好的服务,1998 年,瑞金医院提出"以良好的信誉使病人放心,以一流的服务使病人称心,以优美的环境使病人舒心"的"三心工程"。

瑞金医院自建院以来始终主动承担社会责任,积极支援国家和国际卫生事业。

1937 年,"八一三"抗战爆发,广慈医院参与到救治中,特添设 50 张床位,收容受伤官兵。此时由战争引发的霍乱等传染病暴发,广慈医院除原有隔离病房外,又另辟隔离病区收留霍乱病人、天花病人。

1950 年 2 月 6 日,国民党军队空袭上海,造成重大人员伤亡,医院全力参加抢救,此后又立刻投入与白喉、天花大流行的斗争中。

为支持"小三线"建设,瑞金医院自 1969 年 11 月起派出 4 批、163 人,前往安徽绩溪支援后方瑞金医院。后方瑞金医院拥有病床 240 张,住院大楼面积 9 050 平方米,器械设备齐全,成为上海"小三线"在皖南的中心医院。

1976 年唐山大地震后,瑞金医院先后派出 3 批 20 余人赴唐山丰润抗震救灾,当地百姓至今感恩"上海来的医生"。

1975 年至今,瑞金医院共派出 38 批援摩(摩洛哥)医疗队在北非土地上进行医疗援助,默默奉献 44 年。

1998 年长江发生全流域特大洪水，医院派出以朱正纲为队长的医疗队赶赴湖南参与抗洪救灾。

2003 年，"非典"来袭。瑞金医院收治 SARS 病人 2 例，经过 14 天的隔离，5 月 16 日，与本市两例输入性"非典"临床诊断病人有过接触的 28 位瑞金医院职工，才走出留驻的 39 舍。瑞金医护人员"抗击非典，我们挺身而出"的精神，令人动容。

2008 年 5 月 12 日汶川大地震后，瑞金医院立刻派遣 10 位医护人员第一时间挺进震区，抢救生命。6 月起，又先后派出 7 批医疗队赴川，整整历时两年。

此外，在北极、南极，都有"瑞金人"用医学奉献祖国的故事。

如果说广慈初创时，确定的是"广博慈爱，救死扶伤"的医院理念，中华人民共和国成立后，从广慈到瑞金，历代医务人员始终深仁厚泽，行医济世，将爱与希望带给了更多病家和社会。

二、三个"牢牢把握"，推动中国医学更高更强

瑞金医院内科奠基人邝安堃教授曾说："做学术，不要只做人家做过的事情。"这句话，成为所有瑞金人的精神内核——瑞金医院，就是要做别人没有做过的事。

对创新和引领的执着追求，让瑞金医院创造了中国医学史上的众多"第一次"：突破医学极限抢救大面积烧伤病人邱财康；确诊国内首例原发性醛固酮增多症，奠定中国内分泌代谢病学基础；实现中国第一例肝脏移植和第一例心脏移植；创立"上海方案"，让急性早幼粒细胞白血病成为第一种可以被治愈的白血病；在中国最早开展和推广微创手术，最早引进达芬奇手术机器人……每一次瑞金人的探索和开拓，都带动了一个学科在中国的起步和发展，最终让中国患者获得了更好的医疗服务，让中国的医疗技术走到了世界的前列。

20 世纪中国对世界医学的八大贡献中，有两项来自瑞金医院，一是抢救大面积烧伤病人获得成功，使我国治疗大面积烧伤居世界领先水平；二是王振义院士用诱导分化的方法治疗急性早幼粒细胞性白血病获得成功。这些骄人的成绩，无不是瑞金医院勇于创新，推动中国医学发展的最好证明。

多年来，瑞金医院在各种权威的排名中，均位列全国综合性三甲医院的第一阵营；在上海医疗界，瑞金医院被视为标杆和榜样；在世界各种医学专业学术会议上，来自瑞金医院的专家是重量级的演讲嘉宾。复旦版医院排行榜自 2009 年诞生至今的榜单上，瑞金医院稳居第四位，是上海医院中排名最高的。

上海发布《"健康上海 2030"规划纲要》，当时上海市副市长翁铁慧在新闻发布会上特别强调，要把三级甲等医院建设成为具有一定国际影响力的危重疑难病症诊疗中心和本市医疗技术创新、临床医学人才规范化培养的主要基地，打造一批国内领先、国际知名、特色鲜明的医疗中心。"力争到 2020 年，基本建成与上海科创中心建设目标和亚洲医学中心城市定位相符合的临床重点专科学科群，争创 2 家以上国家医学中心、10 家以上国家区域医疗中心，15 个以上国家级临床重点专科，不断巩固上海临床专科能力在国内的领先地位。"

作为汇聚中国顶级医生、顶级医疗资源的公立三甲医院，跨入 112 年的瑞金医院，对接国家和上海市在建立医学高地上的重要规划，为中国医学事业再攀高峰，承担起更加重大的责任。

瑞金医院院长瞿介明教授向记者介绍说，由三项重大工程组成的壮美图景，正徐徐展开。

第一，就在瑞金医院科教楼的背后，一项国家重大工程正在紧锣密鼓地建设中，这便是转化医学国家重大科技基础设施（上海）项目。这是继"上海光源"同步辐射装置、国家蛋白质科学中心（上海）设施之后，又一国家重大科技基础设施在沪开建，也是我国首个综合性国家级转化医学中心。它的目标，就是直接攻坚聚焦危害中国人群的重大疾病，推进转化医学，让实验室成果加速跑到病人身边。

国家如此大的基础设施项目，落在一家医院，是前所未有的。

第二，在上海的嘉定，瑞金人正在自主研发我国第一个肿瘤治疗质子项目。

质子治疗，通俗地说，即利用质子组成的射线作为治疗媒介，聚焦能量作用于肿瘤组织，业内形象地称之为"质子刀"。相比传统化疗或放疗等肿瘤治疗技术，质子技术的优势在于在杀灭肿瘤细胞时，可有效保护正常组织，即所谓的对肿瘤实现"立体定向爆破"。

此前，该技术多应用于儿童以及难治的脑肿瘤、脊索瘤、骨肉瘤等的治疗上。近十年来，该技术逐步扩大至肺癌、肝癌、前列腺癌、乳腺癌、头颈部肿瘤等常见肿瘤的治疗上。

迄今全球已有 10 多万人接受过质子重离子治疗，主要集中在美国、日本、德国。相对全球人口，这绝非大病历库，开展国家也不多，原因在于：这项尖端技术研发成本高、投入大，如果没有政府支撑，很难推进。目前技术比较成熟的日本、德国、美国，走的均为国家战略路径。

2014 年，上海国际医学园区的上海质子重离子医院完成首例临床试验，投入试运营，这种目前世界上最为先进的肿瘤治疗技术开始进入国人视野。该进口技术从引进到最终落地、应用，克服了重重技术难关，堪称"十年磨一剑"。考虑到国民平均寿命的逐渐提高，肿瘤日益成为威胁公众健康的第一大慢性病，我国并没有止步于"引进"之路，而是加紧投入质子等尖端治疗技术的自主研发中。

第三，今年，以瑞金医院为主体的航空医疗基地医院标准化建设已经初具雏形。不久后，瑞金医院作为航空医疗急救标准化基地医院，将成为长三角航空医疗急救的核心单位。上海正在努力成为亚洲医学中心城市，瑞金医院主导的航空急救系统，将为上海医疗服务插上翅膀，让上海的优质医疗资源辐射到更加广阔的地区。

这三个具有前瞻性的项目，让瑞金医院再次引领中国医疗事业走向更高平台。瑞金医院正在创建国家医学中心，未来，瑞金医院的医疗服务将成为范本，影响更多的医疗机构，提高中国医疗服务的整体水平。

上海，将建设具有全球影响力的科创中心作为城市发展的目标。医学的创新，是科创中心建设中重要的内容。上海医学创新的目标是，到 2020 年，成为亚洲医学中心城市，到 2030 年成为具有全球影响力的健康科技创新中心。

习近平总书记对上海的科创工作提出了三个"牢牢把握"的要求：要牢牢把握科技进步大方向，瞄准世界科技前沿领域和顶尖水平，力争在基础科技领域有大的创新，在关键核心技术领域取得大的突破；要牢牢把握产业革命大趋势，围绕产业链部署创新链，把科技创新真正落到产业发展上；要牢牢把握集聚人才大举措，加强科研院所和高等院校创新条件建设，完善知识产权运用和保护机制，让各类人才的创新智慧竞相迸发。

这三个"牢牢把握"，也是瑞金医院在医疗创新上所尊崇的原则。瑞金医院瞄准了世界最前沿的医疗领域和水平，把握中国医改的大趋势，发挥医院在技术和人才上的优势，不断鼓励医疗创新。

"我们要有承受压力的自觉意识，骨子里要有克服困难的决心，迎难而上，创新突破。"瞿介明说。做科学世界的"拓荒者"，是一家三甲医院应有的担当。

三、广博慈爱，精英办院，将现代医学体系带进中国

老上海人都知道，瑞金医院有着"法国血统"，至今，还有一些人习惯于将瑞金医院称为广慈医院。

提起瑞金医院的医生，在上海人心目中，他们是学富五车的知识分子，是志趣高雅的老克勒，是彬彬有礼的现代绅士。瑞金医院的医生，本身就是"海派"

文化中的一个符号。

今年 95 岁的王振义院士，就是老广慈人的代表。王振义毕业于震旦大学，受法语教育，英语也非常流利，在接待法国同行时，他总是全程法文演讲，收放自如。

王振义院士始终坚持每周四教学查房，带着年轻的医生和医学生讨论疑难病例。他老人家的教学查房可不是走过场，至今仍保持着每天阅读学术期刊的习惯，了解世界上最新的学术动态。他要求学生向他提问，他去翻阅资料后再与学生讨论和回答。王振义院士的治学风格，以言传身教、耳濡目染的形式，影响了很多后辈医生和科学家。

王振义院士又是风雅浪漫的。一次记者采访结束后，王振义院士兴致勃勃地介绍起他喜爱的一位小提琴演奏家。他回忆起自己中学时爱好不少。"古典音乐、乒乓球、桥牌都很喜欢。"他与另外 6 名男同学，因为常常在一起交流古典音乐话题，自称"七个约翰"，他们还一起练习外语，学说普通话，练习演讲。如今我们想象，这是怎样一幅"恰同学少年"的美好画面。

瑞金医院多年来延续的法文教育，培养了一大批优秀的医生和科学家，他们与保存至今的法式洋楼、开阔草坪一起，延续着瑞金医院独特的"海派"文化。

广慈医院的建立，要从一百多年前说起，1907 年，天主教江南代牧区主教姚宗李与法租界公董局合作，在金神父路上用地 160 亩建立圣玛利亚医院，医院中文名根据"广为慈善"之意，取名"广慈医院"。这个名字，一直沿用至 20 世纪 60 年代，1966 年改名为"东方红医院"，1972 年，为了迎接尼克松总统夫人的参观，根据门口的瑞金二路改名为现在的名字——瑞金医院(见图 1)。

1907 年 10 月 13 日，广慈医院举行了盛大的落成典礼。资料记载，1910 年至 1911 年，医院住院病人数 2 798 人，门诊达 13 833 人。

开业几年后，法籍医生李固(Ricou)加入广慈医院，这个时候，李固、佛来松在震旦学院正式开设医科授课，广慈医院遂成为震旦学院的教学医院。由此，以法国医学教育模式培养医学生在上海拉开序幕，也使得广慈医院逐渐具有当时世界较为先进的医疗和教学力量。震旦医科的创立与发展，与广慈医院的发展相辅相成。

广慈医院建院十年后，迎来震旦医科第一届中国毕业生，自那时开始，只有非常优秀的医学毕业生，才能进入广慈医院，至今仍是如此。吸纳精英的人才策略，为后来瑞金医院在临床和科研上的开拓和创新，打下了坚实基础。

上海最早的医学人才培养，与广慈医院有着千丝万缕的联系，可以说，广慈医院是早期上海医学教育中重要的参与者。

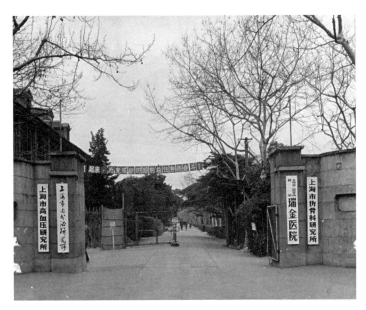

图1　20世纪70年代医院大门（1972年由东方红医院更名为瑞金医院）

1912年，法籍传教士孔明道（Joseph de Lapparent）任震旦学院院长后即着手建立医科，先设医学先修科，震旦学院与广慈医院仅一墙之隔，他们延请广慈医院法籍医师佛来松担任临床指导教师，每周一、二、六，大学生们会到广慈医院进行临床实习。学生毕业后，广慈医院经过严格的筛选，留下极少数品学兼优的毕业生。对于这样的优秀医学生，医院非常重视，会推荐去国外深造。

1948年从上海震旦大学医学院获博士学位的王振义院士（见图2）回忆说，为了培养医学生的博爱慈善之心，学校要求学生不定期到医院的传染病房为患者服务。在他大学五年级时，就跟着老师参加敬老院的慈善工作。每次参与慈善活动，医学生们会得到一点饼干作为报酬，年轻的医学生们在参与慈善的过程中，收获的是作为医生的荣誉感。

按照今天流行的词汇，当时震旦医科的培养模式，是真正的精英教育。医科每一届学生人数很少，到20世纪30年代才超过30名，由于淘汰率高，每一届毕业生人数几乎都没有超过10名。6年的学习中，前两年为医学预科，学生要拿到理化自然学位后才能继续读医科。医科的学习要求也很严苛，要求每名学生必须独立完成解剖尸体2具，参加手术100余台，接生婴儿30个等。

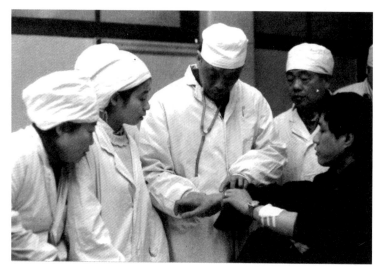

图 2　内科王振义等应用全反式维甲酸诱导治疗急性早幼粒细胞白血病获成功

高标准的培养机制和严格的淘汰制度,让震旦医科毕业生得到社会的广泛认可。1930 年,法国总领事署公布的界内行医章程中就有专门规定:"凡持有震旦大学所给之医学博士文凭者,得有在法租界内行医之权。"

在震旦医科培养出的医学精英中,往往只有成绩在前三名的毕业生才能进入广慈医院,成为广慈医院的医生。这一批基本功扎实、具有国际视野的中国医学人才,后来成为各个领域的开拓者和权威,搭建起瑞金医院的学科框架和科学研究的早期基础。

直到今天,精英办院的传统还在延续,只有非常优秀的医科人才,才能成为瑞金医院的一员。瑞金医院不是中国员工数量最多、规模最大的医院,但一定是人才层次最高、医疗服务水平最高、创新能力最强的医院之一。

事实上,广慈医院对上海,乃至对整个中国的医疗都有影响。现代医学起源于西方,20 世纪初期,法国是世界上经济、科技、文化最发达的国家之一,医疗技术亦是如此。法国医生通过广慈医院,将西方先进和前沿的医疗观念、医疗技术以及仪器设备,带到了上海。

到建院 25 周年时,广慈医院有法国医生 8 名,震旦大学医学院毕业的、获得博士学位的中国医生 3 名,持护士执照看护 20 名,助产士 1 名,其余多为工人,有 150 余人。此时医院病床数已增至 500 张,其中 300 张为普通病房床位,分设内科、外科、产科、眼科、耳鼻喉科、皮肤科和电疗科等 7 个科室。

发展至 1951 年,广慈医院病床数已达到 810 张,临床科室 12 个,另设化验部、药剂部、放射科、电疗科、病理测验科等医技科室 5 个，以及董事会下属的秘书室、人事组、总务组、会计组、社会服务组、医务处、护理部 7 个管理科室。此外，还有 1 所护士学校。

至此，广慈医院迈入国内一流医院行列之中，成为当时远东地区规模和影响力最大的医院之一。

广慈医院早期收治了大量外国侨民，病患来源涉及 24 个国家，以法国人为主，其次是住在法租界的俄国人。但是，这并不是说广慈医院只服务外国人。

广慈医院提出"贫富俱收，更求完善"的办院理念。从 1936 年的医院业务情况看，广慈医院服务的患者中，一半以上为平民，他们享受着免费或半费的服务，留下了"故贫者极乐进广慈医院，药费优廉，看护周到，身心俱泰"的记载。

1937 年，日寇侵略中国，淞沪会战爆发，危难之时，广慈医院也参与到了救治中，医院添设了 50 张床位收容受伤的官兵。战争带来了霍乱等传染病，广慈医院除了原有的隔离病房外，又另辟隔离医院专门收治霍乱病人，还备 40 张床位收治天花病人。

1950 年 2 月 6 日，国民党军队空袭上海，造成重大人员伤亡，广慈医院全力参加抢救。

中华人民共和国建立以后的几十年中，瑞金医院延续了"广博慈爱，追求卓越"的瑞金精神，在抗美援朝、安徽"小三线"建设、唐山大地震、医疗援摩、1998 年抗洪救灾、2003 年抗击非典、2008 年汶川大地震、南北极科考等国家、人民需要的时刻，瑞金医院的医务人员义无反顾地投身其中，不畏危险和艰苦，将最好的医疗服务送到最急需的地方。

四、创新为魂，开明睿智，做别人没有做过的事

很多中国医学的"第一次"是在瑞金医院实现的。瑞金医院原党委书记杨伟国说："瑞金人以创新为魂。"确实，瑞金医院血脉中的创新基因，要从 20 世纪加入瑞金医院、成为瑞金医院大内科奠基人的邝安堃说起，他的大家风范和开拓精神，影响了一代又一代瑞金人。

邝安堃教授用一生来践行"做学术，不要只做人家做过的事情"这句话。他不仅自己勇于创新，还给年轻医生规划职业发展的广阔空间，在瑞金医院营造了乐于创新的氛围，影响了后来几代瑞金人的事业观。

1933 年法国巴黎大学毕业的医学博士邝安堃回国，被聘任为上海震旦大学医学院皮肤科、小儿科教授，以及广慈医院这两个科的主任。次年，邝安堃任震

旦大学医学院内科教授和广慈医院内科主任,并在此岗位上工作了半个世纪。

作为当时国内少有的、有着扎实医学功底的医学专家,邝安堃有着开阔的视野,善于融会贯通,对临床上发现的问题特别敏感。这些优势,让他在几十年从医生涯中,不断有新的发现。

1936 年,邝安堃在国际上首次提出了回归热的一种特殊临床类型——氮质血症型,这成为他职业生涯中的第一个新发现。到了 20 世纪 40 年代,邝安堃又在国内较早地研究系统性红斑狼疮病和结节性动脉炎。中华人民共和国成立初期,邝安堃利用最简单的显微镜研究嗜酸细胞直接计数,用这个方法来判断伤寒病的预后以及诊断有无肾上腺皮质功能低下。1951 年初,邝安堃发表了《血嗜酸细胞水平作为外科休克预后指标的价值》一文,奠定了他内科研究的基础。

1953 年,邝安堃意外地发现服用异烟肼治疗结核的男性出现乳房发育,这是很早的一项药物不良事件的研究,发表于 1955 年的《中华结核病杂志》,1957年被译成英文稿发表于同年的《中华医学杂志(外文版)》。这与法国里昂大学内分泌学教授 1953 年报告的病例属于同一时期,是国际上最早发现这一现象的报道之一。

1955 年,邝安堃在国内发表了第一篇血紫质病的报道,血紫质病是一种临床症状多样、极易被误诊的代谢性疾病,在当时的条件下,能鉴别这种疾病,完全依靠邝安堃丰富的临床经验和敏锐的判断力。

1956 年邝安堃带领同事们对 13 例急性血吸虫病伴严重弛张热的年轻男性患者采用小剂量促肾上腺皮质激素(ACTH)静脉滴注治疗,患者高热减退,全身状况好转后再采用静注锑剂治疗,使血吸虫病得到控制,这样的治疗效果当时还没有其他的文献报道。

邝安堃的创新魄力,被今天很多医学专家视为典范。邝安堃还在广慈医院开创了中西医结合的研究,并获得了丰硕的成果。从年轻时起,邝安堃就对中国传统医学有着浓厚的兴趣,留法归国后,就专门聘请老师指导他学习古文,为后来攻读中医古书做准备。进入广慈医院后,邝安堃一边以自己在法国打下的西医基础发展内科,一边从临床和实验动物(大鼠)模型两方面寻找中西医结合的实现路径。20 世纪 50 年代,邝安堃每周都会花一两个晚上去著名中医陈道隆府上,学习中医中药理论。他还邀请陈道隆一同开设中西医联合门诊,一方面继续学习中医辨证施治的理论,另一方面互相协助解决一些疑难杂症的诊断和治疗,这样坚持了八年之久。

多年的积累终于结出硕果。20 世纪 60 年代初,邝安堃借鉴中医药辨证施治的思路和"轻可去实"的论点，提出了小剂量、多种降压药联合应用的"小复方"构想，于 1964 年研制成功"复方降压片"，这是我国特有的治疗高血压的制剂，开创了降压药物小剂量固定复方制剂的先河。

邝安堃在自述中写道："不管条件优劣，遇到一个灵感或机遇，我都努力捕捉。在选择研究课题上，我总是强调一个'新'字。"后来陈家伦教授用"时尚"一词来形容邝安堃在学术上的风格："他追求'新'，对国际上新文献的反应相当快，强调科学研究的'第一次'。他曾在 60 多年前就告诉学生'做学术不能只做别人做过的事情'。"

邝安堃不仅自己践行创新，还为广慈医院营造了各细分专业开拓进取的空间和氛围。

1952 年，广慈医院改为上海第二医学院附属广慈医院，在当年高教院系调整和随后的校内专业设置调整过程中，广慈医院汇聚了沪上一批著名的专家学者。儿科界大家高镜朗、骨科学专家叶衍庆、外科学专家傅培彬和董方中、中医伤科专家魏指薪、肺科专家孙桐年、心脏病学专家陶清、传染病学专家杨宜、口腔内科学专家席应忠、口腔外科学专家张锡泽、麻醉学专家李杏芳、整形外科学专家张涤生等，广慈医院人才济济。

有了人才，也有了病房场地，邝安堃开始实施他对广慈医院最重要的革新——将大内科细分为五个专业，让学生各自负责。在邝安堃的统筹布局下，大内科开始划分专业组和病区，广慈医院有了消化、心脏、内分泌、血液和肾脏五个专业，各个专业也有了自己发展的空间。

邝安堃又对各个专业的负责人作了安排：唐振铎主攻消化、龚兰生主攻心脏、王振义主攻血液、邝安堃亲自带领较年轻的陈家伦和许曼音主攻内分泌。1952 年调入广慈医院的董德长，亦师从邝教授，后负责肾脏专业组工作。

后来，医院引进了邝翠娥出任大内科副主任。几年后，陶清从仁济医院调入广慈医院，肺科引进了孙桐年。这样一来，广慈医院内科各专业都有了相当充实的专家人才，邝安堃、邝翠娥、陶清、孙桐年、王耆龄五人组成了第一代大内科核心领导小组。

大内科分出五个专业，是广慈医院历史上的一个关键转折点，后来的几十年中，各个专业中均出现了自己的领军人物和开创性的成果。

1957 年 9 月，广慈医院内分泌病区收治了一位 54 岁的女性患者，高血压、低血钾、手足无力抽搐等症状困扰了她八年之久，她就是邝安堃、许曼音、程一雄、陈家伦、丁霆等人发现并证实的国内第一例原发性醛固酮增多症病人。这个发现，距离 1954 年美国密歇根大学医学院内科教授 Jerome W. Conn 发布的国际上第一例原醛症仅 3 年之隔。

这是一项非同一般的临床发现,在医疗技术不发达的 20 世纪 50 年代,能取得这一突破性进展非常不易。早在 1956 年,广慈医院就成立了由陈家伦主要负责的内科实验室。由于需要建立一些与内分泌有关的测量方法,邝安堃常去上海第二医学院生化教研室主任丁霆处请教。当时生化检查技术还很"原始",但就是依靠极其简陋的设备,内分泌团队还是诊断出了中国第一例原醛症。

从 1957 年到 1986 年,内分泌科共诊断原醛症达 200 例,为当时国内最大系列,国外学者对此也颇为惊叹。

1957 年,邝安堃带领团队又较早发现了女性因产后大出血而致垂体前叶功能减退的西蒙-席汉氏综合征。1964 年,邝安堃报道了自身免疫性阿狄森氏病。

这一系列发现,奠定了邝安堃在代谢性疾病方面的权威地位,也让广慈医院内分泌专业一跃成为中国内分泌学科的高地。

如今,宁光院士带领的瑞金医院内分泌团队,延续着老一代医学大家的创新精神。2000 年,宁光教授通过基因诊断了国内第一例多发性内分泌腺瘤病。至今,宁光团队已诊断出 30 种单基因遗传性内分泌疾病,发现 66 种基因突变类型,其中 26 种在世界上均属首次报道。通过多年的努力,瑞金医院内分泌学科在分子生物研究和基因诊断领域,已经实现了世界领先。

除了内分泌专业的多项突破,瑞金医院还是国内最早开展胃镜操作技术的地方。董德长带领的肾内科团队,成功治疗国内第一例肾小管性酸中毒病例及其所引起的软骨病,他自主研制的枸橼酸合剂,至今仍为国内肾小管酸中毒的主要治疗药物。20 世纪 90 年代初期,龚兰生带领的心血管专业团队,完成了国内第一个大规模的临床对照试验,极大地推动了国内降压临床研究的开展,在国际高血压专业领域中掀起一场风暴,引起了各国专家们广泛的思考和探索,也为我国高血压学界赢得了国际声誉。

当然,瑞金医院还有血液病专业一门四院士,携手创造"上海方案"攻克白血病的学界佳话。20 世纪六七十年代,血液病科还以止凝血疾病的诊断和治疗为主要方向,首创了不少止凝血疾病的完整诊断体系。2000 年,血液病研究方向的王鸿利团队首先发现并多次在国际上报道了遗传性出血病和血栓病的新的突变基因。

邝安堃教授"勇于创新和严谨务实"的学术思想,深刻地影响了瑞金医院的学术氛围,瑞金人在孜孜不倦、精益求精的治学基础上,通过敏锐的发现和大胆的尝试,创造了诸多医学奇迹。

五、海纳百川,包容大气,才是最有"腔调"的事

创新和引领,需要扎实的学术基础,需要敏锐的前瞻能力,也需要团队协作和包容大气的学术氛围。医学上的创新,总是与风险相伴,与压力为伍,特别需要包容与坚韧。而瑞金医院里,包容大气的学术氛围,已经是医院文化的一部分。

提起瑞金医院的外科医生,同行们会自行"脑补"出这样的形象——风度翩翩、温文尔雅、自信满满,总之是特别的"有腔调"。在这个人才济济的群体中,大家互相欣赏和支持,用实力和创新来赢得尊重,"一山容几虎"的学科比比皆是。

瑞金医院外科人才辈出、创新成果不断,得益于瑞金医院外科前辈留下的学术风气。20世纪50年代,瑞金医院大师云集,"法比派"和"英美派"在这里乐享共事。

所谓"法比派",以震旦大学医学院毕业生和一批留学法国、比利时归国的外科医生为代表,他们严谨认真,注重规范,强调基本功培养。法国里昂大学医学院毕业的徐宝彝回国后,开创了中国人担任广慈医院外科主任的先河。至20世纪40年代末,广慈医院已成为远东最大医院,外科水平在全国首屈一指。留学比利时归国的傅培彬、程一雄、余亚雄和毕业于震旦大学医学院的沈永康、史济湘、林言箴等承担了外科的主要医疗工作。

而"英美派",指的是从被誉为"东方哈佛"的圣约翰大学医学院毕业的医生,和留学英美归国的外科医生,他们思维活跃,推崇创新,善于打破传统另辟蹊径。他们中的杰出代表有留学美国的董方中、李杏芳,留学英国的周锡庚,毕业于圣约翰大学医学院的周光裕、柴本甫、汪道新等。

20世纪50年代院系调整后,广慈外科形成了在全国医院都非常罕见的学科双主任设置,科主任"两正两副"格局,傅培彬和董方中分别为外科第一、第二主任,沈永康和周锡庚任科副主任。

两种学术流派看起来截然不同,放在一起会不会发生冲突?不同学校的毕业生会不会拉帮结派,相互倾轧?这样的担心很快就被证明是多余的。

"法比派"代表人物傅培彬,在大动脉瘤切除、血管移植、胆石分类、胰腺炎治疗、胃癌术式方面一直走在全国前列,余亚雄、宋祥明、史济湘、林言箴、张天锡等后来的外科各领域的学术权威,都是傅培彬的学生。

"英美派"代表人物董方中,曾是美国教学医院外科中第一位中国人住院总

医师,他开创的心脏直视手术、门脉高压分流术,及在血吸虫防治和大面积烧伤治疗方面的领先成就在全国享有崇高荣誉,是中央血防专家委员会副组长,因率团队抢救大面积烧伤病人邱财康(见图3)获得卫生部立大功表彰,曾作为优秀行业代表被邀请上天安门城楼观礼。

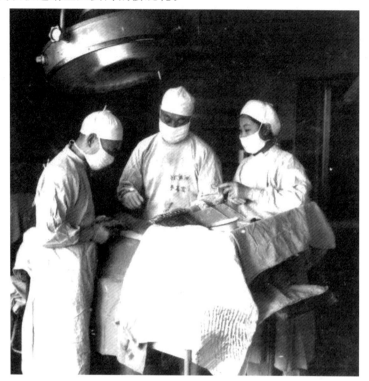

图3 1958 年,傅培彬(左)、董方中(中)为"钢铁工人"邱财康做植皮手术

外科主任们相互尊重,会认真听取对方的意见,日常工作中或遇到疑难病例讨论,一切以治好病人为出发点,群策群力,既认真考虑其他人的建议,又提出各自鲜明观点。真所谓君子相处"和而不同"。

特别是傅培彬、董方中两位大师,医术精湛、人格高尚,两人截然不同的个性和手术风格,不仅没有影响科室发展,还相得益彰,共同开创了瑞金外科发展的新纪元。

改革开放之后,医院以出色的品牌和平台,吸收了更多来自全国各地的外科英才,与医院自己培养的青年人才一起为中国的外科事业做出了杰出的贡献。

包容大气的学术氛围,如沃土一般,培育着新的技术、新的观念,一项又一项开创性的探索得以在瑞金医院萌芽、成长,成为参天大树。

　　新世纪,瑞金医院外科依旧保持着旺盛的创新能力。在李宏为教授的带领下,瑞金医院移植团队继 20 世纪 70 年代完成中国第一例肝移植手术和心脏移植手术后,再次实现突破,完成国内首例劈离式肝移植和亚洲首例全腹腔器官移植(见图 4)。

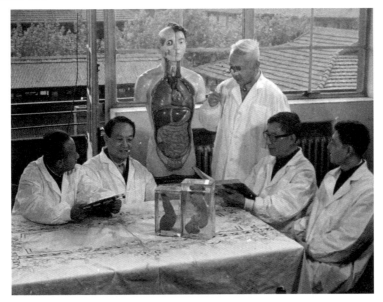

图 4　1977 年全国首例原位同种肝移植术前讨论会

　　微创手术如今已经在中国得到普及,但 20 多年前,当郑民华将微创手术技术从法国带回瑞金医院时,国内很多外科医生,对这种新技术并没有太大的兴趣,但瑞金医院领导大力地支持微创技术的开展。

　　在汉语里,“手术”和“开刀”几乎是同义词。发源于西方的外科手术技术,在长达一百多年的历史里,都必须要用手术刀打开腹腔、胸腔或者其他部位,才能为人体的内脏器官实施手术。直到 20 世纪 80 年代,微创的腹腔镜手术概念出现,“手术”和“开刀”之间终于不用画上等号了。

　　麻醉、无菌术和输血曾被誉为现代外科手术的三大里程碑,这三个决定手术生存率的外科革新性技术,都出现在 19 世纪。20 世纪,微创腹腔镜手术,也许可以被视为外科手术的第四个里程碑。1991 年,时任瑞金医院院长的李宏为,从法国召回首届法文班毕业生郑民华,开创我国微创外科新篇章。尽管当时有人难以理解,尽管面临资金困难,瑞金医院还是鼓励这一支中国最早的微创外科"宣传队",到各地推广微创理念,让这种新技术迅速普及到瑞金医院各科室以及全国各地的医院。

如今,中国的微创技术已经达到国际领先水平,在胃癌、肠癌和胰腺疾病手术等方面甚至超过欧美国家水平。2016 年 11 月 9 日,第十五届世界内镜外科大会(WCES2016)暨 2016 年亚洲腹腔镜与内镜外科医师会议(ELSA 2016)在中国举办,这是世界内镜外科大会 28 年来首次在中国举行。亚洲微创界的领军人、瑞金医院郑民华教授担任大会主席。

微创技术之后,机器人手术是目前世界外科领域最新的技术进步,瑞金医院是中国最早开展机器人手术的医院。2010 年,彭承宏、沈柏用领衔开展机器人手术,并开创性地实施了众多世界首例的机器人术式,目前瑞金医院机器人胰腺手术量已超过 1 000 例,居世界第二。

在瑞金医院里,这些穿着西服,能说流利法语、英语,有着国际视野的外科医生们,从来不会满足于已有的成绩,在这里,创新和突破,才是最有"腔调"的事。

六、扁舟一叶,海派修养与法语教育传承

"为了下周开始的法语班外科学授课和见习,翻出了当年的法语参考书。好好备课,希望在同学们的心里种下一颗种子。"瑞金医院年轻医生何子锐在"朋友圈"发了这么一条。

在瑞金医院几乎每个科室,你都能找到能熟练运用法语的医生,他们甚至在查房时彼此用法语交流,保持着法系医学严谨而优雅的传统。上海交通大学医学院临床医学法语班是中法两国交流的重点项目之一,临床教学全部在瑞金临床医学院完成,临床课程及实习带教都由法国教师及瑞金医院具备法语教学能力的医生完成。

法语医学教育,源于瑞金医院创设之初,并成为医院教学发展史上一条明晰的脉络。

瑞金医院的前身广慈医院,由法国天主教会创办,法国医生和护士带来了世界一流的医疗技术,也引入了静水流深的法国医学教育方式和理念。之后,医院成为震旦大学教学医院,以"医院医学"为特征的"法国学派"逐渐成形:学生从第三学年起,每天上午去医院实习诊断学及小手术;第四学年每日上午在医院各个病区及门诊见习,并临床学习;第六学年临床实习……扎根于医院、注重临床教学传统的法国医学教育体制,逐渐移植并融入每个医学生成长为医师

的过程中。

时光荏苒，从震旦大学医学院到上海第二医学院，直至上海交通大学医学院，变的是名称，不变的是传承。数十年间，王振义、陈家伦、龚兰生、唐振铎、董德长等一大批医学精英崛起，他们接受法语医学教育，再用法语进行医学教学。"医学法语班"在浩浩荡荡的岁月长河中几经沉浮而未曾断绝，"文革"中短暂中断，到1980年4月，终于正式恢复招生。首期30名学生里，郑民华就是其中之一。

他们先学习一年法语语言课程，然后进入专业法语学习，所有学生的临床实习都在瑞金医院进行，各学科有法语教师带教。邝安堃、傅培彬等老一辈医学家亲自用法语授课并自编法语教材，所有内容都用打字机打出来，法语字母上特有的注音符都是钢笔添加上去的。郑民华记得，他们的病理生理课老师是王振义院士。

"我们读法语原著《三个火枪手》《悲惨世界》《基督山伯爵》，后来看了改编电影，发觉还是小说读起来'有劲'。"郑民华说。这是他的私人记忆，也是这样一群"会说法语的上海医生"的集体回忆，"在世界观还没有形成时，中西合璧的教育，对人生起步阶段的我们影响很大"。

这影响，一方面是专业知识的获取与语言能力的提升，在郑民华看来，还包括个人判断能力、思维扩展能力，以及契约精神与国际化视野。正如王振义院士所说："法国人之所以在医学上取得大量前沿成就，与它非凡的艺术、音乐、哲学传统密不可分。我们要学习的不仅仅是技术，更是一种教学理念、疾病分析与医学思维方式。"

另一方面，则是法语医学所强调的人文关怀。"什么是人文关怀？就是对生命的尊重——既尊重病人，亦尊重自己，当然更需要获得全社会的尊重。"郑民华说，"医生是精英"，这个理念在"法语班"就植根于他们心中，在随后留法求学时代，他们更亲身感受到作为"精英"应当具备的情怀与胸襟。

1986年，"法语班"首批医学生被送往法国，从这一年起，赴法留学逐渐成为成熟的教育模式。

在斯特拉斯堡，一个伊朗病人让郑民华印象深刻。"那个30岁的伊朗病人，因为肠癌晚期，已无法救治，他想回到自己的国家，于是，医院派医生和护士亲自把他护送到德黑兰——即使没有办法挽救你的生命，但是我们希望能送你最后一程，实现你最后的心愿。这就是临终关怀。"他回忆。留法归来，郑民华把腹腔镜技术带入我国，把上海乃至全国的微创外科一次次引入崭新领域与全新高度，而他更希望的是，能将他感同身受的那份人文关怀也带回自己的故乡，

"希望有一个安静的氛围,医生有医生的尊严,病人有病人的尊严,静谧、安详、从容,在医院这样一个特殊的公共场所,能够各自保留一点私人的空间与时光。"

正如王振义院士所言,创办法语医学教育的意义,并不完全为了学术,更在于多元文化交流、医学和人文的衔接。医学法语教育伴随着瑞金医院百年发展,成为瑞金医院文化的一部分。

海纳百川,追求卓越,瑞金医院的开放理念与海派文化一脉相承,互为融合。从20世纪90年代起,医学院同法国合作迅速发展,与法国13所大学签订双边交流协议。法国总理、政要等访华,上海瑞金医院是绕不开的一站。"这是一个中法交流的平台、窗口和品牌。"郑民华说。1997年,瑞金医院临床医学法语班中法合作项目正式纳入中法两国政府文化教育合作框架。从1998年起,"法语班"每年招生。2015年10月20日,瑞金医院与法国巴黎公立医院集团签署合作框架协议,标志着瑞金医院成为法国巴黎公立医院集团在中国的首个海外培训基地。

有人出去,有人回来,一年、一年、一代、一代,渐渐就走出了一条属于瑞金的独特道路,从来没有什么喧嚣,如果说有自豪也都是藏在瑞金人的心里。就这样自然而然,水到渠成,所有人都觉得,这就是瑞金的一个印记,这就是瑞金的一种传承。

七、誓做"大科学","上海第一"的医院这样炼成

"我不做,谁去做",在瑞金医院,常能听到这样的话,医务人员骨子里都有一种时不我待的使命感。这种使命推动着这里的医务人员投身医学世界的科研攻关。

根据复旦大学医院管理研究所发布的中国医院排行榜(综合),瑞金医院已连续多年位居全国第四、上海第一,老百姓口口相传,"瑞金医院,上海第一"。

榜单排名不足以全面展现一家医院风貌,但至少给人们一个角度、一把尺子了解医院的一些侧面。以这张医院排行榜为例,它综合了中国所有医院的学科实力、美誉度、业内评价,科研实力也是其中一个衡量指标。

在业内看来,衡量医院科研实力还有一个"硬指标",那就是国家自然科学基金项目。上海瑞金医院的国家自然科学基金项目数量每年保持在近100项,远远超过一些大学的总量。

"上海第一"的医院是如何炼成的?科研攻关对于这家医院的意义何在?

"很多人会说，医院不就给人看病，为什么医生还要去做科研，去做攻关？这只说对了部分，大型公立医院，尤其是教学医院，除了看病，还要做人才培养，还要投身科研，这是我们的三大使命。"瑞金医院分管科研的副院长沈柏用教授说，瑞金医院很早以来就把这些使命想得很明晰，并且定位于做"大科学"，而不是"小科学"。

"我是一个医生，一年做300台手术，如果算我60岁退休，那么，退休前大概还可以做3 000多台手术，那也就是救3 000个人。这叫小科学。但当你去研究一个疾病发生发展的规律，揭示发展的真相，把你的诊治经验和一些新方法、新理念推广出去，让你的同行，让你所在的国家乃至世界都掌握你的新理念，这就是一个大科学。届时，你治好的病人不是3 000个，可能是上万乃至更多。"沈柏用说，这是瑞金医院誓要做的"大科学"，这就是科研对医院的意义。

如今，"科研型医院"被写入很多医院的自我介绍。时光倒转20多年，当瑞金医院提出"科教兴院"时，实属超前。

"1993年前后，李宏为院长提出创建研究型医院，当时全国上下的医院，对科研的热情都不高，如今大家都晓得的'SCI'，当时根本不热门，医生也很少从事研究项目。"瑞金医院科研处处长徐懿萍回忆。

风起于青萍之末，智者总能见微知著，敏锐地觉察到时代的转型发端。瑞金医院就有这样一批有远见的管理者，在那个年代，他们明显地感受到：医院的发展、医学的进步，需要科学研究。

实验需要场地，研究需要平台，一系列鼓励医生投身科研创新的工作悄然在瑞金医院铺开。1997年，瑞金医院科教大楼动工，旨在为医学研究者提供更好的场地、条件。也是这年春天，党中央国务院为加强我国基础研究做出了重大决策，启动国家重点基础研究发展计划，因在1997年3月问世，简称"973计划"。

1998年"973计划"公布首批资助计划，瑞金医院陈竺院士的白血病相关机制研究入选。这年，全国医学领域只有2个项目入选，其中之一就诞生在瑞金医院。

2002年，经五年建设，瑞金医院科教大楼正式投入使用。与科教大楼同时一跃而起的，就是瑞金医院的基础研究进入飞跃发展期。2005年，瑞金医院一下子获得40多项国家自然科学基金项目——此前每年都在10项左右，从未突破20项。

科学需要耐心，需要等待，需要宽容，十多年的积累，终于迎来了飞跃。到了2010年，又一个质的飞跃来临，瑞金医院国家自然科学基金项目翻番，达到

80 多项。此后逐年攀升。瑞金医院的国家自然科学基金项目资助科研总经费，已连续 12 年蝉联上海医院第一，雄踞全国医疗系统的第一阵列。

其中，2010 年，中科院院士、瑞金医院终身教授、我国著名血液病学专家王振义荣获国家最高科技奖。

八、尊重科学的激励机制，鼓励临床应用的新风向标

科研的丰收，与医院内部鼓励创新的机制不无关联。徐懿萍感觉，瑞金医院的科研成果之所以能持续攀升，后劲十足，与"科研政策"的连续性强很有关。这里的政策不会朝令夕改，不会连夜"翻盘"，而是尊重科学规律，不急功近利，自有体系，慢慢往深里推进。

"科研容不得下猛药，拔苗助长，后劲不足，还可能引发学术造假。"徐懿萍分析瑞金的科研政策特点有几条：对学术方向上的宽容，让大家找到自己的兴趣；管理上精细，延续瑞金的法派风格，做好服务；政策上把握严格，坚决维护学术尊严，对造假不姑息。

值得一提的是，如今瑞金再一次嗅到时代的变革气息，提出以临床为驱动的科研新方向。我国的医生论文数量在世界上都数一数二了，但这些论文如何写在人民的健康上？这里存在一段距离。

"如何更好地适应转化医学方向，推动临床产出？""做科研不仅做老鼠，更要解决临床实际问题。"2016 年开始，瑞金医院在全院开展科研大讨论，并提出科研发展新方向：临床医生要做医学转化研究，要做以解决临床实际问题为驱动的研究。

今年，瑞金医院又准备领风气之先，加大对临床研究的奖励力度，而不是紧盯着《自然》《科学》《细胞》等顶尖期刊看，这些期刊"垂青"基础研究，而这家医院正在调整理念，希望以政策为指挥棒，鼓励医生兼顾人群研究，做能惠及大众的研究，"而不是为了研究而去研究"。

医院的发展、学科的发展，说到底是人的发展。广慈访问计划、广慈卓越青年培养计划、广慈名医计划、广慈引智计划，医院提出的这一系列人才计划，形成了"人尽其才"的氛围，这被视作瑞金的未来。而在人才培养的过程中，瑞金鼓励大家回答临床问题，解决临床问题。

"我们不是说基础研究不重要，意义不大，只是希望营造一种氛围，重视临床新技术开发，重视回应临床重大疾病的研究。我想，这样才能称其为一家医院，才不至于变成研究院、科学院。"在瞿介明院长看来，回答临床最关切的问

题,这种自觉性,瑞金医院是不缺的。

1958 年,抢救大面积烧伤工人邱财康时,很多人都说这类病人必死无疑了,但瑞金医院的医务人员努力克服了这个国际上认定的"定理",变不可能为可能。没有一定的勇气与技术积累,不可能成就这样的非凡团队。

1978 年,西方对我国封锁了大器官移植技术,国内没人会做这类手术。瑞金医院再引风气之先,成功开展了国内第一例心脏移植、肝脏移植,由此开创了国内器官移植的先河。

20 世纪 80 年代,当陈赛娟和陈竺从法国归来,进入瑞金医院刚创立两年的上海市血液学研究所时,条件十分艰苦,一无实验室,二无分子实验基本设施,夏天搬个大冰块降温……就是在这样的科研环境里,他们在老师王振义的带领下,一步步探究着白血病的治疗策略。

如今,陈竺、陈赛娟、陈国强,以及他们的老师王振义,创造了中国医学科学史上"一门四院士"的传奇。自 2002 年起,由这个课题组首创的,改变以往在病人白血病复发时才使用砷剂的做法,而是在初发病人中就采用全反式维甲酸+三氧化二砷治疗急性早幼粒细胞白血病(APL)的协同靶向治疗方案,实现了病人完全缓解率达到 90% 以上,治愈率达 90% 以上的良好效果,由此诞生了肿瘤历史上第一个用药物可治愈的恶性肿瘤。

这是全世界到目前为止真正成功用在恶性肿瘤的转化医学研究的典范。

九、追求卓越,勇攀高峰,驱动中国医学创新

新闻纪录片《人间世》在全国观众中引起强烈的反响。《人间世》第一集,就把镜头对准了瑞金医院的急诊抢救室,在这些最能体现一家医院综合实力的地方,镜头记录下了医生的努力、生命的无常、医学的局限、人性的闪光。纪录片播出后,很多同行评论:瑞金医院有魄力、有胆量。从另一个角度讲,瑞金医院敢于将医院日常的服务,甚至失败的案例和盘展现,更是一种自信,一种对患者、对医学的尊重。

作为一家公立三甲医院,作为汇聚了顶尖人才和优质医疗资源的大型医院,瑞金医院深知,建设好学科,为患者提供更好的医疗服务,是一家医院的立院之本。医疗服务,事关国民的幸福感,事关一个国家的软实力,在临床服务上,瑞金医院始终要走在前面,为促进中国医疗服务水平的提高努力。

站在新的阶梯上,瑞金医院对学科建设,有了新的规划。瑞金医院院长瞿介明介绍,瑞金医院已经做好学科建设"3+3+X"的规划,让优势学科更强,让

其他学科不断进取，在高原之上勇攀学科高峰。

　　"3＋3＋X"中的第一个"3"是指瑞金医院三个高峰学科——血液疾病相关学科群、内分泌及代谢疾病学科群、消化道肿瘤学科群。瑞金医院在血液疾病和内分泌及代谢性疾病诊疗上的优势可谓家喻户晓，不仅是中国医疗界的领头羊，也为世界医疗进步做出了重要的贡献。

　　消化道肿瘤学科群，包含胰腺疾病、胃肠道疾病等亚学科，也是瑞金医院传统的优势学科。十三五期间，瑞金医院将建立消化道肿瘤治疗中心，实现全面的多学科整合诊疗模式。也就是说，患者只要走进这个中心，多学科专家组成的 MDT 团队就会根据患者的病情，制订完善的检查、治疗计划，患者在中心内可以完成所有的检查、治疗、康复、随访。这种诊疗模式，将大大提高诊疗质量和患者的就医体验，真正将"看病"变成"看人"。

　　规划中的第二个"3"是指神经系统相关疾病学科群、突发公共卫生事件的创伤应急救治。

　　中国已经进入老龄化社会，上海更是已经进入深度老龄化的城市。与老龄化相关的疾病如帕金森病、阿尔茨海默病（AD）等，将会给医疗带来很大的挑战。瑞金医院将神经系统相关疾病学科群作为重点建设的学科，对神经系统疾病的诊治做前瞻性的研究，这些研究还会对接国家"十三五"规划重大科技项目"中国脑计划"，为未来神经系统疾病的深入探索打下基础。

　　瑞金医院还将继续发挥在灼伤和创伤救治上的传统优势，积极建设医院在突发公共卫生事件中的创伤应急救治能力。

　　瞿介明院长介绍说，以上这些学科群，是瑞金医院在全国排名前列的优势学科，未来瑞金医院将继续大力支持这些学科的发展，期待更多具有革命性的创新成果从这些学科当中涌现。同时，瑞金医院还有多个排名靠前，有着巨大潜力的学科，希望这些学科勇于开拓，攀登更高峰。

　　当然，作为大型三甲医院，瑞金医院还积极地参与到国家医改的大版图中。为促进分级诊疗的实现和发挥优质医疗资源的带动作用，瑞金医院从自身特色出发，建立了多个医联体。

十、从"平行急救"到"立体急救"

　　早在 1999 年，瑞金医院就开始自发探索医院集团化改革，与 5 家医疗机构进行了跨地区、跨级别的医院重组，首开国内医院集团化先河。2011 年 1 月，瑞金医院又在国内率先成立瑞金-卢湾区域医疗联合体，瑞金医院的大胆尝试，后来受到卫生行政部门高度认可并推广至全国。

现在，瑞金医院在瑞金-卢湾医疗联合体的基础上，再向前迈进了一步。联合体中的东南医院，正式更名为上海市瑞金康复医院，新的康复医院将依托瑞金医院康复医学科，打造一所承接瑞金医院骨科、神经内科和外科术后康复等职能的专业康复医院。为了实现这一转型，瑞金医院邀请美国得克萨斯大学休斯敦健康科学中心助阵，这个中心是全美第二大医学康复中心，将为筹建中的瑞金康复医院提供康复团队培养和康复医学医教研能力培训工作。上海市瑞金康复医院的建成，让瑞金医院在参与医改的过程中，再次快人一步，为应对上海老龄化带来的医疗压力，提前布局。

在河北雄安新区、在西藏日喀则、在新疆喀什……血液病患者能接受与上海瑞金医院血液科一样的诊疗方案了。2017年，瑞金医院与全国28家医院签约，全国首个血液专科医联体正式启动了。实体的医联体形式，存在着人员奔波、协调困难等缺陷，为此，瑞金医院正在大力建设基于互联网技术的网上医联体。

能否让常见多发的血液疾病患者"就近"就医？能否让疑难复杂血液病患者在瑞金医院获得诊治后，回到家附近的医院继续治疗？"前提是，大家能获得与瑞金血液科同质的诊疗，这是对病人的最大保障，也是分级诊疗能推进的基础。"瑞金医院院长瞿介明说。优质医疗资源要在满足上海本地百姓就医需求的同时向外辐射，医联体或能破题。

在瑞金医院牵头的全国首个血液专科医联体地图上：河北、新疆、西藏、海南、山西、辽宁、江西、云南……28家兄弟医院遍布全国。"一家医院如同一颗种子，它们往下再带起三五个县，那就是上百家医院，服务全中国。"瑞金医院血液科主任李军民说。

正是基于上海血液专科医联体的成功，探到了分级诊疗能推进的可行模式、让不同医院能走到一切的"对话机制"等，响应了国务院办公厅印发《关于推进分级诊疗制度建设的指导意见》，也让瑞金医院把目光投向了上海之外。

近年来，外地医院频频抛来"绣球"，希望加入专科医联体。它们中有"一带一路"沿线医院，有上海对口援建地区的医院，也有国家级贫困县的医院。

近日，瑞金医院血液专科医联体首次跨省疑难病例讨论举行，中国工程院院士王振义在上海参与讨论，被实时传送到医联体成员单位——西藏日喀则人民医院。利用互联网技术实现智慧病房部署、远程辅助查房等，已使"瑞金血液诊疗方案"穿山越水，抵达缺医少药地区。

瑞金医院副院长陈尔真表示，远程医疗将是瑞金医院未来各种医联体形式中非常重要的形式,不久后,瑞金医院远程医疗系统将连接起更多的医疗机构,为基层医院、偏远地区医院提供远程教育、病例讨论、远程会诊等,通过将瑞金医院医疗能力向全国辐射,真正带动兄弟医院共同进步和发展。

瑞金医院的每一次创新和引领,无不是建立在长期的积累之上,无不是设立了前瞻性的目标,最终通过不懈的追求而达成。如引弓射箭,弓拉得满、人站得稳、目标清晰,才能收获圆满。瑞金医院创新与引领的秘诀,在于扎实的学术风气与开阔的学术视野相得益彰,包容开放的学术风气与孜孜以求的坚韧精神相辅相成。

现在,正在创建国家级医学中心的瑞金医院,以先进的诊疗模式、领先的医疗技术和丰富的诊疗经验,将当仁不让地承担起促进国家整体医疗水平提升的重任。

瞿介明院长曾在去年的欢迎新员工讲话中说:身处这样一个"医学奇迹的制造地",你还有什么理由拒绝成为一名"追梦人"?

迈入112岁的瑞金医院,见证和参与了时代的变迁、国家的进步!如今,在大国崛起之时,更需要追梦之人的不懈努力,让瑞金医院的光荣与梦想永续。

蝉鸣落下之秋,瑞金医院大花园里,香樟依旧郁郁葱葱,这里是瑞金人和瑞金医院的患者们,最喜欢驻足休憩的地方。

香樟树,树龄可达数百上千年,冠大荫浓,热爱阳光、四季常青,树根系发达。因为深深扎根泥土,香樟树才有挺拔的身姿;因为心胸开阔,香樟树才能泽被大众;因为昂首向上,香樟树才能看得更远。

一百多年历史的瑞金医院,也如这香樟树一般,枝繁叶茂。

(黄 祺 朱 凡)

于岁月的打磨中积累内涵,于时代的创新中改革发展,跨越三个世纪的仁济医院,从无到有,从小到大,从弱到强,是一代代仁济人用责任与使命书写了仁济的传奇。

仁术济世　百年情怀
——附属仁济医院发展纪实

上海交通大学医学院附属仁济医院创立于 1844 年,是上海开埠后第一所西医医院。175 年来,仁济医院对西医在中国的发展做出了重要贡献,医院在传承与弘扬"仁术济世"医学精神的同时,不断创新与超越,发展至今已成为学科门类齐全,集医疗、教学、科研于一体的综合性三级甲等医院。

建院初期,医院名为"仁济医馆"。后因免费救治中国贫苦百姓,在社会上口耳相传,得名"中国医院"(Chinese Hospital at Shanghai),同时被当时的百姓感激地称为"施医院"。清道光二十六年(1846 年)7 月,医院迁至山东路,定名"仁济医院"(Renji Hospital),又称"山东路医院"(Shantung Road Hospital)。1932 年元旦,仁济医院 6 层住院楼竣工启用,为纪念捐资者、沪上英籍富商雷士德(Henry Lester,1840—1926 年)的善举,医院的英文名称改为"雷士德中国医院"(Lester Chinese Hospital),亦称"德和医院"(雷士德设立的公司名为"德和洋行"),正式名称"仁济医院"。

1952 年 11 月,仁济医院由上海第二医学院接办,成为上海第二医学院附属仁济医院。1966 年 10 月,医院改名为"工农兵医院";1972 年 2 月,再次更名为"上海第二医学院附属第三人民医院"。1984 年 12 月,医院重新恢复"上海第二医学院附属仁济医院"名称。1985 年 6 月,上海第二医学院更名为"上海第二医科大学",医院随之更名为"上海第二医科大学附属仁济医院";2005 年 7 月,上海第二医科大学更名为"上海交通大学医学院",医院再次随之更名为"上海交通大学医学院附属仁济医院",并沿用至今。

进入 21 世纪以后,医院规模迅速扩大,技术设备飞快更新,医疗水平不断提高,医学名家大批涌现,精神文明创建成绩突出。至 2018 年,仁济医院拥有东、西、南、北四个院区和上海市肿瘤研究所。其中,东院坐落于浦东新区东方路 1630 号,是医院主院区;西院坐落于黄浦区山东中路 145 号;南院坐落于闵行区江月路 2000 号,是上海郊区三级综合性医院"5+3+1"工程的组成医院之一;北院坐落于浦东新区灵山路 845 号;上海市肿瘤研究所坐落于徐汇区斜土路 2200 弄 25 号。2018 年,医院门急诊人数达 440 余万人次,出院人数 13.9 万人次,年手术例数 9.36 万台,总收入 50.58 亿元(上述数据均为东、西、北院总和)。仁济医院目前已两次蝉联全国文明单位,连续十四次荣获上海市文明单位。

一、免费施治启征程,爱国爱民刻心中(1844—1948)

(一)仁济医院初建成

清道光二十三年(1843 年)11 月,英国基督教伦敦传道会(London Missionary Society,简称"伦敦会")医学传教士雒魏林(William Lockhart,1811—1896 年,又名雒颉)到达上海,开展教会医疗工作。于清道光二十四年(1844 年)2 月 18 日在大东门租借民宅开设医院,名为"仁济医馆",为仁济医院前身。这是沪上首家西医医院,也是一家综合性医院。

建院后,前 60 年,仁济医院通过慈善募捐维持医院运转,对贫苦患者免费施医送药,不取分文。

1844 年 6 月初,雒魏林将院址迁到上海小南门外南仓张家衖内的一所比较宽大的四合院内,将医院命名为"中国医院",以区别于他专为外国侨民开设的私人诊所。医院每天下午开设门诊,平均每日可医治 100 人左右;医院还开设了病房,最多的时候能容纳 30 多名住院病人。医院在小南门外经营两年零一个月,共医治病人 21 118 名。

当时,外国侨民和贸易集中于洋泾浜至苏州河之间的黄浦江岸地带,为了医院业务的发展,雒魏林决定将医院转移至英租界。清道光二十五年(1845 年),雒魏林用私人诊疗所得的 220 块银元在北门外(今山东路、福州路)购买了一块面积约 0.37 公顷的土地,连同他为伦敦会购买的邻近一块约 0.53 公顷的土地一起向英国领事馆注册,并在这里建造医院。为筹建新院,清道光二十六年(1846 年)1 月,伦敦会医事委员会成立上海分会。同年 2 月 1 日,该委员会向社会发出呼吁,募集建院资金,在获得充裕社会捐助后动工建造新院舍,于该年 7 月落成,定名为"仁济医院",取"仁爱济世"之义,俗称"山东路医院"。

清道光二十六年(1846 年)12 月,医院举行捐助者第一次会议,在英国领事主持下,选出 7 名董事,3 名保产委员,并通过了医院的信托契约。这次会议规定:董事会负责督促院务的推进,保产委员会负责保管院产,伦敦教会负责选派院长;医院每年举行一次捐助者大会,汇报捐款流向和医院业务情况。

清咸丰四年(1854年),雒魏林聘请了一位名叫黄春甫的华人外科医生协助医务工作,同时积极培训中国医生掌握西医诊治技能,黄春甫也是我国有记载的第一位华人西医学徒。清道光三十年(1850年),雒魏林在城内(现城隍庙附近)伦敦会住宅内另辟了一个诊所,后该诊所由黄春甫主要负责看诊,雒魏林医师则每周前往该诊所巡诊数次。清咸丰七年(1857年)雒魏林回国之后,医院工作由合信(Benjamin Hobson,1816—1873年)接管。由于健康原因,合信在医院工作时间不长,但他致力于在中国传播现代医学,卓有成效。

清咸丰八年(1858年)医院暂由伦敦会的一位牧师主持,并由一位社会开业医师协助。清咸丰十年(1860年)4月,伦敦会派韩雅各(James Henderson,1829—1865年)医师从英国来上海主持医院的医疗工作。

从清同治三年(1864年)韩雅各因健康原因退休,至清光绪三十一年(1905年),医院由上海租界工部局代管,成为其定点医院,为市民和社会服务。1864年后,工部局委派在沪英籍社会医师庄斯敦(James Johnston)主管医院工作。清光绪九年(1883年)庄斯敦退休,医院由几位在沪行医的英籍医生合伙组成的"M商行"管理。在19世纪的最后几年,医院为了发展,拟建更多房屋,商请社会上著名中国人士赞助,其中有6人在清光绪十五年(1889年)被任命为院董事会名誉委员。

1888年7月,英国传教医师梅威令(William Wykeham Myers)带领4名中国学生李荃芬、陈呈棨、吴杰模、林环璋来到上海,请沪上外籍医学专家对其学生的学业水平进行考查。考场设在仁济医院;考试科目为助产、临床医学操作、外科理论与实践、药物治疗学、创伤急救等5项;考官共13位,分别来自美国、英国、德国、法国四个国家。4名考生均获通过。这既是中国第一次西医操作实践考试,同时又因创伤急救科目考场出现红十字标志,经《申报》报道,成为中国第一次红十字会演习,国际红十字会的理念第一次正式传入中国。

(二)中国西医学的摇篮

合信在医院工作时间不长,但他致力于在中国传播现代医学,于清道光二十九年(1849年)至清咸丰八年(1858年),编译"医书五种",由《博物新编》(1849年)、《全体新论》(1851年)、《西医略论》(1857年)、《妇婴新说》(1857年)、《内科新说》(1858年)5部书组成,是国内最早的西医学著作。"医书五种"的出版,标志着西方医学理论正式地输入中国。1849年,仁济医院在氯仿麻醉下进行外科手术。1876年开始,医院重大外科手术均在无菌条件下进行。

清光绪二十年(1894 年),医院增设女病房,设 40 张床位,由伦敦会会员哈蕾(Ethel M. Halley)主管,并在此基础上开始训练中国妇女成为护士。因仁济医院规模不断扩大,对高素质护士的需求日益提高,看护班规模逐渐增大,民国 3 年(1914 年)柯雅丽(Alice Clark)正式创办了"仁济私立高级护士学校",并向中华护士学会登记注册,学制 4 年。这是中国最早的护士学校之一,也是当时全国规模最大、教学质量最好的护校之一。1915 年,仁济护校开办男子看护班,为我国培养了最早的一批男护士。仁济医院为推动中国护理事业的发展做出了卓越贡献。仁济私立高级护工学校招生直到 20 世纪 50 年代,1985 年仁济医院护理部参与筹建上海第二医科大学高护系。

清光绪三十一年(1905 年)以前,仁济医院基本上没有驻院医师,由英籍开业医师定期来院查房看门诊。笪达文(Cecil John Davenport,1863—1926 年)1905 年来仁济医院担任院长后,招收培养了第一批驻院医师,开始规范培训。在医护人员的努力下,仁济医院医疗水平在沪居于领先地位。

民国 8 年(1919 年),中国第一代西医师牛惠霖从英国回来就任仁济医院副院长兼外科主任。牛惠霖 1907 年于圣约翰大学医学院毕业后,赴英国剑桥大学深造,获医学博士学位,同时他也是英国皇家外科学会会员,在第一次世界大战期间任英国伦敦叶普斯区医院主任医师,密它瑟斯医院创伤外科主任。他带回了麻醉、消毒等一系列新技术,开展了四肢创伤等新手术,促进了仁济医院乃至中国外科学的发展。

1905 年,笪达文开始担任仁济医院院长,他通过建立收费制度来为医院建设募集资金,同时依旧对贫困患者实施医疗住院费用全免。他将病房分为"普通病房"和"个人病房",其中,"个人病房"是最早的特需病房的雏形。

医院在 1926 年获得雷士德捐赠后重建新住院大楼,1932 年启用至今。新建成的医院拥有 200 余张住院床位,医疗环境得到有效改善,先后吸引了沪上众多名医来院工作。民国 23 年(1934 年),医院病床数增加至 250 张,仁济医院自此迈入上海大医院的行列。

(三) 开创国内"牛痘接种"先河

仁济医院自 1845 年起即开始为上海市民尤其是儿童进行免费种痘服务,成为上海开埠后最早的牛痘接种机构。《仁济医院部分年份种痘服务记录》完整保留着 1856 年至 1896 年间的接种情况。首位华人西医师黄春甫的种痘手法极为娴熟,"用最薄、犀利小刀割开前臂外皮,将痘浆点入,须令自干,且不可擦去。三四日后,即于所割处起泡发浆,并不延及他处。经数日即结痂脱落。

小儿并无所苦,嬉笑如常。并不避风忌口,真良法也"。

黄春甫逢周一、三、五、六到城内诊所为上海及邻近地区的孩童种牛痘。与此同时,他印发传单给上海居民。黄春甫自己则是不取酬劳地义务性工作。从1845年到1868年的32年间,他共计为5 125人施种牛痘。面向社会免费施种牛痘,在19世纪的中国,并不只是由教会医院或西式医院单独承担的社会责任。担当这份社会道义的往往是西式医院中的中国医生,和中国的地方士绅。仁济医馆因有黄春甫而在这方面表现得尤为出色,既服务于上海道台,又服从英租界当局的要求。

仁济医院率先在上海推广种牛痘,"痘"到病除,因效果"很灵验"而为上海民众接受,在几个月内迅速推广开来。一开始,种痘只是仁济医院建院初期亮出"仁心仁术"吸引患者的一个"特色门诊"。在具体实施过程中,雒魏林、黄春甫等不仅坚持种痘质量,让老百姓感到"灵验",同时又积极争取地方政府的支持,点燃社会各方面的热情,使种牛痘成为当时上海滩的一项"全民工程",对于牛痘接种的推广做出了极大的贡献。仁济医院的这项开创性工作为上海消灭天花打下了良好基础。中华人民共和国成立后,上海在恢复经济的同时,致力于公共卫生事业的发展,广泛开展全民接种牛痘。1951年7月,上海宣布在全市范围内消灭了天花,成为全国第一个消灭天花的大城市。

(四)"医德信条"与建章立制

1945年11月,民国上海市政府卫生局通知仁济医院依法成立董事会,于1946年5月9日举行会议通过组织章程,并任命颜惠庆为董事会主席,陈邦典为仁济医院院长。至此,医院人事权完全掌握在中国人手中。

1945年的《仁济医德信条》共12条,要求全院医务工作者严格遵守。内容如下。

(1)医者之一生,乃为他人非为自己,不思安逸,不顾名利,为舍己救人而已。除保全人之生命,治愈人之疾病,宽解人之痛苦外无他。

(2)对病者仅以病者视之,勿顾贫富贵贱或其他。

(3)不可固执,不可将病人做试验工作,应谨慎周密。

(4)除精研学术外,尚应注意言行,使病者信任,然倡诡诞之奇说,以求闻达者大耻也。

(5)与其劳乏而做粗漏之数诊,不如劳心而做细密之一诊,然不应妄自尊大而不愿做复诊。

(6)对不治之病,仍求宽解其痛苦,保全其生命,乃医之职责者,弃而不顾者反于人道也,纵令不能救亦应安慰之,决不可告之以不治。

(7)尽量为病者减少费用。

(8)常笃实温厚,不多言、不赌博、不饮酒、不好色、不贪利而得世人之好感。

(9)对于同业者,爱之敬之,虽不可容者亦应忍之,决不可议他医,论人之短,乃圣贤之所戒。老医敬重之,小辈亲爱之,若问及前医之过失,则答以其之法当否现症不能判断。

(10)若病者舍曾依托之医者,而窃就他医,则不可随便与谋。必先告其前医,闻其说然后从事。

(11)医者应将病者隐情,严守秘密。

(12)纵使遭受威胁,亦绝不利用医学知识做违反人类之行为。

当时上海医务人才奇缺(沪上外籍医师或在抗日战争前撤离,或在抗日战争后回国),仁济医院为推进业务,设立特约顾问医师制度,聘请骨科专家叶衍庆、内科专家钱建初、妇产科专家郭泉清、胸外科专家邱少陵、儿科专家郭迪、泌尿外科专家陈邦典、耳鼻喉科专家毛承樾、神经科专家王慰曾、眼科专家凌炽桓、放射科专家邹仲等为特约医师或顾问医师。这使得仁济医院专家阵容大大增强,各科均有专家参与坐诊。他们除负责住院部临床诊治和手术外,也主持专科门诊。当时住院部分为三大组:内科组包括神经科、肺科、儿科,由钱建初任主任;外科组包括骨科、泌尿科、胸外科,由陈邦典任主任;妇产科组由郭泉清任主任。眼科、耳鼻喉科如有病人需要住院,则收入外科病房。每组各专业均有专业医师负责。

民国35年(1946年)邱少陵留美回国,在仁济医院做了上海首例肺切除术,当时的上海在胸科大手术方面尚处萌芽期。同年,陈邦典和何尚志在推广膀胱镜检查的同时,首次成功施行全肾切除术,并开展尿道修补术。该年年底,门诊恢复正常,日门诊平均600人次。床位数增至333张,其中特等病房20张,头等病房26张,二等病房40张,三等病房(普通)247张。

民国36年(1947年),董方中、李杏芳夫妇从美国归来,他们带回了美国先进的外科技术和一些医疗器械设备,使仁济医院的外科从基础理论到临床工作出现了新气象,在术后处理、抗休克措施等方面也都迈上了新台阶,普外科大手术,如胃、胆、直肠、甲状腺切除术等都先后开展并普及起来。民国36年(1947年)郭迪到院后,儿科专业逐渐脱离内科而成立专科。妇产科则有产科床位36张,妇科床位10张,医师5名,业务逐年增长。

二、仁术济世谋发展，开拓进取为人先（1949—2010）

1949年6月23日，仁济医院成立新的院务委员会，由各科负责人及职工代表共19人组成。院务委员会设常委会，由陈邦典、董方中、陈邦宪、邓裕兰等人组成。安之璧代表工会列席院务会议。

（一）院系调整构建学科，完善梯队培育人才

1950年12月20日，中央人民政府政务院颁布《关于处理接受美国津贴的文化教育救济机关及宗教团体的方针的决定》（以下简称《决定》），上海市军事管制委员会根据该《决定》发布具体登记办法。1951年1月3日，仁济医院董事会举行会议，一致拥护政务院的《决定》，委托院长陈邦宪向上海市军事管理委员会如实登记。会上，保产委员会代表提请董事会接管医院各项资产，董事会接受了3位外籍董事及2位保产委员的辞职申请，并决定凡已不在中国的董事，一律取消董事资格。仁济医院从此割断了与英国伦敦会的联系。

1952年11月29日，仁济医院被华东军政委员会卫生部接办，改为上海第二医学院教学医院，后改称上海第二医学院附属医院。

1953年，仁济医院、广慈医院、宏仁医院的3所护校合并为上海第二医学院护士学校。同年下半年，在上海第二医学院党委领导下，医院争取聘任在外兼职开业的专家成为医院专任主任医师，从而组建教师队伍。

同年，医院成立由专家组成的教学研究委员会，时任院长陈邦宪兼主任。内、外、妇、儿4个主科分别由主治医师以上人员成立教学小组，负责各班级的教学工作。当时仁济医院承担的教学任务包括医疗专业三个年级的9个小班（3 945学时授课），1 857人次见习和68名实习医生的临床带教任务。为适应教学工作的需要，扩大教学床位，医院压缩头等、二等病房，将病床增加到482张。除扩大院内门诊外，还在南市金坛路租房开设综合门诊部。是年，门急诊病人达20万人次，平均每天诊治700余人次，住院者达8 500余人，平均每天入院病人23人，病人平均住院日为18天，床位周转率21人次，基本满足了临床教学的需要。

1954年底，叶衍庆、郭迪、郭泉清、孙桐年等专家先后关闭了私人诊所到院专任，全力投入医教研工作。为贯彻党的中医政策，1954年，医院聘请著名中医伤科专家魏指薪、李国衡，中医内科专家贺云生，中医眼科专家陆南山等到院开设中医门诊，改变以往医院没有中医诊疗的历史。

1955年,卫生部批准上海第二医学院招收研究生,经国家卫生部专家评定,仁济医院的叶衍庆、董方中、何尚志、陶清、郭泉清、郭迪、李杏芳,以及当时在宏仁医院后调入仁济医院的兰锡纯、黄铭新、江绍基成为上海第二医学院内科学、外科学、妇产科学、儿科学、麻醉学等学科的首批研究生导师。

1955年,上海第二医学院按专业成立医疗、儿科、口腔3个系。仁济医院的叶衍庆任医疗系主任,系部设在上海第二医学院本部,医疗系学生后期教学任务由广慈医院、仁济医院和宏仁医院分担,并于1956年进行专业设置调整,按课程设置组建教研组,其中医疗系临床内科和临床外科设在仁济医院,妇产科、儿科、眼科、耳鼻喉科、皮肤科、放射医学等教研组由广慈医院、仁济医院相关科室的医师组成,神经病学教研组由仁济医院组建。

1958年,根据高校专业设置调整方案,仁济医院叶衍庆、董方中等5位专家以及一部分住院医师调往广慈医院分别组成系统内科和系统外科教研组;曹裕丰、李丕光等8位专家及部分住院医师和一批护士骨干先调至上海市第九人民医院,后至新华医院。宏仁医院外科主任兰锡纯、内科主任黄铭新、院长兼泌尿外科主任王以敬、副院长兼内科副主任江绍基等调入仁济医院分别组建临床外科和临床内科教研组,还有肖碧莲、吴宇芬充实到妇产科教研组。广慈医院骨科主任周连圻、眼科主任王永龄、肺科主治医师梁潏声,同仁医院耳鼻喉科主任何永照等也调入仁济医院。专业设置调整后,医院着手加强师资培养工作,指定上级医师"师带徒",加强医疗技术操作训练,提高诊治疾病的能力,加强医德医风教育。

1960年,上海第二医学院将医疗系分为两个部:广慈医院为医疗系一部,仁济医院为医疗系二部,实行院系结合,以利医教研结合和工作的统筹安排。上海第二医学院任命黄铭新为医疗系二部第一主任,兰锡纯为第二主任,郭泉清、江绍基为副主任,各临床科室主任医师均承担理论授课或临床带教任务,进一步充实、增强了师资力量。

1979年起,仁济医院恢复研究生招生,1979年招收25名,1980年又招收15名研究生。1981年国家实施《中华人民共和国学位条例》,经国务院学位委员会审定,批准上海第二医学院为首批博士、硕士学位授权单位。至1984年,医院有内科学(心内、消化、血液),外科学(胸心、普外),妇产科学,神经病学等7个博士学位授权点,博士生导师15名;14个硕士学位授权点,包括内科学(心脏、消化、血液、肾脏),外科学(普外、胸心、骨科、泌尿),妇产科学,神经病学,耳鼻喉科学,眼科学,麻醉学,放射医学。

1987年,为加强青年医师培养,各科室指定一名主任医师负责住院医师培养工作。从 1991 年起,医院实行优秀住院医师评选制度,予以表彰并浮动工资一级。2006 年,医院顺利通过"上海市全科医师临床培训基地"评审,成为三个上海市全科医师培训基地之一。2006 年,外科、妇产科、检验科、医学影像科、风湿免疫科等 5 个专科通过卫生部专科医师培训试点基地评审验收。同时,医院组织、选拔 53 名优秀青年医护人员参加医学院"百人计划",通过出国培训形式加快人才培养工作。2007 年,外科、妇产科、医学检验科、医学影像科和风湿科5 个专科成为卫生部专科医师培训试点基地。2008 年,医院通过上海市医学考试中心的审查,成为国家执业医师实践技能考试点,首次组织 573 人参加 2008年国家执业医师实践技能考试,并完成首批面向社会培养的专科医师招生工作,招收社会化培养专科医师 4 名。在住院医师规范化培训方面,仁济医院始终走在全国前列,该项工作 2013 年受卫生部通报表扬,成为全国的示范。

　　1998 年,医院以邓小平关于"特区建设理论"为指导,设立风湿病学科为第一个"学科特区"。2008 年,消化科、神经外科和妇产科进入新一轮"211 工程"立项;核医学科、放射科、超声科组成的"影像医学与核医学"进入上海市重点学科建设计划;妇科肿瘤实验室成为上海市重点实验室;仁济医院特色病种生物标本库成为上海市科技平台项目;"上海交通大学 Med-X 研究院——仁济医院临床干细胞研究中心"揭牌。

　　"十二五"期间,仁济医院消化内科、卫生部内科消化重点实验室、产科进入卫生部国家临床重点专科建设;消化内科、神经外科、妇产科、泌尿科、风湿科5 个学科入围教育部"211 工程"三期重点学科建设项目;消化内科、消化内科重点实验室、产科、心内科、神经外科、普外科、泌尿科、肾脏科、医学影像科、风湿免疫科、器官移植科、变态反应科等 12 个学科入选国家临床重点专科。另有多个学科分别入选上海市"重中之重"临床医学中心等多个市级重点学科、平台,同时还成立了"人类重大疾病组织标本库",进入了实质性的标本收集和储存工作阶段。

(二)临床成果显著,勇创时代之先

　　20 世纪五六十年代医院科研成就与临床医疗成果显著,在国内首创或率先开展了一系列新技术、新疗法。1954 年 3 月,继兰锡纯等在宏仁医院成功施行国内首例心脏二尖瓣交界闭式分离术后,仁济医院梁其琛、董方中等也成功地施行了一例二尖瓣交界分离术,使上海第二医学院获得国内心脏手术首创的领先地位和推动者的荣誉。此外,董方中等先后成功地施行门腔静脉吻合分流术、低温麻醉下腹主动脉瘤切除术、胃癌扩大根除术;1956 年,董方中成功完成

左肝叶切除术,被誉为我国肝脏外科先驱者之一。黄铭新、江绍基首创大剂量阿托品治疗血吸虫病锑剂中毒引起的阿斯综合征,解决血吸虫病治疗中最容易致死的并发症难题。妇产科郭泉清首创子宫颈癌根治手术。胸外科梁其琛、王一山率先开展动脉导管结扎术、法乐氏四联症姑息手术。1957年,兰锡纯、王一山等成功开展国内首例低温麻醉心内直视肺动脉瓣切开术,这是中国心内直视手术的开端。1958年,外科兰锡纯、邝耀麟等分别赴青浦朱家角人民医院和昆山人民医院开展晚期血吸虫病所引起的巨大脾脏切除加大网膜固定术,通过技术革新,做到手术中彻底止血和脾血回输,使病人的平均医疗费用仅为施行同样手术费用的1/3。在随访的120例术后一年的患者中,从丧失劳动能力恢复到半劳动力者占70%。泌尿外科王以敬、江鱼开展肠管在泌尿外科手术中的应用研究,率先施行回肠代膀胱手术,输尿管末端回肠皮肤造瘘术以及直肠代膀胱等新手术。妇产科郭泉清等开展盆腔妇科癌肿等应用局部或全身化疗新方法。神经外科俞少华开展脑血管造影术,并将超声波应用在颅脑病变的检查中。耳鼻喉科何永照开展鼓室成形术和人工钉骨术。1958年4月,胸心外科先后开展房间隔缺损修补术和主动脉瓣狭窄经升主动脉切开术。心内科俞国瑞、郑道声在风湿性心脏病、先天性心脏病的诊治研究方面取得较大的进展,达到了国内先进水平。1960年3月,又对法乐氏三联症在低温下同期两次阻断循环,分别完成了肺动脉瓣狭窄切开术和房间隔缺损修补术,同年9月在国内首先对冠状动脉畸形开展了右冠状动脉开口肺动脉的结扎术。1961年6月24日,医院使用自制的转压式血泵和转碟式氧合器,为一例室间隔缺损患者进行了心内直视修补术,术后恢复良好。这种氧合器被称为上海Ⅱ型人工心肺机,因其性能较好而且术中用血量较少,于1962年获国家卫生部嘉奖,成为20世纪六七十年代国内使用最多的人工心肺机。1962—1963年,神经科开展眶上脑室引流减压及造影、肌电图检查,脑脓肿脓腔定位检查等,由于诊断措施的更新,提高了早期诊断率,使医疗质量逐步提高;神经外科还拓宽手术范围,逐步开展脑深部肿瘤、颅脑减压及周围神经损伤等手术,并成功地施行当时属高难度的颅内动脉瘤夹闭手术。妇产科首创子宫脱垂经阴道矫治术,为农村妇女这一常见产后并发症治疗提供了较好的方法。后又开展了对宫颈癌等的化学疗法,并在血液科协作下施行了胎肝干细胞输入以纠正化疗后的白细胞减少症。耳鼻喉科开展鼓室Ⅲ型手术,眼科开展脑脊液置换混浊玻璃体的新手术等。

　　20世纪80年代初,医院以提高医疗质量为中心,加强内部管理,建立和健全了医疗质量保证制度,强化责任制。1981年起,医院大力开展新技术的应用,如内科消化病区开展内窥镜下激光止血,泌尿科开始应用膀胱冲洗器,胸外科改进体外循环的基本方法等。1987年,仁济医院先后与龙门路、四川南路、余姚路等地段医院开设联合病房,涉及普内、普外、肾脏、免疫、骨科、整形、泌尿等科室,缓解了病人住院难题,提高了基层医院技术水平。

20世纪90年代初期,医院重点加强门诊医疗设施建设,创造较好的门诊医疗环境;重视门诊技术力量配置,开设60多个专家门诊和专病门诊,努力解决来自上海和全国其他地区的疑难病人的诊治问题。1992年,国家实行医院等级评审制度,医院医疗业务管理以创建"三级甲等"为目标,狠抓基础质量,建立医疗护理质量管理委员会、院内感染控制管理委员会、病案管理委员会和药事管理委员会等组织。通过加强"三级查房制度",疑难病例、死亡病例讨论等各种医疗质量保证制度的贯彻落实,使医疗质量有一定的提高。通过加强青年医师人员"三基"(基础理论、基本知识、基本技能)的培训,使许多青年医务人员业务素质明显提高。通过狠抓病史质量,使甲等病案率从91%上升为98%。医院通过等级评审工作,1992年医疗工作质量在总体上比1991年有所提高,住院病人数由7 885人次上升为8 200人次,平均住院日由27.57天下降为25.74天,手术总例数从4 495例上升为4 603例,切口感染率由0.10%下降为0.05%。1993年,仁济医院成为上海市首批三级甲等医院之一。1996年,医院建立联合病房、家庭病床、扩大专家门诊、专科门诊,开设母婴同室等人性化医疗服务。1997年,医院以创建"百佳医院"为目标,全面提高医疗内在质量。

自20世纪90年代以来,医院在临床技术方面取得了显著成就。1995年,上海市卫生局组织评选"临床医疗成果奖",妇产科"难治性阴道瘘修补术"、麻醉科"心脏病人麻醉"、血管外科"股静脉壁环形缩窄术治瘘下肢静脉性溃疡"、消化内科"呋喃唑酮、克拉霉素合并的低剂量短疗程三联法"等项目先后获上海市医疗成果二等奖及上海第二医科大学医疗成果奖。2001年,普外科实施医院第一例肝脏移植手术,血液科成功实施医院第一例骨髓移植术,眼科成功实施医院第一、第二例角膜移植术。2002年初,胸外科成功实施医院第一例心脏移植手术。2007年,医院器官移植中心完成活体肝脏移植78例,活体肾移植26例,均居全市前列;其中,婴幼儿活体肝移植的医疗特色逐步形成,在国内的领先地位得到确立。

2006年,医院日间手术全面展开,东、西两院全年共实施日间手术6 495例,占全院手术的23.17%,是国内最早开展日间医疗的医院之一。

(三)争创文明单位,弘扬仁济精神

1990年,医院首次被评为上海第二医科大学系统"文明医院",逐步形成了

以便民、利民为服务宗旨的完善便民措施,如门诊注射室护士为行动不便的病人上门注射,代配处方等。2007 年,医院以"创新、诚信、和谐"为主题的第二届科技文化节,利用有效载体加速人文科技的渗透,凝聚职工。此外,通过开设院士讲坛、青联学术沙龙、优青沙龙等形式,不断营造宽松的学术氛围;利用报纸、网络、电视宣教等形式,加强青年人才事迹和学术成果的宣传,鼓励学术创新、为各类人才成长提供良好的环境。2009 年,医院与《新民周刊》杂志社合作,编辑出版增刊《百年仁济》,作为建院 165 周年的专刊。医院还组织编写文化系列丛书"仁术济世——上海第一家西医医院的百年故事",弘扬仁济精神。

仁济医院始终秉承"仁术济世"的理念,救助病人之所急,服务社会之所需。1988 年,甲肝流行期间,医院开设肝炎隔离病房,克服医护人员人手紧张和病区床位不足的困难,积极救治病人。2003 年抗击"非典"期间,医院克服用房、人员紧张等困难,在医院东、西两院均开设发热门诊,成立专家组,规范相关流程,确保"防非"工作万无一失,共诊治 698 名发热病人,医学观察病人 115 人次,发现 5 例疑似病人,无一例漏诊误诊,无一名医务人员被感染。2006 年,医院参与上海各项重大事件的医疗保障工作,如上海 2006 年六国峰会、上海特殊奥林匹克运动会邀请赛等。

2008 年 5 月 12 日,四川汶川发生 8.0 级地震,全院职工争相解囊相助,共捐款 901 077.30 元,为灾区奉献爱心;医院派出 2 批、34 名医疗队员支援灾区;5 月 28 日,在仁济医院西院开设爱心病房,收治来自汶川地震灾区的伤员 11 人。历经 2 个月的精心治疗,11 名伤员全部康复并顺利重返家园。因抗震救灾中的突出表现,医院有 2 个集体受到市级表彰,1 名个人获国家级表彰,4 名个人获市级表彰。2008 年,除圆满完成抗震救灾医疗救护工作之外,医院制订并落实了"奥运期间医疗安全保障预案",确保"平安奥运月"期间医疗安全。同年,先后派出 55 人次超声科医生参加了"三聚氰胺奶粉事件"的对口支援,共承担了 4 701 人次的超声检查工作。

2009 年,针对甲流疫情,医院及时制订及更新相应预案和诊疗流程,防控工作井然有序。2010 年,围绕上海世博会医疗保障工作,院领导班子高度重视,党政领导亲自挂帅,构建世博工作领导小组,制订各项预案。作为距离浦东世博园区最近的综合性三甲定点医院以及世博浦东园区危急、危重病人首选定点医院,全院医护员工发扬仁济人团结奋进的精神,识大体,顾大局,以最大的热忱完成上海世博会医疗保障任务。

三、稳增长调结构促转型，新起点新发展新腾飞（2011年至今）

2011年以来，医院承载了东西南北四院一所发展建设所带来的严峻压力与挑战，全院员工齐心协力，攻坚克难，实现了医院社会效益与经济效益的稳步增长，开启了创新驱动、转型发展以及病患与职工双满意的新局面。

医院在党的十八大、十九大精神，科学发展观和"新时代中国特色社会主义思想"指引下，在各级领导关心支持和领导下，遵循"稳增长、调结构、促转型"战略，出色完成了医、教、研、管理等各项任务，医院荣获两届全国文明单位殊荣，将以更优异的成绩迎来医院175年华诞，希望到2020年，把仁济医院建设成为行业公认的顶尖的医学中心之一。

（一）从"四院一所"到辐射"长三角"，造福八方人民

仁济医院曾长期受制于场地窄小，用房紧张的发展瓶颈。经过"十二五"建设，医院形成了东、西、南、北四个院区统筹规划、错位发展的一体化格局，既全面提升了综合实力，又重点兼顾了专业特色。2010年10月，医院与上海市肿瘤研究所深度融合，医学转化研究成效显著。

东院区（见图1）于1999年正式开业。2005年，东院区二期工程外科大楼竣工启用。2007年，干保楼竣工启用。为改善患者就医环境和条件，医院于2009年启动新门急诊大楼建设工程，并于2012年11月29日顺利开业，门诊面积扩大近1倍，急诊面积扩大近2倍，有效提升了服务能级，优化了功能布局及流程，改善了患者就医体验，成为引领全院的医疗、教学、科研和管理的基地。

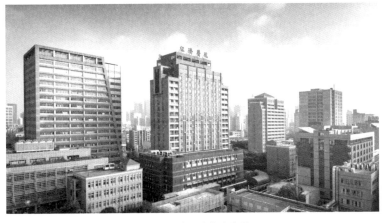

图1　仁济医院东院全景

西院区于 2013 年 7 月顺利完成老住院楼和门诊大楼的修缮改造,"修旧如旧"还原"百年仁济"风貌。同时以改建项目为契机调整学科布局,基本形成了以消化学科、风湿病学科、妇科肿瘤科、肝肾移植、头颈外科等专科为特色的"大专科、小综合"的精品院区。

北院区于 2012 年 12 月 17 日投入运营,依托上海市公共卫生三年行动计划,建成了上海市生殖与优生技术中心,为患者提供高质量的优生优育和生殖辅助医疗服务。

仁济南院作为郊区新建三级综合性医院"5+3+1"工程之一及公立医院改革试点实施单位,于 2012 年 12 月 12 日顺利开业,设立包括 12 个国家临床重点专科在内的 36 个临床医技科室,积极探索创新服务模式,为当地及周边居民提供了优质便捷的医疗卫生服务。

积极响应长三角一体化发展国家战略,托管的仁济医院宁波医院(杭州湾新区医院)是宁波市新十大医疗卫生基础建设项目,该项目总投资 14.5 亿元,总建筑面积为 19.65 万平方米,设计床位 1 200 张,以三级甲等综合医院标准建造,是宁波市已建成投用的单体投资额最高的医院,2018 年 12 月 26 日开业试运营,2019 年 3 月 1 日正式开业。该医院是持续在长三角高质量一体化发展的国家战略中积极输出"上海服务"品牌的开端。

(二)固本强基抓党建,旗帜引领促发展

近年来,全院职工积极学习贯彻党的十八大、十九大精神和十八届、十九届历次会议精神,推进"两学一做"常态化制度化建设,切实落实全面从严治党的主体责任,紧紧围绕医院党政中心工作,进一步加强领导班子和干部队伍建设,不断完善作风建设和党风廉政建设。准确把握新时代新思想,夯实基层党组织建设。党委继续加强意识形态引领,筑牢宣传思想主阵地,以"立德树人"为核心,以建设好职工满意家园为载体,不断健全医院思政工作体系。2018 年医院召开了第八次党代会,明确了努力方向和奋斗目标,为医院后续的高速发展提供了思想引领和强大助力,全面推进了全院思想建设与作风建设。

1. 不断深化党内思想教育,夯实基层党组织战斗力

党委始终把加强党的政治建设放在首位。结合形势任务、中心工作和党员干部的思想实际,深入开展创先争优活动、基层组织建设年活动、党的群众路线教育实践活动、"两学一做"学习教育和"不忘初心、牢记使命"主题教育等,提升了广大党员干部的政治素养、理论水平、学习能力和思想境界。党委大力推动学习型党组织建设,定期举行党委中心组学习,号召全体党员干部在"学习强

国"等学习平台上认真学习党的方针政策和各项重要文件精神。

党委在建党 95 周年之际,建立了"仁济微党建"公众号,丰富了教育形式和内容。党委着力加强服务型党支部建设和示范党支部建设,提升党支部服务能力。鼓励和指导基层党支部大胆创新、勇于实践,创新基层党建,积累了一些经验,形成了一批典型。

2.管好带好党员干部队伍,锻造发展中坚力量

医院党委坚持推进双培养工作,"把党员培养成骨干,把骨干培养成党员"。党委配合行政建立了关心海外留(访)学人员工作小组,关心外出访学人员的成长与成才。党委还垂直联系、重点关心高知和中青年骨干专家。"双培养"工作促进一批党员和业务骨干迅速成长起来,凝聚在党的事业周围,提高了党员队伍影响力。

目前,支部书记队伍呈现年龄低、学历高、职称高的两高一低特点。85.8%的支部书记由科室正副主任兼任,确保了支部的战斗力。党委坚持党委中心组学习制度,以党的群众路线教育实践活动、"三严三实"专题教育、"两学一做"学习教育为契机,全面提高领导干部的政治觉悟、责任担当和奉献精神。

党委加大对干部的培养力度,上海交通大学与中欧工商管理学院联合举办了仁济高级管理研修班,连续 2 年举办新南威尔士大学管理培训班,提升管理干部的宏观思路、实践能力和国际化视野;完善干部挂职锻炼制度,加强对干部的全周期培养和中青年管理干部的贮备。

党委从严加强对干部的监督和管理,多次严明干部的政治纪律和组织规矩,制定了干部外出管理、回科室参加业务、兼职不取酬、因私证照集中管理、落实中央八项规定精神等制度。现任处级干部中,研究生以上学历占 86.7%,高级职称占 76.7%。一批德才兼备的干部陆续走上了各级管理岗位,成为医院建设与发展的中坚力量。

3.持续推进工作作风建设,营造良好政治生态

党委从作风建设入手,构建从严治党新常态。在党的群众路线教育实践活动中着力纠治"四风";通过"三严三实"专题教育深入推进作风建设;通过"两学一做"学习教育突出问题导向,落实全面从严治党向基层延伸。医院党委完善了院领导基层联系点制度,围绕发展规划、学科人才建设、医疗服务品牌、精神文明建设等方面深入基层调研,了解发展瓶颈问题,为医院重大决策提供科学依据;推行午间座谈会制度,领导班子带头倾听民意凝聚职工智慧;建立门急诊总值班长制度,深入一线了解和及时处理群众反映的问题,引导干部真正把心思放在干事业上,办实事上,抓落实上,促发展上。

2016 年医院党委接受了上海市委的巡视工作。通过巡视整改,深入推进落

实全面从严治党要求,增强了党员干部的"四个意识",严明了党的政治纪律、政治规矩及工作纪律。同时,以问题为导向,倒查制度漏洞,围绕重点领域、重要环节,加大了制度建设力度,进一步提高了"按制度办事,按制度管权,按制度管人"的科学化管理水平。开展巡视整改回头看,推动全面从严治党向纵深发展。制订了医院内部巡察工作实施方案,通过开展三年专项巡察,促进和保障医院改革发展各项事业的有续规范。

(三) 弘扬行业正能量,传承"仁术济世"精神

医院从建院初,即秉承"用善心治病救人"的理念,历经百余年不断创新,逐步形成了"病人至上,质量为本"的服务宗旨。近年来,医院坚持以"仁术济世"的精神文化为核心,以物质文化、行为文化、制度文化建设为载体,紧紧凝聚员工,使百年老院在新时代不断焕发新的活力,不断激励着全体员工形成仁济人共同的精神动力、道德情操和价值取向。

医院历经"仁济精神大讨论""仁济精神再讨论"等活动,明确了"仁术济世"的核心价值观;竖立雕像展示仁济医学大师风采,统一四院区文化长廊弘扬仁济职业精神;编撰《仁济人名录》一书,将仁济人载入史册;拍摄《守护生命的人》《名医大家萧树东》等专题片;策划《新民周刊·上海百年医院特别报道》。深化科技文化节、仁济大讲坛、清明祭扫等文化项目内涵建设,连续举办三届院史论坛(见图2),创建仁济特色文化产品。

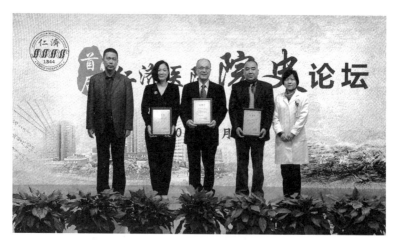

图 2　首届仁济医院院史论坛

2013年起以"缅怀先辈业绩,传承仁济精神"为主题的医学前辈铜像清明祭

奠仪式成为医院文化传承的重要标志。《仁济医院志》的编撰、仁济院史长廊揭幕、合信亭揭幕、江绍基院士消化病教育发展基金(见图3)等成为医院文化建设重要的里程碑事件。

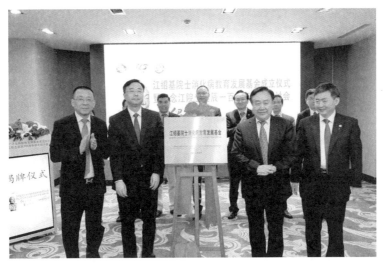

图3　江绍基院士诞辰100周年消化病教育发展基金成立揭牌仪式

近年来,医院宣传工作始终以紧紧围绕党建和医院发展、服务大局、促进发展、有所作为作为突破口和切入点,弘扬学科特色与典型人物,围绕"稳增长、调结构、促转型"的总思路,通过传统媒体、电视媒体、新媒体等各类宣传媒介,尤其是借助全国优秀医院报《仁济医院报》、院内OA系统、电子公告栏等宣传平台以及仁济官网、官方微博、官方微信等新媒体资源,打造仁济医院全媒体时代医院新闻宣传新格局。宣传成果涵盖医院发展、医疗、教学、科研、医院管理与医院文化建设等各方面,不仅宣传仁济形象、扩大医院宣传影响力和渗透力,还增强了职工文化认同感。医院2015年策划的"抗战时期的仁济医院"宣传专题等深受好评。《人间世》剧组历时一年多聚焦医院产科危重孕产妇抢救,播出后获得极大反响。上海电视台《医道》栏目对张柏根以及援摩医疗队进行的深入拍摄,国家卫健委对话改革开放40年,仁济医院夏强、狄文录制的专辑等,都收到了非常好的传播效果。

先进典型的挖掘、培育、弘扬是宣传思想工作的重要内容之一。2017—2019年每年都有先进典型人物参加市级层面先进事迹报告会。2018年5月30日、6月14日,2019年4月30日,上海市委宣传部、上海市卫生计生系统分别组织"夏强同志先进事迹报告会"、"我与共和国共奋进"先进典型事迹报告会

（见图3）。上海市委号召学习夏强"不忘初心、砥砺奋进"的进取精神，"勇于开拓、追求卓越"的创新精神，"不惧挑战、攻坚克难"的担当精神，"不计得失、忘我工作"的奉献精神。夏强还先后荣获2017年"中国好医生"年度人物、2018感动上海十大人物、2018年"上海工匠"等荣誉。可以说，夏强及其团队的奋斗精神是仁术济世的仁济精神在当代最好的诠释之一。

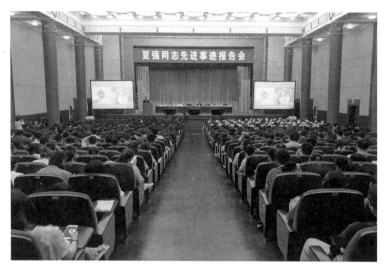

图4　夏强事迹报告会

医院以"提升服务形象，建设美丽医院"为契机，注重内外环境，大力推进"美丽医院""美丽病区"建设。仁济户外"月月有花，季季有草"，形成了"中央绿地、梧桐大道、樱花园、湖心亭"等特色景观。从院区"仁术路、济世路"等文化路名，到院史文化墙、门诊大厅钢琴吧，全方位展现了仁济形象。门诊志愿者导医服务、门诊钢琴吧等举措持续营造温馨的就医氛围，极大地改善了患者就医体验。

服务软环境建设方面，积极改善服务态度，优化服务流程；新建一批优质服务示范病区；开展"窗口服务技能大比拼""窗口服务标兵""优秀仁济人"评选，树立技能技术及服务态度标杆，弘扬仁济精神。建立完善四院区精神文明督导队伍，针对服务态度、诊疗规范、隐私保护、准时开诊进行专项暗访检查。借力医院信息"互联网＋"项目，启动门急诊及住院患者满意度信息化测评，多渠道开展满意度测评工作。开展"优秀仁济人"评选，"如果我是患者"窗口文明服务情景剧评选等，弘扬以人为本的服务理念。"日间手术模式"等三个项目获评上海市医疗服务品牌；"弘扬仁济精神，淬炼医者仁心"获评上海市卫生计生系统

"院训院风带动医德医风"优秀案例二十佳。

医院还主动践行精准关爱,助力精准扶贫。肝脏外科打造了国内最大的儿童肝移植俱乐部"新肝宝贝俱乐部",医生与患者共同筹建的基金"慈菁基金"为贫困地区百姓进行免费的疾病筛查,更有"翼然教育基金"针对贫困地区基层医生开展医疗技术培训。

理念先导制度先行,创新推动志愿者和社工工作。建立并完善医院志愿者和社工管理的基本制度;运用社工小组工作方法,链接高中生志愿服务资源,运用"同伴支持"社工理念,开展"相约星期日"高中生伴患儿成长同伴支持小组;设立日间手术患者术前陪伴志愿服务,为日间手术提供入院服务及术前焦虑缓解;启动"大叔乐团"快闪志愿服务项目,舒缓广大门诊病患的焦虑情绪;落实志愿者激励举措,服务满300小时的志愿者享受医院免费体检等。医院荣获2014—2015年度、2016—2017年度上海市志愿服务先进集体。

(四)医教研管齐头并进,成绩斐然

1. 借助医疗科技创新,助力诊疗模式变革

近几年,医院以MDT、品管圈等为抓手,针对重大疾病积极开展以第三代"达芬奇"手术机器人为代表的各类微创新技术以及多学科联合诊疗创新模式(MDT),为患者提供优质的医疗服务,不断推动医疗管理向精细化、微创化、智能化发展。

2011年至今,仁济医院医疗业务稳步增长,门急诊人次、出院人数、重点病种与重点手术例数等重要医疗业务指标始终位居全市前列。已连续13年获得上海市申康医院发展中心年度绩效考核A等。

优化门诊服务流程,持续推进门急诊信息化,改善患者就医体验。依托信息化建设积极推行多形式的预约诊疗模式,预约就诊比率逐年上升;初步建立门急诊流量监测系统,并进行高峰预警。同时加强急诊的分级诊疗工作,加强绿色通道建设以及应急医疗队伍的演练,确保应对突发公共安全事件时的紧急救援工作。

医院不断改善服务流程和硬件设施。推进门诊电子病历及治疗检查单无纸化工作,以有效提高门诊效率、规范病史质量、改善病例随访以及科研管理;逐步取消手工住院单,规范入院流程、住院诊断、押金管理,实现患者住院与门急诊信息无缝衔接。推进急诊抢救病人跟踪系统建设,门诊支付采用微信、支付宝、信用卡等多种手段,运行"病区出入院结算""诊区自助结算",减少排队等候时间。开展送药上门服务项目,逐步停止门诊静脉输注。不断完善母婴室、

门诊厕所、饮水设施等硬件条件。

医院积极落实医改政策,积极推进分级诊疗、取消药品加成等改革,完善医保总额预付工作,全面控制医疗费用不合理增长。医院成立了 13 个 MDT 团队,征集了 40 个品管圈方案,有效提升了医疗质量;日间手术与日间化疗模式日渐成熟,大大方便了广大患者;圆满完成了各项对口支援任务,国际家庭门诊开诊……

医院积极应对公共卫生突发事件,出色完成政府指令性任务。在 2013 年防控 H7N9 禽流感疫情、支持四川雅安地震伤员抢救,2014 年亚信峰会、F1 中国大奖赛、世界游泳锦标赛,2018 进博会等多项大型活动和赛事中,积极动员组织医务人员参与各项医疗保障任务,圆满地完成了相关工作。医院还积极响应政府号召,持续开展援摩、援滇、援疆等支援工作,对口支援云南丽江市玉龙县人民医院、云南牟定县人民医院、新疆喀什二院以及石嘴山市第一人民医院。

医院的部分学科得到了超常规发展。2006 年,夏强带领团队克服种种困难,成功完成首例儿童活体肝移植手术。至 2018 年肝脏外科成为目前国内最大的肝移植中心和国际最大的儿童肝移植中心,也是近七年来全世界每年单中心实施儿童肝移植例数最多的医院。科室还为 20 多名来自马来西亚的终末期肝病患儿成功进行了活体肝移植手术。2019 年 8 月 6 日,夏强团队助力马来西亚完成当地首例儿童活体肝移植术。

2006 年,医院日间手术全面展开,东、西两院全年共实施日间手术 6 495 例,占全院手术的 23.17%,是国内最早开展日间医疗的医院之一。如今,仁济医院以打造"日间医院"住院一站式服务示范单位为目标,实现日间医疗稳步发展。截至目前,年均完成 35 000 例左右日间手术,日间化疗月出院人数逾千人,数量位居全市第一。

2. 打造优势学科,提升科研实力

近 10 年来,医院坚持以学科和内涵建设为核心,以科技创新为动力,凝聚科研力量,强化科研管理,完善激励机制,激发内在潜力,全院科技创新能力和学科综合实力不断增强,新增科研项目和重大成果不断取得新的突破和进展。科研成果奖励成效显著,整体结构和质量更趋优化。学科交叉融合引领肿瘤所创新。

科研项目经费大幅增长,国家级重大项目成绩斐然。医院一贯重视科学研究,鼓励广大医务职工在实际工作中发现问题、解决问题。每年的国家自然科学基金申报,医院均有不俗表现。2013—2015 年连续三年国家自然科学基金项目立项达到 90 项,位列上海市第二名。2017 年,国家自然科学基金项目数首次突破百项大关,达到111项历史新高,位居上海市卫生系统第一名。2018年,全院共获得国家自然科学基金项目123项,蝉联上海首位,进一步显示出医院科研稳定协调发展的良好态势。

学科基地日臻完善,研究成果量质齐升。医院新建和改造了一批科研基地平台;"十二五"期间医院先后新建、改建了干细胞实验中心等一批实验基地,总建筑面积达6 000多平方米,有效改善和提升了科研基地平台的支撑服务能力。新增和建设了一批重点学科和重点实验室,全院学科整体实力和基地平台的服务功能显著增强。

仁济医院消化内科、卫生部内科消化重点实验室、产科进入卫生部国家临床重点专科建设项目;消化内科、神经外科、妇产科、泌尿科、风湿科5个学科入围教育部"211工程"三期重点学科建设项目;消化内科、消化内科重点实验室、产科、心内科、神经外科、普外科、泌尿科、肾脏科、医学影像科、风湿免疫科、器官移植科、变态反应科等12个学科入选国家临床重点专科。另有多个学科入选上海市"重中之重"临床医学中心等多个市级重点学科、平台,同时还成立了"人类重大疾病组织标本库",进入实质性的标本收集和储存工作阶段。

近年来,医院致力于打造人才梯队,优化学科建设,相继出台了《"青年医师全周期培养计划"实施办法》《关于医师系列高级专业技术职称晋升推荐标准》等规章制度,进一步优化人才梯队;通过"公派出国访学计划"及"专项技术人才计划",为学科发展培育骨干人才。进一步落实首席专家制度。充分发挥高层次人才在医院学科领域的学术带头作用,对具有突出贡献的优秀科主任予以肯定和表彰,鼓励其继续发挥专业技术特长,积极参与学科青年人才培养工作。

人力资源结构日趋合理,海外人才培养进入常态管理。截至2018年,医院医师队伍中研究生学历达到92.35%,其中获博士学位的占46.42%。护士队伍中研究生学历达到1.13%,本科学历达到41.38%,大专占49.6%。专业技术人员中,高级职称占12.82%,中级职称占22.52%,其中科主任高级职称比例达到100%。

3. 深化医教协同,打造医学人才培养新高地

2006年,医院顺利通过"上海市全科医师临床培训基地"评审,成为上海市全科医师培训基地(三个)之一。2006年,外科、妇产科、检验科、医学影像科、风湿免疫科等5个专科通过卫生部专科医师培训试点基地评审验收。同时,医院组织、选拔53名优秀青年医护人员参加了医学院"百人计划",通过出国培训形式加快人才培养工作。2007年,外科、妇产科、医学检验科、医学影像科和风湿科5个专科成为卫生部专科医师培训试点基地。2008年,医院通过上海市医学

考试中心的审查,成为国家执业医师实践技能考试点,首次组织 573 人参加 2008 年国家执业医师实践技能考试,并完成首批面向社会培养的专科医师招生工作,招收社会化培养专科医师 4 名。在住院医师规范化培训方面,仁济医院始终走在全国前列,该项工作 2013 年受国家卫生部通报表扬,成为全国的示范。

目前,医院已有住院医师规范化培训基地 14 个。2017 年 11 月 28—29 日,中国医师协会组织专家组一行九位专家对医院住院医师规范化培训基地进行了现场评估。督导组认为医院较高的临床水平和教学能力为住培工作提供了有力的支撑;制订了较完善的配套文件和管理办法并能予以落实;临床技能中心条件良好,管理规范;管理体系健全;过程管理比较规范,出科考核、年度考核组织有序,内容丰富,效果良好;档案管理比较规范,齐全;培训基地为住培学员提供了较好的生活保障。

近年来,医院重视开展教学国际化探索,先后与美国天普大学医学院、加拿大渥太华大学医学院等国际顶尖医学院校开展教学合作。2014 年 10 月,上海-渥太华联合医学院揭牌成立,并设在仁济医院。它是中国临床医学本科教育领域唯一获教育部批准的中外合作办学项目,同时隶属于中加两大医学名校——上海交通大学医学院和渥太华大学医学院,并作为渥太华大学医学院海外分院接受北美医学院认证。

2015 年,上海-渥太华联合医学院正式开始招生,首届新生共 30 名。2016 年,共有 27 名学生参加北美医学院校入学考试(MCAT),平均成绩 494.37 分,接近北美学生 2015—2016 年度考试平均成绩(499.6 分);完成 2015 级首届联合医学院项目选拔,有 18 名学生入选。2016 级招收 61 名新生,录取分数线较首届升高了 31 分,其中,港澳台学生占 10%。

到 2017 年,上海-渥太华联合医学院 Premed 阶段累计授课 485 学时,增设中外教结合的人文类选修课。全院参与授课教师共计 195 名,其中外教 7 人;2017 年,全院共有 158 位老师获得渥太华大学医学院兼职教授任命。

目前,上海-渥太华联合医学院建立了一套教学评估体系,包括学生评估体系、学生综合素养评估体系、教学督导体系,以及邀请加方教学管理人员和课程专家现场督导等,以有效评估学生能力及教学效果;成立了上海-渥太华联合医学院认证工作小组,以加快通过加拿大医学院认证委员会认证的筹备工作进程;进一步开发了 e-Learning 平台,以发挥优质教学资源辐射功能。此外,还自主开发和完善 Clinical Placement 选修课系统、MSF 多元反馈系统、CSL 社区服务管理系统、CBL 病历教学系统和成绩分析系统,为相关教学的顺利开展提供了有力支持；开展远程视频教学，OSCE 考试和 Exam Review 视频传输，为教学提供技术支持和保障。

2017 年 8 月，中加模拟实训中心工程完成验收。中加模拟实训中心共计 2 300 平方米，拥有国际先进的模拟医学教具，如 3D 多视角解剖教学系统高端模拟人、模拟手术室、动物一体化手术室，可完成医学生基础—模拟—实训的一体化培训。该实训中心建立了以首席教师为主的实训教师团队，开展了形式多样的技能培训。

中加模拟实训中心的落成，使仁济实训教学环境资源得到了很大的改善，拥有了齐全的实训教室、虚拟学习器材、信息化题库。将临床技能培训课程融入本科生及长学制的医学生课程中，针对课程的设置安排，建立健全实训课程内容，包括针对学生的课程设置，同步完成相关配套实训安排，以 OSCE 考试为模板，增加临床技能的培训。以每年度的医学生技能考试为基础，进行相关技能考试的培训，充分利用非实习时间集中对学生进行各项 OSCE 技能培训，包括体检、CPR、各项穿刺术、消毒铺巾等 15 项临床常规操作和诊疗技术，学生可根据实习时间自由向实训中心申请进行小组训练，强调"人人过关"。

4. 精细化管理，勇当排头兵

近年来，医院深入推进院区布局建设，于 2017 年 9 月启动上海交通大学医学院附属仁济医院科研综合楼暨上海市肿瘤研究所整体迁建工程项目，投资估算 37 165 万元，新建总建筑面积 38 354 平方米，其中仁济医院科研综合楼建设面积为 22 283 平方米，目前该项目已完成结构封顶。

后勤服务更加精细化，成本控制更合理。医院多部门协作完成供应室外包试运行；购置静脉药物配置机器人，有效提升医护人员职业安全；进行后勤智能化管理平台建设，为医院能耗管理提供数据参考。目前，医院百元业务收入能源消耗低于上海申康医院发展中心的指标，在市级综合性医院百元业务收入能耗中，支出下降率最高，2016 年获"节约型公共机构示范单位"称号。此外，医院还不断加大技防建设力度，形成"治安消防齐抓共管显成效，各尽职守建设平安医院"的工作格局。

医院积极开展手术室医学装备运营平台及微信报修平台，服务大大缩短维修响应时间。将维修管理、设备管理、运送管理、合同管理、订餐管理形成信息管理链，提供考核指标，形成"服务—运维—保障"一体化后勤体系。

东院科研综合楼暨上海市肿瘤研究所整体迁建工程项目顺利结构封顶。该工程建设总面积为 38 354 平方米，于 2017 年 9 月 23 日正式开工，7 月 28 日主楼核心筒结构封顶，9 月 10 日主楼钢结构封顶，11 月 14 日完成市优质结构验收。

2016 年，东、西、北三院区实现一网贯通；云大计算机平台完成集成调试，数据中心符合国际 TIER 3 标准和国家 A 级标准；互联网带宽提升 4.5 倍，综合质量在全市医院中位居第一；统一管理平台上线，更快、更稳、更安全；初步实现 OA、HR、预算等系统互联互通；人事管理信息系统上线运行，统一了全院组织架构和人员基础数据；门诊实现支付宝扫码付费（自助机、人工窗口）。2018 年 7 月 1 日，仁济东院完成基础信息平台上线，结束了仁济三个院区信息割裂的历史，首次实现核心信息系统（HIS、电子病历、移动医疗）三院区一体化覆盖；电子医嘱、移动护理和移动查房同步上线，东院广大医护人员一举告别手写医嘱的状态，提升了临床工作效率，补齐了仁济医院三大信息化短板，使全院电子病历等级由 1 级达到了准 6 级。

基于信息化建设的成果，2017 年，医院完成"一平台，多院区，全天候，多方位"全数字智慧技防系统平台建设，部分区域新增人脸识别、人数统计、人员聚集分析等功能。采用数字化拼接屏，对整个东院各重点部位实施多方位监控。同时增加医警联动平台，重点区域实时和派出所对接。此外，还进一步打通后勤智能化平台，引入移动端管理系统，加强后勤的"服务—运维—保障"一体化建设。维修组采用全新的电子化报修记录及派工系统，直接发送任务至维修工的手机 PDA 上，同时跟进维修任务进度。同时，推出宿舍管理系统，便于教办、科研处等对住宿房源、住宿学生进行统一管理。

5. 对标国际，博采众长

近年来，医院与加拿大渥太华大学医学院，法国斯特拉斯堡大学医学院及附属医院，比利时鲁汶大学医学院及附属医院，英国萨里大学、曼彻斯特大学、帝国理工哈姆林中心、澳大利亚新南威尔士大学、澳大利亚国立大学，荷兰癌症研究所等多所欧美一流医学院校、医疗机构及研究机构建立长期友好合作关系，开展包括临床技术、医学研究、医学教育以及护理人员的互派和交流工作。

如已经合作开展的上海-渥太华联合医学院项目，已顺利招收 4 批 212 名学生；成立了上海中法外科学院，旨在依照国际标准，融合外科培训、技术研究和创新，完善外科专科医师规范化培养体系，培养有国际竞争力的外科专业人才；成立了中澳个体化免疫学中心，推动基础领域的研究成果在个体差异病人诊疗中的应用；创建了医院管理人员海外培训项目，拓宽管理人员的国际视野，打造国际化的管理队伍。同时医院还积极开展国际学术交流，举办各类国际学术会议，促进医院国际化接轨。医院于 2016 年起开设国际门诊，并于 2018 年通过了挪威的 DNV GL 国际认证，使得医院国际门诊的医疗质量和安全规范成为国内涉外医疗服务质量的标杆。近两年,医院还陆续引进了 5 名外籍专家,其中 2 名专家全职在医院开展医疗工作。

（袁蕙芸　王昊宁）

在上海这座风云际会的国际大都市中,新华医院沉静安详、雄伟端庄、朴素仁慈,在都市的喧嚣中昂然伫立,默默地为人民健康而坚守,传送着杏林春暖的脉脉温情。

矢志创"新" 接续芳"华"
——附属新华医院发展纪实

上海交通大学医学院附属新华医院(见图1)创建于1958年10月,是中华人民共和国成立后上海自行设计建造的第一家综合性教学医院。医院占地面积109亩(约72 666.7平方米),建筑面积19.2万平方米,学科设置齐全,特色鲜明,共有内、外、妇、儿等临床、医技科室及诊疗平台55个,开放床位数2 480余张,在职人员3 600余人,是全市三级医院中唯一一所同时拥有围产和完整儿科亚专业的综合性医院,为首批国家级儿童早期发展示范基地。

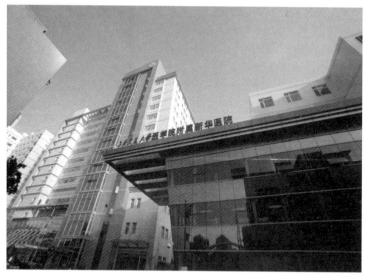

图1 新华医院外景

医院拥有环境与儿童健康教育部和上海市重点实验室、上海市小儿消化与营养重点实验室、上海市儿科医学研究所等国家及上海市重点学科或研究基地共计12个。近年来共获得国家科技进步奖3项、省部级科技进步奖35项;拥有国家百千万人工程、教育部新世纪人才、上海市领军人才、上海市优秀学术带头人等市级以上人才项目 107 项;科研课题 1 218 项;发表 SCI 文章 2 062 篇。普通外科、心脏大血管外科、小儿外科、急诊医学科、耳鼻咽喉－头颈外科、皮肤科、儿内科小儿呼吸专业、中医儿科、检验科和临床药学等 10 个学科位列国家临床重点专科建设项目。

医院设卫生部中国遗传医学中心新生儿筛查和遗传代谢病部、上海市小儿外科临床医学中心、上海市危重孕产妇会诊抢救中心、上海市危重新生儿会诊抢救中心、上海市产前诊断中心、上海市儿童听力障碍诊治中心、上海市新生儿先天性心脏病筛查诊治中心、上海市罕见病诊治中心、上海市儿童罕见病诊治中心等 9 个省部级诊治及抢救中心,以及 8 个上海交通大学诊治中心。

2015 年,医院成立上海第一家基于大型综合医院的临床研究系统化支撑创新平台性机构——临床研究中心。依托上海交通大学医学院生命早期健康研究院,"千天计划"——国内首个探索人类重大发育源性疾病的航母级临床研究项目已取得初步进展,该项目在生命早期健康领域的研究成果将有力地推动我国妇幼健康以及相关政策的决策科学水平迈上一个新台阶。

新华医院按照上海市郊区新建三级医院"5＋3＋1"项目的部署,自 2009 年起全面负责崇明县中心医院三级医院创建工作,带领它成功通过三级医院评审,并成为国家肿瘤规范化诊治试点医院,以新华崇明分院为核心的区域医疗联合体建设取得成效,逐步实现了当地人民"大病不出岛"的夙愿。新华-崇明一体化管理、同质化发展的改革模式得到国家卫生计生委的充分肯定和高度评价。2018 年起,国务院医改办和上海市政府共同委托新华医院牵头建设"健康版"新华-崇明区域医疗联合体改革试点工作,以医保支付体系改革为支点,逐步实现从"大病不出岛"到"健康少生病"的转变,积极探索上海市及全国医联体建设的新路径。

医院以品牌为依托,以优势学科为纽带,与泛长三角区域 24 家医疗机构形成"新华医院联盟",跨域浙江、江苏和云南三省,面向全国联合 23 家医院成立"中国综合性医院儿科联盟",在人员、技术、科研、教学、管理和文化上建立起合作体系。此外,医院还与国外逾 20 所大学和医院建立了友好合作和学术交流,包括美国哈佛大学医学院、芝加哥大学普里茨克尔医学院、威斯康星大学医学院,加拿大麦克马斯特大学、渥太华大学医学院,法国巴黎公立医院集团和瑞士巴塞尔大学医学院等。

一、火红年代的艰辛创业

20 世纪 50 年代,位于上海东北部的工业重地,与百万产业人口并存的是相对匮乏的医疗配套设施和配置。一家综合性医院即将落成的消息在周边居民的心底播下了希望的种子。当这家医院一块砖、一块砖地长高的时候,人们就对她寄予了很高的期望。

"新华医院创建于 1958 年,是中华人民共和国成立以来上海自行设计建设的第一家市级综合性教学医院"。在医院不断更新的"履历"中,这段话始终赫然在列,也成为新华医院"中华人民共和国成立来上海自行设计建设的第一家市级综合性教学医院"的代名词。

和仁济、华山、瑞金、市一、九院等有着深厚积淀的沪上知名百年老院相比,新华医院确实还很年轻,建院六十多年只能算是"芳龄"。但她的历史中,仍然有别人难以复制的意义。

追溯一段奔腾的历史,要从它沉静的源头开始。这个源头,就是 1955 年 3 月 25 日成立的上海第二医学院(现上海交通大学医学院)儿科系。这是国内最早成立的儿科系,建系之初设在儿科颇具规模的广慈医院(今瑞金医院)。1956 年 12 月,上海高等教育和卫生主管部门按照国务院高教部全国高等院校院系调整的要求,将上海市第九人民医院划属上海第二医学院作为儿科教学基地,儿科系除了儿外科教研室留在广慈外全部搬迁至上海市第九人民医院。但该基地在开展医疗、教学、科研和其他各项工作时,逐步感到上海市第九人民医院的病区、教室、学生宿舍和场地都远远不能满足实际需要,于是扩建新院工作被提上议程。当时,医院筹建组曾在市中心多处觅址,最初曾选择沪西法华路,先后考虑过锦江饭店、衡山饭店及上海纺织工学院周边的一些地点,最终未果。

这时,儿科系副主任、医院筹建组组长曹裕丰却有了新的想法:"既然要为人民群众服务,就要站得高,看得远,到发展相对落后的地区,到人口众多的地区去。"他提出,上海城区东北部的榆林、杨浦地区人口多,产业工人更多,是我们发展和服务的方向。上海第二医学院领导和儿科系领导集体支持曹裕丰的意见,选址的眼光因此投向了上海的东北角,最后决定:以控江路南侧江浦路口,原拟筹建的榆林区中心医院地址为新院基地,作为上海第二医学院附属医院儿科系临床教育基地。该地周边的控江路、大连路、彰武路、铁岭路、密云路,被林立的纺织业和轻、重工业工厂所包围,分布着上海工具厂、上海手表厂、上海自来水厂、新沪钢铁厂、上海电表厂、永久自行车厂、毛纺织厂等大企业。这里还有继曹杨新村之后建起的新一批工人新村,面积达 200 万平方米,约有 10 万人居住,是产业工人最为密集的地方,完全符合新建医院的客观要求。

新的医院应该取什么名字呢?着实让创业者们煞费苦心。1957 年 4 月,曹裕丰召开筹建组先遣部队有关人员开会时说:"关于院名问题,请大家继续出点子,提建议。"

他说:"我们建新医院要更好地为工人服务,要在一张白纸上'领异标新二月花',要创出新意,创出特色,创出自己的风格,要富于寓意,激励自己,实践自己的追求。"

化验室史博之主任认为"新华"二字比较好,认为这个名称能充分体现新中国医院为人民服务和培养医学教研人才的大型综合性医院的宗旨。甫一提出,立刻引起了大家的赞同:"新华"既体现新医院的新意,又能反映新医院新人、新事、新思想,同时还寓意新医院建成后天天、月月、年年有新的成就,立志攀登医教研的新高峰。

新华医院筹建的时候,正值"大跃进"时期,为赶时间节点,建设者们决心要用最短的时间设计、建造一家服务于人民的医院。于是,设计快马加鞭,工程建设只争朝夕,医院建筑从破土动工到全部完工,用时仅 8 个月。建成的门诊部和病房楼,共 11 700 多平方米。据国家级终身教授、著名消化内科专家陆汉明回忆,"在接收拟筹建榆林区中心医院后,计划 4 层高的病房主楼已建造至第 2 层,故设计方案只能稍作修改。当时正值'大跃进'时期,一切以'多快好省'为原则,所以不论建筑材料还是装潢经费,均一减再减,为抢所谓的进度,建造又以极快的速度进行,并明确要在 1958 年 9 月 1 日正式开诊"。

20 世纪 50 年代,位于上海东北部的工业重地,与百万产业人口并存的是相对匮乏的医疗配套设施和资源。一家综合性医院即将落成的消息在周边居民的心底播下了希望的种子。当这家医院一块砖、一块砖地长高的时候,人们就对她寄予了很高的期望。一些好奇的"左邻右舍",也风尘仆仆地来看望建设中的医院,看一眼上海自行设计建造的大医院到底是什么模样。

1958 年 10 月 4 日,周六。午后明媚的阳光铺洒下来。位于榆林区江浦路 1379 号的上海市第四护士学校大礼堂,红旗飘扬,人声鼎沸,一派节日气氛。下午 3 时,新华医院就在这里举行了盛大的开业典礼。会场上,汇聚着一大批国内顶尖的医学大家,还有一批朝气蓬勃的新面孔,他们的脸上洋溢着无比自豪的幸福,他们在这里见证了一家在火红年代、火热激情下创建出来的医院。

一家落户在上海最大的工业区的医院,直接面对的是数以万计的产业工人及其家属,怎样才能更好地为患者、为群众服务,新华从来没有停止对这个问题的思考。医生和患者,医院和社区、城市的亲密关系,在她的故事里有着最生动的体现。新华一开业就和 80 多个工厂建立起了劳保制度,挂钩周边多家地段医院,还有大量自由就诊的病人。

新华建院之初,床位设置 300 张、临床科室 18 个、在编职工 368 人。第一天门诊量定格在 107 人。1959 年,日平均门、急诊 1 721 人次,年住院病人 11 135 人次。1960 年,榆林区撤销建制,辖地划归杨浦区,随着杨浦人口的不断增长,医院的医疗任务日益繁重。1988 年,在新华建院 30 周年的时候,年门急诊量 137 万人次,成为上海年门、急诊量最多的医院。而到了 2018 年,这个数字更是达到了惊人的 420 万人次。据此推算,60 多年来,医院总诊疗服务量接近 9 000 万人次。数字无言,却充满深意。这些数据,无不折射出新华医院 60 年来护佑人民健康所做的贡献。试想一下,如果上海医院版图的东北角上没有这家医院,且不说外区或外地患者,单是对杨浦区逾 130 万的常住人口的生命护佑所造成的影响,都是难以想象的。

二、创业新华的医学大家

1 位一级教授,3 位二级教授,5 位三级教授,还有更多已经功成名就的医学大家纷纷加入新华医院创建者的行列。新华创建之初人才和学术起点的高度,是很多新建医院难以企及的,如果没有这一批极具影响力的医学大家打下的基础,恐怕就没有新华现在的辉煌和成就。

那是新华星空最为璀璨的时刻!

新华建院之初,一大批在各专业领域中早已功成名就的医学大家纷纷从当时的广慈、仁济、宏仁等医院,加入创建新华医院的行列。

他们之中有儿科学家、医学教育家、中国儿科学奠基人之一的高镜朗(一级教授),我国儿童保健学和发育行为学奠基人之一的郭迪(二级教授),1957 年实施国内首例低温麻醉心内直视下肺动脉瓣切开术的梁其琛(二级教授),曾担任南京中央医院内科总主任的李丕光(二级教授),还有我国围产医学奠基人之一的田雪萍(三级教授),完成国内第一例膀胱癌全膀胱切除术的何尚志(三级教授),我国小儿耳鼻咽喉科创始人毛承樾(三级教授),著名眼科专家曹福康(三级教授),我国小儿外科创始人之一的佘亚雄教授,我国眼科医学事业的奠基人之一的陆道炎教授,我国小儿骨科创始人之一的吴守义教授,我国小儿心胸外科创始人的丁文祥教授等。

光读一读这些名字,就知道建院之初新华医院专家阵容是何其强大。他们中很多是从震旦大学医学院、圣约翰大学医学院、齐鲁大学医学院等著名的医学院毕业,甚至还有不少是从欧美学成归来的"海归"医者。他们从广慈、仁济、宏仁、九院到新华医院,这不但是一次空间意义上的迁移,而且还是一大批已在各自领域极负盛名的医学专家的一次整体迁移,这群西装革履,气度不凡,深受西方医学教育濡染,甚至是从海外归来的医学大家,几乎没有犹豫,便响应国家的号召,关闭诊所,从医学院校、从上海繁华腹地的徐汇区、卢湾区,风尘仆仆地来到大工厂林立、产业工人集聚的上海城区的"下只角"。从战乱岁月到百废待举的建设年代,献身祖国医学事业成为当时这批医学精英的赤忱情怀。

三、不断书写的新华奇迹

细数中国儿科医学历史上种种"传奇",很多故事都发生在新华医院。新华在当时基础极其薄弱、条件极其艰苦的情况下为我国医学事业特别是儿科医学事业开展了大量开拓性工作,不断创造、书写着属于新华的奇迹。

2018年8月29日上午8点51分,一个体重3 980克的男宝宝,用响亮的哭声宣告他的出生,也宣告了亚洲首例单中心独立完成的胎儿先天性重度主动脉瓣狭窄宫内球囊扩张手术获得成功。

胎儿宫内心脏介入治疗FCI技术难度极高,国际上仅少数研究中心能够独立开展,对于这类胎儿,国内很多医院选择放弃治疗终止妊娠。1991年至今,国际上相继报道超过200例的临床病例,其中主动脉瓣球囊扩张术占大多数,技术成功率在50%以上。亚洲医疗机构单中心成功的手术,新华医院这一例尚属首例。

这30分钟手术的背后,是新华医院在儿童先心病治疗领域近40年的积累和小儿心血管团队在宫内手术上长达3年的准备。新华医院是国内率先开展儿童先天性心脏病诊治的医院,借助大型综合性医院的优势,建立了先天性心脏病从胎儿期、围生期、婴幼儿期直至成人期的完整的全生命周期的诊断治疗体系,是国内仅有的能够完成这一体系建设的医疗机构(见图2)。

细数中国儿科医学历史上种种"传奇",很多故事都发生在新华医院。新华医院在当时基础极其薄弱、条件极其艰苦的情况下为我国医学事业特别是儿科医学事业开展了大量开拓性工作,不断创造、书写着属于新华的奇迹。

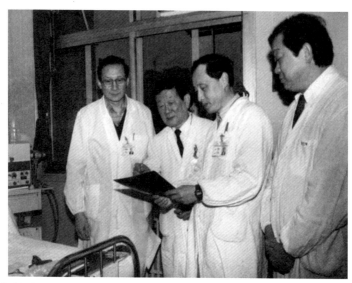

图 2　附属新华医院小儿心血管科创建于 20 世纪 70 年代,是国内最早开展小儿先天性心脏病诊治工作的医院。图为老一辈小儿心血管专家丁文祥(左二)、苏肇伉(左一)、陈树宝(右二)和周爱卿(右一)教授在讨论

　　1958 年,小儿传染病科顾友梅率先应用人工冬眠疗法抢救中毒性菌痢获得成功。1963 年,骨科在国内首先对脊柱侧弯 97 度的患者成功施行矫形手术。1974 年,开展国内首例人工关节置换术。1969 年 12 月 13 日,医院神经内科和麻醉科成功抢救一名被 6 600 伏高压电击伤并从高空坠落,心跳停止 18 分钟、心脏自主心律停止时间长达 23 分钟、呼吸停止、两侧瞳孔散大,须行"心肺脑复苏"术的 26 岁男性建筑工人。该案例为国内首例,获国家卫生部"复苏"科技成果奖(集体)。1971 年,麻醉科金熊元、神经内科俞丽华主编的《心跳呼吸停止的抢救》、新华医院主编的《高压氧的临床应用》(俞丽华执笔)相继问世,分别成为国内该领域临床治疗的首本参考书。1972 年,在刘薇廷的带领下,在国内首先应用临时心脏起搏器,治疗"阿-斯综合征"。同时,"小儿埋藏式固定频率心脏起搏器"安装成功,达到当时国内领先、国际先进水平。1973 年,小儿外科佘亚雄采用改良 Duhamel 术式作巨结肠根治,应用空气灌肠治疗肠套叠,并研制成肠套叠复位机,在全国推广应用。同年 11 月,小儿心胸外科丁文祥与上海电表厂协作设计和研制成功适用于 5 岁以下儿童的我国第一台小儿人工心肺机。1974 年 5 月,以该机作体外循环为一名重 10 公斤的婴儿作了室间隔缺损心内直视修补术获得成功,成为我国婴幼儿在体外循环下行心内直视手术的一个新的里程碑。1973 年,吴守义首创国内肢体延长手术器械,为小儿先天性、后天

性各种肢体畸形的矫形手术奠定了基础。1974 年,眼科陆道炎和他的助手研制出第一批国产人工晶体。眼科白内障手术治疗达到国内先进水平。1982 年4 月 14 日,小儿外科佘亚雄等成功分离一对"脐-剑突"连体儿。

2000 年、2006 年和 2011 年,沈晓明作为第一完成人主持的研究项目三次获得国家科技进步二等奖,有关儿童铅中毒的研究推动了我国汽油无铅化的进程;有关新生儿听力筛查的研究使"十聋九哑"成为历史。有关睡眠对儿童生长发育影响的研究促成"推迟上学"在全国推广。"有凭有据的建议与毫不动摇的主张,改变了公共卫生政策和政府的行动。"著名的免疫学家、前北京协和医学院院长巴德年院士曾这样评论沈晓明的三项医学成果。

2015 年 6 月 1 日,以生命早期的一千天作为关键时间点,探索人类重大发育源性疾病的起源并建立早期干预模式的"千天计划"正式启动。如今,这个国内首个探索人类重大发育源性疾病的航母级临床研究项目已取得初步进展,在生命早期健康领域的研究成果将有力地推动我国妇幼健康以及相关政策的科学决策水平迈上一个新台阶。

四、高昂起学科发展的"龙头"

医院要发展,学科是关键。只有重视学科建设,才会有一个个优势学科、品牌学科涌现、崛起,才能让患者、让百姓得到安全、有效、可及的医疗服务。

临床专科是医院的基础,其重点专科的数量和水平往往直接代表了医院的医疗技术水平,是一家医院综合实力的重要体现。

2018 年 6 月,国家卫健委通报了"十二五"国家临床重点专科建设项目总结评估情况,新华医院 10 个国家临床重点专科建设项目全部通过国家层面验收。值得一提的是,这 10 个国家临床重点专科中,除了小儿外科、儿科(小儿呼吸专业)、儿科(中医)是新华医院传统的儿科优势学科外,普通外科、心脏大血管外科、急诊医学科、皮肤科、耳鼻咽喉头颈外科学等 5 个学科都是成人及相关学科,还有临床药学科、检验科两个辅助型科室。这标志着医院的专科服务能力明显提升,专科辐射范围持续扩大。

而这在 20 年前是不可想象的。

众所周知,新华儿科一直以来享有盛誉,有着一支代表我国儿科学界最高医学水平的"国家队",但是光环背后,其实是危机暗伏。新华医院 1998 年成功筹建上海儿童医学中心后,将含金量最高的"拳头"学科小儿心血管专业和儿童血液肿瘤专业整体搬迁至浦东,随着儿科强势学科的东移,新华医院本部儿科的发展遇到了一系列的"瓶颈":部分亚专业人才梯队建设出现断层;有的特色专业处于守势;重大创新成果数量减少。更重要的是,本来已经处于相对弱势的成人学科在市级及以上重点学科中还未实现零的突破。这对于一个学科门类齐全、专业分工明确、专科人才众多的大型综合性医院来说,简直就是"灾难性"的。

怎么办?

不向困难低头,不向逆境屈服。以"归零"的心态找差距,以"归零"的心态再次踏上创业的征程。这次创业的主题定为:高昂起学科发展的"龙头"。为此,倾力打造重点龙头学科,使其在国际前沿占位,逐渐享有盛誉;重点支持优势骨干学科,使其在国内领先占位、形成品牌;精心培育新兴潜力学科,使其在上海市内确立优势地位。医院"总体规划、分层建设、整体推进"的学科建设思路,"突出重点,兼顾一般,几个带动一片"的学科发展理念,保证了学科发展的整体优势。

孙锟院长这样说,"一个人可以走得很快,但是一群人可以走得更远。医院要发展,学科是关键。只有重视学科建设,才会有一个个优势学科、品牌学科涌现、崛起,才能让患者、才能让百姓得到安全、有效、可及的医疗服务。新华医院儿科重点部分东移后,院本部的成人学科建设的力度明显加强,这是医院近年来着力走好的一步棋。"

2008年从浙江大学医学院附属第二医院来到新华医院的刘颖斌,率领普外科学科团队对标国内一流水平专科的标准,重点发展肝胆胰外科这一普外科中极为重要的一个亚专科,把专业发展的突破口聚焦在胆囊癌的基础和临床研究上,在十多项国家项目支持下,潜心围绕胆囊癌发生发展的作用及机制开展了深入的研究,并取得的成果,团队关于胆囊癌的侵袭转移机制研究获得中国高等学校自然科学一等奖和华夏医学一等奖,关于胃癌早起诊断和手术方式的创新研究获教育部科技进步一等奖。2012年进入国家临床重点专科建设行列后更是加快了发展的动能,先后成为上海市重中之重建设学科、上海交通大学医学院潜力学科,成立了上海市胆道疾病研究中心及上海交通大学胆道疾病研究所,2017年底,又获批通过上海市胆道疾病重点实验室。

新华医院的室性消融手术目前在国际上达到了一流水平,房颤性消融手术也有很高声誉。其学科带头人李毅刚是国内射频消融治疗快速性心律失常技术的最早掌握和推广人之一,至今已应用此方法成功治疗了8 000余例快速性心律失常患者。他曾经帮助德国和中国30多家医院建立了这个医疗技术平台。2004 年,从德国归来的李毅刚担任新华医院心血管内科主任。此后,他广泛开展了各种复杂性心律失常的射频消融术,并在国内心内科领域率先应用了三维电解剖标测系统引导下,用冷盐水灌注导管进行的有明确隔离指征的环肺静脉隔离术治疗房颤的新技术,开展了无放射线精准消融治疗复杂心律失常消融术、导管消融+左心耳封堵一站式介入术、新碳纳米管技术在心肌定向生长和同步化收缩方面的创新与应用,这些尖端技术的应用使得房颤消融技术的安全性和有效性得到了进一步提升。

骨科主任陈晓东将髋臼周围截骨术引入新华医院,并在 2009 年,牵头联合瑞金、仁济、九院、一院、六院和三院,成立了"上海交通大学医学院髋关节发育不良诊治中心",在疾病的早期诊断、术前评估、规范化手术和术后康复等方面进行干预,赢得了患者的好评。新华医院骨科的规模也从 60 张床位扩展到 120 张以上,所开展的业务也由原先着重于创伤提升到如今关节、脊柱、创伤、肩肘、足踝和运动损伤齐头并进的新局面。

不光是普外科这样的医院支柱型科室闯出了一番天地,小学科其实也有大格局。

2002 年 6 月,耳鼻咽喉-头颈外科顺利跻身医院培育新的学科发展点的"三.五"工程,经过近十年的发展,学科从耳鼻喉科拓展为耳鼻咽喉-头颈外科,从"耳鼻咽喉科教研室"到"上海交通大学医学院耳鼻咽喉科学系"再到专业科研平台——上海交通大学耳科学研究所的成立,该学科从院级重点学科跃升至国家临床重点专科行列,综合实力在复旦版医院专科排行榜中排名进入前十。

在成人学科与儿科齐头并进的年代,还孕育出新华医院得天独厚的平台学科实力。检验科、影像医学科、药学部等,在全生命周期临床医学的基础上,都取得了令人瞩目的成果。

这些学科跃升式的发展轨迹就像一个个缩影,印证着新华医院在学科建设上的成功——紧贴医学模式的转变和学科发展形势的需求,从全院临床学科中遴选出基础条件好、有发展前景的优势学科,适度扩大规模,提升学科整体实力。这方面的成功离不开新华医院对学科"层次化"发展模式的完善,他们不管学科大小,只是根据学科强弱,为每一个学科科学制订发展规划,使其都能稳步有序向"一流"迈进,从而在高水平、高起点上保证学科建设的整体优势。

新华人都是值得尊敬的创业者,每个创业者的背后,都铭刻着"追梦不止"这四个字。他们勇于创新,敢于实践,扎扎实实地走出了一条科学实用而又符合自身特点的学科腾飞之路(见图 3)。经过几代新华人的励精图治,如今的新华医院已经成为一所儿科和成人学科门类齐全、特色鲜明,便民措施追求无止境、人文服务很温馨的大型现代化综合性教学医院。

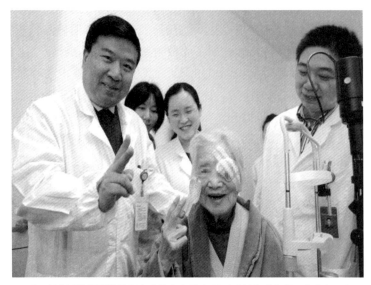

图3 2011年,新华医院眼科挑战超声乳化白内障复明手术的年龄极限,成功为一名107岁的超高龄老人实施手术,患者术后恢复良好

新华医院党委书记唐国瑶这样说:"从创业时儿科的'一枝独秀',到如今'百花争艳'的学科格局。医院在保持和发展儿科规模基础上,大力发展成人学科,重点扶持优势学科,学科战略规划实施初见成效。"新华医院积极融入上海建设具有全球影响力科创中心和亚洲医学中心城市的进程,结合医院"十三五"发展规划,围绕"强内涵、重实效、创特色、促发展"的十二字方针,不断探索高质量发展之路。

五、杏林育英续华章

新华医院是国内历史最悠久的儿科系——上海第二医学院儿科系所在地。由于在体制上实行院系结合,上海第二医学院儿科系(简称二医儿科系)和新华儿科几乎可以画上等号,把她誉为儿科医学人才的"黄埔军校"当之无愧。她不仅铸就了赫赫有名的新华儿科品牌,还在某种程度上开创了中国儿科医学独特的教育体系。

提起新华医院,经常有人会这样感叹:"新华的儿科名气响当当啊!"

是的,在国内同行间,新华医院还有一个广为流传的称号——中国儿科医学人才的摇篮。她是国内历史最悠久的儿科系——二医儿科系所在地。由于在体制上实行院系结合,二医儿科系和新华儿科几乎可以画上等号。新华六十年发展历程,是和我国儿科医学事业紧紧联系在一起的,把她誉为儿科医学人才的"黄埔军校"当之无愧。她不仅铸就了赫赫有名的新华儿科医学品牌,还在某种程度上开创了中国儿科医学独特的教育体系。

二医儿科系始建于 1955 年,由我国儿科医学界泰斗、一级教授高镜朗任首任系主任,还拥有我国儿童保健学创始人、二级教授郭迪,中国围产医学奠基者之一田雪萍,著名儿科专家富文寿,中国现代儿童营养学创始人苏祖斐,我国第一位受正规训练的儿外科专家马安权等一批儿科医学大家。

新华儿科的辉煌,要归功于高镜朗先生留下的思想和传统。高先生从医、执教、著书、立说的一生,为儿科系所做的贡献无人能及。正如新华镜馨园高先生雕像上的碑文:"高氏一生,爱国爱党,博览万卷,学贯中西,医术精湛,医德高尚,生活简朴,性格坚毅,豁达幽默。多有灼见,凡此无不堪为人师,诚为后人之传世楷模。"

"为儿童服务就是幸福。"当时儿科的医疗和教学任务都较繁重,但依然有这么一大批治学严谨,学问渊博,爱岗敬业的儿科前辈乐此不疲,他们笃信:"儿科医学接班人的培养应该是一代胜过一代,这是儿科医学不断发展的动力。"二医儿科系和新华儿科的发展历程恰是薪火相传的典范。

1989 年 8 月,儿科系"校友会"正式成立。据统计,二医儿科系 1953—1990 届共 33 届,有毕业学生 3 084 人,他们就像一颗颗种子,分到天南地北各个医疗单位、教学单位,从事医疗教学工作,在工作岗位上勤勤恳恳,为祖国人民的健康、儿童的保健工作作出了各自的贡献。二医儿科系的发展虽几经沧桑,却依然弦歌不辍,薪火相传,在国内外儿科学界享有很高的声誉,至今已培养出 7 000 余名儿科精英,可谓桃李遍天下。20 世纪 80 年代,国内各大综合医院的儿科主任大多出身于坐落在新华医院的二医儿科系或者在新华医院进修过。

教材是每位医学生步入医学殿堂最早接触的"圣经",承载着培育医生成长的重任。2017 年 9 月 29 日,上海交通大学医学院儿科系升格为儿科学院,同时宣布:将重编 50 年前经典教材《基础儿科学》,以填补中国儿科全科医生医师培养的空白。值得一提的是,二级教授、我国儿童保健学奠基人郭迪就是《基础儿科学》第一版的主编之一。这部专著被称为"种子书",出版后成为儿童保健学教科书的蓝本。

高等医学院校教材层出不穷,而有些教材却经得住时间的考验,一版一版沿用至今。《小儿内科学》和《小儿外科学》就是两本经得起时间考验的经典教材。这两本教材自20世纪80年代问世以来,至今计6版,印刷超过15次,总印数达百万册。大浪淘沙始见金,这两本教材作为儿科的教科书,拥有毋庸置疑的权威性,堪称医学教材中的常春藤。新华医院正是这两本教材第一至第六版的主编单位。

1977年,高校恢复招生,但是旧教材已不适应,卫生部教材编写委员会指定由上海第二医学院和北京儿童医院负责主编《小儿内科学》,当时是单位负责制,但实际上执行主编是郭迪,他组织了全国9所医学院的儿科著名教授参加编写,在一年内完成了121万字的《小儿内科学》(1980年出版)。考虑到临床医生缺儿科工具书,郭迪又着手主编了《儿科症状鉴别诊断》《儿科手册》(第二版)、《儿科基础与临床》、《基础儿科学》、《中国医学百科全书·儿科学》等。自1989年开始,郭迪逐渐"播种",依次"收获",几十年里,他主编的儿科医学书籍6本,总字数达600万,而他已是古稀老人。

杨天籁教授是我国小儿皮肤病学的创始人。1957年,他编著了我国第一本儿科系皮肤病学讲义,并历经修改。1965年单独编著了国内第一本《小儿皮肤病学》,由上海科技出版社出版,并于1982年再版。毛承樾是我国著名的耳鼻咽喉科专家,为了推动我国小儿耳鼻咽喉科的发展,他总结了宝贵的临床经验,撰写了我国第一本小儿耳鼻咽喉科科学专著——《小儿耳鼻喉病》,主编了我国第一本儿科系《耳鼻喉科学》教材,并参与编写了"耳鼻咽喉科全书"分册之《气管食管疾病学》《耳鼻喉科临床手册》《耳鼻喉科神经学》等多部专著,为我国小儿耳鼻咽喉科学做出了重要的贡献。他们中有很多专家都是当时某个领域"开疆拓土"的人物,在繁重的临床工作之余,砺志求索,把一生所学付诸笔端,倾力奉献出一本本经得起时间考验的教材和著作。

时光荏苒,从上海第二医学院儿科系到上海第二医科大学儿科系再到上海交通大学医学院儿科系,直至上海交通大学医学院儿科学院,儿科系的名字几经嬗变,数度春秋,变的是名称,不变的是传承。几代新华人坚持全心全意为儿童服务的宗旨,致力于保障儿童生命健康的伟大事业,默默奉献、辛勤耕耘,为攻克医学难关、挽救广大患儿的生命、提高我国儿童健康水平做出了重要贡献。

六、全面筹建上海儿童医学中心

1998年6月30日,由新华医院全面负责筹建的上海儿童医学中心在试运行一个月后正式开诊。儿中心从1989年立项到1998年建成开业,在长达九年的艰苦创业道路上,以新华人为班底的创业者们,用改革的精神来做改革的事,脚踏实地,一步一个脚印。许多从未遇到过的难题,许多从来没有思考过的难点,许多从未有过的配合与深度磨合问题,都在新华创业者的大智慧面前迎刃而解。

1998 年 6 月 30 日上午 10 点。身着浅色套装的希拉里·克林顿,站在门诊大厅,和时任上海市副市长左焕琛一起,为上海儿童医学中心(以下简称儿中心)正式开诊剪彩。当时,希拉里的身份为美国第一夫人,她在伴随克林顿总统访华的过程中,专程到上海浦东参加医院的开诊仪式。

坐落在浦东新区东方路 1678 号的儿中心,是上海市"九五"期间社会发展的标志性项目、上海市重大工程建设项目和上海市人民政府实事工程之一,也是美国世界健康基金会(Project HOPE)全球最大的合作项目。这个合作项目的种子是在 20 世纪 80 年代初通过一次不同寻常的医学交流种下的,它的缘起和一个"了不起"的新华人有关。

他就是我国小儿心胸外科的开山鼻祖丁文祥教授。

1974 年 5 月 23 日,新华医院运用自行设计和制造的第一台国产小儿心肺机,为一位出生仅 18 个月、体重 10 公斤的患儿,成功施行了低温体外循环室间隔缺损直视修补手术。这台手术不仅开创了我国婴幼儿心内直视手术的先河,还创造了当时国内接受心脏手术最低年龄的记录。这台手术的成功,丁文祥亲自研制成功的我国第一台小儿人工心肺机起到了至关重要的作用。这种国外十年才研制出来的机器,丁文祥只用了短短不到两年时间;这项在国外研究了近十年才开展的手术,丁文祥他们只用了一年零四个月。这也一举打破了我国不能开展婴幼儿心脏手术的历史。同年,国内第一个小儿心胸外科专科也在新华医院正式成立。

40 多年前,改革开放的春风为中国打开了与外界交流的一扇窗,我国小儿心脏外科的发展与发达国家的差距逐步缩小,在对外交流合作中,尤以上海新华医院与美国世界健康基金会合作建立小儿心脏病诊治培训中心的成功最具典范意义。

1983 年 4 月,世界健康基金会的创始人威廉·华尔许(William Walsh)一行 4 人受邀访问中国,他发现了中国还有大量未获手术治疗的先心病患儿,便希望帮助中国培训先心病外科医生及相关人员。华尔许先生从美国到上海,原本的目的地是杭州,由于需要在上海停留一天,他便向上海第二医学院提出,希望参观上海的儿科医院,了解上海儿科的情况。就这样,华尔许医生被介绍到上海新华医院,结识了丁文祥教授。丁文祥自己研发的"宝贝"不仅震惊了前来参观的外国人士,更为他带来了又一次创业的机遇。

华尔许先生了解了丁文祥教授的工作后,被中国医生的独立创新精神深深感动。丁文祥教授的团队依靠国产的医疗器械每年可以做 200 例左右的先心病手术,而当时波士顿儿童医院每年可以做 2 000~3 000 例。华尔许先生非常敬佩这位中国同行,因此决定为上海的儿科医生们提供帮助。

1983 年 8 月 24 日,世界健康基金会代表团 15 人分三批来访,商谈合作规划。8 月 27 日,上海第二医学院兰锡纯院长和威廉·华尔许签订合作备忘录。10 月 20 日,双方正式签订合作协议书。

在世界健康基金会的协调下,波士顿儿童医院著名心外科医生来到新华医院开展小儿先心病方面的带教手术,帮助新华医院开展小儿先心病的外科治疗,为医院装备心脏手术室、重症监护室,并由波士顿儿童医院负责技术支援及医护人员的培训等。随后的第二轮合作,世界健康基金会派出波士顿儿童医院小儿心脏外科副主任乔纳斯为首的配套齐全的医护人员先后 6 次来新华医院,每次一个月左右,进行教学、查房、对口培训、技术示范及协助建立现代化导管室、监护室、手术室等。

新华医院的小儿心胸外科以前所未有的速度发展起来了,小儿心血管专业成为国内该专业的医教研基地之一,并列为上海市高教局重点学科,为 16 个省市培训小儿心血管专业队伍和在各地开展小儿先天性心脏病防治工作。由于中美合作成绩良好,在此基础上进一步扩大合作范围,筹建现代化儿童医学机构的需求呼之欲出。

1986 年,已担任新华医院院长的丁文祥永远记得他亲自开车送约翰·华尔许(威廉·华尔许之子)去虹桥机场那天的情景,临近机场的时候,华尔许突然问:"丁教授,我们进一步合作吧,你想想还能合作什么?"

丁文祥脱口而出:"那就再合办一家儿童医院吧!"

"好呀!"

丁文祥说:"合作办医院很好,只是我们没有钱。"

华尔许答:"钱的问题我们再商量。"

就这样,两个人在小车内的寥寥数语,成就了日后全国首家中外合作医院——上海儿童医学中心。

1989 年 3 月 7 日,上海第二医科大学校长王一飞与美国世界健康基金会威廉·华尔许主席正式签订合作建造中美儿童医学中心(暂名)的意向书。

由于受中美关系等因素的影响,这个"超级"合作项目经历较长时间的磨合后,逐步形成上海第二医科大学(以下简称二医大)和新华医院共同筹备的局面。1991 年 2 月 11 日,成立了浦东建设项目筹建领导小组和浦东建设项目筹建办公室,二医大在全校范围内(包括各附属医院)抽调干部共同参与筹备。时任新华医院院长的丁文祥为该领导小组主要成员,具体负责上海中美儿童医学中心项目与世界健康基金的联络,并由二医大和新华医院各委派一些干部参与具体筹备工作。

在筹建过程中,二医大因与相关单位在协调方面存在着一定困难,儿中心项目进展一度陷入僵局。为保证项目顺利进行,二医大在调研基础上及时调整策略,改变了由其协调相关单位共同筹建的格局,全权委托新华医院负责全面建设,并在儿中心建成后委托新华医院实施一体化管理。以"创建世界一流的综合性儿科医院"为目标的儿中心的建设虽然极为不易,但却值得新华人去挑战,这是医院综合实力的体现,是新华儿科跨入世界行列的标志,更是新华医院崛起的重要机遇。

新华医院迅速成立了儿中心筹建工作领导小组,由院党委书记陈树宝任组长,张一楚、黄荣魁任副组长。陈树宝同时兼任儿中心院长,辅以沈晓明等年轻干部任儿中心副院长,组成了精干的领导班子,在新华医院直接领导下,积极有效地推进各项筹建工作。

儿中心从 1989 年立项到 1998 年建成开业,在长达九年的艰苦创业道路上,以新华人为班底的创业者们,用改革的精神来做改革的事,脚踏实地,一步一个脚印,许多从未遇到过的难题,许多从来没有思考过的难点,许多从未有过的配合与深度磨合问题,都在新华创业者的大智慧面前迎刃而解。

儿中心第三任院长沈晓明从一开始就对医院学科建设提出高标准的要求,新华医院自始至终尽全力支持儿中心的学科建设。为了巩固新华医院儿科学的原有优势和特色,保证学科的可持续发展,新华医院实施了儿科学重点学科部分东移的战略,将院本部的小儿心血管专业和儿童血液肿瘤专业整体搬迁至浦东,充分发挥儿中心亚洲一流的硬件设施,为小儿心血管专业和儿童血液肿瘤专业的发展提供了广阔的舞台。小儿心血管学科和儿童血液肿瘤专业分别以新生儿和婴幼儿先天性心脏病的诊治研究、儿童恶性肿瘤诊治研究为主攻方向,开展了医、教、研三位一体的临床诊治研究。在浦西新华医院本部,发挥重点学科辐射作用,对儿科学其他专业实施"镶嵌式"的发展模式。在组织管理上,儿中心秉承新华的理念,与新华本部形成了"东西连动、优势互补、资源共享、共同发展"的战略发展道路。

正是有了新华医院强大的儿科品牌依托,儿中心才能站在更高的起点上。

随着一个个学科平稳东迁,儿中心的业务覆盖面也从开始时的简单科室发展到可以完全覆盖18岁以下青少年及儿童全部医疗需求的综合性儿科医院。

1998年,对于新华医院而言,是一个值得铭记的年份。这一年,辛苦孕育九载的上海儿童医学中心在浦东呱呱落地。从某种程度而言,儿中心正是新华医院老树发新枝的过程。新华一直全程参与,尽心呵护这个"新生命"的降临。

上海儿童医学中心已经成为中美医疗合作中最精彩的故事,也是新华一甲子最值得浓墨重彩书写的一页。

七、探路新华——崇明区域医联体

假以十年,何事不成!当年,新华医院正是以这样的自信和决心来到海岛崇明的,他们带着理想和情怀再次踏上创业征程,以长远的眼光和过人的魄力,成为优质医疗资源援助填补郊区医疗洼地的探路者。经过近10年的医联体建设探索,倾力打造的"新华-崇明区域医疗联合体",为中国公立医院改革提供了一个可复制、可推广的医联体"上海模式",提供了宝贵的经验。

2018年1月19日,"新华-崇明区域医疗联合体深化改革试点"正式启动的消息见诸国内各大主流媒体,引起极大的关注。这是上海在全国率先建立的"以健康为中心"的2.0版紧密型医联体。"升级版"医联体,将通过整合共享医联体内医疗卫生资源,创新医疗保险支付模式等,进一步满足崇明岛内70万名居民基本医疗和健康服务需求。新华医院是上海市乃至全国医联体模式的先行先试者之一。

院长孙锟表示:"健康版医联体探索建立全程健康管理模式,不仅适用于海岛,更适用于上海乃至全国,推动医学发展、提升全人群的健康水平,这是我们的最终目标。"

新华医院与海岛崇明有着悠久的医疗合作历史,早在20世纪六七十年代,新华就与崇明岛结缘。崇明是新华医院的实习教育基地,岛上许多医护人员都曾到新华医院进修、实习和工作。特别是1992年,新华医院响应中央支农号召,加深了与崇明的联系,签订了协议书,将支援制度化、常态化。可以这样说,从开门办学到下乡支农,几代新华人的足迹踏遍崇明岛的每一寸土地,岛上居民对新华医院同样有着深厚、特殊的感情。

连接崇明岛东西两头的陈海公路,是新华医院专家们开车到崇明分院的必经之路。医生们常说,凡是经常要去崇明的专家,通常不会选择自己驾车,行路之累只有走过的人才懂得。

医联体之路,亦是如此。

2018 年,是新华援建崇明的第十个年头。十年历程中,自然有各种艰难险阻、酸甜苦辣。所有的付出,换来的是大型公立医院援建县级医疗中心的优秀范例。

新华医院起步这项工作,还要从中华人民共和国成立以来上海规模最大、力度最强、投入最多的新一轮医疗资源布点调整项目上海郊区三级综合性医院"5+3+1"建设工程开始。新华医院的任务就是其中的"3":援助崇明、青浦、奉贤 3 个区(县)的中心医院,提升其硬件设施和技术水平,使之评审通过后升级为三级医院,即新华医院全面负责崇明县中心医院创三级医院工作。新华医院自接受这一光荣而艰巨的任务开始,就展开密集而务实的调研工作,展现出优质医疗机构、高水平医务工作者参与医改的热情和创意。

新华医院实实在在扎根在援建地区,2013 年,成功将崇明的中心医院升级为三级乙等综合医院,一举改变了崇明地区没有三级医院的历史。2011 年 4 月 29 日,上海市政府举行了"新华-崇明医疗联合体"试点启动签约仪式。医联体聚焦提升、优化区域医疗服务,经过 7 年努力,如今,崇明居民的岛内就诊率达到 95%,"大病不出岛"的愿望基本实现。2018 年 1 月 19 日,新华-崇明区域医疗联合体深化改革试点正式启动,成为全国医联体模式的"上海样板"。

八、臻善于新,汇善于行

用行动扛鼎社会之责,用爱心汇聚公益力量。无论是在祖国遥远的边疆、灾区,还是远离祖国的陌生国度,新华人携爱而来,传递着医学的温度,这是一份植根于新华医院的家国情怀。

2017 年 11 月 8 日,新华医院举行上海首个医院年度公益慈善日活动,正式推出了"心动行动——先天性心脏病救助基金""让你听见——先天性耳聋救助基金""禾苗计划——儿童特发性脊柱侧弯康复基金""儿童血液肿瘤病救助基金""儿童先天性畸形帮困项目""急救帮困基金""儿童罕见病专项基金""爱馨汇——自闭症救助基金"等 2017—2018 年度八大慈善项目。据介绍,这些项目均已由相关基金会规范运作,制订了标准化的申请审核流程,今后将以项目的方式向医生和患者推介,让公益慈善信息传递到贫困患者那里,也让社会各界善心人士能够知晓,从而更好地匹配慈善资源。

用行动扛鼎社会之责,用爱心汇聚公益力量。新华医院的公益慈善事业让医患之间的温情转化为惠及社会的力量。

新华医院公益慈善事业早在20世纪90年代已享誉沪上。1994年3月27日,东方电视台直播室在新华医院现场直播"爱满人间,好心人献爱心"活动特别节目。上海市慈善基金会主办的"蓝天下至爱"的慈善手术在新华医院拉开了序幕。无影灯下,马蹄内翻足患儿昔接和先天性心脏病患儿焦卫在医院同时接受手术的画面通过电视直播,开启了上海市民爱心的闸门。主持人曹可凡回忆当时的心情,"看到孩子的心脏复跳成功,在直播的时候一下子激动得失口把'跳'念成了'挑'。这次直播也是中国电视史上的第一次手术直播。"

2018年8月22日,在新疆塔什库尔干县医院手术室里,一位头戴粉色卡通小狗图案的幸运手术帽的眼科专家,正笑着试图安慰手术台上8岁的塔吉克族小女孩:"要坚强,不要害怕!"小女孩单眼天生白内障,白内障手术要在虹膜和角膜之间3毫米的空间剥离白内障、放置人工晶体。主刀医生、新华医院眼科主任赵培泉经验丰富,手术很快成功。从2000年开始,赵培泉就带队下农村、去山区,在祖国最偏远的边疆,给许多患者带去了光明。

在新华医院,还有许多像赵培泉主任那样热衷于公益慈善事业的专家,在医院的支持下创立并发展了一大批具有社会影响力的公益慈善项目,这些项目不仅使许多患者受益,也推动着中国医疗事业的发展。2001年6月,李嘉诚基金会全国宁养医疗服务计划上海新华医院宁养院成立,作为上海地区第一家宁养院,为贫困晚期的肿瘤患者提供规范的镇痛治疗;2011年,"7·23"甬温线特别重大铁路交通事故发生后,最后获救的奇迹女孩小伊伊转到新华医院,经过50余天的精心治疗,小伊伊重新能站立行走了;2012年,新华医院启动中西部地区医师培训慈善公益项目,致力于提升我国中西部地区医务人员专业水平;2013年,新华医院医务社工部成立,仅2016年全年,就有1 119名社会志愿者到新华医院开展志愿服务总计4 073次,服务总时数13 123.5小时……

对新华医院来说,公益慈善之路一直是一种使命和担当。

1976年7月28日唐山大地震发生之后,新华医院先后派出三批医疗队和一支卫生列车医疗队赶赴灾区。2008年5月12日,汶川大地震发生后,已是上海市副市长的沈晓明将上海市援川抗震救灾的新华医院医疗队员送上了奔赴灾区的飞机。

60年来,哪里有需要,新华人就奔赴哪里。新华人的足迹遍布万里之遥的摩洛哥、邻国老挝和我国云南、新疆、西藏等地。

1963年3月,新华医院儿科第二主任齐家仪参加了我国首批援外医疗队——中国赴阿尔及利亚医疗队，担任队长，并受到周恩来总理的亲切接见。自 1975 年以来，新华医院共向摩洛哥赛达特、阿加迪尔、梅克内斯 3 个医疗点派出 21 支 79 人次的医疗队。

现在，为了将优质资源奉献到边远地区，新华人实实在在扎根在援助地区，助力新疆喀什第二人民医院、西藏日喀则人民医院"创三甲"。自 1998 年参加上海市第二批援藏干部选拔以来，援新疆喀什第二人民医院 21 人次、参加上海市第一批"组团式"援藏医疗队 3 人次、支援新疆专业技术人才 14 人次，从 2010 年 4 月至今共派出了 13 批 64 人次援助云南省保山市和龙陵县人民医院。

无论是在祖国遥远的边疆、灾区，还是远离祖国的陌生国度，新华人携爱而来，传递着医学的温度，这是一份植根于新华医院的家国情怀。

九、文化兴院满眼春

今日的新华已建立起适应医院发展要求、遵循文化发展规律、符合医院发展战略、反映医院特色的文化体系，把医院精神融汇于各项工作中，渗透于职工言行中，植根于职工头脑中。

新华医院把医院文化作为精神文明建设战略工程来推动医院的内涵发展，为医院各项事业的蓬勃发展提供了有力的思想保障和坚实的内在动力，逐步形成了"为广大患者提供便捷、温馨、优质"的医院服务文化，在医院精神、院歌院徽、窗口服务文化等方面形成了比较完整的医院文化的同时，医院的领导文化、制度文化、职工文化和服务文化也在不断地完善与发展；环境文化建设也取得显著成效。

20 世纪 90 年代，医院职工文化活动进入新的发展时期。新华医院职工文化艺术节从 1996 年开始举办，每两年举办一届，成为群众参与面广、参与度高的医院文化建设项目。从 2008 年开始，医院开展"激情新华，感动你我"年度先进评选活动，与"新华春晚""新华大讲堂""新华 TV"形成四大文化品牌。通过院报、网站、橱窗等宣传载体，发挥文化凝聚力量、价值引领方向的作用，在全院营造崇尚先进、学习先进、争当先进的氛围。

1986 年 9 月，新华医院首次荣获全国卫生先进集体奖。1993 年、1995 年分别被卫生部授予"三级甲等医院"和"爱婴医院"称号，2004 年第三次荣获"全国先进集体"称号。2002 年院领导班子集体被评为上海市学习型团队，2003 年医院被评为全国模范职工之家，2004 年医院荣获全国医院文化建设先进单位和上海市学习型企业。新华医院 15 次被评为上海市文明单位。1999 年至今,新华医院连续五次被评为上海市振兴中华读书活动先进单位。

十、从未停歇的脚步

从最初的筚路蓝缕,到"东进华章",再到如今的"千天序曲",新华医院的一代代开拓者、践行者们一直在不断矢志创"新",接续"芳华"

纵观全国,像新华医院这样的医疗机构少之又少。有人这样形容新华医院,这是一家在综合性医院里有一个很强儿科的医院;也有人这样表达,这是一家儿科特色鲜明的较强综合性医院。60 多年来,新华医院将成人学科和儿科医学完美地结合在一起,互为促进,共同发展,填补并开创了其他医疗机构难以设计的学科交叉地带。

出生的基因决定人生,医院亦然。在新华医院建院短短的 60 多年里,创业精神从未褪色(见图 4)。从创业到不断再创业,新华人始终如一地践行着初心、履行着使命,孕育和形成了独特的医院精神基因、精神气质……创新精神、拼搏精神、进取精神、合作精神,构成了新华医院独有的朴素仁慈的医学灵魂。

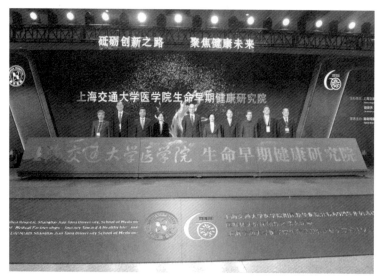

图 4　2018 年 10 月 18 日,新华医院建院 60 周年系列活动医联体大健康创新之路论坛暨上海交通大学医学院生命早期健康研究院揭牌仪式

　　"作为新中国成立来上海自行设计建设的第一家市级综合性教学医院,新华没有传统的包袱,她从建院第一天起,就扎根杨浦,服务上海,面向全国,始终心怀一个坚定的信念,那就是'一切为了人民健康'。服务人民群众,发展医学教育,创新生命科学,成为新华使命与担当,也可以说是新华创办至今一直不变的初心。"新华医院院长孙锟说:"新华医院在新中国怀抱中诞生,在改革开放中崛起,一直发挥着公立医院公益性的引领示范作用,为国家医疗卫生和教育事业的发展作出了积极贡献。"在谈到未来医院发展时,孙锟院长充满自信地说:"持续深化改革,加快发展,提高医疗服务质量和服务能力,加强学科建设和人才队伍建设,努力向着'立足上海、面向全国、国内一流、在国际上具有一定影响力的泛长三角区域医学中心'的目标进发。"

　　日月盈昃,辰宿列张。60余载芳华,一种精神从未远去,这种精神,穿越时光的隧道,支撑着变化中的新华,那就是:不畏艰辛、胸怀大局、敢为人先的新华创业精神！正是这种精神,成就了新华今天的模样。在新的起点上迈步征程,新华更多了一份坚定自信,多了一份睿智从容。

（施　敏　李　倩）

自建院起,立足于构建科学研究和临床治疗人才高地,在医院文化的熏陶下,一代又一代人不畏艰难、砥砺奋进、薪火相传,在临床、科研、教学和管理等各方面人才济济,名家辈出。

岁月为犁　不负韶光　智创九院　践行医道
——附属第九人民医院发展纪实

上海交通大学医学院附属第九人民医院前身是创建于 1920 年的伯特利医院,1952 年更名为上海第九人民医院,1964 年正式成为上海第二医学院附属第九人民医院。2005 年,上海第二医科大学划归上海交通大学并成立上海交通大学医学院,医院由此改名为上海交通大学医学院附属第九人民医院(以下简称"九院")。

2014 年 11 月,经上海市人民政府批准同意,九院与上海交通大学医学院附属第三人民医院(前身为三级综合性的宝钢医院)进行资源整合。2015 年 10 月,上海市机构编制委员会正式批复上海市教育委员会,同意上海交通大学医学院附属第三人民医院整建制并入九院,整合后医院分为南北两个院区(南部院区地址:黄浦区制造局路 639 号,如图 1 所示。北部院区地址:漠河路 280 号,如图 2 所示),实行统一布局和统一管理。2016 年 11 月,九院冠名"上海市红十字第九人民医院"。

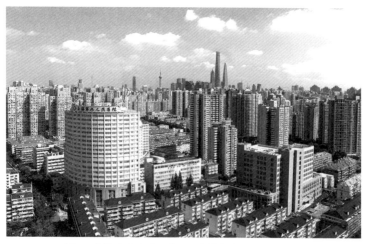

图 1　上海交通大学医学院附属第九人民医院(南部)

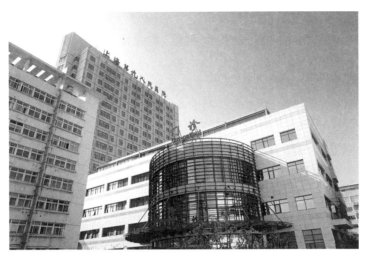

图2　上海交通大学医学院附属第九人民医院(北部)

　　作为一家非营利性三级甲等综合性医院,九院主要承担本市区域基本医疗服务,从事急危重症和疑难疾病的救治。目前,全院占地面积为109亩(约72 666.7平方米),总建筑面积24.2万平方米。目前,医院学科设置齐全,临床特色鲜明,共有临床、医技科室63个,核定床位1 820张、口腔综合椅位近350张,全院职工4 500余人。此外,九院也是上海市120医疗急救中心的定点医院、上海市口腔干部保健医疗定点医院,是国际口腔颌面外科医师协会授予的口腔颌面外科专科医师培训基地,英国爱丁堡皇家外科学院在我国的唯一口腔颌面与头颈肿瘤培训中心和国际内固定修复学会颅颌面亚太培训中心,英国爱丁堡皇家外科学院国内唯一正畸专科医师培训基地,英国爱丁堡皇家外科学院口腔正畸专科医师中国考试基地以及英国爱丁堡皇家外科学院口腔种植与修复专科医师培训考试中心。

　　九院的临床医疗水平一直处于全市前列,特色优势学科更是国内领先,已成为一所学科特色鲜明、具备一定临床科技创新核心竞争力的知名医疗单位。在中国医院声誉排行榜上,连续7年跻身全国前列。整复外科连续多年位居全国第一,口腔医学排名全国前三,耳鼻喉科、骨科、眼科、辅助生殖科均居全国前列。

　　由于在四个文明建设中成绩突出,医院连续十四届荣获"上海市文明单位"。

一、人才培养:薪火相传,构建梯队持续发展

医路艰辛,只有始终不忘初心,坚持攻坚克难,才能抵达高峰并独领风骚。在漫漫医学探索之路上,许多九院人不畏艰难,勇攀高峰,在临床治疗技术上达到一个又一个的高峰。

九院自建院起就始终立足于构建科学研究和临床治疗的人才高地,在医院文化的熏陶下,一代又一代人不畏艰难,砥砺奋进,薪火相传,在临床、科研、教学和管理等各个方面人才济济,名家辈出。

迄今九院已拥有4位中国工程院院士,他们分别为著名的整复外科专家张涤生教授、口腔颌面外科专家邱蔚六教授、骨科专家戴尅戎教授、口腔颌面-头颈肿瘤专家张志愿教授。这4位德技双馨的院士成就卓著,在我国医学界有很高的声誉,既令人敬仰,也显示了九院勇创一流的医学氛围。

目前,医院共有博士生导师122名、硕士生导师172名,并设有3个博士后流动站、25个博士点、30个硕士点。至2018年底,九院拥有国家973首席科学家、长江学者、百千万人才、国家杰青等优秀人才20多人次。

为满足医院发展和学科建设的需要,九院在自己培养人才的同时,也非常重视人才的引进。在引进人才上,近年来医院大胆创新,多途径、多模式地拓展延揽人才的渠道,不拘一格引进有真才实学的人士。目前,医院有兼聘专家40多人,涉及30多个科室和部门。

二、学科建设:快速发展,凸显重点专业优势

医院必须提高以技术含量为主的医疗服务质量,才能在激烈的竞争中立于不败之地。为提高医院的核心竞争力,九院始终坚持"科教兴院"的发展方针,支持重点学科建设,运用先进的科学技术提高医疗水平。

九院拥有的国家重点学科包括口腔临床医学、整复外科与组织工程学、外科学(骨科)。国家重点培育学科有口腔基础医学,国家临床重点专科有骨科、口腔颌面外科、牙体牙髓科、牙周科、口腔修复科、眼科、整复外科、口腔正畸科、口腔黏膜科、耳鼻咽喉头颈外科。口腔黏膜病科为国家中医药管理局重点专科,口腔医学入选教育部"双一流"学科及高水平地方高校建设项目。

　　九院拥有3个上海市临床医学中心(口腔临床、整复外科、关节外科)和3个上海市临床医疗质量控制中心(口腔医学、医学美容、耳鼻咽喉科)。修复重建外科、口腔疾病、骨关节疾病入选上海市"重中之重"临床医学中心,眼耳鼻喉科为上海市"重中之重"临床重点学科,组织工程学和口腔颌面外科为上海市重点学科(优势学科),口腔修复生物材料学为上海市重点学科(特色学科),口腔基础医学和眼科学为上海市第三期重点学科。血管外科为全国第一批外周血管介入诊疗培训基地和上海交通大学医学院血管病诊治中心,普外科为上海交通大学医学院疝与腹壁外科疾病诊治中心,神经内科为上海市脑卒中预防与救治中心单位。

　　此外,医院有3个国家级研究基地,分别为国家口腔疾病临床医学研究中心、组织工程(上海)国家工程研究中心及教育部数字医学工程研究中心。还有5个市重点实验室,分别为上海市组织工程重点实验室、上海市口腔医学重点实验室和上海市骨科内植物重点实验室、上海市耳鼻疾病转化医学重点实验室、上海市眼眶病眼肿瘤重点实验室,以及1个上海口腔先进技术与材料工程技术研究中心。九院也拥有4个上海市技术服务平台,分别为上海市生物医用材料测试专业技术服务平台、上海市医用植入物检测专业技术服务平台、上海市颞颌关节病及颌面畸形诊治专业技术服务平台、上海市口腔颌面部肿瘤组织样本及生物信息数据库专业技术服务平台。目前,这些基地、平台所取得的成果已经辐射长三角地区,有力地促进了医院科研工作的开展和科研人才的培养。

　　九院拥有一批规模大、水平高的特色优势学科群。如整复外科是国际上规模最大的整形外科医学中心和国内最大的整形外科医教研中心;口腔颌面外科达到国际领先水平;牙体牙髓病科、牙周病科、口腔黏膜病科、口腔修复科、口腔正畸科、儿童口腔科、口腔预防科、口腔种植科、口腔综合科等各类牙科诊疗水平国内领先,且部分已达国际先进水平;骨关节外科和脊柱外科在国内处于优势地位;眼整形眼眶外科、眼肿瘤治疗也已达国内领先水平。此外,九院辅助生殖中心是全国诊疗不孕症女性平均年龄最大的中心,而且年取卵周期过万;周围血管、疝与腹壁外科疾病的诊治,心血管介入、钬激光前列腺剜除、病理性肥胖手术、脑卒中介入治疗均处于全市领先水平。

　　以九院整复外科为例,成立于1961年的九院整复外科,是我国整形外科和修复重建外科的发源地之一。学科创始人张涤生院士,是我国整复外科主要创建者,显微外科的开拓者和颅面外科的奠基者。整复外科也是全国整形外科最早的重点学科和博士学位授予点之一,1991年成为博士后流动站专业学科点,目前为上海市(重中之重)重点学科。该学科是上海市整复外科研究所所在地,具备比较齐全的基础研究条件,设有显微外科实验室、颅面外科三维数字实验室、瘢痕实验室和淋巴水肿实验室,建有组织再生与构建实验室、血管瘤与血管畸形实验室。经过近60年的发展和建设,整复外科已成为门类齐全,科研和临床并举,在全国整复外科领域甚至国际上具有重要影响的学科,是我国迄今唯一的颅面外科和淋巴水肿综合治疗中心。多年来,整复外科作为国家卫健委(原卫生部)进修医师培训基地,已培训进修医生数千名,其中许多已成为各地整复外科领域的主要学术带头人。该学科积极开展国内外学术交流,与美国、加拿大、法国、意大利、日本、韩国及中国港、澳、台地区著名大学、研究所建立了科研合作和医生互访关系。常年举办大型国际会议及全国性学术交流,为我国整形外科与世界先进水平接轨,培养高层次专业人才作出了巨大贡献。

以九院口腔颌面外科为例,目前拥有邱蔚六、张志愿两位中国工程院院士,是国内外公认的特色学科之一。1980年建立至今,已从一个50多人60张床位的科室发展成为有3个独立二级学科、近20个三级学科、300张床位、300多位医护人员的大学科;同时拥有相应的研究室和现代化医疗研究设备,是国际口腔颌面外科医师学会(IAOMS)以及国际口腔癌学会(IAOO)理事单位,是目前国际上最大、最强的口腔颌面外科学学科之一。对于口腔颌面外科学来说,"走出去,请进来"是学科发展的主要支撑。进入21世纪后,一些著名的国际组织相继在中国设立了联合国际培训中心,其中包括:国际口腔颌面外科医师学会授牌的"口腔颌面肿瘤及修复重建外科中心";由国际内固定研究学会授牌的"AO颅颌面亚太培训中心";有英国爱丁堡皇家外科学院授牌的"英国爱丁堡皇家外科学院口腔颌面-头颈肿瘤培训中心"。

以九院骨科为例,在中国工程院院士戴尅戎教授带领下,历经几代人的辛勤耕耘与开拓创新,已经发展成在国内外享有很高声誉的一流骨科学临床和研究中心,集临床诊疗、科学研究与教学为一体。该学科目前是国家重点学科,国家211工程重点学科,卫生部国家临床重点专科,同时,也是上海市医学领先学科,上海市教委重点学科,上海市关节外科临床医学中心,并附设多个高端科研与转化平台。骨科在关节、脊柱、创伤等领域已形成专业特色,享有相当声誉。1986年7月由戴尅戎院士创办的上海市骨科内植物重点实验室,现已发展成为国内外具有较大影响力的骨科内植物研发中心和人才培养基地,也是最早一批入选上海市重点实验室建设计划的实验室。实验室已形成生物力学测试和分析、硬组织切片和骨形态计量分析、骨密度测试和小动物影像分析、骨科细胞与分子生物学分析等技术平台,并已成为上海市医用植入物检测专业技术服务平台。早在20世纪80年代后期,上海九院就与上海交通大学机械工程系合作,将 3D 打印技术应用于骨科个性化植入物开发领域。2014 年,九院将金属 3D 打印个性化假体用于骨盆肿瘤切除重建手术,实现了个性化假体在形态、力学、生物学三方面的适配。经过十多年的探索与实践,九院骨科自主创新发明了"骨髓干细胞富集"技术。相关新技术产品"干细胞过滤富集器"已获得国家 CFDA 第三类医疗器械的批复,并且完成了相关的临床试验。

按照《上海市临床重点专科建设"十三五"规划》,九院努力发挥医院学科特色,积极参与本市构建、打造临床重点专科的"振龙头、强主体、展两翼"发展规划,目前口腔医学、骨科、整复外科、耳鼻咽喉头颈外科、眼科、组织工程学、3D 打印、医用生物材料、临床药学等专科均顺利通过上海市临床重点专科建设项目的专业评审。

三、科技创新:开拓进取,持续引领内涵建设

"发展是硬道理"。对科学技术而言,实力是"王牌",创新是生命力。九院人在前辈们的深耕积累、开拓引领下,持续探索、传承积淀,突破了一个个医学高峰,创造了一个个中国第一、中国智造。

瞄准临床难点和热点,运用创造性思维,实现科技创新和中国创造,始终是一代又一代九院人的奋斗目标。

显微外科是 20 世纪后叶医学技术重大革新之一。在整形外科领域,显微外科技术的出现基本替代了陈旧的带蒂组织移植,可以完成过去难以完成的一次性修复手术。

中国工程院院士张涤生教授把显微外科引入整复外科领域,促进了中国整复外科的发展,也带动了其他外科,包括骨科、创伤外科、口腔颌面外科、眼科、五官科等,促进了九院相关学科的发展。

1981 年,张涤生教授利用这一技术独创了"中国卷筒技术",1982 年,张涤生采用该术式新方案一次性成功为患者再造阴茎,取得举世瞩目的成就。该消息轰动整个国际医学界,国际同行称之为"张氏阴茎再造手术"(Chang's Phalloplasty1984)。1986 年,"应用显微外科技术一次完成阴茎再造"获上海市科技进步三等奖。随后,整复外科程开祥医师在此基础上改进,将阴茎残端部分剩余组织移植于人工阴茎末端,并做感觉神经吻合,获得进一步的外形改善和感觉恢复。论文发表后,被国际上誉称"程氏手术",该成果于 1998 年获上海市临床医疗成果二等奖、1999 年获上海市科技进步一等奖、1999 年获卫生部科

技进步二等奖等多个奖项。

1984 年,九院整复外科成功举办中澳显微外科训练班,标志着九院整复外科在显微外科领域的学术造诣得到业内公认。同年,整复外科利用小腿内侧游离皮瓣修复 6 例手足部位组织缺损病例,获得成功,这在国内外显微外科领域尚属首创。1989 年,整复外科王炜等取得超长神经血管的肌瓣跨面移植治疗晚期面神经瘫痪和腹内斜肌移植治疗面瘫成功,该成果获 1991 年上海市科技进步三等奖;1993 年,曹谊林采用显微外科技术取得国内首例撕脱头皮回植成功,该成果获 1993 年卫生部科技进步三等奖;1996 年,国内首例胸骨裂外科手术在九院整复外科取得成功。经过 10 多年的研究,李青峰团队首创"全脸面预构和重建"技术,被张涤生院士盛赞为"中国式换脸"技术。目前,该技术已推广至全国,成功治疗了 200 余例严重脸面部毁形病例,"脸面严重毁损畸形关键治疗技术的建立与应用"项目荣获了国家科技进步二等奖、上海市科技进步一等奖的殊荣。

口腔医学虽然没有心脏、脑外的"轰轰烈烈""九死一生",却关系着咀嚼、吞咽、语言、呼吸以及面貌完整等五大生理功能。我国的口腔医学由牙医学和口腔颌面外科学两大部分构成。作为口腔学的重要分支之一,我国口腔颌面外科学系在中华人民共和国成立的同期创建,于改革开放时期得以蓬勃发展,直至今日达到世界巅峰水平。

九院口腔颌面外科,一直以来都是中国口腔颌面外科学发展的开拓者和引领者,对我国口腔颌面外科学的发展起着举足轻重的作用。

自 20 世纪 60 年代初期开始,邱蔚六教授便致力于口腔颌面部肿瘤切除术后缺损的即刻修复,开创了全额隧道皮瓣一次转移术。他首次提出了"针刺得气留针"的方法,应用于口腔颌面外科针麻手术。20 世纪 70 年代,他率先将显微外科技术引进至口腔颌面外科领域;他首次在国内施行颅颌面根治性联合切除术,为晚期口腔颌面恶性肿瘤患者开辟了一条可能治愈的途径。1979 年,当邱蔚六的恩师张锡泽教授被批准为全国第一批博导后,他们以第一批博士点资助的经费建立了口腔颌面肿瘤实验室,专门从事口腔癌细胞系的培养和建株。这在当时全国同类科室当中为第一例。1981 年,该实验室建立了中国第一个舌癌细胞系 Tca-8113,随后相继建立了腺样囊性癌的细胞系 Acc-2、Acc-3 和 Acc-M 等,不但推动了我国口腔癌细胞生物学学科的发展,而且还远渡重洋去了国外的实验室,为九院在近年建立的口腔颌面肿瘤生物实验室和上海市重点实验室打下了坚实的基础。

九院口腔颌面外科是获得国家科技三大奖最多的学科,无论是临床抑或是基础科研成果都提高了中国口腔颌面外科在国际学术界的地位和话语权。自1980年,颅颌联合切除技术项目获卫生部重大科技成果乙等奖之后,九院口腔颌面外科几乎成了"获奖专业户"。口腔颌面肿瘤缺损修复,骨肌皮瓣修复面下部缺损,双侧同期颈清扫术项目,针刺麻醉研究,唇腭裂的综合治疗,涎腺癌的病理研究,腭颌一期整复术项目,TMJ 滑膜下注射,ACC 化疗研究,Tca－8113细胞系建立,游离皮瓣软腭再造,功能性整复外科,DNL 细胞研究,《口腔颌面外科学》第 3、第 4 版规划教材,诱导化疗的研究,立即整复与放疗等分获国家、省部、厅市级发明及科技进步一、二、三等奖。邱蔚六院士和张志愿院士先后荣获何梁何利基金会科技进步奖。

"中国式口腔颌面外科"是 20 世纪 80 年代改革开放后,国外同行来访参观我国有关口腔颌面外科后给出的赞誉之词。这也是因为中国口腔颌面外科具有自己的亚学科组成的系列特色,以及其所取得的出色成绩。

"医疗是基础,教学是根本,科研是灵魂。"邱蔚六院士认为,对教学医院来说,三者皆不可或缺,他们相互依存,相互影响,目的都是为了病人。

现代人工关节诞生并发展于 20 世纪中期,在骨科技术发展史上具有里程碑意义。20 世纪 80 年代,3D 打印技术开始兴起,当时称为快速原型技术。在计算机辅助设计与加工(CAD 与 CAM)技术和先进的影像学手段的帮助下,通过材料的精确堆积,制造出物件原型,把二维图像叠加成立体实物,实现了新一代个体化人工关节设计与制作的数字化技术。

中国工程院院士戴尅戎教授是我国最早接触 3D 打印技术的医学专家之一。上海交通大学医学院附属第九人民医院骨科对于个体化植入物的研究始于 20 世纪 80 年代。

善于运用新技术、大胆创新,是戴尅戎院士领衔的上海交通大学医学院附属第九人民医院骨科的一贯传统。

20 世纪 80 年代,戴尅戎及其团队先后在中国人的步态分析、平衡功能测定、国产骨水泥、多孔表面人工关节、内固定的应力遮挡效应以及无机骨粒骨水泥的实验研究等方面取得了具有创新性的研究成果。经过多年合作研发,戴尅戎、杨海波、上海第六手术器械公司周绪章技师团队共同发明了蜚声海内外的形状记忆加压骑缝钉,解决了经关节骨折治疗中的难题。1989 年,戴尅戎团队在国际上首先将形状记忆合金应用于医疗,该成果获国家发明二等奖;1990 年,戴尅戎团队又发明了形状记忆锯齿臂环抱器,开创了国内外形状记忆合金医学应用的历史先河,在名古屋国际形状记忆合金学术会议上,其因此被授予形状记忆合金医学应用奠基人金杯。

在与时俱进、大胆创新精神激励下,戴尅戎院士带领九院骨科开拓创新、砥砺奋进。在最新的 3D 打印技术方面,他们运用奇思妙想,及他人所不能及,完成了一个又一个高难度复杂病例的诊疗与救治,多次开创行业之先河。

骨盆是连接躯干和下肢并提供负重和运动的重要枢纽,一旦发生肿瘤或畸形,往往治疗困难,难以彻底切除病变和重建骨盆。从 20 世纪末开始,借助 3D 打印技术,依靠骨盆模型的帮助,通过计算机辅助设计与加工,戴尅戎、王成焘团队连续应用 3D 打印内植物,为多例骨盆肿瘤和广泛骨溶解的患者完成了切除病变、重建骨盆的手术,均获成功。

21 世纪以来,3D 打印技术发展迅猛,从非金属材料到金属材料,从航空航天、军用设备到日常的吃穿住行,该技术的发展和转化应用均进入"快车道"。

骨科个体化治疗作为一种先进治疗理念,促进了假体设计和制作技术的进步。如何避免"削足适履"、实现人工关节的个性化定制? 2013 年,九院成立了3D 打印技术临床转化中心,建立了医工结合研发队伍;2014 年购置了首台金属3D 打印机,完善了医用 3D 打印的全套技术与设备,并在全国 20 多家医院成立分中心,通过辐射带动全国各省市。2016 年,上海交通大学医学 3D 打印创新研究中心揭牌,进一步推动了 3D 打印技术的发展。

如今,3D 打印技术已推广到髋、膝、肩、踝、肘、腕、骨盆、脊柱,也广泛用于颅、颌面、口腔、眼、耳、鼻、喉等各个部位的修复与重建,还可打印各部位的康复支具和疾病模型。模型可用于医工联合假体设计改良模拟手术以及与病人或学生的交流与沟通,也可对四肢和躯干所有关节、骨骼的假体进行量身定制。

戴尅戎院士曾在多个学术会议上对"医学提升的下一个风口"提出真知灼见:"医学理念与模式正在经历最大规模的转折。""第三次工业革命是一场数字化革命,包括计算机技术、信息技术、互联网技术和数字化制造技术等,3D 打印技术是其中重要标志之一。"

厚积而薄发,如今的上海九院已经是 3D 打印技术的"重镇",多个科室和医技人员均已参与其中,建立了为全市、全国服务的 3D 打印接诊中心和创新研究中心。

四、科研项目:成果丰硕,厚积薄发精益求精

科研项目、论文水平是反映医院整体水平、学术地位及综合竞争力的重要因素。九院在临床学科和基础研究上取得了不俗的成果,有力地促进了临床诊治水平和治疗技术的发展,形成了可持续发展的特色品牌。

　　"九五"以来，九院不断获得国家和省部级前瞻性项目立项。有 2 项科技部 973 项目，分别是"组织工程的基本科学问题"（曹谊林，1999 年）、"组织工程学重要基础科学问题研究"（曹谊林，2005 年）；2 项科技部 863 项目，"个体化人工关节的生物学优化及快速化制作和应用"（朱振安，2006 年）、"控释生长因子和诱导眶骨再生的功能化智能材料的研发及临床研究"（范先群，2015 年）；1 项国家卫健委行业专项项目"常见眼恶性肿瘤诊疗新技术、规范及其应用研究"（范先群，2013 年）；1 项国家自然科学基金创新研究群体项目"口腔颌面骨组织再生与功能修复"（蒋欣泉，2019 年）；8 个国家自然科学基金重点项目，"口腔鳞状细胞癌诊治靶点基因的筛选和功能研究"（陈万涛，2003 年）、"口腔鳞癌分子发病机制与免疫治疗实验研究"（张志愿，2006 年）、"预构皮瓣治疗性血管生成的研究"（李青峰，2007 年）、"颌骨组织'仿生理性'再生的调控及其机制研究"（张志愿，2015 年）、"遗传和环境因素对 GJB2 基因 p.V37I 突变所致迟发型耳聋表型修饰作用的机制研究"（吴皓，2017 年）、"甲状腺相关眼病的 T 细胞免疫机理研究"（范先群，2019 年）、"长非编码 RNA-蛋白质复合物的结构与功能研究"（雷鸣，2019 年）、"颞下颌关节病的力学生物学机制与个性化修复材料调控软骨再生的研究"（房兵，2019 年）；1 个国家自然科学基金重大研究计划重点项目，"MET 靶向纳米显像系统在头颈部鳞癌可视化诊疗中的研究"（陶晓峰，2018 年）；2 个国家自然科学基金重大国际合作项目，分别是"张力对皮肤再生双向调控的机制研究"（李青峰，2016 年）、"可注射仿生天然骨基质丝蛋白水凝胶用于腔隙型颌骨缺损修复研究"（蒋欣泉，2016 年）；8 个科技部重点研发计划牵头项目，分别为"个性化硬组织重建植入器械的 3D 打印技术集成和应用研究"（郝永强，2016 年）、"口腔癌分子分型和精准预防诊治标志物的研究"（陈万涛，2016 年）、"硬组织病损精准治疗的个性化医疗器械增材制造技术集成和应用示范"（沈国芳，2017 年）、"出生缺陷一级预防孕前检测技术设备及应用平台的研发"（吴皓，2017 年）、"头颈部恶性肿瘤个性化药物评价及临床转化体系建立"（孙树洋，2017 年）、"生物力学调控组织再生核心技术研发及其临床应用转化"（刘伟，2018 年）、"血管化仿生关节多细胞精准 3D 打印技术与装备的开发及应用"（王金武，2018 年）、"线粒体遗传疾病治疗的辅助生殖新技术研究"（匡延平，2018 年）。

　　近年来，九院收获喜人科研成果，充分反映出医院开展"高、精、尖"科研的实力。目前已获有 6 项国家科技进步奖：张志愿教授团队完成的《口腔颌面外科肿瘤根治术后缺损的形态与功能重建》获 2007 年度国家科技进步二等奖；张志愿教授团队完成的《口腔颌面部血管瘤与脉管畸形的临床治疗研究》获 2010

年度国家科技进步二等奖;范先群教授团队完成的《眼眶外科修复重建关键技术体系的创建和应用》获 2015 年度国家科技进步二等奖;李青峰教授团队完成的《头面部严重烧伤关键修复技术的创新与应用》荣获 2016 年度国家科技进步二等奖;范先群教授团队完成的《眼睑和眼眶恶性肿瘤关键诊疗技术体系的建立和应用》获 2018 年度国家科技进步二等奖;吴皓教授团队完成的《基于听觉保存与重建关键技术的听神经瘤治疗策略及应用》获 2018 年度国家科技进步二等奖。1 项国家技术发明奖二等奖:曹谊林教授的《组织工程化组织构建关键技术研发与应用》(2008 年度)。同时,九院还有 35 个研究成果获省部级奖项,其中一等奖 9 项(上海市卫生系统银蛇奖一等奖 2 项)、上海市医学奖 3 项(一等奖 1 项)。

"十三五"期间,九院获纵向科研立项 600 多项,科研总经费逾 3.7 亿元。其中,国家级项目 354 项、科技部重点研发计划和重点专项项目及课题 24 项。2015—2018 年度以九院为第一单位发表的高水平学术论文(影响因子大于 10)18 篇。近两年,在国际顶尖学术期刊如《细胞》(Cell)、《自然》(Nature)、《科学》(Science)发表论文 4 篇。九院重视科研成果转化,建立了医院临床研究公共平台,大力鼓励和促进学科交叉合作,支持临床成果的有效转化。2018 年 7 月,成功签署了"脂肪干细胞及其衍生物在皮肤治疗领域的临床应用和产业化项目"转化协议。李青峰团队通过十余年研究,提出并建立了"干细胞移植辅助的皮肤牵张超量再生技术和方法"以及"干细胞辅助皮片移植移植技术",在皮肤组织修复材料来源上,实现了重要突破。此转化项目合同金额高达 1.2 亿元,是九院历史上医生职务科技转化金额最高的一个项目。依据签约的转化协议,出资方将注册成立一家生物医药公司,加快实现脂肪干细胞产品产业化,并将产品应用到临床治疗中。

2018 年,九院以"优秀"成绩顺利完成上海市专利示范单位考核验收,这充分表明通过战略合作实现科研向产业的转化,创造更大的社会价值已经成为九院的一项发展策略,并已出现效果。

五、前瞻研究:大力创新,构建全新学科机构

学科建设要有前瞻性,才能保证科研水平的先进性,才可为医院提供可持续发展的动力。九院深信,科研需要一定的人力和资金投入,今天的工作是明天发展的基础,发展需要持之以恒的坚持。

　　九院在研究上不断有大手笔的投入，近年来，成立并构建了以下多个专门研究机构。

　　(1)上海精准医学研究院(见图3)。作为上海市教委Ⅳ类高峰学科建设项目，上海精准医学研究院是由上海交通大学医学院牵头，依托九院实体化建设的上海市科技协同创新中心，于2017年12月正式揭牌成立。九院院长吴皓教授、雷鸣教授分别担任院长和执行院长，中国科学院院士、上海交通大学医学院院长陈国强出任研究院第一届学术委员会主任。

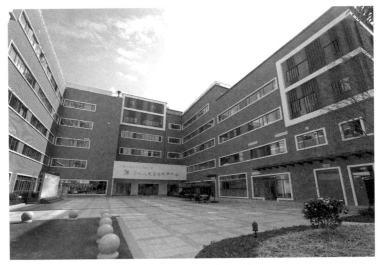

图3　上海精准医学研究院

　　上海精准医学研究院以建设电镜平台、生物成像平台、数据计算与分析平台、组学平台、蛋白质平台、化学生物学平台等六大平台为目标，建设具备蛋白质自动化制备表征能力、高分辨结构解析能力、多组学分析能力、高分辨生物成像能力、高性能计算能力的综合技术平台；在此基础上，与临床机构共同搭建实现科研数据共享、技术关节衔接和研究领域互补的科研合作网络，聚焦干细胞与再生医学、病原微生物、生殖与遗传发育、肿瘤与代谢性疾病、组学、结构生物学、生物信息学等与精准医学密切相关的研究领域，推进疾病的精准预防和精准治疗。为构筑高端人才基地，推进专业研究工作，该研究院面向全球招聘高水平一流研究人员，截至2018年底，上海精准医学研究院到位全职人员总计48名，其中，引进并到位的学术带头人(PI)7名，包括：中组部"千人计划"人才1名(国家杰出青年科学基金项目获得者)，中组部"青年千人计划"人才2名。目前该研究院在初步建成具备高分辨结构解析能力、多组学分析能力、高分辨生物成像能力、高性能计算能力的综合性技术平台的同时,已经取得重大科研成果突然——雷鸣团队已在国际公认的享有最高学术声誉的期刊《细胞》《自然》《科学》上发表论文 4 篇。

(2)国家口腔疾病临床医学研究中心。为配合上海建设成为全国科创中心的战略规划,目前九院正在加速推进国家口腔疾病临床医学研究中心的建设。2017 年 10 月,该中心由科学技术部、国家卫生和计划生育委员会、中央军委后勤保障部、国家食品药品监督管理总局联合授牌成立,中国工程院院士张志愿教授担任主任。中心的建立将进一步推动口腔医学科技创新体系的发展,也有助于完善区域性科研协作网络和跨地域的医联体,推进互联网医学教育和远程会诊、科学普及等工作,强化医疗流程的规范化、标准化,增强解决疑难杂症的能力,从而提高华东地区乃至全国口腔医学疾病诊疗水平。中心配置专职人员,利用医院现有相关平台,激发临床学科协同参与,瞄准口腔医学科学前沿和国家发展重大需求,以科学创新能力提升为突破口,国内、外联合攻关,从而形成有临床应用价值的创新性研究成果并转化应用,提升临床创新能力和规范化服务水平。中心已建立完整运行的体系架构,下设 11 家分中心、44 家核心单位,覆盖华东 6 省 1 市和广东、广西,实现了优质资源下沉,建立了医疗、科研和教育培训的资源共享和数字化信息平台。同时,开展了多个 PI 负责制的多中心、大数据、前瞻性临床研究,以解决世界范围内的临床热点、争议,包括口腔鳞癌、颞下颌关节与牙颌面畸形、口腔白斑、口腔疾病与全身系统性疾病等,实现以中心为龙头,带动 55 家主体单位的医疗、科研发展的新模式。

(3)3D 打印临床转化中心。该中心成立于 2013 年,是国内第一家 3D 打印临床转化研发中心,拥有国内医院购置的第一台医用金属 3D 打印机,合作企业获得了国内唯一一个体化人工假体临床使用许可证。九院是国内最早将包括 3D 打印技术的计算机辅助和集成制造体系引入临床应用的单位,九院骨科早在 1987 年就携手上海交通大学机械动力系开展对个体化植入物的精确设计与安装系统的深入研究。2014 年 4 月,已成功将个体化 3D 打印金属半骨盆假体植入体内用于治疗骨盆肿瘤患者,引起了国内外高度关注。2015 年 1 月国家发改委成立了高分子复杂结构增材制造国家工程实验室,九院作为高分子复杂结构增材制造国家工程实验室的共建单位负责建设该实验室的 3D 打印医学应用联合研究室。2015 年 8 月,国内 50 多家产学研单位发起成立生物医学 3D 打印联盟,九院骨科专家戴尅戎院士当选第一届理事会主席。而后,九院口腔科、整复外科、眼科等多个科室均先后与上海交通大学机械动力学院、材料学院、电信学院、生物医学工程学院、Med－X 研究院等多家机构和单位开展医工合作,在医学 3D 打印领域取得了一系列令国内外同行瞩目的重大研究成果。

目前,该中心已初步建成直接面向临床的个体化、精准外科辅助系统,立足特定的影像资料,参考患者个体解剖结构特征进行优化设计、制作,实现个体化植入器械的快速、精确制造。相关成果已经分别荣获国家科学科技进步二等奖等多个奖项。

(4)医院临床研究中心。为聚焦临床研究体系和能力建设,整合各学科资源,九院于 2017 年成立了医院临床研究中心。临床研究体系包括伦理办公室、统计研究室、质量管理办公室、GCP 办公室、临床研究病房、生物样本库、成果转化办公室。在此基础上,建立了一支在临床研究项目管理、研究方案设计、数据库、样本库管理、统计分析、医学伦理以及成果转化等方面具备专业水平的临床研究服务团队。医院临床研究中心不断推进和提升临床研究能力,先后组织开展临床研究专项封闭培训、强化培训、临床研究文献导读,并建立了医院自主知识产权的临床研究管理系统(MedRIS),开展数据稽查规范临床研究具体实施。

六、医院管理:求变求新,勇创一流服务模式

成功的医院服务离不开高效的管理,创新是发展的前提,引入新技术构建一流的医疗服务才能满足患者的需要。九院为此付出了不懈的努力,使医院的医疗和保障服务有了全新的升跃。

近年来,九院一直致力于提升医院的管理队伍建设,以提高科学管理水平。在持续完善医院管理制度的同时,不断提高精细化管理水平,并不断深化内部绩效管理,调动医务人员积极性,使经济效益和社会效益稳步增长。此外,也全力打造平安医院、绿色医院,提升患者对医疗服务的满意度。

近年来,九院的医疗业务量正在快速增长。截至 2018 年底,医院年门急诊量达 440 多万人次,日门急诊量超 1.2 万人次,门诊手术近 16.3 万人次,住院人次数逾 11.7 万,同比增加近 6.9%;住院手术操作人次数逾 9.45 万,同比增加近 6.9%;平均住院日 6.25 天,同比减少 0.66 天。

这些数据的背后,是全院上下协力合作,不断创新,打造便捷就医模式所做出的诸多努力和付出。本着以患者为中心的理念,九院近年来不断改善就诊环境、优化就诊流程,提升患者就医体验,让患者感到温馨和舒心。

作为最早一批践行医院互联网应用的医疗机构之一,九院早在 20 世纪 90 年代就开始向患者试点提供线上预约服务。通过持续不断地改进,整合并优化

医疗资源,九院推出了多途径门诊预约挂号服务模式。

2014 年 7 月,九院在全市率先实现特需、专家、专病及普通门诊全部号源全部开放预约服务,2014 年 11 月,九院又率先推出微信预约服务,启用基于微信平台的掌上医院。目前,患者到九院就诊治疗,可通过微信、网络、电话、现场、自助机、医生诊间、出院复诊及社区转诊 8 种途径预约挂号。基于此,九院"全预约诊疗服务"项目荣获国家卫计委"2015 改善医疗服务创新医院"奖。

在此基础上,2016 年,九院又率先在全市设立 24 小时门诊自助服务中心,为患者提供自助预约挂号、自助打印检查报告等服务功能。这些方法极大便利了患者,门诊预约率持续提高。2016 年 6 月正式启用各种创新支付手段,方便患者付费。目前已在全市医院中率先实现全流程掌上服务。通过手机移动端为患者提供诊前、诊中、诊后等全流程智能医疗服务。患者可以在手机端完成预约、挂号、在线候诊、诊间支付、报告查询、账单查询、院后随访等就医流程,就诊排队时间减少近 60%。

自九院实施门诊"全"预约诊疗服务,截至 2018 年底,九院门诊预约就诊率相比 2014 年增长了 30% 以上,口腔科预约就诊率达到 95% 以上。

同时,九院建立集中式预约平台,所有专家门诊号、专科门诊号、特需门诊号、普通门诊号及 B 超、影像、核医学、检验等医技服务均被归整在一起进行全面管理。需要初诊、复诊、检查、随访的患者均可以通过预约渠道进行预约,而且就诊卡与身份证捆绑,一律实名制。最重要的是号源紧缺与否、有无空余都实现了实时显示,让就医公平掌握在了患者手中。

另外,九院持续加强"互联网+医疗"的建设,不断提升医院信息化管理程度。2014 年在本市率先建成基于大数据信息集成平台的医院综合应用管理平台,推进数字化医院建设。同时,在不断完善 HIS、LIS、PACS 等基本信息应用系统的基础上,积极推进包括结构化电子病历、移动护理、移动医生工作站等服务平台的建设,实现了医疗服务功能的延伸和创新。

近年来,九院不断推进 HIS 系统一体化建设,深化南北信息系统整合。在完成核心业务系统整合的基础上,逐步统一南北院区病理、放射等医技报告系统,推进人工智能技术,提升诊断效率和质量,启动并试点应用实时审方和病种指数管理系统。同时,大力开发科研信息平台建设,建立临床科研大平台 MedRIS2.0 及疾病队列、科研随访、科研项目、数据可视化等 4 个 Med 系列子系统,有效提高科研工作效率。

在强化网络信息安全方面,九院顺利完成上海进博会信息安全保障任务,医院核心信息系统、门户网站、微信公众号、移动医疗 APP 等重要信息化平台均通过信息系统三级等级保护的测评。2017年，九院获得国家卫计委医院互联互通成熟度标准化四级甲等医院。

在提升医疗服务软实力的同时，九院也积极进行医院环境的改进和完善，力争为患者提供更为舒适、合理的就医环境。近年来，九院通过对既有诊疗大楼的改扩建，使医院医疗业务用房面积逐渐增大；为改善门诊大楼求治患者人员密集的状况，特别引进现代化智能导诊系统，让患者可以通过微信公众号、扫一扫、摇一摇、微信分享等方式进入，获取医院内实时定位、地点查找、路径规划等服务。该系统通过地图引擎实现了与室外地图的无缝切换，使患者能够轻而易举地实现医院内部任何位置的导航。

九院在不遗余力地打造一流的便民服务模式的同时，也在进一步强化重点、调整结构，增强核心竞争力，制订了适合医院学科发展的重点病种和重点手术，增加门诊重点病种分析考核，加强纯门诊科室重点病种管理。

如今，九院手术科室病种数由原来的40个增加至140多个，基本实现了科室全覆盖。医院三、四级手术占比不断提高，2018年医院三、四级手术量达3.2万多例，占比约36%，排名上海市级医院第4位。医院以"统一收治、统一管理"与"分散收治、分散管理"相结合的理念，利用信息化手段整体协调，不断提高日间医疗服务比例。

同时，九院也不断加强护理学科建设，在完善护士人力配备的基础上，持续优化护士队伍结构。目前全院护士总人数达1 900余人，硕士以上学历20余人，2人为博士生导师，省市级、局级等各级各类人才计划20余名。在深化护理服务内涵的同时，护理部也持续推进护理人才培养和技术创新，近年来已获得中华护理科技奖、中华中医药科技奖、上海护理科技奖等多个科技奖项。此外，近3年来，已在核心期刊上发表护理论文200余篇，其中SCI收录10篇。

九院是国内首个国际麻醉护理师联盟认证的麻醉护理教育基地，中华口腔医学会"口腔专业护士临床实践培训基地"，上海市护理学会手术室适任培训基地、重症监护护士实训基地、急诊急救护士实训基地。

在财务管理和绩效改革上，九院不断推进财务预算精细化管理工作，对全年工资总额进行细分，归集各职能部门对口支出预算，逐一论证。在细化预算的同时，兼顾预算的合理性、科学性。不断加强医院内控管理和成本控制工作，健全医院财务管理体系。持续深化绩效改革工作，完善及优化绩效核算指标算法，加大重点病种绩效考核力度，激励科室收治疑难重症以及手术治疗病人；完善手术津贴绩效考核办法，统一发放范围及核算标准；制订了《研究型MDT团队联合门诊绩效分配管理办法》《关于医院手术津贴发放情况的梳理及建议》等一系列绩效方案,落实了"临床值班兼急诊医师绩效"补贴的核算与发放,年绩效核算总量有效控制在上海申康医院发展中心额度之内。

在国际交流中,积极创建开放合作格局。始终重视国际学术交流,以服务临床科研发展和人才培养为导向,进一步建立全方位、多角度、宽领域、高层次对外开放合作的大格局,走出去,请进来,推动医院国际影响力和品牌效应的不断提升。以合作项目为桥梁实现资源共享,加速培养国际化人才,促进加快人才队伍建设。医院持续开展法国公立医院集团AP-HP合作项目。举办赴法国医疗体系与医院管理高级培训。截至2018年年底,医院共组织了3期上海九院法国医疗体系与医院管理高级培训班,首次举办国际医院管理论坛"2018上海——巴黎双城医院管理国际论坛"。成功举办上海国际整形美容外科会议、国际康复医学与工程大会、骨科前沿技术与临床转化学术会议、2017年肿瘤免疫学高峰论坛等重要国际会议。

七、诊治理念:与时俱进,探索新型服务模式

为提高临床学科的综合竞争力和医疗技术水平,作为一家现代化医院,九院重视促进各临床学科间的资源整合以及多部门之间的协作,从而提升临床诊治能力,进而为患者提供一流的治疗。

九院从2017年起就开展了临床研究型MDT建设和发展项目的研究。MDT是指以病人为中心,由一个专业牵头发起、三个以上专业共同参与,多学科紧密合作以解决某一疾病临床诊治或某一技术临床应用为目标而组建的临床研究团队,是目前临床诊断治疗疑难杂症的一种模式和趋势。

目前,九院共有22个MDT团队,并在此基础上,开设了22个MDT多学科门诊,在固定的时间和地点,汇集团队内各学科专家,共同为病患提供一个全面、综合的诊疗方案,让患者挂一次号就能得到多学科专家的会诊。

此外,为提高医院手术效率,适应现代医院模式的转变,九院于2018年成立了日间病房及日间手术管理中心、日间手术室,进一步完善了日间病房的管理,实现了医院统一收治、统一管理与分散收治、分散管理相结合的管理方式,并利用信息化手段进行整体协调。九院制定了各项基本管理制度、准入标准等,同时完善日间手术的术前及麻醉评估流程,从而提升了患者手术治疗的舒适感。通过探索和改进,如今日间病房和日间手术运行已达平稳状态,受到手术医生和患者的欢迎。现在,九院每年年集中管理的日间病房出院日间总量达

5 000多例，分散管理的日间病房出院人次为2 000余例。

医联体建设是近年来医疗改革的一项探索性举措，为将九院优质医疗资源进一步辐射周边地区，服务更多的患者，九院全力推进上海第九人民医院集团平台建设，也先后成立了九院集团黄浦、宝山、奉贤3个市内医疗联合体，3个医疗联合体分别签约成立于2012年12月、2016年10月和2016年11月。九院也大力推进跨省市的医疗联合体建设，目前已成立了江苏太仓、浙江鄞州、海南儋州、安徽滁州4个跨省医疗联合体。已经成立的各个医联体以九院为龙头，充分发挥九院临床品牌科室优势，借助联合体内一、二、三级医疗机构合力推进"1＋1＋1"医改模式，并携手探索在医疗机构之间建立统筹协调和分工合作机制，逐步实现并完善医疗联合体之间的分级诊疗、双向转诊合作机制。此外，九院也积极参与长三角卫生健康一体化融合发展规划。

近年来，九院也一直致力于打造特色专科联盟，促进优质医疗资源合理分布和推进临床医学科技的不断创新，九院集团目前已成立了近20个专科联盟，辐射全国近700家医院，覆盖范围已达我国大陆所有行政区域。

此外，九院自2018年以来又全力推进专科联盟的建设，新增口腔正畸专科联盟、牙体牙髓疑难疾病专科联盟、牙周疾病专科联盟、口腔颌面—头颈肿瘤专科联盟、牙颌面畸形专科联盟、耳鼻喉科质控专科联盟、听力中心专科联盟、心脏专科联盟、口腔全科联盟、九院护理联盟等。

八、教学成果：不断创新，打造一流精品教育

作为上海交通大学口腔医学院、上海交通大学临床医学院教学基地的九院拥有28个教研室，目前也是上海市住院医师规范化培训基地和专科医师培训基地。为此，九院以提高教学质量为核心，加强临床医学教育，积极推进教学改革。

近年来，九院在教学上获得不少成果。如口腔医学院先后有"口腔颌面外科学"（张志愿）、"口腔黏膜病学"（周曾同）、"口腔解剖学"（郭莲）获评为国家精品课程，"口腔颌面外科"教学团队荣获国家级优秀教学团队荣誉。另外，还获得11项国家级大学生创新性实验项目，担任全国高等院校口腔医学专业本科规划教材主编6人次，获得全国高等医药院校优秀教材奖3项，分别是《口腔颌面外科学》（邱蔚六）、《口腔科学》（张志愿）、《口腔生物学》（刘正），完成人民卫生出版社课件教材建设项目，收获成果4项，分别为《圆锥形套筒冠义齿》（张富

强)、《常见错𬌗畸形的矫治-深覆盖》(钱玉芬)、《颧骨及颧弓骨折》(徐兵)、《瓷全冠的修复与制作》(张修银)。口腔医学还获得了上海市高水平特色建设项目、上海市本科教育高地第三和第四期建设项目、085 工程项目和上海高校学科发展五年行动计划"高峰学科"建设资助,并荣获 2017 年度上海市教学成果奖一等奖和 2018 年度国家级教学成果奖二等奖。获得上海市实验教学示范中心项目的"3D 数字化根管预备技术及评测虚拟仿真实验"也获得上海市首批虚拟仿真实验教学项目、国家第二批虚拟仿真实验教学项目。

截至 2018 年末,医院学生总计 1 957 人,包括上海交通大学医学院学生 701 人、在培住院医师 442 人、在培专科医师 240 人、成人教育 426 人、其他院校 148 人;其中本科及长学制学生 465 人、学术型硕士研究生 200 人、专业型硕士研究生 192 人、学术型博士研究生 133 人、专业型博士研究生 51 人。理论总课时数 5 333 学时,其中上海交通大学医学院本科及长学制 3 208 学时、成人教育 1 270 学时、其他 855 学时;PBL 课程 44 个案例;实训课程共 96 学时、情景模拟实训课程 40 学时。

医院制订系列教师培养及发展制度,加强教师队伍思想政治和教育教学能力培训。继续推进"教师激励计划",完成第一批 6 个教学团队年度考核,遴选出第二批 9 个教学团队;启动"教学型医师"培养计划,第一批遴选出教学型医师 6 名;启动院级"教学项目培育计划",评选出第一批项目 29 个。

经过不懈努力,九院先后获批国家级专科医师规范化培训基地,同时被教育部、卫健委授予"国家临床教学培训示范培训中心"称号,也荣获上海市教委实验教学示范中心建设项目,成为上海交通大学医学院临床教学培训示范中心建设单位。并且挂牌成立了美国心脏协会心血管急救培训中心,实现了实训教学标准与国际接轨的目标。

九院已经建立了"九院住院医师规范化培训管理系统",该系统全面覆盖了住院医师规范化培训管理工作,采用了规培办、专业基地、科室三级管理模式,教学主任、教学秘书、带教老师、住院医师等相关角色纳入信息化管理。用信息化的方式对规培工作进行管理,大幅降低管理人员的工作负担;降低数据整合与统计难度,实现数据可追溯,保证真实性,使得规培管理的工作质量得到数据支撑;管理信息化亦可降低医院的成本。全面提升住院医师规范化培训管理工作的效率和质量。

为深入贯彻全国和上海市高校思想政治工作会议精神,九院围绕"立德树人"根本任务,努力营造良好的学习氛围,强化"三全育人"和"大思政"的教育格局,一直以来探索思想政治教育与医学人文教育的全面融合,立足卓越医学人才的培养,不断完善育人体系,提升学生人文素养。医院注重学生工作,医院党政分设负责学生思政的副书记和分管教育教学工作的副院长,在院党政领导下开展本科学生思想政治教育、日常管理、就创业指导与服务、资助管理等工作。

在医学生的人文教育、能力培养、应用创新中不断改革实践,形成五大特色。

第一,重视工作队伍建设。设立人文教研室和职业生涯工作室,围绕立德树人,精准切入人文教学关键点。九院在 2002 年成立了思政教研室,是上海交通大学医学院内最早成立思政教研室的学院。同时,依托教师工作部、医学人文教研室和职业生涯工作室一部两室,组建思政工作队伍,紧紧围绕"立德树人"理念,从早期学习阶段起全程开展人文教育,如开设"医学伦理学"、自编教材《医学生生涯规划》《医学生心理健康》等,内容涵盖医院伦理、科研伦理、生命伦理、健康心理塑造、情绪管理、职业目标设定等,提高学生的职业素质和人文素养。

第二,"双师"联动。学院采取班导师与辅导员联动机制,根据学生不同阶段特点,全程配备导师:新生导师、基础阶段班导师、临床阶段小组导师,全程关注学生的思想动态,引导学生树立正确的学习观、生活观、职业观。从医疗相关知识、职业生涯设定、人格建立等多方面着手,实现"专业教育、人文教育和行风教育"贯穿教学全过程,实行人文思政建设全覆盖。通过班导师特色活动,帮助学生树立正确的职业价值认同,和职业未来思考。

第三,校园文化丰富。学院教学党总支下设团总支一个,分管学生会和各团支部,简称九院团学联,配备指导老师一名,兼任团总支书记。开展拓展学生素质系列活动,形成系列品牌项目,如金秋晚会、学生科学商店基地、社区志愿者服务、英语演讲比赛、师生素质拓展团队活动等。部分活动在学校取得了一定的成绩。为了增加学生早期接触社会的机会,学院每年举办各类学生校外活动,如暑期社会实践、爱牙日活动、学生科学商店基地管理、社区志愿者服务、师生素质拓展团队活动等。设立了由学生进行管理的"九院团学联"微信公众号,及时传递学习、生活信息。

第四,创办学生杂志。《九院大学生》是上海交通大学口腔、九院临床医学院主办的学生杂志,现已出版至第 33 期。杂志分设卷首语、学院风采、人物专访、白领日志及随园小笔五大部分,侧重展示该学期学院所举办的各大型活动、名师专访、学生实习体悟以及文学素养。学院风采板块记录了九院一系列特色活动;人物专访每期由学生采访两位老师;白领日志一栏则是刚步入实习的学长学姐经验分享;最后的随园小笔从文学大师到热播动画,从随笔杂文到国际义工,不仅仅展示了学子们的文学素养,更体现了学生的大爱情怀。

第五,育人效果。学院育人体系的建设和各类活动的开展,使学生人文素质显著提高,并形成系列品牌项目:持续10余年的"师生素质拓展团队活动"获得医学院师德师风建设优秀项目、"金秋晚会"获得医学院校园文化活动优秀项目。近10年来,学生获国际奖项1人次,国家级个人和集体获奖60余人次,市级个人和集体获奖50余人次,校级个人及集体获奖百余人次。获大学生创新实验13项国家级立项,26项上海市级立项。

九、思想建设:党建引领,推动全院各项工作

九院党委在习近平新时代中国特色社会主义思想理论指引下,积极践行社会主义核心价值观,充分发挥党委在医院工作中的领导核心作用,认真履行"意识形态工作、基层党建工作、党风廉政建设和党内监督工作"三大主体责任,为推动医院各项中心工作的开展提供强有力的思想保障、组织保障、能力保障和机制保障。

近年来,院党委积极贯彻中共中央关于加强公立医院党的建设文件精神,实行党委领导下的院长负责制,推动医院党建工作向纵深发展。修订完善了医院议事规则,实行"三重一大"党委集体决策制度,充分发挥党委领导核心作用,推动医疗、教学、科研和管理工作全面发展;在干部队伍建设上,强化干部的大局意识、民主意识,注重班子成员的团结;严格执行干部选拔任用条例,坚持德才兼备、以德为先的原则选拔任用干部;开展项目化培训,不断提升干部履职能力;科学制定考核指标,严格开展干部考评工作;开展党支部规范化建设,把支部建设在活跃细胞上,严格执行"三会一课"和"主题党日"制度,规范开展党员发展和党费收缴工作;通过实施全面从严治党主体责任项目等举措,认真履行领导干部的"一岗双责",确保"四责协同"机制落地;保持纠正"四风"常态化,切实履行作风建设责任,支持纪委"三转",大力营造风清气正的政治氛围。

在加强党风廉政建设方面,履行全面从严治党主体责任,建立健全落实主体责任的工作机制,推进"四责协同",规范党内政治生活,强化党内监督,持续贯彻落实中央八项规定精神,抓实行风建设"1+7"文件落实,支持纪委履行监督责任,充分运用监督执纪"四种形态",正风肃纪,营造风清气正的政治生态和医疗环境。深入贯彻落实党中央"八项规定"精神,制订三年巡察方案,切实开展自查自纠工作。进一步简化接待程序,严格执行接待标准;精简会议和文件,

利用信息化手段推进网上办公；严格规范经费管理和使用，公务接待费、出国（境）费等各类经费使用，做到事前有申请报告（含预算），事后有审核。重点抓好"九不准十项不得"及治理商业贿赂等工作，进一步规范医疗行为，营造良好行业风气。如针对"医疗服务中的不正之风和医药购销领域的商业贿赂"问题，医院成立了行风建设专项督查工作小组、行风建设工作领导小组和工作小组，建立了联合约谈工作小组，确保各项工作落实到位，有效形成院内监管合力，重点防范和坚决抵制行业贿赂、收受红包；建立"三定一有"的场地和监督技术手段，调查和监管临床不规范用药现象，遏制医药购销领域商业贿赂不正之风；制订《医师多点执业行为管理办法（暂行）》，规范医院医师的多点执业。

工作中，九院除了抓好管理，防微杜渐，尽可能将违规违法行为遏制在萌芽状态外，还善于运用全媒体形式宣传弘扬正能量，主导医院的舆论导向和提高职工的思想觉悟。医院党委成立意识形态工作领导小组，并制订《中共上海交通大学医学院附属第九人民医院委员会网络意识形态工作责任制实施方案》《中共上海交通大学医学院附属第九人民医院委员会意识形态工作责任制实施细则》。医院党委还与各党支部签署了《意识形态工作主体责任》责任书，确保此项工作落实到人，实现签而有约、约而有为。

此外，全面加强员工职业道德建设，以增强广大员工的职业道德意识、营造文明从业风尚。重视全院上下的思想工作和精神风貌，积极推进精神文明建设和医院文化建设，成效显著，先后荣获全国及省部级以上集体和个人荣誉。如全国医院（卫生）文化建设先进单位、全国城市医院思想政治工作先进集体、上海市文明单位及上海市拥军优属先进单位等荣誉称号，以及"五一劳动奖状"、首届全国"工人先锋号"、上海市"工人先锋号"、"全国青年文明号"、上海市"五一巾帼奖"、上海市"巾帼文明岗"、首批"上海医务工匠"等荣誉；邱蔚六院士获上海市教育功臣，戴尅戎院士获中华医学会骨科学分会终身成就奖，张志愿院士获国家教学成果奖二等奖、"上海市教书育人楷模"称号。

医院重视文化建设，将学习、改革、创新列为医院的核心理念，定期举行全院科技文化艺术节，大力营造全员学习、终身学习的浓厚氛围，催人奋进。通过开展"院士论坛""青年思享汇""精准医学学术沙龙""书香九院，好书同行读书节""音乐疗愈生命——志愿服务"等30多项品牌活动，既展示了医院文化底蕴，又激发了职工学习动力，收效显著，成果丰硕。

在宣传工作方面，围绕医院中心，服务大局。坚持正确政治方向、舆论导向、价值取向，在理念、内容、形式、方法上务实创新，正面宣传质量和水平有明显提高。近年来通过主流媒体首发宣传稿件450～500篇/年，年编辑刊印《九院报》12 期。同时大力发挥全媒体矩阵优势，全力宣传医院文化和品牌，做好医教研管理等方面工作，聚力推进健康防病科普知识的传播，创办《九院纪事》《九院风云》《九院天地》《图说九院》等品牌栏目。九院微信公众号截至 2018 年拥有逾百万关注用户，获评 2017 年、2018 年上海市"十大健康微信公众号"、入选 2017 年度、2018 年度上海市"健康公众号最具人气阅读榜"。连续多年获评中国医疗机构互联网"品牌影响力全国十强"，中国医疗机构新媒体影响力 50 强等。

十、社会责任：勇于担当，发挥优势造福患者

医改之路既是健康之路，更是发展之路。发挥自己的医疗优势，承担更多的社会责任和义务，为社会提供更多优质高效的医疗服务，是九院一直以来的努力目标。

近年来，九院在不断进行内部改革、优化资源的同时，始终坚持将社会服务和社会效益放在首要位置，不遗余力地为社会奉献自己的力量。

为更好地促进本市新生儿听力筛查工作，履行好作为上海市新生儿听力筛查和转诊中心的相关职责职能，经上海市卫生计生委批复同意，九院于 2017 年 1 月成立了上海市儿童听力障碍诊治中心，同时，九院听力中心也正式开张。

经上海市卫生健康委员会批准，九院和上海市儿童健康基金会于 2019 年 1 月合作成立了上海市儿童颅颌面畸形筛查诊治中心，同时设立颅颌面畸形治疗全过程管理专项基金。

此外，在突发公共卫生事件防控和应急处置工作中，九院充分发挥公立医院作用，积极组织参加应急处置与抢救工作。在唐山大地震、防控禽流感、汶川大地震、雅安地震救援中都有九院"白衣天使"的身影。但逢突发事件群伤事件，九院都会积极组织医疗专家参与救援。近年来，九院也为"世博会""亚信峰会""进博会"等国际性会议努力做好医疗保障。2018 年，由于为"进博会"提供了出色的志愿者服务，因而荣获首届中国国际进口博览会红十字志愿服务优秀组织奖。

时刻准备着，才能临危迅速启动九院机制，为此九院重视定期组织开展公共事件、危重孕产妇抢救、批量伤员应急救治演练和公共事件应急演练。尤其是在 2018 年首次开展了直升机航空救援演练，实现了南北院区空中救援及转运流程，增强了上海城郊地区医疗应急处置能力，为长三角地区伤患提供高效

的医疗转运服务和处理突发事件积累了实战经验。

此外,九院一直重视支边援外献爱心工作。派遣医疗队援助摩洛哥,分别派出医生对口援助西藏日喀则人民医院、新疆喀什地区第二人民医院,选派医生赴援老挝志愿服务,对口援建云南省祥云县人民医院,其间医疗队员还参与"1·16"楚大高速大理段交通事故救治工作,队员们以一流的医疗技术为赢得伤员急救做出了贡献。2018年云南麻栗坡猛硐乡发生洪涝灾害,作为医疗援助单位的九院获悉灾情后义不容辞地积极为受灾地区捐助救灾药品。

此外,九院于2014年与内蒙古自治区赤峰市林西县人民医院携手进行了为期3年的合作计划,在医院管理、临床技术以及后勤保障等方面给予赤峰地区眼科治疗中心有力的扶持和带教,使该中心的管理和服务上了一个台阶。医院也发挥特色医疗优势,积极参加并全力支持中华口腔医学会"西部行"活动,造福一方患者。

十一、公益服务:仁心无限,志愿活动成果丰硕

白衣天使的责任和担当让九院的职工具有造福患者和服务社会的情怀。热心社会公益,在2019年上半年参加志愿服务活动的累计人次已达3 600余人次,志愿服务时数也达15 000余小时,共为16万余人次提供了志愿服务,向社会展示了九院志愿者的风采。

近年来,九院一直非常重视自己所肩负的社会责任和担当,积极参与社会公益活动。医院所进行的一系列社会公益活动获得良好的社会效益,也受到社会的关注和好评。如"希望之链在楚雄——中法专家赴滇救治边远山区贫困患者"活动成为2006年度上海市科教党委系统文明创建十佳项目;"白内障贫困患者免费实施复明手术"实事工程项目荣获"2007年上海市人民政府实事工程项目先进集体"称号;"'微笑列车'让唇腭裂儿童绽放笑容"项目荣获上海市科教党委系统2007年度精神文明十佳好事提名奖和上海市医务工会2007年度文明十佳好事。

医院临床科室积极发挥各自优势参与各种援助边远贫困地区的公益活动。耳鼻咽喉科已多年持续开展"耳聋防治"青海果洛巡回医疗服务;眼科开展"睛益求精"云南红河培育项目、持续到日喀则市开展进藏"情系藏区,点燃光明"医疗帮扶活动;儿童口腔科、口腔正畸科开展"自闭症儿童"慈善资助活动等。

作为一家红十字医院,九院积极参加红十字眼库捐献活动,2018年共捐献

角膜 27 例(角膜 54 枚)。2018 年 9 月,九院 26 名造血干细胞志愿者顺利完成录入造血干细胞库,时刻准备为匹配患者捐献自己的干细胞。2018 年 11 月,其中一位志愿者——陈佳经过配型成功捐献了他的干细胞,成为九院在职职工捐献造血干细胞第一人,也是上海市第 417 位成功捐献的志愿者。九院率先在全国成立第一个"视网膜母细胞瘤患儿关爱基金",截至 2018 年底,已成功资助 15 位视网膜母细胞瘤患儿,资助金额达到 32.8 万元。

2013 年,九院成为上海市志愿者服务基地;2014 年,加入上海市志愿者协会社区教育志愿总队并成立工作站;2019 年,成为上海市学生社会实践基地。自 2015 年起,服务基地连续 4 年获上海市志愿服务公益基金会资助项目,工作站连续 4 年获上海社区教育志愿服务品牌重点项目。2016 年,志愿服务队获评上海市"志愿服务先进集体";2015 年至 2019 年,社区教育志愿服务工作站连续 4 年获评"上海社区教育优秀志愿服务工作站";2017 年,唇腭裂患儿健康俱乐部项目被评为 2015—2016 年度上海市卫生计生系统创新性志愿服务项目。通过近 5 年的努力,九院建成特色宣传品牌《谈医论症话健康》系列科普书及科普视频。

总之,九院近年来坚持稳中求进,注重内涵发展,不断提升医疗服务和医学科技创新能力。一方面,持续改进医疗质量,保障医疗安全,改善就医环境,优化服务流程,提高医院精细化管理水平,推进内部绩效考核和分配制度改革,充分调动医务人员积极性;另一方面,加强学科建设和人才培养,进一步凝练学科发展方向,优化学科布局,提升学科人才和医学科技创新能力,增强医院综合竞争力,不断提高群众看病就医的满意度与获得感。

(徐　英　秦　艳　张天成)

倡导"质量·创新·共享"的医院文化,一院始终坚持以严谨的医德医风、精湛的医疗技术和科学的管理方法,为患者提供优质、高效的医疗服务。

公溥仁心,济世臻程
——附属第一人民医院发展纪实

上海市第一人民医院(Shanghai General Hospital,简称一院)始建于1864年3月1日,是全国建院最早的综合性百年老院之一。1877年更名公济医院,1981年挂牌上海市红十字医院,1992年率先成为全国首批三级甲等综合性医院,2002年加冠上海交通大学附属第一人民医院(见图1)。2006年积极推进优质医疗资源均衡化,率先在松江区设立分部,开创"一院两址、错位发展"的新格局。曾多次荣获全国百佳医院、全国卫生系统先进单位、全国创建精神文明先进单位等荣誉称号。

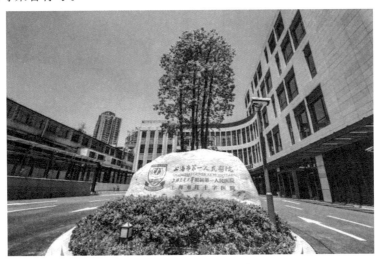

图1　上海市第一人民医院

医院现设北部(虹口区海宁路100号)、南部(松江区新松江路650号)两个院区,共占地约29.5万平方米。2018年医院职工3 584人,核定床位1 820张,南北两部临床三级学科和医技学科共68个。2018年医院收治门急诊患者407.2万人次;出院人数12.1万;住院手术人次9.21万;医疗业务收入41.4亿元;药占比 29.9%,药耗总占比小于 50%。医疗服务结构转型下质量与效率保持高水准、稳增长。

在全质量管理体系的指引下,医院正着力打造成为以疑难危重病、急危重症救治为核心的专科专病诊疗中心。2018 年申康医院发展中心关注的 54 个代表性病种中,造血干细胞移植项目排名全市第一,白内障加人工晶体植入术、玻璃体视网膜手术、喉部恶性肿瘤位列全市第二,排名前三病种共 11 个。其中,白内障加人工晶体植入术、玻璃体视网膜手术、心脏起搏器/除颤器植入或更换术、喉部恶性肿瘤、造血干细胞移植、急性心肌梗死支架术、急性胰腺炎、心律失常射频消融、急性颅脑损伤(手术)、急性消化道出血等病种诊治数量均位于全市领先水平。

医院技术实力雄厚,著名专家云集,现有国家临床医学研究中心 1 个(眼科),教育部重点学科 1 个(心血管病学),国家临床重点专科建设项目 8 个(眼科、耳鼻喉科、呼吸科、泌尿外科、普外科、肿瘤科、妇科、临床药学科),国家卫生部内镜培训基地 4 个(消化科、普外科、泌尿外科、妇科),上海市"重中之重"临床医学中心 1 个(眼部疾病临床医学中心),上海市"重中之重"临床医学重点学科 1 个(泌尿外科),上海市临床重点专科建设项目 4 个(泌尿外科、眼科、临床药学科、病理中心,其中泌尿外科、病理中心获振龙头项目),上海市临床医学中心 2 个(上海市器官移植临床医学中心、上海市视觉复明临床医学中心),上海市卫计委重点薄弱学科建设项目 3 个(急诊危重病学、临床药学、护理学),上海市重点实验室 2 个(上海市眼底病重点实验室、上海市胰腺疾病重点实验室),上海市工程研究中心 1 个(眼视觉与光医学工程中心)。挂牌设立国家标准化代谢性疾病管理中心、胸痛中心、房颤中心、卒中中心、上海市危重孕产妇会诊抢救中心、上海市眼科研究所、上海市骨肿瘤研究所、上海交通大学泌尿外科研究所、上海交通大学医学院胰腺疾病研究所、上海交通大学眼科与视觉科学系、病理学系、上海交通大学公济－安泰医院全质量管理研究中心等研究机构,建立全国首家肿瘤综合诊治中心(CCC)。

国际权威学术期刊 Science 发表医院内分泌科、消化科的最新研究成果,揭示了肠道菌群在糖尿病发病中的作用机理,为遏制 2 型糖尿病发病率、死亡率,提供了积极有效的科学研究支撑;Journal of Clinical Oncology 刊登医院血液科通过降低移植后侵袭性真菌感染发生率,进而降低感染相关死亡率的研究成果,这对于延长造血干细胞移植患者的生存周期具有重要意义;Nature cell biology、The Journal of Allergy and Clinical Immunology 等国际知名学术期刊也相继刊登医院的学术科研成就。

2018 年度，医院获国家自然科学基金 57 项、市科委"科技创新行动计划"8 项、市卫健委智慧医疗专项研究 1 项。发表学术论文 730 篇，单篇最高影响因子达 41.06。获局级以上科技进步奖 5 项，其中高等教育科技进步一等奖 1 项、中华医学奖科技进步二等奖 1 项、华夏科技进步二等奖 1 项、上海医学科技奖二等奖 2 项。申请专利总量 110 项，其中授权专利 45 项、发明专利 15 项。

医院现有博导 73 名，硕导 156 名，可招收博士后专业 25 个，可招收博士专业 25 个，可招收硕士专业 36 个。多人次获长江学者特聘教授、新世纪百千万人才工程国家级人才、卫生部突出贡献中青年专家、国家卫计委改善医疗服务示范个人、中华医学科技奖、上海市科技进步一等奖、上海十大医改创新举措、上海医学发展杰出贡献奖等殊荣。

医院与以色列拉宾医学中心、德国癌症综合管理中心、美国梅奥医学中心、澳大利亚墨尔本皇家医院与医学院、法国马赛医疗集团、日本藤田大学医院等国际知名医疗机构联合，在医院质量管理、学科建设、人才培养、科学研究等领域展开全面合作；同时开通了直通欧美顶级医疗机构的远程会诊平台，包括德国 VIVANTES 医疗集团、美国纽约长老会医院、美国克利夫兰诊所等。

上海市第一人民医院多年来始终坚持公益性原则，秉承社会效益最大化办院方向，以质量持续提升作为医院的核心管理目标，内外联动推进医院可持续发展，不断提高患者满意度。革新内部管理模式，在国内率先提出"六梁六柱"医院全质量管理（h-TQM）理论体系并付诸实践，通过结合卓越绩效准则标杆引领，倡导"质量·创新·共享"的医院文化，即以质量保障患者安全、以创新引领改革方向、以共享承担社会责任。医院始终坚持以严谨的医德医风、精湛的医疗技术和科学的管理方法，为患者提供优质、高效的医疗服务，为早日实现"健康中国 2030"的宏伟目标贡献智慧与力量。

一、医院历史，风雨兼程

1864 年，时任法国驻沪总领事租用外滩洋泾浜附近科尔贝尔路楼房，正式创立"Shanghai General Hospital"。医院起初规模极小，仅有床位 35 张。也许当时的创办者也未曾想到，这家以疗养院的形式收治居沪外侨病患的小医院，会在"公溥仁心，济世臻程"的理念下，走过一个又一个辉煌历程。

清同治三年（1863 年），法国驻沪总领事委托天主教江南教会筹备办院事宜，神父德雅克（Djako）以代理人出面筹资，在外滩洋泾浜附近科尔贝尔路

（Rue Colbert，今新永安路口、中山东二路 22 号）租用了一幢四层楼房作为院舍，年租金为 300 两白银。

1864 年 3 月，医院正式开院，定名"Shanghai General Hospital"。最初院舍有大小病房 17 间，共 35 张床位。1875 年 6 月 14 日，董事会与上海开业医师开会讨论医院迁址等有关问题，同意院方在公共租界地域内置地建造院舍，终使"越界置地，拓展院舍"事宜达成一致。同年，院方在上海市区外人口稀少的苏州河北岸虹口头坝渡（现北苏州路 190 号）购置荒地 18 亩（约 12 000 平方米）。

1877 年，医院搬入新址并定"公济医院"为中文院名，与 Shanghai General Hospital 英文院名并用（见图 2）。在搬入新院址后，医疗工作沿用之前的外国教会机构委派和约请院外开业医师形式，护理人员则全为修女。其中地位最高的一位嬷嬷竟然是来自奥地利的公主，名叫赫海伦。她带领修女们为医院普及医理，尽心尽力，直到 1953 年才启程回国。截至 1935 年 9 月，医院共有修女 30 名，护士 12 名，床位 270 张，其中 47～50 张为免费床位（供外籍人士使用），住院病人最高达 150 人，门诊病人每天五六人，施诊时期曾达八九十人。

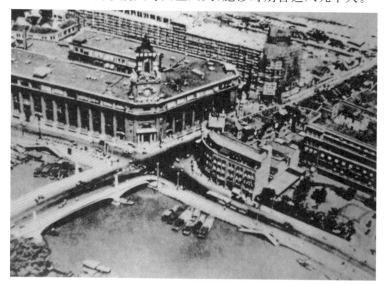

图 2　1877 年，上海市第一人民医院（时名公济医院）在苏州河畔的院址

抗日战争胜利后，国民党政府委派朱仰高来沪接管公济医院。在此期间，公济医院创造了诸多"第一"，妇产科、门诊部亦在此时初创。其中最为后人所津津乐道的便是创立了"流动医院"。当时公济医院通过筹措资金购买卡车，并经过相关改造,创建了一支流动医院车队,这一举措是如今送医送药下乡活动的先河。

1949 年,上海解放,公济医院划归上海市人民政府领导。1952 年 8 月 18 日,上海市卫生局向上海市人民政府提出将"公济医院"改名为"上海市立第一人民医院",同年 9 月 6 日市人民政府下发同意批复,1953 年 1 月起新院名正式使用。

1960 年 2 月 20 日,上海市立第五人民医院整体搬迁至闵行区鹤庆路。上海市卫生局将该院原院舍(虹口区武进路 85 号)调拨给医院。至此,医院院舍由一处拓展为三处:北苏州路 190 号为院本部,设内科、外科、医技科室、门急诊部、行政管理部门;武进路 85 号为院分部,设妇产科、小儿科、眼科、耳鼻喉科、口腔科;北苏州路 410 号暂作教学用房(1971 年 5 月起又改为门诊部)。调整后,全院床位达到 672 张,其中,内科 159 张、外科 198 张、妇产科 110 张、儿科 64 张、眼科 48 张、耳鼻喉科 42 张,其他科室 51 张。年门诊量由 1953 年 119 610 人次增至 1965 年 904 860 人次,急诊量由 4 654 人次增至 10 567 人次,住院人数由 10 428 人次增至 18 527 人次。

1966 年 2 月 16 日,医院正式更名为"上海市第一人民医院"。1979 年起,医院"以医疗为中心"全面加强业务建设,医疗工作取得明显进展,医护质量和技术水平不断提高。

1982 年,医院与上海医科大学恢复教学协作关系后,设立医学分部,确定为教学医院,最后发展为上海医科大学市一临床医学院。上海医科大学 1986 年在医院聘任了博士、硕士研究生导师,1988 年又聘任正、副主任医师为该校正、副教授,医院的教学力量与机构得到进一步充实。同时教学任务也不断提升,从开始培养本科生、硕士研究生、博士研究生到承担博士后培养任务。

1992 年初,根据卫生部关于开展医院等级评审工作的通知精神,以创建"三级甲等"医院为目标,按照上海市卫生局制定的《上海市三级综合性医院等级评审实施细节》的要求,全院进一步修订各项管理工作制度、岗位责任制,完善各项诊疗操作常规,并把各项工作纳入规范化、制度化轨道。医疗工作加强"三基"训练,狠抓医疗技术质量,提高技术操作水平。护理方面,加强分级护理、责任制护理及病房管理等项基础工作,对护士长及护士分别进行护理工作标准化、规范化训练。各职能部门进行大量资料汇集和统计,形成有关医教研等工作的质量指标。加强医德思想教育,建立院外监督员队伍,多方听取意见,改进工作,提高服务质量和病人满意度。按照达标上等要求,加大检查考核力度,做到逐项落实,1992 年底经上海市卫生局等级评审委员会检查验收通过,一院成为上海市首批三级甲等医院。

二、名医大家，医星璀璨

行医济世，济世先树人，医院的蓬勃发展必定扎根于人才。医院自建院伊始，便汇集了众多国内著名的医学人才，在之后的一个半世纪里，始终医星璀璨。

在1949年后，上海市人民政府先后聘请任廷桂、乐文照、胡懋廉、尤彭熙、陈鸿达、赵东生、龚闽珠、张友梅、黄正、林元英、潘景之等担任医院各科主任。至此，一支有多学科专家组成的技术骨干队伍成立了，公济医院也进入了一个医星璀璨，蓬勃发展的新时代。

这些知名专家们学识渊博，技术精湛，大多是我国医学教育界的老前辈，历来勤于治学，重视教育培养工作。他们入院任职后，不但增强了医院的技术实力，提高了医教研防水平，而且很重视人才的培养，为建立一支较强的人才第二梯队奠定了基础。

如乐文照主任主持内科期间，十分强调病史书写的规范化，重视查房，并结合临床进行教学。在查房中围绕如何解除患者病痛，进行现场指导，通过言传身教对中、青年医师进行传帮带。当时下级医师把跟随主任查房视为增长知识，吸取经验，提高自己临床水平的极好机会，轻易不肯放弃。院领导充分利用这一优势，因势利导，注重调动老专家、老教授的积极性。主任也毫无保留地向下级医师传授经验，使临床医师的业务水平和实际工作能力进步很快，很快发展起来。

任廷桂主任在培养外科医师上，除医学理论、技术指导外，更有独到之处，提出"三三制"，即规定外科医师独立施行手术前必须先观摩三次手术，做三次助手，在上级医师指导下做三次主刀，然后才能独立手术。这种"三三制"的培养方法符合积极慎重又循序渐进的教学原则，既保证了手术质量和医疗安全，又使临床医师能够在较短时间内掌握手术要领。

在第一代老专家们的严格要求和倡导下，医院各科逐步完善了各自业务范围的诊疗常规，建立了三级查房、疑难和死亡病例讨论、临床病理讨论等规章制度，并且长期坚持，不断充实完善。在此基础上，乐文照、任廷桂两位主任本着相互学习、取长补短的愿望，在上海市第四人民医院、上海市第五人民医院等医院有关科主任的积极响应下，发起创办了内科"东区病例讨论会"和外科"桥北读书会",每两周举行一次活动,开展学术讨论,交流经验,此举深受虹口、闸北、黄浦、杨浦等区兄弟医院同道们的欢迎。每次活动参加者十分踊跃,反映良好。外院同行普遍感到这种学术交流形式对于推动区级医院内外科业务水平提高有很大帮助。

各科在业务发展的基础上,专业人才也不断成长,经过老专家的倾心教育指导,年轻医师的自我努力学习,医院涌现出如张振球、颜和昌、李宝华、黄硕麟、王文英、沈时霖等一批有钻研创新精神,践行实干的人才。他们脱颖而出,成为继老专家后的第二梯队,为医院的发展奠定基础。

三、科研之路,敢为人先

科研之路没有捷径,须以筚路蓝缕之身,行前人未至之路。近年来,医院获得了多项国家级、市级的科技奖项,将医院建设成现代化的研究型医院是我们发展的愿景,在科研的道路上,医院将继续砥砺前行。

中华人民共和国成立后,医院规模不断扩大,医疗任务日趋繁忙,危重及疑难病例增加,需要新的医疗技术去解决临床上遇到的难题,因此医院日益重视医学科研工作,广大医务人员从事科学研究的积极性也在不断提高,并取得不少成果。在20世纪五六十年代,医院科研工作注重结合医疗工作进行临床应用技术的研发,并取得显著成绩。

1950年医院外科医师霍銮锵参加抗美援朝医疗队期间,根据战地抢救工作需要,研究出快速输血方法,用自行研制的输血器具和加压装置,将血液加压后由动脉快速输入体内,为提高抗休克的成功率作出重大贡献,并因此荣立战功。

1951年耳鼻喉科李继孝、张立江等组建的课题组,在胡懋廉教授指导下,进行了中国人气管长度的测量研究,两年内共测定400例,经统计分析,形成国内首次研究结论。该成果对进行气管镜检查时,准确找到支气管开口具有重要实用意义,医学界评价这是一项极有价值的研究成果。

20世纪50年代,人工心肺机及体外循环技术在国外已成功应用于心脏手术,为填补空白,国家科学技术委员会将人工心肺机及体外循环研究列入国家重大科技攻关项目,由上海市承担攻关任务。1956年上海市卫生局成立体外循环研究协作组,调动全市卫生系统力量联手攻关,特邀医院外科主任、时任上海市卫生局外科总顾问的任廷桂教授担任上海市体外循环研究协作组组长,为上海市如期完成人工心肺机试制任务作出重大贡献。

耳鼻喉科尹慧珠医师从针刺可以缓解扁桃体手术后吞咽时咽喉疼痛的实践中获得启发，与针灸科黄羡明主任合作做研究。1958年8月30日，黄主任采用"术前持续运针的导气针刺手法"止痛替代奴佛卡因局部浸润麻醉，尹医师选择病人并主持施行扁桃体摘除手术获成功，开创了我国针刺麻醉之先例，并被载入《上海卫生志》。自此针麻技术在全国广泛开展。

1960年心内科刘忠豫、颜和昌医师与上海市医药公司医疗器械修理部合作，着手试制心向量图描记器。1962年试制成功第一台国产心向量图描记器，其性能接近进口产品而制造成本仅为进口产品的三分之一。

霍銮锵、方作平、刘忠豫、颜和昌等16位内外科医师组成攻关小组，与上海继电器厂协作，研制心脏起搏器。不久便研制出中国第一台"导线经皮式心电起搏器"，于1962年10月3日为一例III度房室传导阻滞的30岁男性患者进行起搏治疗，比世界第一台心脏起搏器植入人体早4年时间。后来又对感应式半埋藏心电起搏器进行了多次改进。1971年5月10日，为患同样疾病的20余岁女性做心脏起搏治疗成功。更换多台起搏器后，至今已存活40多年，成为目前国内安装心脏起搏器存活时间最长者。1964年，课题论文《两种自制心电起搏器的实验研究和初步临床应用》在《中华医学杂志》上发表，同年，该项成果参加上海市"四新"技术交流展览会展出。

1978年卫生部、上海市相继召开科技大会，一院21项科研成果获奖。其中，《视网膜脱离手术的发展》等7项成果获全国科学大会奖；《针刺麻醉》等4项成果获全国医药卫生科学大会奖；《子宫颈癌的防治研究》等9项成果获上海市重大科技成果奖；《脊髓灰质炎后遗症的手术治疗》获贵州省科学大会奖。这些奖项集中展示了一院20世纪50年代以来的优秀科研成果，也反映了一院当时的科研水平。

全国科技大会后，院领导重视科研工作，进一步加大科研工作力度，相继恢复、改建和增设了一些学科研究室；将科研管理工作从医务处分出，设立科教处；建立一系列科研激励机制和制度。当时医院正处于大范围院区改扩建当中，在医疗业务、资金投入、空间场地等都有极大影响的情况下，医务人员的科研创新积极性还是得到了极大调动。在1980年至1994年间，医院有49项科研成果获得60个市级以上奖项。其中国家级奖项7项，部（委）级奖项8项。

1995年以来，一院实施"人才强院""科教兴院"的发展战略，科学研究以临床问题为导向，内容上呈现出从临床技术创新到基础研究探索的多样性，取得了丰硕的研究成果。这些高水平的研究成果，产生于一院传统优势学科，如眼科、移植与泌尿外科，同时也来自2000年以后迅速发展的学科，如普外科、妇产科等。

进入 21 世纪，医院医学基础研究不断深入，科研论文的发表数量与水平都有较大提高。中国科学技术信息研究所发布的统计资料显示：医院发表的 SCI 论文数量在全国医疗机构中的排序，2000 年、2001 年分别为全国第 11 位、第 9 位；SCI 论文数 2010 年为 66 篇，2011 年跃至 134 篇，2012 年再增至 186 篇。其中，医院黄倩教授与美国科罗拉多州立大学李川源教授合作，1999 年在影响因子 32.438 的 *Nat Biotechnol* 杂志上发表题为 *Noninvasive visualization of tumors in rodent dorsal skin window chambers* 的论文；2011 年 7 月，在影响因子 25.43 的 *Nature Medicine* 杂志上发表题为 *Caspase 3-mediated stimulation of tumor cell repopulation during cancer radiotherapy* 的论文。该研究发现了被称之为"凤凰涅槃"的肿瘤治疗失败和复发的重要信号通路。对目前以诱导肿瘤细胞死亡为主要手段的肿瘤治疗方案和治疗策略提出了挑战——在诱导细胞死亡的同时需要避免诱发肿瘤再增殖。这为提高和改善肿瘤疗效提供了新的思路和理论依据，开启了崭新的研究肿瘤治疗失败和复发的路径。

四、扎根松江，区域医疗

新松江路 650 号，当年种下的香樟树苗，已经三四米高，一条叫沈泾浜的小河从医院绿地间穿过。作为上海落户远郊的首家三甲综合性医院，上海市第一人民医院自 2006 年起倾心开垦南部（松江院区），新"萌芽"的松江院区以超乎想象的速度，迅速成长、成熟。"假以十年，何事不成？"当年，医院是以这样的自信和决心来到松江的，现在，医院在南部兑现了自己的承诺，一个现代医院管理"作品"，在浦江之源展现出不一样的生机。

上海市第一人民医院是家"百年老店"，在上海最繁华的外滩不远处驻留了 155 年，它为何会将自己的新院区选址在距离上海市中心 50 多公里的松江？要回答这个问题，需要将时间拨回到 2000 年。这一年召开的上海市卫生工作会议上，上海市政府做出了"医疗资源向郊区转移"的战略规划。松江作为当时市政府规划的"一城九镇"中唯一的"城"，战略位置举足轻重。松江坐拥沪杭铁路、沪杭高速、沪青平高速等交通干道，是人口导入区，但医疗资源却相对薄弱。城市人选择居住地，首先考虑的就是医疗和教育资源，松江非常需要一家实力雄厚的大型医院。

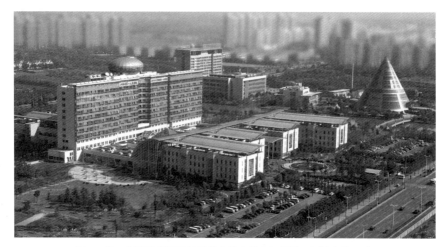

图 3　第一人医院松江院区是沪上首家落户远郊的三甲综合性医院

　　一院决策者以长远的眼光和过人的魄力,做出了去西南郊区"垦荒"的决定。

　　十多年前,上海三甲医院还没有一家"开"到郊区,这家医院就这样成为优质医疗资源填补郊区医疗洼地的探路者。

　　做探路者,不容易。新院区从规划开始,就没有因为地处郊区,而降低标准,管理者的要求不是建一家"分院小弟",而是要建设与位于虹口区的一院老院区具有同样技术实力和服务品质的全新现代化院区。

　　后来的发展证明,医院南部的建设理念不仅契合了城市发展的需要,也回应了卫生主管部门对公立医院促进优质医疗资源均衡上的要求。医院运行3年后,2009年2月,上海市委、市政府将医疗资源布点调整列入本市新医改重点工作,启动了中华人民共和国成立以来上海规模最大、力度最强、投入最多的新一轮医疗资源布点调整项目——上海郊区三级综合性医院"5＋3＋1"建设工程,以促进优质医疗资源均衡。医院南部的开拓性实践,为政府在相关工作领域的重要决策提供了依据,也为其他医院到郊区发展提供了可以借鉴的范本。

　　在名医院、大医院林立的上海,再建造一个大规模的三甲医院新院区,而且还是开在远郊,没有自己的特色是不可能成功的。医院南部将发展目标,定位为"现代化、研究型"。"现代化"包含了硬件和软件上的现代化。硬件现代化,说的是医院的就医环境要适合现代病人的要求,这是基本的要求,不难实现。难的是软件上的现代化。软件现代化,除了医疗技术的现代化,还要从服务效率和服务水平上符合现代人的要求。

关于"研究型"的定位,上海市第一人民医院在 155 年的历史上,特别是医院发展的早期,曾经创造过多个医疗技术上的上海第一、全国第一,医院有着浓厚的科研传统,因此,松江新院区虽然地处郊区,却并不会仅仅满足于基本临床治疗,而是会发展以临床为基础并能促进医疗发展的研究。

十余年来,医院南部众多的技术突破,不但填补了多项空白而且也走在了国内同行的前列,引领了技术的发展。

2016 年 1 月,一院在南部正式建立临床转化研究院,重点聚焦肠道微生态组学与慢性重大疾病、肿瘤细胞代谢、临床免疫学等领域。其中王传贵教授团队 2016 年在国际权威期刊 *Nature Communications* 发表重要研究成果。

2013 年,一院内分泌科联合松江区泗泾医院,开展了肠道微生态与糖尿病、多囊卵巢综合征的转化医学研究。对当地 45 岁以上 8000 多例常住居民糖代谢异常进行了流行病学调查。将研究视角独到地放在肠道微生态与糖尿病、多囊卵巢综合征上,这在国内尚属先试先行。人体共生微生物与机体健康关系密切,其结构失衡在代谢障碍性疾病的发生、发展中具有重要作用。"千里之堤,毁于蚁穴",肠道菌群的异常发酵可能是糖尿病、多囊卵巢综合征等慢性代谢障碍性疾病发病的触控点。中国糖尿病人数全球排名第一(1.09 亿人),糖尿病及其合并的心、脑、肾、视网膜慢性并发症,已成为国民健康的主要威胁。至今国际上对糖尿病、多囊卵巢综合征及其并发症的流行尚无非常有效的控制方法,该研究创新性地以肠道菌群为靶点,通过膳食干预调控代谢紊乱,可谓一种全新的探索与尝试。

发挥区域中的引领作用,是未来大型公立医院最重要的职责,公立医院好不好,不再是看"体量",而是看"影响力"。公立医院应该成为常见疾病的规范化诊断示范中心、疑难危重疾病的会诊抢救中心、医疗行业标准的制定中心、临床医学人才的培养中心、临床技术的研发中心、现代医院管理制度的创新中心。这些功能,才是公立医院在整个医疗体系中最重要的价值,也是一院正在追求的目标。

与十余年前相比,现在的松江新城,人气越来越旺。每到节假日,泰晤士小镇人头攒动,是年轻人的乐园;而广富林文化遗址公园,则以充满着古韵的环境,吸引着游览者。上海市第一人民医院南部,一边伴随和支撑着这座充满活力的新城不断成长,一边完成了自己稳健的起步。这个新院区的履历,将为中国公立医院改革,提供难得的经验。(本章节部分内容摘自 2016 年 11 月《新民周刊》)

五、创新服务，让患者"再少跑一次"

2018年，以"让患者看病再少跑一次"为目标，上海市第一人民医院将散落在医院各个部门的服务升级项目集中梳理，开启了一场持续全年、贯穿全院、全员动员的医疗服务全流程系统化升级。在这家医院的探索中，信息化、资源整合、设备升级、流程改造等都被看作是实现就医体验改善的手段，所有的手段都围绕着患者的感受。

进医院先挂号付费、再看病，是大家已经习惯的流程。但在上海市第一人民医院急诊，患者却可以"先看病，后付费"。

在以往，患者到达急诊后，首先在急诊预检台预留个人信息，根据个人信息生成就诊号。按照医疗相关要求，急诊预检根据患者病情将患者分级：一、二级患者属于危重患者，各医院必须以最快速度提供救治；分级为三、四级的急诊患者，传统上还是需要先挂号再就诊的。

不过，在升级后的急诊新流程下，三、四级患者也可以直接排队就诊，就诊后根据医生医嘱到收费处付费，检查费用或药费与挂号费一同收取。从运行以来的情况看，急诊部患者欠费率在1.8%左右。医院相关负责人告诉患者，这个欠费率基本在医院正常欠费范围之内，而且随着个人信用系统的不断完善，相信今后欠费情况会逐渐下降。

除了"先就诊，再付费"，在支付流程上，一院还有一个尝试是"诊间付费"。所谓"诊间付费"，意思是患者看好病后不需要到付费窗口或者自助付费机上交钱，而是在诊室里通过医生的电脑系统付费。一院南部门急诊办公室主任吴惠静介绍，医院充分考虑各个科室的具体情况，在一些不是那么"着急"的科室里，鼓励医生为患者提供"诊间付费"服务。目前在皮肤科、口腔科、针灸科门诊，诊间付费几乎已成为一种常态和习惯。

借助信息化的支付流程改造，患者到医院后的就医少了排队等候，多了安心和舒适。患者到达医院之前的预约挂号，是否也能借助信息技术变得更加方便？一院北部门急诊办公室主任朱彦琪告诉患者，目前医院向患者提供了微信、支付宝、诊间电话、一站式自助机、出入院服务中心、服务台人工预约、医院官网、申康医联网、掌上市一应用软件等十种预约方式，覆盖普通门诊和专家门诊。

到大医院看病，方向感再好的人，恐怕也会迷路。特别是上海不少历史悠久的大医院，受到空间的限制，医院内部大多如迷宫般复杂。一院位于老城区的虹口院区"地形复杂"的情况就比较明显。

为了让患者不跑"冤枉路"，医院升级了原有的院内实景导诊系统，最新启用的"5G 智能 AR 全程导诊系统"，直接与医院官方微信服务号及 HIS 系统对接，可在手机上实现院内 5G 支持下 AR 实景智慧导诊，精度精确至 1 米。

过去我们理解的医院导诊，一般是输入某个目的地，导航将患者引导到这个地方，前提是患者首先得知道自己要去哪里。新的导诊系统变得更加"聪明"，登陆并绑定就诊卡后，它可显示出医生为患者开的医嘱，这些医嘱涵盖化验、B 超、CT、取药等 1 000 余条常用项目。也就是说，导诊系统不仅知道"怎么去"，还可以根据你是否缴费、是否预约的情况，告诉你现在"该去哪"。

患者只要在医院公众号上绑定自己的医保卡号，在线预约并来院挂完号之后，打开导航界面，系统就为患者规划好就诊流程，设置好路线了。在选择"实景导航"后，一条蓝色路径出现在了手机摄像头拍摄的即时实景画面上，随着手机移动，路径也随之调整方向，指示患者直走、转弯。系统不但能精确识别手机位置和方向，定位精度也提升至 1 米，这正是大多数诊室入口的门宽。也就是说，"智能 AR 全程导诊系统"可以将患者精确带领到任何一个诊室门口。此外，得益于先进的最优路径算法，这一系统在面对跨楼层路线时，还会自动选择最合理、快捷的跨楼层方式，楼梯、电梯、连廊等多方式可以任意切换，确保患者少走弯路。

此外，上海市第一人民医院是上海大型公立医院中较早设立一站式出入院服务中心的医院之一。在 100 平方米宽敞独立的服务中心内，融合了医疗、护理、药学、财务、信息、后勤等多部门的工作，提供床位调配、入院处置、检查预约、药物咨询、健康宣教、出院随访、信息支持等集约化综合服务。患者入院时，从原来需往返奔波于近十个部门，变成在出入院服务中心一站式完成，使得患者办理出入院相关手续的平均时间下降了 44.61%。

缩短患者入院等待，不仅仅依靠看得见的服务中心，更核心的原因是看不见的流程改造。患者在门诊登记入院时，医生同时开立各项检查医嘱，出入院服务中心的护理人员会提前为患者预约，并根据各项检查要求告知患者注意事项。这样，患者在入院当天就基本完成了术前检查项目，所有的检查报告通过信息系统自动推送给主诊医生。通过优化检查预约，患者等待检查的时间减少了 81.18%（10.53 小时）；患者在多个检查部门间的往返距离缩短了 50.18%。

一院出入院服务中心 2015 年 6 月开始运行，统计数据显示，至今，中心帮助手术患者平均术前等待时间缩短 13.54%（0.50 天），平均住院天数下降

9.35%（0.93 天）；仅住院床位费一项就为患者节约费用近 10%（22.72 万元）。

据医院南部出入院服务中心项目负责人李萍介绍，医院正在探索将出入院服务中心的功能做进一步延伸。比如已经度过急性期的患者，出入院服务中心可以协调转介到区域内康复机构、二级医院或社区服务中心。2017 年至今已转介神经内科、骨科、急危重症科患者 63 例到上海市第五康复医院。患者转院后接受专业的康复治疗，这不仅提高了三甲医院的床位周转效率，还能够更好地满足患者康复期的健康服务需求、提高术后康复效果及生活质量、减少患者的家庭经济负担及社会经济负担，深化了医院出院服务的内涵，实现了医疗服务的纵向延伸。

一家医院，为何要花如此大的精力提升治疗之外的服务能级？国家卫生健康委员会提出新一轮"改善医疗服务行动计划"，上海卫生系统也正在打造医疗领域的上海服务品牌，上海医疗服务的品质，体现在医疗过程中的每一个细节，因此，一院在"让患者再少跑一次"理念与项目框架下，策划、践行了这一系统化的服务升级工程，希望为上海服务品牌增一分色彩。接下来医院也在进一步细化升级电子就诊卡、长三角远程挂号、长三角患者远程会诊中心等惠及长三角患者的服务体系。

六、国家战略，布局长三角医疗一体化

2016 年 10 月，"长三角城市群医院协同发展战略联盟"成立。由上海市第一人民医院、江苏省人民医院、浙江省人民医院与安徽省立医院共同牵头发起的联盟如今已覆盖 26 个城市的 112 家医院，大家协力筑起"六张网"（急危重症救治网、慢病防治网、专科联盟网、异地医保结算网、远程门诊网、空中救援天网），促进了长三角区域的高质量医疗发展。

2018 年初，流感病毒肆虐。浙江省瑞安市人民医院接连收治了两名"大白肺"（重型流感肺炎患者）。体外膜肺氧合（ECMO）是这一死亡率高达 50% 以上急症的唯一理想治疗选择。浙江省人民医院与上海市第一人民医院危重病科先后派出人手，三支队伍共同守在病床前，开展了该院首例 ECMO 联合俯卧位通气治疗，最终成功完成抢救。

ECMO 被誉为急危重症患者的"救命稻草"，应用水平能够代表医院、地区乃至国家的危重症急救水准。两年来，眼见着长三角地区一个个县级市也陆续具备了这项尖端技术，一张急危重症救治网全面撒开，一院危重病科主任王瑞

兰颇为感慨，"从一家医院到一座城市再到一个城市群，患者看病更便捷了，医生的底气也更足了"。

这是上海市第一人民医院、江苏省人民医院、浙江省人民医院与安徽省立医院共同牵头发起的"长三角城市群医院协同发展战略联盟"中的一幕。2016年10月，"长三角城市群医院协同发展战略联盟"成立。由上海市第一人民医院、江苏省人民医院、浙江省人民医院与安徽省立医院共同牵头发起的联盟如今已覆盖26个城市的112家医院，大家协力筑起"六张网"（急危重症救治网、慢病防治网、专科联盟网、异地医保结算网、远程门诊网、空中救援天网），促进了长三角区域的高质量医疗发展。

看病需要大数据。因长三角民众相近的生活方式而形成的趋同疾病谱，使得在此的全国六分之一的人口为临床研究积累了充分样本。

在我国，糖尿病前期患病率高达50.1%，每年用于糖尿病的治疗费用高达2 000亿元人民币。

"从预防到康复不是一家医院能完成的，必须打造联动的城乡医疗服务体系。"一院内分泌科主任彭永德告诉记者，在开展了6年的长三角内分泌论坛基础上，长三角糖尿病专科联盟2018年4月成立。"这一次，我们主打沪苏浙皖的县级人民医院。"

从上海松江泗泾到江苏南通启东，一次真正下沉至社区糖尿病管理队列的研究拉开序幕。"结果发现，在饮食中增加大量多样化的膳食纤维，可通过改变肠道菌群结构来改善2型糖尿病患者的疾病进展与症状，并直接反映为糖化血红蛋白指标降低。"多科室的院际合作，最终促成这一关于2型糖尿病综合防治的新突破登上2018年3月的《科学》杂志。

"在长三角的一小时高铁圈里，民众就医的流向很难以他人意志为转移。"一院副院长夏术阶坦言，"要想真正做到'大病不出县'，打造高地可不够，还必须填补洼地，建立覆盖各学科的专科联盟。"省级医院将以专科联盟为基础带动县级医院共同发展。

只要看病，就绕不开医保结算的问题。在长三角地区，工作在上海、生活在苏浙已成了一些人的常态。若看病都得回老家报销，岂不麻烦？一院总会计师夏培勇介绍，国内医保统筹目前以县为单位建立，造成支付范围、结算标准的差异，同时还有信息缺乏共享等问题。面对这块必须啃下的"硬骨头"，联盟出手了。

在一院门诊大楼一楼，操着安徽口音的工作人员正通过阜阳市医保异地结算处理机为周老伯进行异地结算功能激活。"10多年了，一院专门和我们阜阳的医保结算结了对子。"阜阳医保中心基金科科长王军介绍,进入新世纪后,1 100余名上海知青大多回沪养老。2005年,一院率先在院内设立阜阳医保局上海服务中心,患者可在阜阳结算专用窗口直接刷卡结算,免去垫资再结算的往返奔波。

"异地医保报销比例是80%,比在本地少10%,但比起奔波的时间精力成本,还是实惠了不少!"周老伯此次是来做前列腺癌根治术的,已经恢复行走的他有些兴奋。据悉,一院信息处、财务处和医保办为此共同完成了各地与上海间的海量医保目录核查匹配、医院终端读卡设备改造等,在2017年7月加入了全国异地医保结算平台,截至2018年5月底,已有3 145名患者获益。

除了远程会诊、查房,联盟已开始积极探索远程门诊模式。

下午两点,一院北部肿瘤科主任李琦打开电脑登录远程会诊平台,通过4K高清摄像头与400公里外的瑞安市人民医院肿瘤科连线。68岁的直肠癌患者郑先生曾在当地接受姑息治疗,但目前肝肺等脏器出现转移迹象。近一小时的读片讨论后,新的化疗方案出炉。

"未来,三省一市三甲医院的高级医生将统一排班,联盟内所有成员单位都能实时看到专家门诊时间表。"李琦说。目前虽然还没有正式的费用结算标准,但各个科室都已如火如荼地开展起这项费用为零的"线上门诊","县级医院的医患双方都有了定心丸,我们也终于找到了合适的顾问"。

2017年11月,安徽芜湖飞来的直升机降落在一院南部停机坪上。73岁的阿婆不慎被食物噎住后呼吸心跳停止,由于患有脑梗病史,家属权衡后决定到沪治疗。300余千米的路程若靠急救车转运,至少需要四五个小时,而在松江24小时待命的空中救援医护人员接到通知后,在不到两小时内完成患者收治,为阿婆赢得了抢救时间。

一张空中救援"天网"覆盖长三角地区的每个角落,立体医疗服务体系已初见规模。安徽省立医院党委书记刘同柱说:"从最初一拍即合的一腔热情,到后来真正踏实做事,大家正从观望者变成参与者。"

"以往医院弥漫着的小富即安情绪,如今都已消失殆尽。"浙江省人民医院院长黄东胜自豪地说,联盟成立以来,医院自身综合实力显著提升,并带动了基层医院共同发展。"站上共享时代的长三角,我们必须携手走资源共享、优势互补、合力共赢的路。"江苏省人民医院院长唐金海认为,医疗技术日渐扁平化的新时代,长三角的腹地城市也可借助互联网的东风一跃成为前沿。

这些日子,联盟成员单位们更加充实而忙碌了:以专科联盟建设为主的培训、调研正在稳步开展。据悉,长三角城市群县级医院专科建设的基线调查表设计、发放及回收已排上日程；在县级医院科主任研修班等活动的基础上，以专科为单位的医生手机应用软件和微信群也正在建设中。下一阶段，联盟将以现有医院平台为基础，通过人工智能影像、个人健康档案等服务，进一步推动医疗业务协同和分级诊疗，逐步实现无缝转诊。（本章节部分文字摘自 2018 年 6 月 19 日《解放日报》）

七、党建文化：白衣在身，党建为魂

医院要发展，关键靠人才。如果说，好医生如同一颗颗闪闪发光的珍珠，那么，如何将这些珍珠最终串联成一条熠熠生辉的珠链？上海市第一人民医院给出了答案："白衣在身，党建为魂。其中这根似乎'看不见'的线条，就是党建工作。"

2016 年在全体党员中开展的"两学一做"学习教育，是以习近平总书记为核心的党中央加强党的思想政治建设的一项重大部署。对此，上海市第一人民医院以开展"两学一做"为契机，从日常工作入手、从医德医风着手，积极发挥党员先进模范作用，坚持"基础在学，关键在做"，用一年多的实际行动证明了：好党员与好医生，彼此交融，互相成就。

那么，上海市第一人民医院是如何具体实践的呢？可以用四个"紧扣"来概括：紧扣学习内容、紧扣党员标准、紧扣改进要求、紧扣本职工作。

医院党委通过动员部署，首先明确目标要求，落实党支部的主体责任；其次，在推进党建工作中，加强分类指导，以主题教育为抓手，鼓励支持各支部结合自身特点，学理论、上党课，"有声有色、有模有样"；再次，抓好学习教育的日常督查，通过支部例会学习，支部书记讲党课，党员谈体会等引导党员认真学习，做好典型示范引领。同时，通过发现问题、整改问题、坚持边学边做，以知促改，推动党员干部走在前列，干在实处，不断进步。

对此，一院脑胸整骨科党支部书记蔡郑东深有同感。"作为一名医生，也是一名党员，我该怎么做？我该做什么？这两个问题，我思考了很久。"他说，"两学一做，必须要跟我们实际工作相结合，才能真正领会其中的精神。因此，我作为科主任，同时也是一名支部书记，首先想到的就是通过学科建设、人才培养来开展我们的党建工作，通过实实在在的服务，为我们的患者减轻痛苦，带来福音，这既是我作为医生应尽的责任，也是我作为党员不变的要求。"

于是，蔡郑东带领支部党员们，积极深入社区，开展一系列义诊活动，把他们的服务力所能及地送到基层的每一处，尽可能为更多的居民与患者带来方便而优质的诊疗服务，真正将分级诊疗和医改精神落到实处。

"虹口8个社区，我们跑遍了。每两周一次，我们的医生会到社区开展义诊，已经坚持了一年多。在这个过程中，我们为社区的全科医生带来了实打实的帮助，同时也锻炼了我们自己的临床骨干，让这些年轻医生，同时也是年轻党员在历练中获得宝贵的经验，更获得一种自我实现的满足感，一种身为党员的荣誉感，这是更加重要的，也是我们坚持下来的初衷。"蔡郑东说，"同时，我们见缝插针地利用一切空隙时间，积极开展志愿者活动。比如，过年时，我们给那些因为住院而无法与家人团聚的病人送上祝福与礼物，我们和他们一起守岁，彼此赠送新年祝福。我最难忘的是有一次在病房志愿活动中，一位患者特地画了一幅画送给我。这是我的医生生涯中收到的最难忘的礼物之一，这幅画提醒我，身为医生，我应当如何坚守我的岗位；身为党员，我又应当如何执着我的理想！"

临床中，蔡郑东发现，骨肿瘤患者大多是孩子且来自农村，由于家庭经济条件差，很多孩子没有得到及时治疗，导致预后极差，严重影响了他们的生活质量，让他们的人生和家庭蒙上了巨大的阴影。如何帮助他们？在蔡郑东的努力下，由骨科发起，上海市第一人民医院与上海市宋庆龄基金会合作设立了"上海宋庆龄基金会——公济青少年骨癌公益基金"。

作为上海宋庆龄基金会首个与医院合作设立的公益基金项目，这一公益基金专门用于帮助因家庭困难而得不到及时医治的青少年骨癌患者，同时资助在骨癌领域取得杰出成绩的科学研究人员等。"希望通过这一基金的成立，加强整个社会对这类疾病的认识，唤起大家对于青少年骨癌的关注，为社会注入正能量。"蔡郑东说，"对我而言，这就是在实践医者神圣的职责，这就是在履行党员应尽的义务。把本职工作做好，对得起患者，对得起党和国家，这是我们医者与党员的双重任务，其实也是同一个崇高使命。"

对于蔡郑东的感慨，医院南部行政综合党支部书记万文也颇有同感。"我们举办'循浦江之源·筑公济医魂'义诊活动已有3年整，坚持每月巡回下松江15个社区为老百姓送上家门口的健康宣教和咨询服务，已开展89场，派遣专家432人次，这其中党员同志占了绝大多数。"在互联网时代，为了帮助更多当地居民掌握移动挂号、支付的便捷方式，支部最近开展了一个新的活动"请让我来帮助您"。党员同志利用午休时间，在门诊自助服务区、候诊区、药房等重点区域，做起了志愿者，亲手为老年患者解释"扫二维码"，为"非现金交易"提供解答疑问、就诊引导等便民服务。短短两周，已有27位党员和积极分子参与，服务患者约 780 人。从 5 月开始,志愿者队伍将扩展到支部所在部门的全体群众。支部党员纷纷表示,活动不但加强了自身对于一线业务流程的了解,更提升了党员的幸福感和支部的凝聚力。"我们有位党员志愿者还是孕妇,但她依然挺着大肚子,为别人进行导医服务。有一个孩子来到她身边,忍不住用小手摸了摸她的肚子,孩子那好奇的眼神与萌萌的笑容,令她十分难忘。她说:'感谢我们的支部开展了这样好的活动,让我们能从另一个角度,更深刻地体会到人与人之间的感情,体会到生命的温暖。'这些,都令我们非常感动。"

"请让我来帮助您"只是一院开展"微帮助"活动的一部分。"无微不至",是该院党支部的活动口号,也是全体党员"两学一做"的行动纲领。

"我们注重学习的针对性、时效性、组织性、系统性、趣味性,同时也加强支部成员之间的团结协作和互助互爱。比如,我们在支部老党员同志带领下开展'微关怀'活动;再如,支部通过'微拓展'倡导绿色出行,全程拾捡垃圾,为优美环境尽绵薄之力。通过迎新登高赛跑、摄影比赛等,在活动中加强对彼此的了解,增进大家同为医者的深厚情谊。"说起各项活动,万文如数家珍,"此外,我们还通过在支部内部开设'一对一''多对多'谈心小组活动进行'微交流',成立健康运动角'微运动',去联建单位体验生活'微体验',针对工作瓶颈群策群力的头脑'微风暴'等丰富多彩的活动,不断增进党员干部对支部党员的全方位了解,同时更为党员间相互交流、支部发展献言献策提供了一个很好的平台……"

一直以来,一院坚持把"两学一做"贯穿于每一个医生的日常,每一个党员的平常。通过深度融合,从而内生动力,让党员同志真正成为主角,打通学与思、知与行之间的壁垒,发挥主人翁精神,从"要我学"到"我要学",从"学一阵"到"学一生",真正把"两学一做"做精、做细、做实,最终实现"同频共振"的理想状态,让每一个细节都体现同一个宏伟理想,从而共同实现健康中国梦!(本章节部分内容摘自 2017 年 5 月 19 日《健康报》)

(注:本文信息数据截至 2018 年 12 月 31 日)

(李红怡　胡　杨)

积极参与国际合作与竞争、对接国家战略、服务上海发展,实现从"重点突破、优势凸显"向"全面提升、整体一流"发展的转变。

精诚医道护佑生命　仁心尚德服务患者
——附属第六人民医院发展纪实

上海市第六人民医院(简称六院,见图1)始建于 1904 年,2002 年成为上海交通大学附属医院,是一所三级甲等大型综合性教学医院。医院占地 86 168 平方米,建筑面积近 240 000 平方米。医院学科设置齐全,专业突出,设有 46 个临床医技科室。

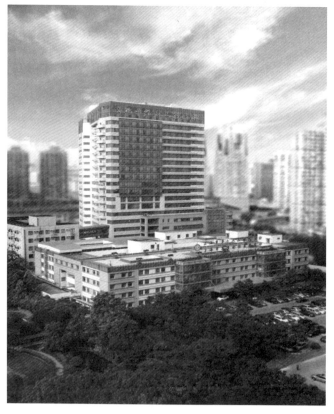

图 1　上海市第六人民医院

目前,上海市第六人民医院有国家临床重点专科 6 个,分别为骨科、内分泌代谢科、耳鼻咽喉科、医学影像科、运动医学科、急诊医学科;国家重点学科 3 个,分别为骨外科学、内分泌与代谢病学、心血管病学;国家中医药管理局重点专科 1 个,针推伤科;上海市"重中之重"临床医学中心 2 个,分别为创伤骨科与骨关节疾病临床医学中心、内分泌代谢疾病临床医学中心;上海市"重中之重"临床重点学科 1 个,医学影像学;上海市医学领先重点学科 3 个,分别为四肢显微外科、内分泌代谢科、介入影像学;上海市临床药学重点专科 1 个,药剂科。

2018 年,上海市第六人民医院组织申报"上海市临床重点专科"。骨科、内分泌代谢科和医学影像科成功入选。医院"胸痛中心"获得"中国胸痛中心认证工作委员会"认证并授牌。在此基础上"心衰中心""房颤诊治中心"也相继获得认证及授牌。

在复旦大学医院管理研究所发布的 2016 年度全国医院排行榜中,上海市第六人民医院综合排名第 25 名,骨科第 4 名,内分泌代谢科第 4 名,耳鼻咽喉头颈外科第 7 名,超声医学科第 8 名。在中国医学科学院发布的 2017 年度中国医院科技影响力排行榜中,医院综合排名第 35 名,骨外科学第 1 名,内分泌及代谢病学第 4 名,耳鼻咽喉科学第 13 名。

上海市第六人民医院还是全国综合性医院中医示范单位,医院设有上海市急性创伤急救中心、上海市危重孕产妇会诊抢救中心、上海市脑卒中临床救治中心、生殖医学中心、上海市传染病专科诊治中心、上海市医疗设备器械管理质量控制中心、上海市病历质量管理质量控制中心。

2009 年,上海市政府为了解决郊区市民看病难的民生大事,启动了上海 30 年最大规模的医疗资源布点调整,开展了"5+3+1"项目部署。2012 年 10 月 26 日,上海市第六人民医院东院开业(试运行)庆典仪式在浦东新区南汇新城环湖西三路 222 号举行。医院树立"一体两翼"发展理念,传承上海市第六人民医院母体医院的医疗特色和百年文化,实行两院一体化管理。作为本市"5+3+1"实事工程中率先投入运营的上海市第六人民医院东院,在 2019 年获得上海市五一劳动奖状,为上海卫生健康系统赢得殊荣!

一、百年历史筚路蓝缕

回顾百年院史,是一副波澜壮阔的历史篇章,流淌在历史的长河中。追忆历史,不仅记载了每个人砥砺奋进的青春年华和丰硕成果,更是铭刻了医院兴衰和艰辛发展的光辉历程,印下了坎坷萍踪和浓墨重彩的辉煌印记。

19 世纪七八十年代,霍乱、天花等传染病数度流行成疫,上海急缺传染病的救护与治疗。一位定居租界多年的英籍医生致函上海公共租界工部局,提议建造一所传染病医院。光绪二十六年(1900 年),工部局批准建造华人隔离医院,主要收治华人中猩红热、白喉、天花、鼠疫、霍乱等恶性传染病患者。光绪二十九年(1903 年)工部局又签署决定建造一所专收外侨的隔离医院。院址在靶子路 41 号(现为武进路 85 号),紧邻华人隔离医院。为避免与华人隔离医院混淆,称之为西人隔离医院(Aliens Isolation Hospital),即上海市第六人民医院前身。

1942 年 8 月 7 日,为了彻底改善西人隔离医院的就医环境以及接纳犹太难民传染病人入院,工部局决定将隔离医院从大西路 63 号迁至大西路 23 号(现华东医院北楼,延安西路 251 号)维多利亚疗养院(又称维多利亚护士之家,S.M.C. Victoria Nursing Home)。

1947 年 3 月 1 日,市府发文决定将市立疗养院改组为市立第六医院(院址为中正西路 23 号,即今华东医院北楼)。1949 年 5 月 27 日上海解放,6 月,医院更名为上海市立第六人民医院,收治对象为解放军供给制干部。

1956 年 5 月 21 日,根据市卫生局指示,医院与原上海市第一公费医院对调,迁至北京西路 1400 弄 24 号,床位得到扩张,建筑面积也变大了,医院就医环境得到极大的改善。

为适应国民经济发展和改革开放的需要,1984 年,国务院决定在"七五"期间拿出 5 亿元,在全国范围内建设一批重点医院。卫生部和国家计委项目建议考察小组会同上海有关部门和领导进行项目考察,拟定以市第六人民医院的人员、设备为基础,新建一所具有相当规模和水平的中国式现代化医院。1985 年国务院投资 7 000 万元,上海市人民政府增加投资 3 900 万元,医院自筹 390 万元,共计 1.12 亿元,在宜山路建设了一所 1 000 张病床的综合性医院。

1987 年 2 月 16 日,新医院破土动工,基建工程打下了第一根桩,经历了 3 年多的日夜施工奋战,1991 年 4 月,医院基本竣工,这是自中华人民共和国成立以来上海自建的一所规模最大的综合性医院。新医院位于上海市西南田林地区的北侧,占地 154 亩(约 102 666.7 平方米),建筑面积 8.9 万平方米,全院绿化面积达 30%,绿树丛荫,环境舒适宜人。全院分为医疗行政区、教学实验区、后勤辅助区、集中绿化区。

新医院开张之前,国家领导人江泽民同志于 1991 年 5 月 10 日题词:"文明行医,优质服务,为人民健康造福。"原卫生部部长陈敏章亦作了"德高于行,业精于勤，赤诚为民、健康服务"的题词。

1991 年 5 月 29 日，位于宜山路的上海市第六人民医院人声鼎沸，彩旗飘扬。下午三点，新医院落成暨开诊典礼准时举行。现场汇聚着国内外嘉宾、国内顶尖的医学大家以及年轻的医生们，大家的脸上洋溢着自豪的笑容。陈敏章发表了热情洋溢的讲话："我希望六院的广大干部与职工要珍惜爱护管好用好这所现代化的医院，在一流规模一流设备的新医院中，创造出一流的医疗服务。"他还希望六院的干部学习管理理论，注重质量和效益，为现代化医院的管理创造新经验，走出新路子。

从战火纷飞的 1904 年到如今中华人民共和国成立 70 周年，从一所专门收治外侨的隔离医院到连续五届全国文明单位获得者，回首百年艰苦征程，筚路蓝缕，上海市第六人民医院在祖国波澜壮阔的征程中走过了悠长而又不平凡的历史。

截至 2018 年底，医院核定床位 1 766 张，实际开放床位 1 956 张，设有临床医技科室 46 个。上海市第六人民医院共有职工 3 219 人，其中，医生 907 人，注册护士 1 464 人，高级职称者 421 人。2018 年医院总收入达到 47.44 亿元，拥有包括核磁共振仪、单光子发射计算机断层扫描仪、直线加速器、数字减影血管造影等在内的世界一流医疗器械和工艺设备。

二、屡创第一的"市六"大家

医院传奇与奇迹的书写，离不开诸多名医良医的耕耘与付出。上海市第六人民医院以最大的支持力度给医生们创造科研、临床研究环境，引进功成名就的医学大家。他们不仅打响了上海市第六人民医院的招牌，也为医学事业的进步贡献了力量！

六院重点特色学科的建立与发展离不开前辈的开拓与奉献，细数中国医学历史上种种"传奇"与"第一"，很多故事都发生在这里。医院在当年基础极其薄弱、条件极其艰苦的情况下为我国医学事业开展了大量开拓性工作，创造、书写了很多属于上海市第六人民医院的奇迹。

1970 年 12 月，于仲嘉医生为浙江省丽水县农民商某离断长达 36 小时的前臂采用高压氧获得再植成功，成为世界上肢体离断再植时间最长的病例；1972年，眼科杨冠医师与上海市激光所合作研制成我国第一台激光虹膜切除器，可行虹膜切除术，治疗青光眼，亦可行虹膜囊肿、瞳孔膜闭等手术，开创了新的治疗方法;1973 年 7 月,一位电焊工的手被电击伤,前臂的屈肌发生了缺血性坏死,手腕和手指呈爪形,丧失了功能,来到六院就诊。陈中伟医生采用带血管神经的游离胸大肌移植获得成功,被英国医学杂志 *British Medical Journal* 评论为"它为人们开创这类手术奠定了基础"。

上海市第六人民医院超声医学的研究在国内首开先河,实力雄厚。1958 年,成功研制出中国第一台医用 A 型超声诊断仪。1960 年 1 月,六院成为上海医学专科学校教学医院。3 月,医院成立技术革新领导小组,大力开展技术革命与技术革新的群众运动,通过普中选尖,确定革新项目 143 项,重点项目 42 项,并对重点项目集中力量组织攻关。6 月,由中国科学院举办的第一届超声学术会议在武汉召开,六院代表在大会上发表《超声波临床应用的初步报告》,在全国产生重大影响。9 月,经上海市卫生局批准,成立上海市超声医学研究室,成为我国最早成立的超声医学研究室。1964 年,周永昌的论文《超声在早期妊娠诊断中的应用》发表,为国际公认的世界首创,他主创的《超声医学》一书获得过卫生部科技进步二等奖。1965 年,他首创用研制的 M 型超声诊断仪监测记录早孕胎心应用技术,比国外报道早了三年。1981 年,他参与研制的 CST-A 线阵实时超声诊断仪获上海科技成果二等奖;1982 年,仪器组研制的 GLY 铌镁酸铝线阵超声探头获卫生部乙级科技成果奖;同年,他对醛固酮肿瘤的超声定位诊断技术达国际先进水平;他主编的高等医学院校教材《超声诊断学》获优秀教材奖。1986 年,在国际超声医学历史会议上,周永昌被授予"超声医学先驱工作奖"。1996 年,《超声医学》获卫生部医药卫生杰出科技著作科技进步二等奖。

上海市第六人民医院的骨科在"断肢再植"与"显微外科"研究领域,一直保持国际领先地位。被载入历史的医学史上第一例完全截断的肢体再植成功的手术就是在六院产生的。时光追溯到 1963 年 1 月 2 日,当时的骨科陈中伟医师和血管外科钱允庆副主任等医护人员为被冲床完全切坏前臂的青年工人王存柏做断肢再植手术获得成功。这一手术举世震惊,在意大利罗马召开的第二十届世界外科学术会议上被宣布为医学史上第一例完全截断的肢体再植成功案例。1965 年,医院成立了由陈中伟担任主任的断肢再植研究室,加强断肢(指)再植基础理论研究,延长离体肢体再植的时限。1966 年 1 月,青年工人张某某右食指完全离断,由陈中伟、于仲嘉和鲍约瑟在放大镜下进行血管吻合,根据上海市第九人民医院张涤生教授建议作断指与正常的中指末端皮肤交叉缝合,防止了再植的食指末端坏死,由此诞生了第一例断指再植存活。中国第一例足趾移植"再造手"手术也是在上海市第六人民医院完成的。1978 年 10 月,医院骨科于仲嘉主任等又成功地为双手缺损病员,作了第一例足趾移植"再造手"手术,被国内外同行誉为"医学第一"。不少外国报纸纷纷赞誉这只手是"中国手""上海手"。

此外六院骨科还开展了游离肌肉移植、带血管游离腓骨移植、桥式交叉血管吻合移植术等手术,并利用早期负重压缩钢板治疗骨折,大大地缩短疗程。外科医务人员积极开展了肝移植的动物实验,同种异体甲状旁腺移植的动物实验。1979 年 8 月,又开展了胃癌细胞培养和建株工作,并于 1980 年 7 月成功建立了我国第一株人体胃癌的体外培养细胞株,且在 10 月通过鉴定。

1980 年 5 月,由钱允庆主任领衔,在胸科医院的支持下,医院成立了体外循环心脏直视手术小组,成功进行了 3 例体外循环心脏直视手术。同时,推行了自体大网膜移植术治疗血栓闭塞性脉管炎。内科开展了针刺治疗冠心病。还接受了市卫生局科研重点项目如心肌梗死预后的研究、心血管疾病临床药物的研究与疗效的观察。

1978 年 4 月开始,泌尿外科开展同种异体肾移植工作,至 1983 年,先后进行了 38 例 42 人次手术。1978 年 9 月,眼科开展了荧光素眼底造影,共做了 260 多例,发现病种 40 余种,能早期确诊恶性肿瘤、脉络膜黑色瘤等,此外尚有中心性视网膜脉络膜病变、脉络膜血管瘤等,可配合激光进行治疗。1980 年,出版《荧光素眼底血管造影》一书。耳科应用电子计算机作听觉电位的测定,并开展了内耳显微外科手术,1985 年建立"耳科研究室",1989 年成立"上海市听力测试中心"。医学遗传研究室也接受了国家科研课题,开展了生化遗传及分子生物学的研究,发现 2 例少见的异常血红蛋白 M 的病员,找到了致贫血的原因;还对先天性代谢病进行了研究。核医学研究室对诊断心肌梗死的肌浆球蛋白作了研究,亲肿瘤药物继续进行试验,同位素 6—131 I 胆固醇的临床应用,为肾上腺疾病的诊断提供了方便,并具有国内外先进水平。1980 年,次甲酸二磷酸(MDP)的合成和标记,获得国防科委奖状。医学超声研究室研制高灵敏度、多晶体聚焦探头,在临床研究中对肾移植后出现外科并发症的观察,及胆囊结石与早早孕的超声诊断,特别在泌尿系统的超声诊断与介入超声,在国内外具有较高的水平。

儿科专家宋杰十分重视发育诊断与智能测定工作,1962 年,六院成立首家智力测定门诊,并开展科研工作。1979 年举办了多届小儿智能测定学习班。妇产病理研究开展了羊水栓塞的动物实验以及临床应用"53 号避孕药"的机理研究,尿雌三醇测定在高危产妇的应用的研究等。

随着各学科的发展,临床医技各专业也有了长足的进步。1991 年 4 月,内分泌科医学遗传研究室项坤三(见图 2)等应用分子生物学新技术,对中国人

2 型糖尿病(即非胰岛素依赖型)发病机理的分子遗传学的研究通过了专家鉴定。专家们认为,这项具有国际先进水平的研究成果,为进一步开展中国人糖尿病分子遗传学研究和人种进化研究等打下了基础,具有深远的科学意义。1993 年 5 月,骨科 4 位青年医生为浙江一位 60 岁老农施行双下肢再植手术取得成功。此事得到《文汇报》《解放日报》《健康报》《劳动报》、新华社、上海东方电视台、上海人民广播电台等新闻媒介的高度赞誉,被称为世界首例双下肢再植手术。同年 9 月,国内第一台 AIS 准分子激光冠状动脉成形术治疗仪落户医院,六院心内科首次开展激光冠脉成形术获得成功。同年 12 月,肿瘤放疗科柴志康主任与外科何德安主任合作,对一名胃癌患者进行手术中直线加速器电子束照射(术中放疗),获得满意疗效,成为上海市首家开展这项新技术的医院。1994 年 4 月,于仲嘉教授运用显微外科技术为福建晋江青年农民成功完成了世界首例前臂延长再造手术,经上海市科技成果鉴定委员会顾玉东、戴克戎等著名专家鉴定,达国际先进水平。1996 年 6 月,骨科曾炳芳主任完成世界首例"急诊自体踝关节移植代替膝关节手术"。同年 10 月,职防科任引津教授等负责研究制订的《职业性中毒性肝病诊断标准及处理原则》《职业性急性氯气中毒诊断标准及处理原则》,及口腔科陈仪主任等负责研究制订的《职业性牙酸蚀病诊断标准及处理原则》,经全国卫生标准技术委员会职业病诊断标准分委会审定,由卫生部批准为国家标准。

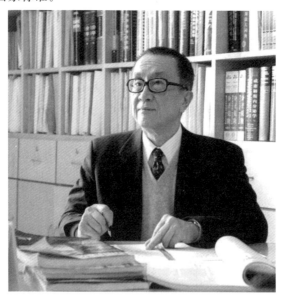

图 2　著名糖尿病学家、内分泌学家项坤三院士

1991年,新医院搬迁到宜山路后规模扩大,床位数和人员编制数增加,迫切需要加强各类人员的招聘和引进工作。在上海市卫生局的关心和支持下,医院根据学科和人才建设规划,每年从各大专科院校招聘各类专业人员,同时制定相关政策,引进人才。医院先后购买平吉新村、海上新村、欧风花都等处数十套住宅,用于人才引进。1991年3月从胸科医院引进刘捷夫主任创建心胸外科、1993年2月从桂林医学院附属医院引进浦权教授创建血液科,其后还引进中医科杨炳初任主任、病理科蒋智铭任主任、药剂科沈炜明任主任、神经外科徐涛任主任、检验科罗堃年主任、神经介入诊治中心李明华主任等。与此同时,还从国内外招聘和引进一大批青年技术骨干。1998年4月,医院党政联席会议通过《上海市第六人民医院后备优秀学科带头人选拔培养计划实施办法》,成立了由9位同志组成的院培养计划实施领导小组,下设工作小组,同时建立了"优秀学科带头人选拔培养基金",主要用于选拔和培养一批50岁以下德才兼备的优秀跨世纪学科带头人,建立一支有竞争力、在国内外有一定影响力的高层次医学专家队伍。培养周期为3年,实行滚动式淘汰制,采取导师制和补缺教育形式。经过选拔擂台赛,有15人入选首批院优秀学科带头人培养计划,医院为15位入选对象配备了20位导师,其中6位是外院资深专家。同年8月,医院举行优秀学科带头人培养计划签字仪式,就培养计划实施,院长、科主任、导师和入选对象四方签字,明确各自的任务和职责。为加强入选对象全面素质的培养,由院党委牵头,制订了跨世纪学科带头人非业务素质的培养、考核要求,建立了培养对象联系人制度,以定期检查考核和帮助解决具体困难。随后六院又启动了"上海市第六人民医院优秀青年技术骨干培养计划"和"优秀青年护理技术骨干培养计划",进一步加大对中青年技术骨干培养的投入力度,每年选送一定数量的优秀青年技术骨干到国内外进修和学习,如意大利米兰圣·拉菲尔医院、香港那达素医院等。截至1999年底,有3人入选上海市卫生系统百名跨世纪优秀学科带头人培养计划;2人入选上海市"医苑新星"培养计划;7人获得上海市卫生系统"银蛇奖"或"银蛇奖"提名奖;4人入选上海市青年科技"启明星"计划或"启明星"跟踪计划。

1958年,周永昌教授等在这里开创了超声医学事业,使医院被誉为"中国超声诊断发源地"。1963年,陈中伟教授、钱允庆教授等首创了国际医学史上第一例断肢再植手术,使医院被誉为我国断肢再植的摇篮。1978年,于仲嘉教授等研究成功"手或全手指缺失的再造技术",被世界誉为"中国手",荣获国家发明一等奖。2003年,项坤三教授因在糖尿病领域的卓越贡献当选为中国工程院院士……

上海市第六人民医院名医良师的传承历史源远流长，如果没有这样一批极具影响力的医学大家打下基础，立下多个"世界第一""全国第一"，恐怕就没有上海市第六人民医院现在的辉煌和成就。向曾经为医院发展默默付出的前辈们，致以最诚挚的敬意！

三、学科建设"春满园"

重点学科是医院开展医疗、科研、教学活动的主战场，是医院创收的主阵地，在医院的发展中起着榜样性、带动性的作用，是医院的品牌标志，对医院发展具备推动力量。

1991年，新医院搬迁后，各个学科也得到了很大的发展。临床医技各学科先后划分了专业组或亚学科。1993年2月，大内科实行2级分科，心内科、肾内科、血液科、肺内科、消化科、心血管研究室、干部病房、外宾病房、心功能室等9个科室相对独立。1993年10月，又成立了骨质疏松防治中心，并设骨质疏松专题门诊。1994年4月，成立了传染科，设置44张床位。同年12月份，医院骨科、四肢显微外科经专家评审和市卫生局认定，正式列入上海市医学领先专业重点学科建设计划。肿瘤放疗科与院外5家单位通力合作，主攻肺部肿瘤学，被列为上海市医学重点学科。1995年8月，麻醉学科与院外4家医院联合申报，以危重病人麻醉、临床麻醉药理以及多器官功能障碍为主攻方向，获批上海市医学领先专业。同月，医院心血管内科被列为局属单位医学领先专业重点学科预备项目。1996年3月，医院又成立了"白内障超声乳化中心"和"乳腺疾病诊疗中心"。1997年医院先后成立了骨代谢实验室、组织病理实验室、老年病实验室、神经外科实验室、心胸外科实验室、麻醉科实验室、外科实验室、内分泌功能实验室、临床免疫室、消化内科实验室等10个实验室。7月，经市卫生局批准，上海市妇科与围产病理诊断中心在医院成立。8月，由放射科、神经科、麻醉科合作，成立了医院神经介入诊治中心。

1999年，医院提出了"确保重点、扶持特色、发展专长、全面提高"的学科建设方针，实施人才战略，推进学科快速发展。2000年1月医院出台《关于发表论文、出版著作和科研管理奖励的有关规定》《关于加大对科技成果鉴定、获奖和转化进行奖励和科研经费匹配的有关规定》《关于专职科研人员劳务费、分配及科研经费匹配的有关规定》。2001年7月，医院启动上海市第六人民医院重点学科和专业建设，成立上海市第六人民医院重点学科建设领导小组，下设工作小组,出台《上海市第六人民医院重点学科建设暂行实施办法》。医院一方面通过引资、融资、自筹资金等途径相继完成教育楼、骨科大楼、门急诊干保大楼的建设工程,另一方面实施以引进高学历、高层次人才为主的跨世纪紧缺人才工程,从软硬件两方面加强建设,为医院进一步发展打下坚实的基础。

"十五"期间,医院投入科教经费 4 053.1 万元,获局级以上的课题数量为263 项,获院外科研经费达 2 763.8 万元,获得市部级以上各级奖项累计达到 43项,SCI 论文总数 2001 年位于全国综合性医院第 17 位,上海市十大综合性医院第 6 位,2003 年位于全国综合性医院第 20 位,上海市十大综合性医院第 5 位。

医院研究生教育制定了多渠道、多方位发展战略,形成了以上海交通大学为主体,上海第二医科大学为基础,苏州大学、同济大学、上海中医药大学为补充的研究生培养基地。"十五"期间,共招生硕博士 419 人。硕士生导师由 18名增加到 72 名;博士生导师由原先的 1 名增加到 23 名;硕士点由 11 个增加到38 个,博士点由 1 个增加至 17 个;博士后教育从无到有,现已建立博士后流动站 7 个。2003 年 12 月项坤三教授当选为工程院院士。

"十一五"期间,前 4 年医院投入科教经费 4 229.9 万元,同比增长 62.26%。新成立上海市糖尿病重点实验室、上海超声医学研究所、上海申康医院管理研究所;获局级以上课题 314 项,获院外科研经费达 6 905.90 万元,同比增长336.81%;截至 2009 年底,获得各级各类奖项累计达到 44 项,其中国家科技进步二等奖 2 项(其中 1 项为第二完成单位),上海市科技进步一等奖 2 项,教育部科学研究优秀成果奖一等奖 1 项;全院发表论文总数共 3 263 篇,同比增长246.02%,其中 SCI 论文总数 372 篇,同比增长 588.89%。2008 年科技部统计SCI 收录论文总数位于全国综合性医院第 12 位,上海市十大综合性医院第 2位;统计源论文全国医院排名第 17 位,上海市医院排名第 2 位。获得专利 30项。医院拥有硕士点 45 个,博士培养点 29 个,博士后培养点 29 个。通过引进和培养,医院各学科人才梯队结构有了较大的改善。临床医师研究生比例从2005 年的 43% 提高到 2009 年的 70.23%,其中,医师研究生比例从 2005 年的43% 提高到 2009 年的 70.23%,其中市临床医学中心和市重点学科研究生比例已达到 81.38%;医技人员本科以上比例从 2005 年的 17.2% 提高到 2009 年的23.2%。

2017 年,上海市第六人民医院调整学科架构及合作模式,进一步提高疑难危重诊治能力。

医院成立重症医学科。在以 ICU 为核心的基础上,整合新建重症医学科,制订学科管理架构和建设规划。重症医学科的实质性运行,显著缓解了神经外科、普通外科、骨科、介入影像科等疑难危重患者收治难的问题,有效提高了疑难危重患者的管理及诊治能力。新建风湿免疫科。切实提高了风湿免疫类疾病的诊疗能力,为患者提供新的诊疗平台,为风湿免疫学科发展、临床多学科合作打下了扎实基础。此外,还推进尿毒症患者透析血管通路多学科合作。建立尿毒症患者透析血管通路一站式诊疗模式,有效减轻患者负担,提高临床服务能力。

上海市第六人民医院推进六院—徐汇医联体学科建设。与上海市第八人民医院及五家社区卫生服务中心建立"胸痛中心"。2018年,医院"胸痛中心"获得"中国胸痛中心认证工作委员会"认证并授牌。在此基础上"心衰中心""房颤诊治中心"也相继获得认证及授牌。图3为我国心脏病学奠基人董承琅教授雕像。

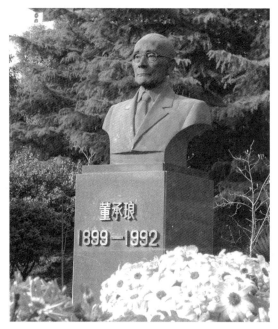

图3　董承琅雕像

四、心怀责任,为爱而行

用行动彰显社会责任,用爱心汇聚公益力量。无论是在祖国遥远的边疆、灾区,还是各类安全保障活动,都能见到六院人的身影。医院积极开展精神文明建设,彰显社会担当。

　　1965 年，上海市第六人民医院派医疗队分批到奉贤肖塘、庄行等公社进行巡回医疗，同公社卫生院医师一起，以分散巡回医疗和卫生院建立专科门诊的方式，为治疗疑难疾病与抢救重危病员做出了成绩，并培养了数批乡村医生（赤脚医生）。此后，医院陆续派出郊区巡回医疗队 21 批，外省市医疗队 15 批，血防工作队与切脾队 8 批，赴云南与唐山抗震救灾医疗队 7 批，去摩洛哥、索马里、多哥等国的援外医疗队 10 批。为祖国边疆、农村、灾区及国外各地防病治病作出了积极努力，承担起了社会责任。

　　20 世纪 80 年代开始广泛开展"五讲四美三热爱"活动，并结合医院等级评审，在医务人员中开展"岗位规范服务培训"。

　　长期以来，上海市第六人民医院一直坚持"党委领导、行政主体、党政工团齐抓共管"的精神文明和行风建设领导体制。医院建有精神文明活动委员会，下设精神文明建设办公室。1991 年，医院还开展具有六院特色的"八条线"标兵评比活动（白求恩奖、天使奖、绿叶奖、小草奖、园丁奖、公仆奖、攻关奖、红烛奖）。1993 年作为上海市卫生局职业道德建设试点单位，医院修订了医师、护理、医技、机关、后勤五条线的职业道德规范，以健全医德档案，不断完善医德考核制度；设立了院内外监督电话和党、政监督信箱；聘请了 18 名院外监督员；建立了每季度听取公费劳保单位和社区意见以及整改反馈制度；建立了院、科两级领导廉政责任制。1995 年 3 月医院首次荣获 1993—1994 年度上海市文明单位。

　　进入 21 世纪，医院大力推进新进职工培训、各级管理干部培训、专业技术骨干培训、岗位任职资格培训、转岗职工培训，提高了干部和职工综合素质。同时积极开展 "双优"活动，进一步梳理和优化服务流程，规范文明服务行为，积极履行社会责任，从解决病人最不满意的问题入手，制订措施，狠抓落实，切实为病人提供优质、温馨、便捷的医疗服务。

　　"十五"期间住院病人平均满意率在 93 分以上，行风监督员督查在 90 分以上，出院回访病人在 91 分以上，十大窗口在 93 分以上，医院在上级万人问卷调查中，综合满意率 2002 年和 2003 年排名列全市二级甲等以上医院的第一名，2004 年排名第三名。截至 2005 年底，医院连续九年蝉联上海市文明单位称号，2003 年荣获全国模范职工之家，2004 年荣获全国卫生省级综合性医院文化建设先进集体、全国卫生系统纪检、监察先进集体、全国卫生系统先进集体，2005 年被授予上海市院务公开民主管理工作先进单位，首次荣获全国文明单位称号。

　　"十一五"期间，医院以"医院管理年活动"和"迎世博 600 天行动"为契机，从服务的"细节"和"难点"入手，抓长效、抓实效。开展了"示范病区、示范窗口"

的创建,举办了护理人员"小发明""小创造"的活动、打造了10项服务品牌、落实了10大便民措施、解决了病人反映集中的热点难点问题,努力为病人提供温馨、便捷、人性化的服务,病人的满意率得到了巩固和提高。在社会万人问卷满意度调查中,连续四年综合满意分在全市34家三级医院排名第二。医院的迎世博工作先后获得"优质服务贡献奖""世博服务卓越奖""服务品牌奖"等。为积极履行社会责任,在四川汶川地震发生后,医院第一时间派遣医疗队空降汶川映秀镇投入一线抗震救灾,同时积极接受地震伤员治疗、组织捐款,圆满完成各项任务,获得了"上海市卫生系统抗震救灾先进集体"和"全国抗震救灾模范"等称号。医院还根据上级部署,先后完成各类援疆、援滇、援摩等国内外医疗援助任务。另外,医院举办了职工文化艺术节、六院医疗集团职工运动会和庆祝六院医疗集团成立10周年文艺汇演等大型文化体育活动,努力丰富广大职工的精神文化生活,激发广大职工以院为家、爱岗敬业的热情。2006年,医院又获"全国五一劳动奖状","十一五"期间,医院还荣获了"全国厂务公开民主管理先进单位""全国医院管理年活动先进单位""全国卫生系统卫生文化建设先进单位"等称号,从2005年起连续五届蝉联"全国文明单位"称号。

"十二五"期间,医院住院病人平均满意分在95分以上,出院回访病人平均满意分在94分以上,院外行风监督员督查平均满意分在96分以上,十大窗口平均满意分在96分以上;在社会万人问卷满意度调查中,连续三年(2011—2013年)综合满意分在全市综合性医院中排名前2位。医院还获得了"全国文明单位""上海市文明单位""上海市卫生系统文明单位""上海市职工职业道德建设先进单位""上海市社会工作示范创建单位"等称号;方秉华获"全国医院文化建设先进工作者""上海市卫生系统精神文明建设优秀组织者";张长青获"全国卫生系统先进工作者"、上海市五一劳动奖章和上海市职工职业道德建设十佳标兵个人;殷善开、丁志祥分别获上海市第二届"十佳医生""十佳医技工作者";张允平获上海市医师协会首届"上海市仁心医师奖";宓轶群、胡梅菊分别获上海市优秀志愿者;曹建文、田伟分别获上海市卫生计生系统援外医疗工作先进个人。

近年来,医院不断加强细节人文服务,在门诊全面开展"老年友好型服务",建立门诊候诊患者流量监控预警机制,组织"患者缓解术前焦虑"活动。完善便民利民举措,探索整合门诊,率先在全市实施对诊断明确、病情稳定、需要长期服药的慢病患者门诊开具2~4周用药制度,组织"快易通"品管圈活动,患者总体门诊预约率从3.8%提高到29.7%,专家及特需门诊预约率达85%以上。开展社工志愿服务工作,使医院成为首批市卫生系统志愿服务示范基地和上海市社会工作示范创建单位。取得文化建设成果，做强了市民健康中心，举办了庆祝建院 110 周年系列庆祝活动，编辑出版了《上海市第六人民医院纪事(1904—2013)》。

2011 年，上海市第六人民医院成立了志愿者基地，建立和完善了志愿者工作条例、工作手册；制订了促进志愿者服务持续有效开展的激励措施；实施了一系列义诊咨询、社区宣教、门急诊导医等各种形式的志愿者服务行动。

医院还继续坚持公益性科普宣教及满意度测评工作。健康大讲坛科普宣教已形成规模效应，目前已经成立了健康宣教团队，拥有了"糖尿病健康乐园""康乃馨妇女健康乐园""肾友会""疝友会""甲状腺患者乐园"等多个品牌，全年开展免费宣教。为了帮助就诊困难的患者，医院慈善医疗基金官方集资，举办慈善义卖活动。

2018 年，上海市第六人民医院深入推进援滇、援疆、援藏工作。目前，医院共有 6 名干部在外开展援疆、援藏、援摩任务。此外，医院持续开展援滇工作，2018 年援滇医疗队共完成门诊 3 823 人次、急诊 344 人次，开展手术 114 例、会诊及疑难病例讨论 950 次、义诊 1 087 人次、学术讲座 126 次、业务培训 1 476 人次、教学查房 585 次、手术示教 43 次，开展新技术新业务 34 项。

医院依托新媒体手段，实施健康教育新举措。在微信原有功能基础上推出"本周之星"专家介绍，鼓励学科开放 24 小时线上咨询。同时开设以疾病为中心，整合两个学科以上的专家微课。2018 年门诊微信公众号和微课共推送 151 次，受众达 1 133 125 人次。

上海市第六人民医院指导景洪市人民医院(二级乙等)通过云南省卫生厅组织的二级甲等医院等级评审；与西双版纳农垦医院签订对口支援协议；积极帮扶宁夏吴忠市红寺堡区人民医院；加强与江苏、浙江、江西、宁夏等 14 家外省市医院的合作，逐步扩大医疗辐射区域；继续开展与徐汇区多家社区卫生服务中心合作共建，建立徐汇区社区医学影像诊断中心。

上海市第六人民医院深入学习领会文件精神，明确肃纪要求。2018 年全院面上的各类廉政教育活动共 14 次，传达"1＋7"文件精神，要求全院员工切实保障医疗质量和安全，聚焦医院管理和行风建设方面的八个突出问题，要求各级干部进一步落实"一岗双责"，把行风建设工作融入各项业务工作之中，坚决抵制行业不正之风。此外，医院党政班子成员、院聘干部均与分(主)管部门人员签订了廉洁责任书，切实从自身做起，加强行风建设，及时纠正损害群众利益的不正之风。

自查常态化，加强对权力运行的制约和监督。加强对设备、耗材、基建、药品、计算机等重点部门、重点领域的监督管理，并严格执行供应商行贿犯罪档案查询制度，2018 年，共完成 1 057 家供应商无行贿犯罪记录的后台查询工作，并处置了 1 家有问题的供应商；监督设备招投标项目 647 项、后勤基建相关招投标项目 127 项；开展了"小金库"专项治理、"反统方"专项工作等，确保相关监督工作常态化。2018 年 9 月进行了全院带组组长行风专项培训。

严格规范管理，加大行风建设力度。一是成立行风建设领导小组和工作小组，根据职责分工做好相关业务领域内的行风建设工作。二是重点推动诊疗组管理，开展全部带组组长行风专项培训。三是建立执行"三定一有"供应商来访接待管理制度。为登记备案的供应商及其代理人制作标识明显的工作牌，筑牢医务人员与供应商之间的防火墙。四是进一步规范接受学术赞助和社会捐赠的管理流程，2018 年共接受社会捐赠出国参加会议及短期培训的资金为 108.3 万元。五是强化重点领域风险防控，组织开展诊疗区域联合督查 15 次，每月对临床科室住院病人"医患廉洁承诺书"签约情况的病史展开抽查，2018 年共抽查 4 470 份病史，签约完整率占 91.54%。

五、精细管理，提质增效

健全现代医院管理制度，提升科学和精细化管理水平。医院坚持以人民健康为中心，坚持公立医院的公益性，坚持政事分开、管办分开，坚持分类指导，鼓励探索创新。

2004 年 8 月，在医院各个职能科室通力合作下，对规章制度进行了梳理修订、补充、完善，汇总编纂了"医院管理制度系列丛书"，丛书由医疗、护理、科教、人事、财务、设备、后勤、产业、党群、综合管理等 11 个方面组成，共 11 册。作为医院日常管理的制度依据，对促进医院科学化、规范化管理起到了积极的作用，也成为医院管理品牌中的一个亮点。"医院管理制度系列丛书"编撰以来，卫生部和上海市卫生局颁布和修订了相应的规章制度和流程，客观上需要对该丛书作新的梳理、补充、修订和完善，2010 年 9 月，在医院党政主要领导亲自主持下，经过各临床医技科室和机关职能部门的共同努力，历经数次修改，"医院管理制度系列"（2010 年版）编撰完成，总数为 17 册。丛书集医院管理规章制度和操作流程于一体，力求更全面、严谨、规范地表达制度要求和流程要点，更切合当前医院管理实际，更加注重操作性。

为提高医院干部的管理理论和综合素质，2005 年 6 月，医院与上海交通大学安泰经济与管理学院合作举办医院管理课程高级研修班。每期 10 个月,每月集中授课一次(周六、日),学员为全院副护士长以上的各级各类干部,"十一五"期间共举办了 7 期,有 206 人分期参加了培训。学员们完成所设置的课程,考核成绩合格后,可获得由上海交通大学安泰管理学院颁发的"医院管理课程高级研修班结业证书"。

2005 年 8 月,由医院和医院集团主办、百特(中国)投资有限公司协办的"医院管理国际论坛"正式开讲。截至 2013 年底,共举办了 9 届,就医院集团化管理、生存与发展——DGRs 背景下的大型医院管理、医院运营及财务管理、国际医疗体制改革动向、住院医师规范化培养、医院预算管理与总会计师制度、医院绩效与薪酬管理等专题,邀请国内外多名著名管理专家进行了演讲。

2005 年 3 月,医院成立管理研究中心。2008 年 4 月,经卫生部医院管理研究所考评,六院首批被批准建立卫生部医院管理研究所临床医学工程技术研究基地。这是全国 12 家基地之一,接受卫生部医院管理研究所授牌,医院医学工程部李斌主任被聘为上海研究基地首席专家。

2018 年,医院完成了内部绩效考核与分配实施方案(2018 版)的制订工作,并通过了职代会审议。本次绩效改革的主要特点:一是突显"两规范、两促进"的改革目标导向,规范医院内部收入分配,规范科主任收入分配秩序,促进医院高质量可持续发展,促进管理人员职业成长。二是重构绩效考核体系,保留分级分类考核,围绕"八要素"重构绩效考核内容和指标,并相应调整指标权重和计分办法。三是优化收入分配格局,统筹规划绩效分配总额,充分体现医务人员劳务价值,鼓励开展高难度手术、诊治高难度病种,奖励重点关注手术和重点关注病种,收入分配向公益性强的科室倾斜、向一线倾斜,逐步探索护理垂直管理、垂直分配。

加强了预算管理,完成了 2018 年预算编制上报,坚持动态分析每月预算执行情况,尤其是对数据变动大的项目以及高值耗材的使用情况进行了细化分析。加强了会计核算,每月统计和上报财政结转结余资金情况。加强对临床科室经济运行情况的指导,分析科室人员、床位、设备资源的使用效率。

如今,上海市第六人民医院完成并通过了科研楼信息网络和中心机房建设规划方案。实施了以微信预约、微信查询报告为主的互联网＋门诊医疗微信应用改造,正式运行了移动支付系统,实现了支付方式的多样化,门诊微信、支付宝支付占 25%。目前全院 30 个科室的电子病历应用病人数和医生数均超过了90%。已在耳鼻咽喉头颈外科和心内科门诊试点诊前预问诊功能模块;按照HIMSS 门诊电子病历 7 级应用目标,对门诊用药信息化追溯进行了总体规划,进一步推进了门诊药品信息闭环和用药监测信息化建设。

医院以电子病历应用为核心的临床信息系统建设，为病人医疗安全及效率提升提供了便利。在住院病区信息化建设方面，全面推进日间病房、日间化疗以及一站式服务等信息应用系统，在病房就医流程中，整合了门诊医嘱以及各种申请单，实现了门诊流程与住院流程的全面融合。信息互联互通提升了医患服务的体验感和获得感，助力病人床位周转时间的缩短，医疗质量和病人收治数量的提升。

建设医院临床数据中心，实现医院临床信息集成整合。初步形成智能医院基础信息架构。通过患者临床信息视图整合患者就诊记录，实现了门诊住院诊疗信息互联互通，临床数据中心正在成为医院临床信息互联互通以及医院运行管理支持的新亮点。

医院运营管理方面形成了以经济运行为基础的信息化框架体系。以医院临床数据中心为基础建立了科主任运行指标查询、医疗质量管理、绩效管理等信息化应用，为下一步绩效管理的运行提供了数据支撑。

信息化基础设施进一步得到改善，信息安全得到加强。医院利用科研综合楼大楼开办以及进博会等机会，完善了医院基础信息化设施建设，新的计算机中心即将投入使用，安全设施得到加强。全年医院信息系统运行平稳，没有出现重大安全故障。

六、质量安全，立足之本

安全管理是医院管理中极其重要的一项工作，关系着整个医院的稳定。医院高度重视医疗安全管理，通过树立精细化安全理念、健全组织体系，强化宣传教育培训，加强三防系统建设，构建联动机制等方面的有机结合，扎实开展创建平安医院工作，为全院职工及患者营造一个和谐、温馨、安全的工作及就诊环境。

上海市第六人民医院始终将医疗治疗与医疗安全工作放在突出位置，推进医疗治疗持续改进。医院以深入开展"大型医院巡查—医疗质量万里行"活动为契机，坚持以医疗质量管理为核心，形成了覆盖全院的质控体系；坚持单病种管理和强化临床路径建设，借助信息化手段，提高诊疗行为的标准化、透明化；坚持对医院各级各类医务人员的教育培训，严格"三基"培训和常态化管理；坚持副主任医师晋升前临床能力考核制度，严格执行医疗技术准入制度等。

2011—2015 年质控 223 项检查结果中,医院排名第一位的占 40.66%,排名前三位的占 73.77%。作为上海市病历质量管理控制中心,医院牵头修订并完善了《上海地区病历质量考核评价标准(试行)》,病历质控督查网络覆盖全市区县各级医院。

医院始终将医疗安全工作放在突出位置。坚持分管院长医疗质量行政查房和每月"医疗安全"例会制度;坚持高风险患者治疗前行政谈话制度,强化六类病人的报告管理网络,实施长期住院病人预警管理;坚持开展科室医疗安全培训,提高医护人员医疗安全意识。

医院推进分级诊疗新格局,探索医疗服务新模式。正式上线门诊"云诊疗"平台,为疑难重症的社区患者提供真正意义上的家门口服务,2018 年共组织云诊疗 23 次、服务患者 48 人次、涉及 2 家医院 14 位专家。主动落实了"基层首诊,双向转诊,急慢分治,上下联动"分级诊疗的要求。

医院推进日间医疗服务。上线新的日间床位和手术收治系统,做到门诊电子化申请、术前完成检查、医生自主预约床位、术后微信随访,将日间住院收治由原来的 72 小时改为 48 小时。2018 年 6 月起在泌尿外科试运行,实现住院 24 小时内手术。2018 年全年日间医疗共收治 22 985 人次(其中手术患者 18 792 人次),占出院患者的 20.12%,占出院患者手术人数的 33.70%。

启动一站式入院服务。优化关键医疗资源配置,为患者提供一站式、集约化的住院服务。旨在通过信息化手段,构建一站式住院服务新模式,通过设立院前检查绿色通道,缩短患者术前等待日及平均住院日,降低住院费用。2018 年 3 月,正式启动科室个性化术前诊疗包等项目建设,目前已在骨科(关节外科病区)和耳鼻咽喉头颈外科试运行。

强化质量管理,推进医疗质量持续改进。修订完善医疗质量管理相关制度,进行了多次全员培训,严格落实行政查房制度;严格病案质量督查,加强疑难危重病例书写的监管,2018 年共抽查终末病史 8 744 份,运行病史 1 777 份,评分病史 4 668 份,合格率分别为 99.6%、88.1%、99.6%;加强院感管理,2018 年医院出院病人院内感染率为 0.59%(国家指标<10%);加强急诊管理,进一步落实抢救室的封闭化管理制度,2018 年抢救室共收治 17 680 人次,同比上升 18.65%。

上海市第六人民医院做好全院临床用药动态监测及抗菌药物专项整治工作。根据上海市卫健委《2018 年上海市药政管理工作要点》精神,医院加大了合理安全用药宣传、培训和督查的力度。2018 年共召开 4 次会议,督查病史 772 份,其中不合理用药病史占全院出院人数 0.23%,同比下降 26.92%;抽查处方

2 945 张,不合理处方数占总处方数 0.03%,同比下降 26.53%。2018 年儿科荣获"上海市卫生计生系统合理用药单位"。临床药师、微生物室、院感办共同对科室抗菌药物使用进行指导,每月通报各科抗菌药物合理使用指标完成情况;每月抽查重点科室使用抗菌药物与特殊类抗菌药物病预防使用时间监管;提高送检率、降低 I 类切口使用率。

稳步推进临床路径管理工作。根据上海市颁布的《按病种付费改革试点病种目录》,全面落实推进临床路径建设,全院运行 26 个科室 212 个病种的临床路径,进入路径 28 119 人次,完成 25 377 人次,按照临床路径管理出院的患者占全院出院人数的 23%。持续推进卫健委颁布的 1 212 个病种的临床路径建设,使临床路径成为单病种付费、疾病诊断相关分组(DRGs)付费等支付方式改革的有力支撑,合理检查,规范诊疗。

完善医疗纠纷处理流程。开展医疗争议应答前培训;完善医疗赔偿流程及扣罚处理制度;严格执行严重医疗不良事件责任人诫勉谈话制度,加强医疗质量与安全环节监管。2018 年共组织院内危重、疑难病例大会诊 81 人次,行政谈话 1 261 人次,召开院内专家甄别 8 次,甄别医疗纠纷案件 82 例;参与医疗损害技术鉴定 18 起;召开医疗安全工作小组会议 4 次。

七、追梦路上,稳步向前

回首昨日,携手努力,各界支持,发展日新月异;
展望明天,千帆竞渡,百舸争流,未来策马扬鞭。

"十三五"期间,是我国全面建成小康社会的决定性阶段,也是上海基本建成"四个中心"和"两带一路"社会主义现代化国际大都市、加快向具有全球影响力的科技创新中心进军的关键阶段。上海市第六人民医院将在上海市卫生健康委员会、申康医院发展中心、上海交通大学医学院的领导和指导下,坚持科学发展,以目标为导向,体现国家战略和上海城市发展要求。坚持深化改革,以问题为导向,进一步突出"转方式、调结构、转机制"。坚持注重内涵,以质量效益为导向,更好地为百姓提供优质医疗服务。

上海市第六人民医院定位将诊治急危重症、疑难病症作为主战场,以骨科、内分泌代谢科、耳鼻咽喉头颈外科、影像医学科、运动医学科和急诊医学科为临床特色,充分体现医院的资源优势、技术优势、服务优势和管理优势,并在突发公共卫生事件医疗救治和重大活动医疗保障中发挥积极作用。医院立足上海,辐射长三角,服务全国,面向全球,着力提升医疗技术水平、教学实力、科技创新能力和国际竞争力,建成具有与国际化大都市相匹配的医、教、研、精神文明建设全面综合发展的,充分体现公立医院公益性的上海著名、全国知名、具有一定国际影响力的特大型综合性医学中心。

人力资源开发方面,医院贯彻尊重知识、尊重人才的方针,将更好实施人才驱动、人才强院战略。坚持解放思想、转变观念,推进人才开发、评价、使用、培养机制创新;坚持人才优先、人才强院,加大海内外高层次人才引进,努力造就一批站在行业前沿、具有国际视野的领军人才,提高后备人才储备厚度;加快重大人才工程建设,优先保证人才投资,逐步达到同级同类医院三分之一的优秀人才储备厚度和较高的竞争力。

学科专业建设方面,医院以现有国家临床重点专科为龙头,形成若干个国内领先、国际一流的高峰/高原学科和具有国际影响力和国内领先的科技创新中心,形成具有一定区域影响力和辐射力的骨干学科;在原有基础上争取新增市级重点学科;培养若干国内有影响力的领军人才。

科学研究建设方面,医院以国际影响力和国内领先的科技创新中心为导向,整合学科优势,构建科研创新平台,加速重点实验室建设,建设配套完善、技术先进、功能齐全和开放共享的公共服务平台,大力倡导开展紧扣临床应用的医学科技创新,建立有效的科技创新评价机制和激励机制,提高医院开展科技创新的主动性、积极性和实战能力,以提升医院总体科研实力。

教育教学建设方面,医院将继续优化高层次导师队伍,严格执行招生名额与导师考核配对机制;积极推进教学创新,造就素质优良的创新型人才;坚持科研诚信底线,在诚信中求进及有为;拓展研发临床实用型课程,为学生早渗入临床领先专科夯实技能打好基础;打造多学科融合教学品牌,营造全员参与教学,促进医教研整体发展。

医疗质量建设方面,医院以国家临床重点专科为引领,整合各学科优势,逐步推进多学科合作,制定诊疗规范,不断壮大多学科联合诊治中心,引导医院向临床能力强、技术水平高、专科持续发展的方向,不断提高临床专科能力建设水平。高度重视提升医疗内涵质量,聚焦患者需求,积极开展服务创新和管理创新,重点关注优化病种结构,提升病种难度和手术难度,提高诊治疑难杂症和急危重症的核心竞争力。以第二轮医院等级评审工作为契机,落实完成医疗质量的常态长效管理,确保环节、终末质量、专业质控及各项考核指标检查名列同级同类医院前三分之一。细化医院安全考核目标,完善甄别流程,加强人员安全意识培训,建立系统全面的医师个人档案。适当应用管理工具提高医疗效率。

精神文明建设方面,医院将加强医德医风和医院文化建设,加大宣传力度,弘扬全心全意为人民服务的行业风尚,扩大医院知名度和影响力。聚焦重点领域,着力加强党风廉政建设和行风建设,建立健全长效机制,塑造风清气正的执业环境。继续保持"全国文明单位"称号、蝉联第十八届、第十九届"上海市文明单位"称号,社会满意度保持在全市同级同类医院较高水平。

现代化医院管理制度方面,医院将继续发扬六院特色管理优势,完善全面预算、成本核算和资产管理,优化医院经济运行结构,开源节流,厉行勤俭节约;加大信息化投入,建设智能化数字医院,实现医院信息化应用实质性跨越;科学规划高端医疗设备配置,助力临床学科发展;加强专业化、规范化服务,打造"优质、高效、节能"的后勤服务保障体系。

深化医院改革方面,医院将进一步坚持公立医院正确办院方向,提升内涵质量建设,加快推进优秀人才脱颖而出,并深入推进医院内部绩效考核和分配制度改革,推动医院转变发展方式、管理模式和行为模式;落实公立医院改革方案,加大社区辐射力度,创建区域医疗中心。

新时代要有新气象和新作为。全院上下将更加紧密地团结在以习近平同志为核心的党中央周围,全面贯彻落实党的十九大精神,坚定追求卓越的工作取向,奋力谱写医院发展和服务患者的新篇章!

上海市第六人民医院将紧紧围绕建立起维护公益性、调动积极性、保障可持续的公立医院运行新机制;建成现代化智慧医院,医院管理效能进一步提升;医疗服务流程持续优化,医护质量不断提高,患者感受度和满意度显著提升;诊治急危重症、疑难病症的功能定位进一步凸显,医疗技术水平和服务能力达到国际先进水平这一建设奋斗目标,以上海交通大学和上海交通大学医学院为依托,积极参与国际合作与竞争、对接国家战略、服务上海发展,实现从"重点突破、优势凸显"向"全面提升、整体一流"发展的转变,力争达到医疗水平高超、学科建设一流、优秀人才辈出、科研成果丰硕、教育体系卓越、国际合作频繁、硬件设施先进、管理品牌显著,使医院成为具有一定国际影响力的特大型综合性医学中心。

(罗劲松　陈丽娜)

建设一流儿童医学中心,大家靠创新与奋斗决胜未来——核心技术催生核心竞争力,新兴需求造就新兴业态,创新的杠杆总能撬起出乎意料的奇迹。

中美医学合作的典范
——附属儿童医学中心发展纪实

21年前,沐浴着浦东改革开放的春风,一个名叫"上海儿童医学中心"的婴儿呱呱坠地,她吮吸着各级政府给予的营养,拥抱着各界人士赋予的关怀,小手牵着大手,踏着稚嫩的步伐,向大家徐徐走来。

上海交通大学医学院附属上海儿童医学中心(简称儿中心)由上海市人民政府与世界健康基金会于20世纪90年代立项建设,1998年正式建成对外开放。时任国家主席江泽民为医院题写院名,时任美国总统夫人希拉里·克林顿女士亲临为医院开张剪彩(见图1)。2017年医院获批成为国家儿童医学中心。2018年5月,在医院建院20周年之际,美国总统唐纳德·特朗普夫妇向医院致以贺信。图2为儿童医学中心外观。

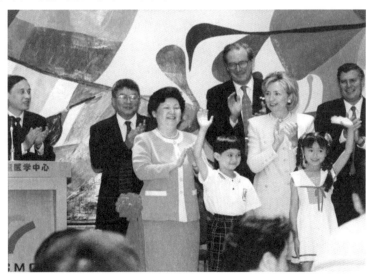

图1　1998年,时任美国总统夫人希拉里·克林顿亲临,为医院开张剪彩

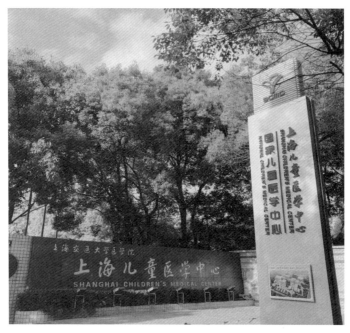

图 2　上海儿童医学中心

医院拥有 31 个临床科室,规划床位规模 1 500 张,实际开放 635 张。其主要特色有:①具有良好的国际化发展背景。医院目前与十多个国家的三十多个国际顶尖医疗机构建立了姐妹合作关系,分别组建了 8 个国际联合实验室/中心/基地。②总体疾病诊治疑难度位于市级医院前列。拥有 6 个国家重点学科、国家临床重点专科和若干省部级重点实验室、研究所。小儿心脏中心、血液肿瘤中心是全球最大的儿童诊治中心,医教研结构完善,代表国内该领域最高学科水平。近年来,医院疾病诊治疑难危重度指数(CMI)位列市级领先。③医疗质量处于先进水平。2010 年成为国内首家通过 JCI 国际医院认证的儿童专科医院;2018 年问鼎上海市政府质量金奖。④科技创新成果显著。近年来,获得国家自然科学基金数量位列全国儿童专科医院榜首,入围自然出版集团中国百强医院,先后以第一单位(或第一合作单位)获得国家科技进步奖 8 项(占全国儿童医院获奖总数一半以上)。⑤积极主动承担社会责任。率先在国内创立医务社会工作部(1998 年);率先启动西部、东北地区儿科医护人员培训计划(2002 年);率先开展"一带一路"援助计划(2012 年);率先开展"无哭声计划"(2014 年)……分别获得多个荣誉奖项,并于 2017 年荣获全国文明单位称号。

一、医院特色

这个孩子，就像一粒饱满的种子，在大家的悉心呵护下生根、发芽、长叶、开花……终于，她承载起历史赋予的神圣使命——以"一切为了孩子"为宗旨，为儿童健康事业打开一扇门，射进一缕阳光，增添一抹色彩，并用崭新的理念和充沛的活力向世人展现了中国儿科人的抖擞精神。

（一）卓越医疗质量管理体系接轨国际

医院不仅在国内同行中率先通过 JCI 认证，还积极接轨国际"卓越绩效"质量标准，始终坚持以"重难度，控风险，增效益，推创新"这四个维度加强医院精细化内涵建设，历经体系建设、精细管理和精益管理螺旋式发展，逐步建立"3Q"质量管理体系。不仅在国内较早建立决策层、控制层和执行层三级质量管理组织框架（QA），还研发应用了"网络化医院不安全事件报告系统"和"医院质量指标实时监测系统"（QC），进而以各类管理工具为推手，先后开展了近 200 项质量管理项目，有效强化了医疗质量精益管理（QI）。卓越绩效体系的建立带来了医疗质量管理的规范化、科学化、专业化和精细化，也带来了医疗服务效率的显著提升。近几年来，医院的医疗风险防控体系不断优化：陆续推出医疗风险防控基金；各职能部门和临床科室合力，对各类高风险事件及各类不良事件进行根因分析，形成闭环管理，避免缺陷环节，有效降低了医疗不良事件的发生；引入了第三方风险共担创新机制；关爱员工心理健康，推出系列"巴林特"小组活动，促进医患双方良性沟通，重大医疗不良事件同比下降近 9 成。坚持公立医院绩效分配正确导向，鼓励临床技术创新，向创新、特色项目倾斜，制定配套绩效激励政策；加强基于 CMI 和 DRGs 的绩效考核机制，良性促进病种结构优化；鼓励服务效率提升，以平均住院日为重点，以日间诊疗和微创手术占比为抓手；鼓励有效管理成本，树立成本意识，探索全流程、标准化的成本监测。

（二）疑难危重疾病诊疗能力突出

医院拥有心血管学科、血液/肿瘤、儿童行为发育、重症医学和儿外科等数个国家重点学科或国家临床重点专科，这些重点学科与当今影响中国儿童健康的重大问题高度匹配，临床技术一直保持国内领先、国际先进的水平。在上海申康医院发展中心定期发布的市级医院疾病疑难指数（CMI）中，医院连续位居全市专科医院前三、儿童专科医院第一，疾病诊治难度保持行业领先。

（1）小儿心血管学科。小儿心胸外科创建于 20 世纪 70 年代，创建至今一直引领国内本学科的发展。目前心胸外科手术例数超过 3 700 例/年，成为全球儿童医院中实施心外科手术数量最多的单位，为国内最具规模、国际上有着重要影响力的儿童先心病诊治中心。本专业复杂先心病及 1 岁以内先心病手术量占比超过 60%；出生 2 小时、最低体重 800 克等手术成功记录在国内至今未被刷新；手术总成功率大于 97%。在国内率先开展"新生儿大血管错位 SWITCH 手术""先天性气道狭窄纠治术"。本单位是全国儿童专科医院中唯一指定的"小儿先心病国家培训基地"，迄今为止本专业接受来自全国各地小儿心血管进修学习人员已经超过 1 000 名，为全面推动我国小儿心胸外科的发展做出了重要贡献。2016 年，成立了"中国心脏出生缺陷围产期一体化诊疗协作组"，重点推进中国心脏出生缺陷二级预防体系，制定中国心脏出生缺陷围产期一体化诊疗临床指南。心血管内科 2008 年底已是卫生部心血管介入诊疗培训基地，年完成心脏超声检查 56 000 余例，经食道超声 3 400 余例，数量居全球儿童医院首位。年诊断性及介入性心导管术约 1 500 余例。诊治病人中几乎涵盖所有儿童先天性心脏病及心肌病，包括大量罕见病，病种之全居国内一流水平。

（2）儿童血液/肿瘤学科。儿童血液/肿瘤学科是我国技术水平最高、规模最大的儿童白血病和恶性实体瘤诊治中心，每年专科门诊量超过 5.5 万余人次，出院 4 000 人次，收治新发儿童白血病超过 300 例，儿童实体瘤超过 250 例，其他血液系统疾病超过 1 000 例次，干细胞移植数量已达 175 例/年，经治患儿中 95% 来自上海之外的全国各地和东南亚地区，且长期随访率达到 90% 以上。作为发起人开展的白血病多中心研究"CCCG-ALL-2015 方案"入组的医院包括香港中文大学威尔斯亲王医院、中国医学科学院血液学研究所等 20 家儿童血液肿瘤领域较为出色的儿童医院，是国内儿童血液肿瘤领域首次开展的高质量、全面深入的多中心临床研究，经过系统规范的治疗，当前的无事件生存率达到 91% 以上，为后续精准规范化疗得以向全国推广奠定了坚实的临床研究基础。作为我国首家开展儿童恶性肿瘤骨髓移植的治疗单位，完成了国内首例非血缘造血干细胞移植，目前每年进行的异基因造血干细胞移植数量（175 例/年）和总的移植数量（1 200 例）均居全国儿童肿瘤移植中心之首，率先在国内开展了再生障碍性贫血、先天性免疫缺陷病和多种遗传代谢性疾病的移植，如再生障碍性贫血、联合免疫缺陷病、高 IgM 血症、粘多糖病、WAS 综合征等，其中再生障碍性贫血的长期移植成功率达到 92%，居世界领先水平。嵌合抗原受体 T 细胞免疫疗法（CAR-T）目前主要用于难治复发白血病和淋巴瘤的治疗。实验室建立了针对 CD19 的嵌合抗原受体载体构建、病毒包装、滴度检测和细胞毒效应监测等技术体系,确保嵌合抗原受体可以高质量发挥作用。目前已经完成了数十例复发难治儿童急性淋巴细胞白血病的 CAR－T 治疗,达到 100% 的治疗缓解率,后续疗效观察中,最长一例随访时间为 20 个月。

(3)儿童发育行为学科。儿童发育行为学科是我国儿童保健学发祥地,为全国儿童发育性疾病和心理行为性疾病预防保健及诊治的"领头羊"。近年,儿童保健和发育行为儿科研究团队在国内率先开展的"铅中毒防治系列研究"推动了全国无铅汽油的进程,大大降低了儿童铅中毒水平;"新生儿听力筛查诊疗体系研究"使早期发现并治疗的听力障碍患儿得到了及时康复,使得聋哑学校需求减少 80%,并使"十聋九哑"成为历史;"儿童睡眠健康系列研究"为国家教育行政管理部门科学制定符合儿童生长发育规律的合理作息时间等提供了循证科学依据。这一系列科学研究向公共卫生政策转化的成果,大大推动了我国儿童健康事业的发展,产生了重要的国际影响。2013 年转化医学权威杂志和《柳叶刀》等相关述评文章纷纷对三大公共卫生研究的政策转化给予了高度评价,同时世界著名高等学府哈佛大学也邀请研究团队做了科学研究向公共卫生政策转化的报告。上述研究先后获得了三项国家科技进步奖,是国内儿科领域获此殊荣最多的团队。

(4)重症医学科。重症医学科有重症监护(PICU、SICU、NICU、CICU、EICU)床位数 103 张,占医院床位总数的 16.2%,是国内儿童专科医院设置比例最高的。拥有国内几乎所有儿童重症监护学科临床仪器和设备,可开展各种儿童危重疾病的诊疗工作,救治成功率在 90% 以上,为国内领先单位之一。同时,作为美国心脏协会首家国内授权的儿科高级生命支持与基础生命支持国际培训基地、上海市危重新生儿抢救会诊中心,其体外膜肺氧合(ECMO)等重症抢救关键技术在数量和水平上处于国内领先。

(5)小儿外科。微创治疗是本专科的特色技术,同时,小儿外科也是国内最早应用腹腔镜开展食管闭锁和食管裂孔疝微创治疗的单位。近 10 年,腹腔镜下治疗幽门肥厚已经成为本院的金标准手术方式,手术时间短(全部手术时间平均仅 20 分钟)、创伤小、术后恢复快,改写了以往只能开腹手术的历史。近年来和仁济医院合作开展的婴幼儿活体肝移植临床工作,在国内肝移植领域享有很高的知名度,形成了巨大的品牌效应,建立了一支国内独一无二的跨学科的小儿肝移植团队,迄今为止已经成功完成婴幼儿活体肝移植超过 1 000 例,3 年生存率达 89%。迄今为止成功完成连体儿分离手术 4 对,手术成功率 100%,是连体婴儿分离术在国内完成数量最多、完成难度最大的单位之一。肿瘤外科成为国内最为规范和领先的儿童恶性肿瘤外科治疗中心。积极开展新技术在肿瘤外科的应用,例如,术中超声导航技术,HAMAMATSU 的近红外荧光成像辅助外科手术导航系统,超声吸引刀等在临床上的开展和应用,每年进行的儿童肿瘤手术病例数(年均 500 多例肿瘤手术)以及肿瘤疑难病例数(约占总病例数的 1/2)在全国处于同行领先地位。在国内首先构建了具有足踝外科、运动创伤、手足畸形、肢体延长、髋关节疾患等齐全亚专业方向的儿童骨科。神经外科在神经系统先天性畸形的诊治如神经管缺陷、狭颅症、脑积水等方面在全国独树一帜,影响深远,处于国内领先水平。泌尿外科针对尿道下裂、隐睾、肾积水、隐匿性阴茎、肾输尿管重复畸形、后尿道瓣膜以及泌尿系结石、肾脏肿瘤等疾病的规范治疗均处于国内领先水平。目前能常态化应用腔镜膀胱镜开展泌尿系统出生缺陷的诊疗。科室的另一特色是对于合并性腺性器官发育不全的遗传综合征的外科干预,是目前国内能进行这些罕见综合征诊疗的少数几家单位之一。

(6)疑难罕见病。1998 年在国内最早成立儿科疑难罕见病门诊(MDT),最初由我国著名儿科专家郭迪教授、齐仪教授和冯树模教授领衔出诊,联合各学科知名专家,进行跨学科的联合诊治疑难病例。后来又有应大明教授、沈永年教授、吴圣楣教授和黄荣魁教授等老专家继续此项事业,2010 年始安排有发展潜力的中青年医生加入疑难罕见病门诊,与转化医学研究所构建了无缝对接平台,逐渐形成了自己独特有效的诊疗模式,即多科临床专家集体会诊,现场互联网文献查阅,必要时影像、病理等辅助科室主任协诊,分子诊断实验室派驻专人协助基因诊断,药剂科派驻专人协助特殊药物的提供,资深教授网检文献和深入分析研讨,实实在在地解决疑难罕见病患儿的诊治问题。迄今接诊患儿4 000 多名,确诊罕见病 2 000 多例,并积累了近 900 例罕见病患儿的详细病历资料。2012 年医院与哈佛大学波士顿儿童医院合作成立分子遗传诊断实验室,搭建集基因芯片、二代测序、质谱分析等现代分子诊断技术平台,累计诊断病种逾 360 多种,其中近 30 种为国内率先报道。在 2017 年,以罕见疑难病门诊相对较多见且治疗效果好的病例资料为依据,结合上海市主要罕见病目录,主编了国内第一本罕见病临床专著——《可治性罕见病》,供全国各级医护人员学习和借鉴。近两年在全院范围内定期开展罕见病例的讨论会,进行罕见病知识的普及和培训,提高年轻医生对罕见病的认识,为我国罕见病诊治工作的持续发展进行人员储备。

二、辐射带动

根据儿中心优势学科的专业特点,医院门诊和住院就诊患者中近六成以上来自外省市和港澳台地区,重点特色学科的外来比例甚至超过 90%。因此,作为国家儿童医学中心,为了更好地辐射优质资源,提升偏远地区的儿科水平,上海儿童医学中心与国内 10 个省份 80 余家医院建立了医疗联合体合作机制,并于 2016 年在上海地区牵头成立了上海儿童医学中心东部儿科医疗联合体(简称儿联体),覆盖浦东、奉贤 85 家医疗机构,服务上海 30% 的地域和近 1/4 的人口,年门急诊总量超过 315 万人次。儿联体以提升基层能力、强化分级诊疗以及深化体制建设为抓手,遵循"三个统一、四个统筹",在人才培养、学科建设、业务指导、双向转诊以及健康管理等领域开展大胆尝试。开展建设以来,培养社区人才 45 名,植入社区适宜技术和培育项目超百项。基层儿科服务量整体上升 10.7%(社区上升近 27%),上转病人下降 7%,下转病人上升 7.4%。同时,新增社区儿科机构 15 家,儿科常见病在基层诊疗达到了专科同质化水平,受到广泛赞誉,荣获"首届上海医改十大创新举措"!

针对儿科医疗资源紧缺,秉承"培训－培训者"理念,提升西部和边远地区儿科医疗水平。自 2002 年启动"西部、东北地区儿科医护人员培训计划"和"儿科医护人员高级研修班"以来,为 18 个省、53 个城市培养 400 余名儿科专业人才。同时,累计接收进修医护人员 3 000 余名,并为内蒙古、四川、宁夏、青海、云南、湖南等边远地区医疗机构建立重症监护室,提供人才培养以及呼吸机、监护仪等设备支持。2016 年,贯彻国家"一带一路"倡议,作为中国红十字会"院士＋西部儿科专业人才培训计划"公益项目全国两家定点机构之一,启动开展了"百名儿科骨干培训计划",重点为新疆地区培养血液肿瘤、心血管、新生儿、重症医学专业人才。

目前与美国 NIH-儿童健康与人类发展研究所、日本国家儿童健康与发展中心,法国 Necker 儿童医学中心等全球多个国家级医学中心签约,合作推进地区及全球儿童健康战略促进方案,并于 2015 年召开了"中日美儿童重大疾病防治合作发展论坛"。

同时,医院先后与 10 多个国家 30 多个一流儿童医院和科研院所建立了长期友好合作关系,并在此基础上分别成立了上海儿童医学中心——波士顿儿童医院遗传诊断研究联合实验室、上海儿童医学中心—华盛顿国家儿童医学中心儿科转化医学联合实验室、上海儿童医学中心—圣述德儿童癌症研究医院儿童癌症国际合作中心、上海儿童医学中心—辛辛那提儿童医学中心儿科住院医生联合培养基地等 12 个国际联合实验室、合作中心或合作基地。

医院注重与"一带一路"沿线国家卫生与健康领域的支持与合作，近年来应加蓬、塞尔维亚、孟加拉国、摩洛哥等国卫生部邀请，多次派出高级专业人才，开展"加-中小儿外科合作"项目、"塞-中儿童先心病救治合作"项目和"孟-中小儿先心外科合作"项目等，其中包括先心病在内的多项手术开启了这些国家的先例，充分展示了中国医疗技术水平，同时加深了同各国人民的友谊。

三、科研创新

这是一个有故事的孩子。大家一直清晰地记得，30 年前，为了儿中心建设项目的落地，前辈们运筹于中美之间，奔波于京沪两地。从斟酌到谈判，从立项到募资，前辈们的高瞻远瞩和鸿鹄之志为这个孩子的诞生铭刻上了不平凡的记号。

医院借助建设"国家儿童医学中心"和医院建设医疗综合楼的有利契机，探索科研新的发展与突破，科研部以对接国家重大科技需求，打造国家儿童医学中心为核心目标，着力基础与临床研究、临床转化研究，凝练科学问题，提升以临床问题为导向的科学研究能力，重点聚焦转化医学研究，强化临床与科研的联动补，关注科研能级和产能的提升；盘活现有科研平台资源，拓展科研合作，为学科可持续发展提供科研平台支撑；补短板促发展，以"青年科研团队"建设为抓手，激发青年科研人员开展科研工作的积极性，并为其从事科研工作营造良好的氛围与环境，以形成医院整体科研后备力量和人才梯队。

（一）国家级、省部级课题不断创新高，创新活力连年提升

近年来，获国家级课题立项连年创新高，科技产出不断涌现。自 2009 年起，为响应医院提出的"启航二次创业"的学科人才建设号召，打造国家级儿童医学中心，科研部以鼓励青年人才创新与科研发展为导向，改革以往科研管理与奖惩制度，以科研诚信为前提，激励广大医务人员参与科学研究，推动临床医学发展。先后推出"国基金培育项目""中长期临床研究项目"，鼓励青年医师不断挖掘儿科临床科学问题，通过专题讲座，科研辅导，专家点评等方式，提高医院整体科研水平。近年来，医院国家级、省部级课题获立项数连年创新高，国家自然科学基金项目再创历史新高，2018 年医院获得 25 项国家自然科学基金

（表 1 简称国基金）项目立项，连续三年在上海交通大学医学院系统内位列附属专科医院第一。课题覆盖科室（研究室）进一步扩大，达到十个专业领域。

表 1 2007—2018 年科研立项与发表论文情况

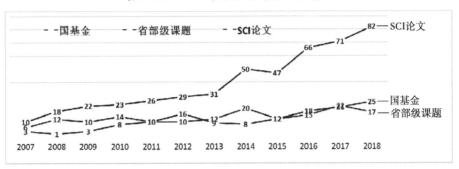

（二）一批青年人才脱颖而出，学科发展再添后劲

在医院科研发展与政策不断激励下，一批年轻人才不断涌现，卫生部儿童血液肿瘤重点实验室段才闻副研究员当选国家科技部"干细胞及转化研究重点专项"首席青年科学家；发育行为儿科江帆教授、儿科转化医学研究所周斌兵教授、检验科潘秋辉主任、分子诊断中心王剑主任分别入选"上海市领军人才培养计划"和"上海市优秀学术带头人""上海曙光人才计划"；儿科转化医学研究所李慧、王广海、张晓青分别入选上海市科委"启明星计划"与"青年英才扬帆计划"；与此同时，心胸外科陈会文与检验科潘秋辉主任荣获"上海市卫生系统优秀学科带头人"称号。同时，入选的人才计划还有上海市科委浦江人才计划、上海交通大学高峰高原学科计划、上海交通大学晨星计划等市、局、校级人才计划。

（三）科技产出不断涌现，质量水平不断提升

随着科研实力的不断提升，科技人才的不断涌现，近五年以第一作者（包括通讯作者）发表 SCI 论文 331 篇，IF 大于 5 分论著 17 篇，继续刷新最高纪录。2015 年，医院以封面文章的形式在国际转化医学顶尖学术期刊 *Nature Medicine*（*IF*＝30.357）上发表儿童血液肿瘤疾病复发和耐药机制及对策的前瞻性研究成果，该项研究成果不仅为儿童急性淋巴细胞白血病耐药及复发机制提供了新的理论依据，也将为疾病复发前进行早期预测、早期干预以及新药开发等精准医学研究奠定重要研发基础。2017 年，心胸外科陈会文研究团队在心血管领域权威期刊 *Circulation*（*IF*＝18.88）上发表有关复杂先天性心脏病的多中心临床研究成果，该研究有助于 TAPVC 术前精确诊断和术中手术规划，同时

表明医院在先心病外科诊治领域已达到国际先进水平。近日,周斌兵教授团队与"国家重点研发计划青年科学家项目"首席科学家段才闻团队通力合作,在血液学国际权威学术杂志 *Leukemia*（*IF* = 10.023）共同发表了最新科研成果——《阻断 ATM 依赖的 NF-κB 信号通路克服儿童急性淋巴细胞白血病（ALL）微环境保护并增进化药疗效》。该研究率先证实阻断 ALL 细胞中 ATM 依赖的 NF-κB 信号通路能够克服来自骨髓微环境对化疗后微小残留白血病细胞的保护作用,显著提高 ALL 的化疗效果,对临床后期开展 ALL 联合治疗具有重要意义。

表2　2003—2018 年发表论文情况

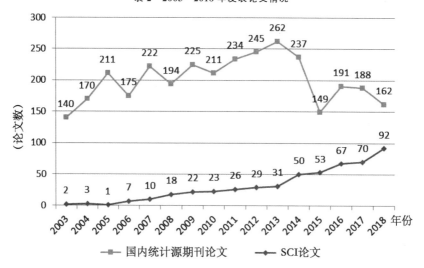

由心血管内科和心胸外科合作开展的《先天性左室流出道病变发病机制及个体化精准治疗的综合研究》荣获华夏医学科技奖三等奖;近三年获得各类科研奖项 20 余项,丁文祥、刘锦纷教授分获上海医学发展终身成就奖和杰出贡献奖,心血管李奋主任团队荣获第十届宋庆龄儿科医学奖,血液肿瘤科汤静燕团队联合儿科医学转化研究所周斌兵团队荣获中华医学会医学科学技术奖二等奖,同时,作为主要合作单位荣获 2018 年度两项国家科技进步二等奖。

医院与国内外的合作研究项目也取得了一批重要成果,如:医院儿科转化医学研究所张臻教授与意大利 A. Buzzati-Traverso 遗传和生物物理研究所合作,科研成果发表于影响因子 11.329 的 *Nature Communications* 上。儿童睡眠障碍诊治中心主任江帆教授所领衔的团队历经三年研究,发布了国内首个儿童睡眠量表。另外,医院近五年授权发明专利 19 项、实用新型 39 项,位列医学院系统专科医院第一，并通过了上海市卫生系统知识产权试点单位验收。

（四）完善临床科技平台建设，催生精准医学发展

自创院以来，医院老一辈专家教授提出临床、科研相结合的发展思路，以科研促临床，通过科研解决临床亟须解决的问题，构建临床科研平台，成立了上海市小儿先天性心脏病研究所，以组织工程生物材料、心脏发育学、生物流体和辅助循环、干细胞与再生医学、围术期随访研究为科研方向，开展交叉学科研究。近年来，医院为夯实自身基础，完善自身医教研、管理、预防"五位一体"功能布局，自 2009 年起，先后获批成立"上海交通大学医学院儿科转化医学研究所""卫生部儿童血液肿瘤重点实验室""上海交通大学中国医院发展研究院儿童健康管理研究所"以及"上海交通大学医学院儿童医学中心临床医学院"。此外，儿童心血管学科和儿童血液肿瘤学科列入上海市转化医学重大科技基础设施项目重点内容。依托三所一室，医院成立"SCMC -精准医疗实验诊断中心"，并由中国科学院院士贺林教授担任中心主任，启动国内首个针对中国儿童出生缺陷中发病率最高的先天性心脏病的单靶标基因组研究计划；投资 800 万元搭建现代质谱分析平台，并与上海市转化医学协同创新中心联合成立了"基础与临床代谢组学实验室"，启动基于血液肿瘤、遗传与代谢病、先天畸形等领域的精准医疗诊治项目研究与产品开发。医院还顺利通过上海卫生系统知识产权试点单位验收。

科技平台进一步完善，由刘锦纷教授领衔的生物医学工程科研团队获批成立"上海市结构性心脏病虚拟现实工程技术研究中心"。该工程中心作为国家儿童医学中心的重要组成部分，将大大提升以医疗虚拟现实技术为核心的结构性心脏病个体化、精准化、智能化治疗水平，引领我国儿科医学科学事业的新一轮发展。

四、教学成果

这是一个有精神的孩子。21 年前，为了保证儿中心的建设品质，世界健康基金会、上海第二医科大学、新华医院呕心沥血，攻破了一个又一个难题，创造了一个接一个的奇迹。终于，医院迎来了一批又一批热爱儿科事业的员工朋友们，他们毅然在此播种希望与梦想，挥洒青春与汗水，不忘初心，谦逊勤勉，儿中心的点滴成长都会洋溢在他们的脸庞上，跨出的每一个步伐都会得到他们的鼓励与点赞。因为这里早已是大家共筑梦想并为之拼搏的温馨家园。

上海儿童医学中心作为上海交通大学医学院附属医院,拥有坚实的教学平台,雄厚的师资队伍,完整的教学体系,科学的信息化管理。同时,作为国家儿童医学中心勇于担负"国家队"责任,发挥辐射带动作用,面向基层及西部医疗单位开展教育教学工作,尽心尽力提高医疗技术水平。

(一)狠抓教学"三个一工程"建设,夯实教学核心基础

为了进一步深化教学发展内涵,推动教学质量持续提升,"十二五"期间,上海儿童医学中心全面推进"以学科建设为核心的二次创业",提出了教学"三个一工程"建设,包括一套健全的教学管理体系、一支双师双语型儿科师资队伍、一套儿科教学课件。医院拥有多个国家级及上海市培训中心,包括国家临床教学培训示范中心、国家及上海市住院医师/专科医师规范化培训医院、中国医师协会儿科骨干师资培训基地、上海交通大学上海儿童医学中心临床医学院、上海-渥太华联合医学院儿科教学基地、中法外科学院儿外科专科基地等。

医院于2013年获批成立上海交通大学儿童医学中心临床医学院,实行本科教育、研究生教育到毕业后教育和继续教育集一体的大教育模式。目前医院已拥有一个完善的教学管理体系,临床医学院设有儿内科教研室、儿外科教研室、医学模拟教研室、护理教研室麻醉与重症病医学、社会工作教研室以及教学督导组。在院领导的支持下,临床医学院建立教师工作量评价体系和教学信息管理平台,推动教学工作与职称晋升挂钩,临床医生教学积极性不断提升,教学管理走向科学化、信息化。

医院关注教师发展,依托国际合作优质平台,整合医学教育各方资源,2016—2018年共选派31名骨干师资前往欧美等发达国家接受培训,培养了一支双师双语型师资队伍。医院为了提高临床教师的教学积极性,把脉儿科教学时代特征,聚焦儿科教育创新靶点,推动教学工作跨越新台阶,于2017年制订了临床骨干教师教学激励计划,以本科临床教学团队建设为主体,旨在提高学生临床专业教学质量和创新能力。为整合优质临床教学资源,推进临床教学和教师激励计划工作的开展,医院结合自身教学特色,组建了儿科整合课程、儿科全科医学、儿科人文/思政、儿科临床实习、儿科医学模拟、儿科护理实习6个教学团队。

医院整合各方资源,以学科带头人为核心,以教学骨干为重点,以全院人员为基础,科学规划、统筹推进,调动教师工作积极性,建设高质量的课件资源,开展操作技能视频大赛、临床教学案例比赛等活动,丰富课件资源库,为教育教学工作的持续健康开展奠定基础。

（二）发挥儿科实力优势，本科教育更趋完善

作为儿童专科医院，医院充分发挥儿科学科发展优势，主要承担了上海交通大学医学院，上海-渥太华联合医学院，上海交通大学医学院儿科学院、护理学院、公共卫生学院、检验系、影像系、营养系等本科教学任务。围绕医学模式转变和医学教育国际化发展趋势，医院秉承上海交通大学医学院的办学定位和办学理念，培养有灵魂的卓越医学创新人才，在临床教学的实践过程中，不断深化教学改革与创新，开展儿科整合式课程研究，运用 CBL、PBL、PSD、MOOC等多元化的教学方法，开设了上海交通大学通识课程"传统医学与人类健康"，上海交通大学医学院选修课程"医务社会工作""儿科全科概论"，双语课程"儿童保健学"。近三年来，医院获得教育部首批示范性虚拟仿真实验室教学项目1 项，上海高校本科重点教学改革项目 1 项，全国医学 MOOC 资源制作立项课题 1 项，上海交通大学医学院教学改革项目 11 项、课程建设项目 3 项、思政教育项目 1 项；首届"人卫慕课"在线开放课程建设比赛一、二、三等奖各 1 项，上海交通大学教学成果二等奖 1 项，上海交通大学医学院青年教师教学基本功比赛二等奖 1 人、三等奖 2 人、优胜奖 3 人，上海交通大学医学院 PBL 案例大赛一等奖 2 项、三等奖 2 项。

（三）夯实研究生教育体系，筑牢后备人才基础

医院坚决贯彻"人才强院"战略，切实加强高层次人才队伍建设，培养儿科卓越人才。医院现有教授（含主任医师等）48 名，副教授（含副主任医师等）94名，美国科学院外籍院士 1 名，中国工程院外籍院士 1 名，终身教授 6 名，享国务院特殊津贴者 6 人。其中，博士生导师 31 名，硕士生导师 46 名，博士点 7 个，硕士点 10 个；拥有小儿心血管、血液肿瘤、发育行为儿科、儿外科、重症医学科等 6 个国家重点学科以及国家临床重点专科，卫生部血液肿瘤重点实验室、上海市小儿先心病研究所、教育部环境与儿童健康重点实验室、上海小儿心血管临床医学中心、上海交通大学医学院儿科医学转化研究所等高水平临床与科研平台。医院高度重视研究生工作，从招生、培养、思政、学位、毕业各个阶段，管理部门与研究生导师共同全方位、多元化、立体式保障与管控，共同推动积极成效的产出。医院在读研究生 120 余人/年，获评上海市优秀毕业生 2 名/年、上海交通大学优秀毕业生 3 名/年；荣获国家奖学金 2 名/年，国家和上海交通大学医学院公派研究生留学项目各 1 项/年，获得上海交通大学医学院"博士创新基金"2 项/年，紧缺专业硕士研究生临床研究能力提升计划 9 项/年。2018 年医院主办了上海浦江儿科研究生学术论坛，来自全国 200 余位儿科专家、青年

学者来沪共襄儿科学术之盛会,近 50 位优秀博士研究生进行了发言和壁报交流,大家共聚一堂,共谋儿科发展之壮举。

(四)严格毕业后教育管理,保障学员培养质量

医院是国家和上海市首批住院医师/专培医师规范化培训医院,目前有住院医师规范化培训基地 2 个(儿科和儿外科),专科医师规范化培训国家基地 2 个、上海市基地 15 个。为了加强毕业后教育管理,保障培训管理与提高培训质量,医院成立了由院长牵头,相关行政职能部门、临床医技科室及各培训基地负责人组成的毕业后教育委员会和毕业后教育工作小组。医院每年招录规范化培训住院医师约 40 名,接收贵州、海南等外省市委培住院医师 6 名/年,同时还承担了来自上海市多家综合性医院儿科、全科、麻醉联合培养住院医师 70 人/年。2012 年至今,医院荣获中国医师协会住院医师规范化培训"住院医师心中好老师"1 人,上海市住院医师规范化培训优秀带教老师 7 人、上海市住院医师规范化培训优秀管理者 2 人,上海市住院医师规范化培训优秀住院医师 18 人、上海交通大学医学院唐立新附属医院杰出住培医师奖 2 人。

为了加强住院医师国际交流,医院与美国辛辛那提儿童医院建立了住院医师联合培养基地,2012 年至今医院选送了 8 位住院医师赴辛辛那提儿童医院进行临床、教学、科研等方面短期的培训;同时医院也接受了来自美国的短期交流住院医师 6 人。

(五)勇挑"国家队"新责任,提升基层医生水平

2002 年国家号召开发西部、支持西部,上海儿童医学中心为此启动专门面向西部地区的儿科医护人员培训项目,是全国首个以"培训-培训者"为理念的儿科专业人才培养模式。2008 年,为了扩大培训覆盖地区,医院增设儿科高级研修班。18 年来,这两个项目已培训学员 644 名,覆盖了西部及中东北部地区 24 个省、68 个城市的 120 家医院。学员们通过一年的学习,业务能力和专业水平得到显著提高,回到当地后成为科室乃至当地儿科界的重要医疗和技术骨干,为促进当地的儿科医疗水平的整体提高发挥了积极作用。

2016 年来,医院新增了"院士+"新疆儿科医师研修班、爱佑-SCMC 先天性心脏病专科医护培训项目、爱佑儿科全科医师培训项目,勇挑国家儿童医学中心责任,每年免费为基层或边远医疗机构培训儿科医生近 80 人。

(六)创新教育模式方法,打造模拟教学新亮点

2009 年医院正式成为中国(内地)首个由美国心脏协会(AHA)授权的儿科高级生命支持(PALS)国际培训中心。目前,医院已有 1 名 PALS 区域主任导

师,4 名 PALS 主任导师,1 名 BLS 主任导师;18 名 BLS 导师,9 名 PEARS 导师和 7 名 PALS 导师。现开设 BLS、PEARS、PALS 学员课程,BLS、PALS 导师课程,每年为约 1 500 人次医护人员及普通市民提供急救的相关培训,并向学员颁发国际通用 AHA 证书。

2017 年医院设立了医学模拟中心,除 AHA 培训课程以外,还开展小儿麻醉模拟培训、新生儿模拟培训、多学科模拟演练、大规模伤患模拟演练、ECMO 培训、胸外模拟培训、护理模拟培训等多门类课程,每年培训学员约 500 人次,取得了良好的效果。2018 年获得上海交通大学医学院模拟教学课题 3 项。

医院综合楼五楼即将建设成集儿科医学模拟中心、远程教学中心和图书中心于一体的教学中心,教学面积增加 3 000 平方米,包括图书阅览室、远程教室、模拟病房、模拟 ICU、模拟手术室、专科技能训练室、高端模拟室、OSCE 考站、院前培训室等,为医学模拟教学的多元化、高质量开展及学术交流的顺利举行提供坚实的硬件支撑,实现临床实际需求与教学工作的无缝对接,进一步助力医院模拟医学的阔步发展,为卓越儿科人才培养提供具有时代特征、上海特点的儿科实训基地。

五、人才培养

与心同行,一路有你! 20 年、30 年、40 年……在未来的成长道路上,大家会始终牢记历代院长们的嘱托——"别人不会的我们要学会,别人会的我们要做得更好!"青春年华之际,弱冠披缨,儿科展风范,我辈当自强!

儿中心历来重视人才培养工作,围绕至建院 50 周年时,建成世界一流儿童医院"的历史性奋斗目标,实施了一系列成体系的、组合式人才培养战略。经过长期努力和发展,医院逐步形成了高层次人才领跑,中坚力量壮大,青年才俊辈出的人才发展格局。医院现拥有国家杰青、国家优青、万人计划、科技部重点研发专项青年首席科学家、东方学者、上海领军人物等国家和上海市高层次人才项目多项。医术大家耀眼夺目,启明新星熠熠生辉。

随着儿中心步入国家儿童医学中心建设新时代,以学科建设为主旨的二次创业战略进入了更高阶段。临床与科研人才并重、引进与培养并举的人才发展规划正在逐步完善和落实。

(一)加强人才培养平台建设,提供人才培养依托

进一步促进儿科转化医学科研人才的培养。儿科转化医学研究所(简称转

化所)是医院推进转化医学研究的前瞻性战略设置,对攻克儿童重、大、难疾病具有重要意义。随着转化所建设的不断成熟,"一所三室"的格局已经形成。专职科研人员与感染、内分泌、心脏等临床学科形成了良好互动,如东方学者特聘教授莫茜与感染科曹清主任在儿童感染方面的合作,推动了科研转化为临床应用;分子诊断实验室王剑研究员与内分泌与代谢科王秀敏主任联合开设了国内第一家儿科医学遗传科。

进一步加强儿科临床研究人才的培养。多中心、大样本的临床研究是立足临床工作实际,探索疾病治疗规律,维护人群健康的重要举措。儿中心不断完善健康管理研究所平台的建设,引进国际知名的流行病学专家为医院特聘教授,招聘专业的生物统计学背景研究人员,从而为全院临床研究提供支持和培训,为优秀临床医生成为临床研究医学家奠定基础。

(二)完善人才培养制度建设,紧握人才培养抓手

制定基础素质提升性的人才培养制度。儿中心从国外进修、国内进修、学历结构等各个方面,制定了一系列的基础性人才培养制度。如为进一步扩展国际视野,制订《SCMC-境外人才培养计划》,首次分层次、分类别个性化制定出国培养目标;为鼓励全院员工学习并开展医疗新技术,积极开展国内交流学习,制订了《SCMC-国内进修管理办法》;为进一步鼓励员工提升学历,激发员工继续学习的热情,修订了《员工学历教育管理办法》。

出台全职业周期性的人才培育计划。立足"五个一人才工程",覆盖全职业周期的人才培养框架已经初步形成。针对高层次人才,医院出台《SCMC-卓越医学人才培养计划》,助力高层次人才踏上新台阶,冲击国家级人才项目;针对骨干队伍制订了《SCMC-EPT研究型医师培养计划》,力争用五年时间培养50名左右的两栖型人才。同时,进一步完善《SCMC-博士后管理办法》,吸引优秀的博士毕业生来院进行博士后研究,为医院再添科研动力,80%的博士后在站期间或出站留院工作1~2年内获得国家自然科学基金资助;针对青年后备人才,经过广泛调研后出台的《SCMC新锐人才培养计划》,进一步加大青年人才培养力度,夯实人才发展基础。

探索精准性的人才引进办法。在自身培育的基础上,医院制订了《SCMC高层次人才引进办法》,对引进人才精准定位。近年来先后引进外院学科骨干20余人次,引进人才担任主任的科室占到全院六分之一。这些为科室学科建设及医院发展注入强大外源动力。同时,在"十三五"规划中,医院继续探索柔性人才引进制度,力争全院90%以上的临床科室在"十三五"期间配备外籍科主任,借力国外先进的专业、管理理念进一步发展壮大学科。

开展人才培养的激励性制度建设。合理的激励性人才培养制度,有助于各项制度的自然衔接,并指明人才发展方向。最新修订的《2019 年专业技术职称聘任办法》,探索教学/科研积分制考核,增加医疗量化考核指标,同时高度关注临床研究类的科研产出、专利类的临床科研转化。

"走出去、引进来",国际化道路越走越宽。医院利用与世界健康基金会长期以来的良好合作关系,平均每年选派 10 人次医护骨干出国进行为期三个月到一年不等的进修培训。特别是新的境外人才培养制度制定以来,5 大类 7 小类的人才培养方向更加明确,出国进修人员更加学有所指、学有所得、学有所成。医院与美国哈佛大学医学院、昆士兰科技大学、辛辛那提儿童医院等世界著名大学和儿童医院专家达成了特聘合作协议。

经过全院上下的不懈努力,一些人才培养工程已经成为医院人才工作的闪亮名片,并展现出良好的实施效果。医院人才建设取得了较为丰硕的成果。

医院自 2008 年起设立 EPT 优秀儿科人才计划项目(EPT 计划),滚动培养医疗、卫技、科研人员计 50 人次。培养人员先后取得 32 项国家级课题,6 人获得 2 项及以上;12 人以第一作者或通讯作者发表影响因子 5.6 以上 SCI 论文 18 篇;10 人入选硕士研究生导师,7 人入选博士研究生导师;5 人入选市级及以上人才项目。以 EPT 项目为抓手,医院逐渐打造出一批核心人才队伍。

以下为近 5 年医院获得的主要人才项目情况(见表 3,数据截至 2018 年 12 月)。

表 3　近 5 年入选或获得的人才项目情况

项目名称	近 5 年获得
教育部新世纪优秀人才计划	1
国基金优秀青年项目计划	2
科技部青年(973)首席科学家	1
国家万人计划科技创新领军人才	1
市领军人才	1
市东方学者	2
市浦江计划	3
市科委启明星	3
市科委扬帆	2
市"新百人"计划、新优青	6

（续表）

项目名称	近 5 年获得
上海市高峰高原学科－双百人计划	7
市优秀学术带头人	3
市教委曙光人才、晨光人才计划	2
市杰出青年医学人才、青年医师、护理人才、临床医技人才培养资助计划	16
上海市人才发展资金	1
合计	51

六、服务理念

这是一个有温度的孩子。21 年后的今天，我们可以自豪而欣慰地告诉前辈和朋友们——我们不负众望，传承和发扬了儿科人的大医精神，并不断创造和凝练新的医院文化，那就是"奋斗、创新、包容、感恩"。我们携手共进，博采众长，攻克了一道道医学难关，创造了一个个感人奇迹；我们饮水思源，感恩社会，满怀医学人文情怀，关爱着需要帮助的孩子与家庭；我们心存大爱，心手相牵，与世界健康基金会共同践行"培训—培训者"理念，让先进的医学技术传播到每个需要的角落……

（一）打造"有温度的医院"，提升儿科人文建设水平

上海儿童医学中心高度重视儿科医务人员人文教育，先后获评"全国文明单位""健康中国总评榜年度健康人文医院"。SCMC 思政讲堂特别邀请相关领域的专家，以"医学职业道德与儿科人文关怀"等主题开展人文关怀教育。专题讲座之外，为了提升儿科医务人员人文素养，儿中心积极寻求"跨界合作"，邀请了服务行业专业人员开展窗口岗位工作人员礼仪培训，提升儿科服务能级。以打造"无哭声医院"为目标，联合同济大学设计创意学院举办的"有温度的医疗"设计联展 WORKSHOP 专题讨论，鼓励儿中心医务人员将"无哭声医院"理念付诸实践。此外，通过微信、院报等载体，对"无哭声主题手术室""无哭声系列原创绘本"等项目成果进行广泛宣传，吸引更多人员加入"无哭声医院"建设中来，相关内容联合《健康报》《解放日报》《文汇报》《新闻晨报》等主流媒体共同发布。

(二) 精神文明建设硕果累累,获评全国文明单位

上海儿童医学中心成功荣获第五届"全国文明单位"称号,成为上海首批获得该殊荣的儿童专科医院之一,并且获评"健康中国总评榜年度健康人文医院",成为沪上唯一获此殊荣的医院。上海儿童医学中心先心病公益慈善项目受到中国红十字基金会表彰,授予"丝路天使"荣誉称号。此外,上海儿童医学中心被中国生命关怀协会授予"人文管理创新医院"荣誉称号,同时获评中国医院人文品牌峰会人文品牌风尚案例奖。

上海儿童医学中心"无哭声手术室""儿童舒缓疗护"项目分别荣获上海市第三、第四批卫生系统医疗服务品牌;"魔法书屋"项目荣获上海市卫生计生系统创新性志愿者服务项目;"天使之声"慈善团队项目荣获上海市红十字优秀志愿服务项目。"托起生命的希望"青年突击队获评"首届上海市卫生计生行业青年志愿服务项目大赛银奖"。

此外,医院人文建设成果也得到了媒体关注,如中央电视台(CCTV－13)《新闻调查》栏目专题纪录片《病房里的童年》、东方卫视《大爱东方》栏目专题纪录片《病房里的守望者》、东方卫视《我们在行动》专题报道等;《文汇报》头版报道《医务社工"上海模式"获关注》、《解放日报》专版报道《志愿服务精准对接需求,让百姓获益》、《新民晚报》专版报道《社工:以人为本,扶持弱者》、《新闻晨报》专版报道《90后的设计,抚平患儿无措的心》。

(三) 担当医务社工"引航者",创新"立体化"的服务模式

上海儿童医学中心于1998年建院之初设立"医院发展部",践行人文关怀和慈善救助工作,并于2004年在国内率先成立符合国际标准的社会工作部,探索与国际接轨、适合国情的医务社会工作。

优化人员配置及专业服务。在国内首设临床专科社工,设有教研室、实验室、实习基地和儿童游戏治疗室。部门提供就诊儿童及家庭标准化的临床社会工作服务,覆盖14个临床专科,应用国际先进的评估工具及干预模型,协助处理患儿及其家庭疾病阶段各类社会心理困扰,包括情绪行为、疾病认知、环境适应、家庭关系、医患沟通、经济支持等。创先在儿童保护、儿童舒缓疗护领域开展实务探索。同时,医务社工团队构建"慈善捐赠平台""公益服务平台""对外交流平台""科研教学平台"四大资源平台,在品牌公益项目开发、医务社工人才培养与政策倡导、传播医务社会工作理念与方法等宏观层面有卓越贡献和丰硕成果。

提升品牌影响力。医务社工研究成果先后被"世界社会工作及社会发展大

会"等国际会议、美国社会工作协会和牛津大学出版社合作《社会工作百科全书》等国际学术刊物收录,出版《医务社会工作案例》一书,发表近 30 篇学术论文,并获得近 10 项科研课题资助。主办"全国儿童医院医务社会工作论坛""医务社会工作国际研讨会"等学术会议。专业成果在行业内受到认可,医院被评为"全国社会工作服务标准化建设示范单位""上海市医务社会工作示范单位",学科带头人获评"中国十大社工人物""上海市首届十大社会工作杰出人才"等荣誉。

(四) 担当身心灵社"关怀者",提供"全人全程"的专业支持

儿中心专业的社工团队作为"身心灵社"全方位的关怀者,提供服务满足不同患者需求。

开展"全人全程"关怀服务。针对普通患儿/家庭提供:支持性心理咨询、住院照护协调服务、出院计划与资源链接服务、家庭危机干预服务、患儿家庭探访服务。针对特殊患儿/家庭提供跨团队舒缓照护与哀伤支持、重症儿童社会工作服务、儿童保护与儿童收养服务、重大灾难后的创伤修复等,为患儿及家庭提供"全人全程"的全面支持。

培育特殊患儿关怀项目。主要针对临终患儿的儿童舒缓照护项目,通过专业社工团队整合医护资源,开展跨团队舒缓门诊咨询、舒缓例会及查房、安宁疗护服务、哀伤辅导与咨询等服务,为患儿缓解病痛,提供心理支持,让每位患儿有尊严地、舒适地度过生命末期。此外,针对重大灾难后儿童及家庭创伤修复项目,为受创患儿及家庭进行创伤评估与干预,提升其抗逆力,提升社区内相关组织传递健康支持服务的水平,进一步做好患儿心理援助与创伤修复工作。

(五) 担当患儿心愿"实现者",病房"正能量"点亮希望

上海儿童医学中心接收来自全国各地疑难重症患儿,患儿来到医院后,不仅要面临高强度治疗对身体和心理的双重考验,还要面临与原有学习和社会生活隔离的困境。小小年纪的他们在病房里经历着疼痛、恐惧和孤单,专业的社工团队通过收集心愿,给予他们"心"的希望。

建设"病员学校"项目。为使住院患儿缓解疾病痛苦,放松心情,专业社工团队首创"病员学校""娇蕾图书馆",后又发展至"魔法书屋"等项目,设立了智慧书吧、移动图书馆、童书岛、伴读计划、读书沙龙和原创医疗绘本六个模块。以图书为媒介,正向引导患儿的认知行为和情绪心理,满足儿童发展过程中的多层次需求,促进医务人员与患儿家庭之间的沟通,创造和谐的医疗环境。

推行"心语新愿"项目。该项目通过"许愿"的实现令患儿的人生充满希望。

同时呼吁社会力量,给予重症患儿实现一个特别愿望的机会,为他们注入积极的力量。专业社工团队成立心愿委员会,定期搜集重症患儿的心愿,通过链接合适的资源,帮助患儿完成心愿及梦想。当孩子们来到心仪已久的迪士尼乐园或看到神奇的魔术秀、可爱的小丑医生时,欢呼雀跃,沉浸在欢乐中的他们,完全忘了身上的病痛。

（六）担当患者诉求"倾听者",打造"有温度"的儿童医院

"没有无缘无故的脾气,只有还未被倾听的声音。"专业的医务社工作,为医患之间的"润滑剂",应用心倾听孩子们真实的诉求、倾尽全力成为孩子们的"梦想实现家",为此他们开展了一系列"有温度"的患者关怀项目。

改善诊疗环境。"艺术在医院"项目:打造以"温暖的海洋"为主题的无哭声手术室、以"动物狂欢园"为主题的静脉补液室/注射室、以"汽车总动员"为主题的影像检查室,通过富有艺术感的门诊儿童壁画,充满童趣的诊疗环境,减少患儿恐惧心理。

加强人文关怀。社工们贴近孩子们的心理,提出了"快乐医者－儿童游戏治疗"的服务理念,通过开展手术患儿闯关激励、专业儿童游戏辅导、病房游戏探访服务、绘画治疗服务、绘本阅读治疗服务、儿童成长小组等,帮助患儿适应治疗。

提供家庭支持。社工们为缓解 ICU 家长焦虑心情,开展了 PICU 家长关爱项目、CICU 探视项目,通过制作介绍片、宣传资料帮助家长了解医疗相关信息。开展支持性小组活动帮助家长分享经验、缓解压力,以绘画、串手链、折纸鹤、做孔明灯等活动表达对患儿的思念与祝福。

（七）担当公益＋慈善"践行者",营造"心手相牵"的医患氛围

"当一个家庭将全部的经济能力与希望寄托于治疗时,噩耗会瞬间摧垮他们,也极易引发医患纠纷。"在"创新、奋斗、感恩、包容"四大医院文化的感召下,儿中心在国内率先成立了符合国际标准的社会工作部,通过社会资源的募集,开展了多个公益与慈善救助项目。

多年来,先后创建的罗医生义卖、先天性心脏病患儿救助项目、新地公益垂直跑等公益项目、"四叶草 CLUB"罕见病俱乐部项目、"天使之发"癌症患儿关爱项目、"天使之声"听障儿童救助项目都已成为儿中心等公益文化品牌项目。

多年来医院累计募集善款突破 1 亿元,设立中国红十字会"小天使"基金、上海市慈善基金会"点亮心愿"等 20 余项慈善基金,开展近 4 000 台先心慈善手术,救治逾 1 500 名危重白血病患儿。由医院主导建立的"爱佑新生-上海宝贝

之家"慈善救助项目,治疗及照护近 1 200 名孤残儿童,覆盖 21 个省市的 122 家社会福利机构,累计救助 8 000 余人次。

(八)担当健康理念"传播者",发挥"爱传递"的辐射功能

多年来,儿中心坚持每年举办"儿童健康节""儿童安全周"等活动,传播儿童健康理念,不断传递"爱与关怀"的力量。

举办儿童健康节。健康节以孩子们喜闻乐见的互动形式普及儿童健康知识和理念,包括医疗常识、心理护理等,通过丰富的活动把健康传递给孩子,把爱心馈赠给社会,促进全社会关注并参与儿童健康事业,构建和谐医患关系。同时,在传播健康理念的过程中,还不断创新传播方式,例如,为孩子们创造了国内首套充满魔法的神奇绘本——"我不怕上医院"系列丛书,结合孩子们的认知能力及语言发展水平,通过《看病,我不怕!》《打针,我不怕!》《住院,我不怕!》《穿刺,我不怕!》让家长们了解照顾孩子时需要注意的细节,降低患儿就诊中的恐惧心理。

举办儿童安全周。在中国,意外伤害是儿童死亡的首要原因,平均每年有近 5 万名的儿童因溺水、交通意外、误食等意外伤害而死亡,为保护孩子健康成长,避免伤害的威胁,"儿童安全周"应运而生。每年暑期,医护人员及志愿者都会在医院门诊、幼儿园、中小学以及周边社区,尤其是在民工子弟学校开展一系列预防性的宣教活动,提高居民对儿童意外伤害的重视程度和应对能力。

七、未来发展

不忘初心,牢记使命,我们的奋斗目标,始于梦想,基于创新,成于实干。建设一流儿童医学中心,我们以梦想导引航程——没有目标的生活,犹如没有罗盘的航行;没有梦想的生命,犹如没有色彩的春天。建设一流儿童医学中心,我们靠创新与奋斗决胜未来——核心技术催生核心竞争力,新兴需求造就新兴业态,创新的杠杆总能撬起出乎意料的奇迹。建设一流儿童医学中心,我们用实干描绘盛景——大江奔流永无止境,大浪淘沙沉者为金。儿中心的美好明天是"干"出来的,做一分便是一分,做一寸便是一寸,从我做起,从现在做起,新时代的光辉属于奋斗者!

2016 年 8 月 19 日,习近平总书记在全国卫生与健康大会上强调,没有全民健康,就没有全面小康。加强儿童健康事业发展,是健康中国建设和卫生计生

事业发展的重要内容,对于保障和改善民生、提高全民健康素质、实现中华民族伟大复兴的中国梦具有重要意义。

2017年1月23日,《国家卫生计生委关于设置国家儿童医学中心的函》正式印发,明确将以首都医科大学附属北京儿童医院为主体设置国家儿童医学中心(北京),以复旦大学附属儿科医院、上海交通大学医学院附属上海儿童医学中心为联合主体设置国家儿童医学中心(上海),共同构成国家儿童医学中心。

根据国家儿童医学中心建设方案,国家儿童医学中心是以儿童重大疑难疾病诊治为核心的国家级儿科医疗机构,涵盖医疗、科研、教学、预防和管理功能,实现"五位一体"总体布局。未来的国家中心将有八大任务,全面引领我国儿童卫生事业的全面发展:将围绕国家新农合儿童"两病"及其他危害儿童健康的疑难危重疾病诊治,积极探索与发展儿科新兴医疗技术,尤其注重国际前沿临床技术的吸收、消化与推广,使诊疗技术与国际先进水平接轨;建立我国儿童重大疑难疾病的诊治中心、会诊(远程)中心、转诊中心,带动提高全国或区域内医疗服务能力和水平;针对我国儿童重大疑难疾病,以国际先进诊疗方案为参照,通过多中心合作,研究制定我国儿童重大疑难疾病防治的诊疗指南和行业规范;建设现代教学培养体系和实训基地,开展儿科住院医师、专科医师和儿童重大疾病防治领域专门人才培养,使之成为我国儿科专门人才培养的重要基地;整合现有资源建立全国儿童重大疾病登记系统,定期开展数据分析,预测儿科疾病发病和死亡、危险因素流行和发展趋势,构建儿科疾病防治网络,推动开展儿童预防保健服务,探索建立适宜的儿科健康管理服务模式;搭建基于转化医学研究的开放、共享科技平台,有针对性地组织开展全国多中心、大样本临床研究,聚焦儿科转化医学领域的重要技术问题,发展相关疾病的防治新技术,引领学科发展;搭建儿科医疗领域国际交流与合作平台,推动国际儿科疾病防治及儿童医疗保健技术交流与合作;开展儿童生命伦理审核与研究工作,围绕儿童临床试验项目和涉及人源生物样本等主题开展相关理论和实践研究,确保符合伦理道德法规并保护参与试验人员利益。图3为国家儿童医学中心夜景。

自国家儿童医学中心获批以来,一系列重要工作已经在展开:以儿童血液肿瘤、儿童心血管疾病、儿童保健为代表的一批专科联盟已经成立,将大幅提高这些学科在全国的辐射能力和协同合作能力;上海市临床重点专科儿科学"振龙头"建设专项及"上海交通大学地方高水平大学建设项目——儿科临床研究院"建设专项获批,将围绕国内外儿科创新发展趋势,通过补齐结构、抓重点、强优势,建设有国际竞争力的儿科学科;"全国儿童白血病诊疗管理登记系统"作为我国除传染病登记制度外的第一个国家层面的儿童重大疾病登记系统正式

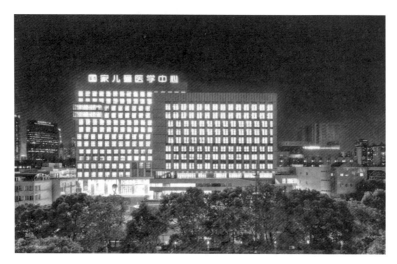

图 3　新落成投入使用的国家儿童医学中心医疗综合楼

上线；新成立的"中国红十字会院士博爱基金——西部儿科培训基地"已经培养了超过百位来自新疆和内蒙古地区的儿科专业人员；正在规划的国内首部《儿科全科医师手册》的编写及儿科全科培训基地的建立将为我国基层儿科人员水平的提升，为我国分级诊疗工作的有序推进提供重要的专业支持。

　　伴随上海儿童医学中心张江科学城院区项目的立项与动工，不久的将来我们可以看到，一个对标国际一流，与陆家嘴区域的院本部互为因果的、联动发展，融科技创新、人才培养、智慧医疗于一体的现代化院区拔地而起，并与上海张江综合性国家科学中心耀相争辉。新的院区将与毗陵的质子重离子医院等一起构建全生命周期的"上海版 MD ANDERSON"肿瘤诊治高地；建设融分子组学、蛋白组学、药物组学、模式生物学于一体的转化医学科技楼，儿童重大疾病大数据登记与监测分析、临床规范与指南制作评价、卫生与政策管理研究于一体的儿童健康管理中心大楼，融国际学术交流、模拟实训、远程教学于一体的儿科教学培训大楼。

　　（姜　蓉　周　敏　陆梅华　陆　奕　陈玉婷　张云婷　包文婕　符晓婷）

未来的上海市儿童医院建设愿景，是成为临床医疗水平一流、学科水平领先，管理先进的卓越儿童医院。实现建设卓越儿童医院的发展目标，要继续坚定实施"精品医院、人文医院、智慧医院"的发展战略。

传承创新，建设精品、人文、智慧儿童医院
——附属儿童医院发展纪实

上海市儿童医院是一所集医疗、保健、教学、科研、康复于一体的三级甲等儿童医院，前身是由我国著名儿科专家富文寿及现代儿童营养学创始人苏祖斐等前辈于1937年创办的上海难童医院，1953年更名为上海市儿童医院，是我国第一家专科儿童医院。2003年成为上海交通大学附属儿童医院。

医院现有员工1 600余人，2018年度门诊量241.04万人次，年住院病人4.88万人次，住院手术量3.55万人次。2014年3月投入运营的泸定路院区位于普陀区长风生态商务区，院区占地面积约2.6公顷，核定床位550张。北京西路院区占地面积1.59公顷，建筑面积约2.5万平方米，核定床位150张。如图1所示。2013年4月28日梅川路门诊部启用运营，2014年3月开始为儿童康复中心患儿提供包括听力、视力、智力、肢体、精神等发育障碍的康复训练和治疗。

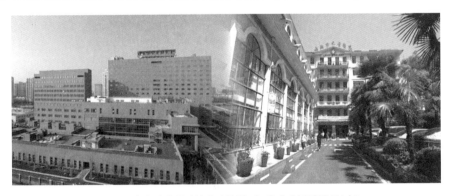

图1　上海市儿童医院泸定路院区(左)和北京西路院区(右)

医院学科齐全，设有重症医学科、新生儿科、肾脏风湿科、呼吸科、血液科、消化科、心脏内科、神经内科、内分泌科、急诊科、普外科、心胸外科、神经外科、骨科、泌尿外科、耳鼻咽喉头颈外科、麻醉科、儿童保健科、皮肤科、眼科、中医

科、口腔科、康复科、医学遗传科等 24 个临床专科。医院拥有中国工程院院士1 名、博士生导师 15 名、硕士生导师 41 名，拥有高级职称专家百余名，是上海医学遗传研究所、上海市儿童保健所、上海市儿童急救中心、上海市新生儿筛查中心、上海市儿童康复中心、上海市听力障碍诊治中心、上海市新生儿先心筛查诊治中心所在地。医院上海医学遗传研究所，作为卫生部命名的上海医学遗传中心基因诊断部，研究发展了一整套遗传病分子诊断技术，在我国最早开展了苯丙酮尿症、血友病、DMD 等罕见遗传病的基因诊断和产前诊断工作。作为国家首批运用高通量测序技术开展遗传病诊断的试点单位之一，上海市儿童医院在儿童遗传病的基因检测领域居国内领先地位。

医院作为上海交通大学医学院的临床教学基地，设有博士、硕士专业点及博士后流动站。与美国、加拿大、俄罗斯、日本、新加坡、韩国、英国等国的医疗机构建立了紧密的合作关系。近年来医院承担了国家"863""973"重点攻关项目、国家重大专项课题项目、国家自然科学基金项目、教育部及上海市科委基金项目、上海市卫生局及上海申康医院发展中心科研项目以及国际合作科研项目等的研究工作。以著名科学家曾溢滔院士领衔的上海医学遗传研究所始终瞄准本学科的国际前沿，近 50 次荣获国家、部委和上海市的重大成果奖励。

一、弥坚之基：战火年代，为难童而生的医院

> 八十春秋，励精图治
> 青葱岁月，春风化雨
> 救死扶伤初心不改
> 护佑稚梦本心不失
> 为儿童服务，就是幸福

上海市儿童医院的前身——上海难童医院，由富文寿和苏祖斐在 1937 年创办。医院对贫困家庭的孩子提供免费的治疗，同时，也面向普通的上海家庭，以低廉的收费为身处战争困苦中的上海儿童提供医疗服务。

1937 年，抗日战争全面爆发，上海沦陷，大量难童贫病交加，在死亡线上挣扎。目睹这样的状况，儿科专家富文寿教授焦急万分。他一面自愿前往宋庆龄女士创办的国民伤兵医院服务，一面四处奔走，联系沪上各方人士，多方筹款，希望建立一所救治难童的医院。这个时候，富文寿遇到了途经上海拟赴美留学的苏祖斐医师，在他的倡议下，苏祖斐留了下来，一起创办上海难童医院。

创办医院的资金，来自慈善捐款，捐赠者既有上海的社会名流，也有国际友好人士。医院最初位于慕尔鸣路 65 号的租赁大楼，拥有 90 张床位，其中 75 张免费床位由个人和慈善机构捐助。医院医治的患儿来自难民营和贫困家庭，免费病床收治的唯一条件是患儿家庭无力支付治疗费用，且患儿出院时及时接走。

上海难童医院运营 18 个月后，1939 年 6 月 1 日，与另一家同为 1937 年成立的慈善医疗机构——国际红十字会婴儿急救医院合并，更名为上海市立儿童医院。

维持一家医院的运转，需要巨大的资金支持，更何况当年的难童医院，还要承担贫困儿童的治疗费用。从 1937 年算起的两年半时间里，医院共承担了 15 万美元的医疗服务支出，住院部共收治患儿 3 516 人次，总住院天数为 95 829 天，门诊患儿 13 797 人次，真正救助到了战争中的儿童。

作为中国第一所儿童专科医院，上海市立儿童医院当时招收了许多同德医学院、上海医学院、圣约翰大学医学院、协和医学院毕业生，建立起坚强的技术力量，医疗质量可与当时的教会医院媲美，拥有 9 名住院医生，20 名护士，还有许多荣誉主治医生和顾问医生。医院希望以尽可能少的费用开展相应的科研工作，同时成为一所培养医学生、新毕业的医生和儿科护士的教学机构。

为救助难童而诞生的上海市儿童医院，自第一天起就携带着慈善、公益的基因。医院最核心的价值观，依然是免除孩子的病痛、为孩子提供优质的医疗服务。同时，两位创始人都是儿科专家出身，对医疗技术水平、医疗质量和人性化的服务，有着严格的要求，因此，上海市儿童医院在新技术应用、医疗质量和环境友好上，从未放松过对自己的要求。

上海市儿童医院在中华人民共和国成立后取得的各项"第一"。

- 攻克儿童结核性脑膜炎（1950 年）
- 创刊《中华儿科杂志》（1950 年）
- 在国内首创小儿外科并独立设科（1954 年）
- 在国内最早设立新生儿外科（1956 年）
- 首创医用鲜鱼肌蛋白喂养营养不良而濒临死亡的儿童（1958 年）
- 在国内儿童医院中首先独立开展小儿骨科业务（1960 年）
- 在江苏省大丰县（现盐城市大丰区）完成国内首例连体婴儿分离术（1962 年）
- 国内最早实行儿内科住院医师培训计划（1964 年）
- 国内最先研制小儿外科专用手术器械，至今发挥作用（1966 年）

- 攻克地中海贫血的基因诊断(1978 年)
- 首次通过医工联合的方式成功治疗小儿先天性肛门闭锁(1978 年)
- 在国内儿童专科医院中最早独立开展体外循环下心脏外科直视手术及心导管介入手术(1979 年)
- 自主设计研制国内首台"CY－3 无水银肠套叠注气机"用于肠套叠患儿的空气灌肠复位(1991 年)
- 国内第一次培育出携带人血清蛋白牛(1999 年)

二、博华之采：在儿科高原上攀爬高峰

桃李不言，下自成蹊
春风荣荣，华彩耀芳
仁心仁术施济众
大医精诚展欢颜

（一）学科建设

82 年的历程中，上海市儿童医院从未放松过对医疗技术和医疗质量的高要求，这是一家医院的立院之本。曾溢涛院士等一批知名专家在全国儿科界续写华章；一大批来自各个科室的中青年专家，作为医院医疗科研的中坚力量，引领着医院的发展，也引领着国内儿科的发展。

如今，上海市儿童医院设有 24 个临床专科，涵盖了儿科医学所有的专科科室。近年来，医院坚持"做大外科，做强内科，做出特色，做优品牌"的学科发展战略，使技术上的优势和特色越来越突出。

医院大力支持各科发展特色技术，开展了消化道磁控胶囊内镜、3D 腹腔镜、支气管镜治疗、新生儿脐静脉置管、神经内镜微创技术治疗先天性颅颌面畸形，开展 ICD 植入术、双腔起搏器植入术、动脉导管结扎术等，提高微创医疗水平；多学科合作开展 ECMO 技术，开展血液净化/人工肝技术，合作开展儿童肝移植术，成功开展异基因脐带血移植、肠道菌群移植，成立上海市第一家母乳库，开展 SL-SDR 选择性神经后根离断术治疗儿童脑瘫，开展 TSF 空间支架技术，开展脊柱侧弯矫形手术，开展三维 CARTO 根治难治性心律失常，开展肝内动静脉瘘封堵术、肾动脉扩张、DSA 下行血栓溶栓治疗，开展颅脑锁孔手术技术，开展骨髓移植术，合作开展达芬奇手术机器人辅助腹腔镜手术，开展联合筋

膜鞘治疗重度上睑下垂，开展在鼻泪道再通术中应用新型 RS 泪道置管技术，开展人工耳蜗植入术、肋软骨重建耳廓术，开展皮肤激光治疗、肿瘤射频，开展早期诊断性发育异常胎儿技术，开展高危儿管理、小儿实体肿瘤、性发育异常、膀胱外翻、新生儿消化道畸形、罕见遗传代谢等疾病 MDT 多专科联合诊治；开设耳鼻咽喉头颈外科疑难病门诊，内分泌遗传代谢罕见病门诊；开设中医儿保联合门诊、肾脏风湿营养联合门诊；开设多个专病、专科门诊，如斜颈专病、脑发育迟缓专病、儿童脑肿瘤专病、肌病专病、眼底病、便秘专病、便血专病、晕厥专病、发育障碍专病、结节性硬化症专病、新生儿科遗传性疾病专病门诊、遗传代谢专科、新生儿遗传代谢病筛查专病、营养门诊、消化科便秘专病、骨科手外科专病门诊、肾脏科遗尿及慢性肾脏病专病门诊、中医汗证专病门诊、毛发指甲专科、听力及语言障碍专病门诊、头颈部肿瘤专病门诊、唇腭裂头面部畸形专病门诊、儿童足踝外科、脊柱外科、咳喘、中医抽动症、视光门诊、中医便秘和中医遗尿、风湿（过敏）免疫专科、儿童脑瘫及癫痫专病门诊、脑肿瘤综合治疗等。新增基因 2 代测序，AI 测骨龄，遗传性疾病、感染性疾病的分子诊断等检测手段。

　　站在儿科医疗技术的高原之上，上海市儿童医院还在不断冲刺自己的学科高峰，推动着中国儿科医学的发展。

　　1. 国家级重点学科：上海医学遗传研究所——开创中国基因诊断研究先河

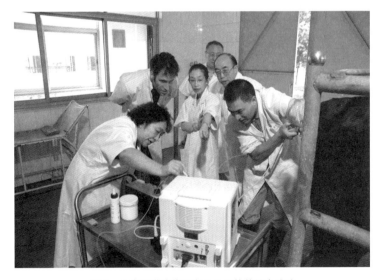

图 2　上海医学遗传研究所开展转基因牛试验

　　中国医学遗传学发展史上有一个机构举足轻重，这就是上海医学遗传研究所(即上海交通大学医学遗传研究所)。它成立于 1978 年,是我国第一家医学遗传研究所,前身是上海市儿童医院医学遗传研究室,由曾溢滔院士领衔成立,现任所长是曾凡一研究员。图 2 是研究所开展试验场景。

上海医学遗传研究所是国内最早开展遗传病基因诊断和产前诊断的研究及医疗单位,是国家卫健委医学分子生物学重点实验室和上海市胚胎与生殖工程重点实验室的依托单位,也是"遗传学"国家重点学科和上海市重点学科的领衔单位。目前,作为牵头单位分别承担"新药创制"国家重大科技专项和干细胞领域国家重大科学研究计划项目,还承担了国防部科技创新特区项目、国家自然科学基金项目、上海市重点项目等 20 多项科研项目。

40 多年来,上海医学遗传研究所在血红蛋白病、基因诊断、基因治疗、基因表达调控、胚胎工程、干细胞研究和转基因动物制药等领域做出了一系列开创性的工作,先后 5 次荣获国家级、20 多次荣获省部级重大科技奖励;研究成果先后三次被评为"中国十大科技进展",三次入选"中国基础研究十大新闻",并获得"全国五一劳动奖状""全国三八红旗集体"和"敬佑生命荣耀医者"金牌团队奖。

上海医学遗传研究所首任所长曾溢滔院士,是中国基因诊断研究的主要开拓者之一,在 40 多年的时间里,曾溢滔院士带领团队白手起家,收获了丰硕的科研成果,填补了众多的国内医学遗传学研究空白,培养和造就了一批中国医学遗传学高端人才。

1978 年春,曾溢滔受上海市卫生局委托,在上海市儿童医院筹办了一期医学遗传学习班。他邀请了几位著名教授授课,并借调化验室主任胡奇儒和市六医院的黄淑帧医生,在医院的烧伤病房临时布置了一个示教实验室,成为后来的医学遗传研究室。

研究室成立第三天,接待了一位贫血原因不明的外国女留学生。曾溢滔和同为从事遗传病研究的妻子黄淑帧,带着年幼的女儿曾凡一吃住在实验室。靠着一台自己制作的高压电泳仪,应用"指纹法"完成了病人的血红蛋白一级结构分析,诊断她罹患一种新型地中海贫血,这项成果引起了国际同行的注目。

因为这个突破性的成果,当时的国际血红蛋白权威、美国国际血红蛋白情报中心主任 T.H.J.Huisman 教授立刻到研究室访问,并邀请曾溢滔以国际研究员的身份到他的实验室开展合作研究。曾溢滔把双偶合微量氨基酸序列分析技术介绍到他的实验室,帮助他解决了多年未能解决的 δ 链异常血红蛋白的鉴定问题。由于医学遗传研究室在异常血红蛋白化学结构研究的贡献,以及和全国 70 多家兄弟单位合作的成果,医学遗传研究室在 1982 年获得了美国国立卫生研究院(NIH)的科学基金，这标志着研究室走上了国际科技竞争的舞台。

上海医学遗传研究所在中国大陆倡导和组织了世界上最大规模的血红蛋白病普查工作，发现了8种世界新型血红蛋白变种。在国内率先完成了α地中海贫血、β地中海贫血、血友病、苯丙酮尿症、杜氏肌萎缩症、性分化异常和亨廷顿氏舞蹈病等多种遗传病的基因诊断和产前诊断，研究论文发表在 Lancet 等国际权威医学学术刊物上，奠定了研究室在遗传病基因诊断领域的学术地位。在国内率先研制成功了乳汁中表达人凝血因子 IX 的转基因山羊和整合人血清白蛋白基因的转基因试管牛。应用造血干细胞宫内移植技术，在国际上首次获得了人造血干细胞的人/山羊嵌合体，证明人源干细胞在山羊体内可以长期存活、扩增和分化，并分化成相应的人体组织的细胞；与中科院动物所合作，首次获得由 iPS 细胞发育成的有繁殖能力的活体小鼠，证明了 iPS 细胞具有真正的多能性，被美国《时代》周刊评为 2009 年世界十大医学突破。近年来该所在遗传病个体化医学和精准医学研究领域又取得了新的进展，编制了国内首部《遗传病相关的个体化医学检测技术指南(试行)》，并由国家卫计委于 2015 年 1 月正式发布，为国内个体化医学及精准医学研究做出了新的贡献。

上海市儿童医院上海医学遗传研究所在遗传病基因诊断领域取得了令人瞩目的成果，1987 年，被卫生部授予"中国遗传医学中心基因诊断部"。2006 年被教育部批准成为上海市"遗传学"重点学科和国家"遗传学"重点学科的领衔单位。2010 年，获得卫生部国家临床重点专科项目的资助。2014 年，获得国家卫生计生委遗传病高通量测序试点单位批准，为更好地开展相关疾病的防治奠定了很好的基础。近年来，以罕见病为代表的出生缺陷防治工作得到了社会的广泛关注和重视，为了进一步推进相关研究的深入开展，上海市儿童医院上海医学遗传研究所与医院临床、医技科室紧密结合，2015 年成立了个体化遗传医学中心和分子医学检测中心，由曾凡一研究员担任主任。在此基础上，根据遗传病和罕见病临床诊治发展的需要，同年，上海市儿童医院还成立了医学遗传科，极大地促进了临床转化，直接为地中海贫血、血友病、苯丙酮尿症、进行性肌营养不良等遗传病的出生缺陷患者及其家庭提供优质的临床服务，为儿童遗传病和罕见病的防治做出了积极的贡献，为无数家庭带来新的希望。

如今，遗传研究所拥有实验室实用面积达 1 万多平方米，下设分子遗传、细胞遗传、生化遗传、临床遗传和发育遗传等 5 个研究室，以及一个现代化的大动物试验基地和 SPF 级小动物房，并成为卫生部医学胚胎分子生物学重点实验室暨上海市胚胎与生殖工程重点实验室、中国遗传医学中心基因诊断部的依托单位，以及国家和上海市遗传学重点学科的领衔单位。

2. 儿童重症医学科——与死神争夺时间

上海市儿童医院重症医学科是 2010 年首批国家重点临床专科建设单位和上海交通大学医学院重点学科(见图 3)。学科基础是 1982 年由卫生部和联合国儿童基金会"小儿急救培训项目"资助的重症监护病房,是我国最早成立的儿科重症监护病房之一。1999 年上海市卫生局批准成立上海市儿童急救中心,2003 年列入上海交通大学"985 工程"建设项目,同年成立上海交通大学儿科危重病研究所;2004 年在上海市儿童急救中心基础上新设急诊科(包括急诊 ICU);2007 年成为上海市卫生局"公共卫生新三年行动计划"项目建设单位;2008 年成为上海交通大学医学院重点学科;2009 年将急诊科(包括急诊 ICU)、儿童重症监护病房(PICU)、新生儿重症监护病房(NICU)和儿科危重病研究所整合为儿童重症医学科;2010 年成为首批国家临床重点专科。

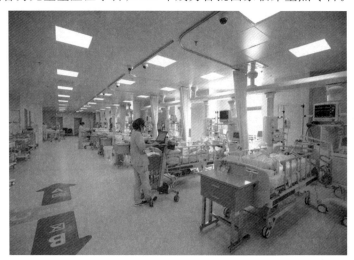

图 3　上海市儿童医院重症医学科有序高效的运作

重症医学科拥有两个儿科重症监护病房(PICU)和急诊儿科病房。重点特色服务包括各种模式呼吸支持(无创和有创机械通气、床旁呼吸功能监测等)、ECMO、血液净化/人工肝(CRRT/ALSS)和营养支持等。开展各种监护技术(PiCCO、USCOM 心肺功能监测、ABP、CVP、颅内压、呼吸末二氧化碳等),临时心脏起搏技术等常规抢救技术。救治范围包括小儿内科危重病、复合外伤、重大外科手术监护等。

目前儿科重症监护病房(PICU)在上海市儿童医院两院区同时运行,年救治人数超过 2 000 人,是全国规模最大的儿童重症医学科之一,抢救成功率超过

97.3%。在呼吸衰竭/ARDS、严重脓毒症及 MODS、危重神经系统疾病、严重风湿免疫性疾病和儿童突发严重公共卫生事件应对等方面具有优势。

2012 年重症医学科开展了国际前沿技术，体外膜肺氧合（ECMO）技术操作，成立了 ECMO 团队，三年内先后派出 3 批人员到北京阜外医院、安贞医院等进修学习，3 批人员赴美国纽约大学医院和瑞典卡罗林斯卡大学 ECMO 中心培训，开展 5 次 ECMO 动物试验。ECMO 技术于 2015 年正式被用于临床抢救，ECMO 团队拥有专业医生 10 人，专业护士 20 人，抢救年龄从新生儿到 18 岁，撤机成功率在 70% 以上，抢救成功率（出院存活率）接近 70%，达到国际同类技术先进水平，完成例数居国内儿童重症医学科第 3 位。多种 ECMO 支持模式包括：VA-ECMO、VV-ECMO、VVA-ECMO，左心减压等。

PICU 建立了 ECMO 转运团队，成功实现了远距离（跨省，距离 260 公里）ECMO 转运。于 2018 年成功加入国际 ELSO 网站，成为国际上第 663 个 ECMO 国际治疗中心，成为中国儿科第 3 位进入该中心的儿科 ECMO 团队。ECMO 技术辐射到上海和全国 16 家儿童专科医院或大学医院儿科。

在开展血液净化/人工肝技术以来，PICU 建立了 CRRT 治疗急性呼吸窘迫综合征，ALSS 治疗儿童肝功能衰竭的技术规范。重点研究儿科急性呼吸窘迫综合征、急性肝功能衰竭、急性肾衰竭、感染性休克等的 CRRT/ALSS 治疗效率，包括治疗时机和模式选择，包括连续性静－静脉血液滤过、连续性静－静脉血液透析滤过、高容量血液滤过、连续性血浆滤过吸附、血浆置换等治疗儿童危重症的干预时机、治疗疗程、评价指标以及规范化流程。

随着核心技术水平的不断提升，重症医学科的抢救成功率达 97.3%，血液净化技术为中国儿童急救领先地位、ECMO 例数位于全国 PICU 第 3 位。制定了国内儿科第一个《非生物型人工肝/血液净化治疗儿童急性肝衰竭技术规范》，参与 2018 版手足口病（CRRT 成果写进指南）和 2018 血浆置换专家共识。

疑难危重病例主要包括：严重脓毒症，脓毒症休克，多器官功能衰竭，爆发性心肌炎，肝功能衰竭，重症脑炎，胃肠功能衰竭，重症肺炎，呼吸衰竭，急性呼吸窘迫综合征，噬血细胞综合征等。与国内外同类医院比较，主要业务情况、疑难病种多，技术领先的治疗项目多，治愈率达 98%、五年存活率达 97%，发展趋势平稳上升，继续保持全国领先地位。在核心技术发展方面，起引领带动作用。

（二）·人才培养

人才是医院发展的根本，近年来，医院进一步加大资源投入，以高层次人才、紧缺人才、青年人才为重点全面加强医院人才队伍建设。

实施系列人才计划,不拘一格降人才。根据学科的发展和建设需要,医院有计划地培养和引进了一批医学领军人才、学科带头人和高层次中青年技术骨干,并制订了系列的人才培养计划。2016 年为针对培养学科带头人设立医院"后备博导培养"计划,遴选出后备博导 5 人,投入经费 65 万元;2017 年组织医院后备博导进行年度汇报,推进项目开展。通过后备博导项目的实施,已有 1 人获得上海交通大学医学院博导资格。2017 年上海市儿童医院"优青培养"计划再度启动,扩大了培养计划的覆盖面,遴选出优青人才 7 名,投入经费 70 万元。

加强规范化培训,提高临床技能。2016 年招录专科医师 36 名,规培住院医师 33 名;2017 年招录专科医师 24 名,规培住院医师 35 名;2018 年招录专科医师 31 名,规培住院医师 45 名,接受来自外院的规培住院医师 37 名。三年规范化培训结业通过率在全市均名列前茅。医院通过组织开展"月月大讲堂"、技能实训、英文读书报告会,开展论文和综述比赛等各类活动,加强住院医师规培和专科医师规培的培训内涵质量建设。通过培训辅助设施设备配备,着力加强规培医师临床技能的培养,提高培训质量。同时,进一步完善师资建设,建立起符合标准的住院医师规范化培训师资队伍。

充实研究人员力量,构建高水平研究团队。医院为重点学科配备专职科研人员,充实科研人员力量。同时,鼓励各学科发挥特色优势,有重点地开展科学研究,构建高水平研究团队。积极推动与上海交通大学基础医学院等机构开展深度合作,于 2018 年建立儿童医院—基础医学院临床-基础合作研究平台,组建若干以解决临床需求为导向的跨单位、跨学科的基础-临床交叉研究团队,推动医院临床学科建设,促进基础研究与临床研究的协同创新,推进复合型创新团队建设。

做好医院管理队伍,提升专业化管理水平。在管理干部培养过程中加强管理理论与技能培训,通过开展 ISO9001 质量管理体系培训、DNV 医院卓越管理体系培训、QCC 品管圈培训等,不断提升医院行政管理人员管理理念与管理水平。

进一步加强护理人员培养,提高高学历人才比例。加快高级护理人才的引进和培养,通过引进和院校联合培养等方式,优化护理学科人员的结构,提高护理高学历人才比例,提高护理队伍的综合素质,建设专科护理队伍。

三、卓越之程：打造精品、人文、智慧的儿童医院

执着坚守明医志，
勇于追求创新程，
慢慢医山路，坚定成坦途，
浩瀚学中海，扬帆再起航。

（一）响应医改，提升管理

1. "以人为本"的医疗服务流程创新与实践

传统医疗服务中的"三长一短"问题一直是个痛点，即挂号、候诊、收费队伍长，看病时间短。为实现患者就医的便捷、高效，增强医生和患者的互动与沟通，儿童医院进行了多方面的探索，推出了一系列的便民服务，如微信预约、诊前化验、智能床旁、一站式输液等。

2014年4月8日，上海市儿童医院开通了医疗服务平台（智能手机微信就医导航系统），实现了专家预约、在线挂号、自助收费、在线候诊、报告查询、药师在线、三维导诊等全方位的信息化服务。该平台是以微信为支撑的便民服务中心，通过逐步整合患者需求，实现高精准度的健康知识服务、高时效的信息发布、高便利的医患互动。如今医院官方微信的关注人数已达90万，每天有10 000人次活跃使用微信服务号中的各类功能。

2015年，儿童医院利用大数据分析，结合儿童常见病、多发病因素，大胆打破传统就医模式，门诊预检在分诊功能的基础上，推出了"诊前化验"服务。通过对历史信息数据的分析，医院选择"血常规""尿常规""粪便常规"为"诊前化验"项目，依据门诊诊疗常规的相关要求与规定，有针对性地汇总形成了各化验项目的适应症，并通过信息系统的开发，嵌入门急诊预检系统，强化了现有的门急诊预检分诊功能，借助信息流打通病患就诊的各个环节，实现了病患在预检的同时完成相关常规检验的开单，构建了"预检并开具常规检验单—（排队等候）挂号、付费—（排队等候）就诊、医生读取报告并完成诊疗"的就医新模式。凡符合"三大常规"适应症的患儿，经门诊预检的严格把关，有效指导，可自主选择"诊前化验"服务，候诊的同时完成常规化验，直接带着结果看医生，让等候变得有意义。"诊前化验"服务精简了就医流程，改善了患者的就医体验，提高了医生的问诊效率，医生可直接根据检查结果进行诊断，还在很大程度上避免了

因回诊患者"插队"与首诊患者间的矛盾。一经推出,广受医生及患儿家长的好评。

为了缓解补液患儿家长来回付费,取药,再排队注射的不便,儿童医院还改造了输液流程,将传统的医院补液流程改造成一站式输液。家长在输液药房的自助机上刷卡取号后,就自动进入排队叫号系统,不需要像传统输液流程一样再去药房排队取药,只需要在等候区等待叫号即可,一方面避免了家长的往返与排队,另一方面也杜绝了由患者承担取药、输液药品交接的安全隐患问题。依托医院强大的信息系统,当患儿家长成功取号后,患儿的输液信息立刻传输到输液药房,直接进入充配流程,整个流程实现闭环管理,保证了用药安全。

为了方便患儿家属、丰富患者在医院的生活,医院还开发了智能床旁系统,将健康教育、一日清费用查询、诊疗计划跟踪、住院紧急呼叫、门诊预约、影视娱乐融于一体。患儿家长可以通过这个系统了解疾病情况和下一步治疗计划,同时还可以查询治疗费用和检查项目。系统上的娱乐系统,可以提供游戏、视频等内容。与此同时,医护人员也能借助系统看到病区患儿的病史、检查报告,制订治疗计划,并通过医疗系统实现日查房和患儿病情跟踪。智能床旁系统促进了医院、医生和患者的互动,获得第三届上海市医务职工科技创新"星光计划"一等奖和上海医院协会优秀项目特色奖。

经过努力,儿童医院用创新推动了就医模式与服务的变革,实现了对患者从院前、院中到院后的全程精细化、人性化、智能化服务,线上和线下相互协同的服务模式有效减少了患者的排队与等待,大大提高了服务效率。

2. 建立"互联网+"儿童医疗健康服务系统

为进一步加强儿童健康服务能力建设、全面提升患者就医体验,同时带动基层医疗机构提升儿科诊治水平,基于患者就医需求与医改需求,结合"互联网+"技术的特点,上海市儿童医院提出并构建了"互联网+"儿童医疗健康服务系统,成为全国首批尝试并发展互联网+医疗,拓展医患服务能力,协同区域医疗资源的探索者。该系统基于云平台与移动互联网设计,有三个核心组成部分:一是以优化就医流程缓解就医难、缩短就医时间、提高服务可及性为目标的微信全流程就医服务平台,二是以增强医患互动、提高健康医疗知识可及性为目标、线上线下相结合的儿童健康教育服务平台,三是以增强精准就医、促进分级诊疗合理就医、提高优质医疗资源可及性为目标的儿联体分诊与会诊平台。

"互联网+"儿童医疗健康服务系统具有以下特点:一是可以应用互联网轻松实现患儿就诊预检、在线挂号、专家预约、费用支付、结果查询、用药指导,让儿童基本医疗保健服务触手可及;二是可以应用移动终端与线下学校讲堂同步，科学开展儿童健康教育服务，轻松快捷地向家长普及儿童健康知识、传播科学育儿理念并树立正确的健康与疾病治疗观念；三是可以实现医院内网和移动互联网的有效结合，打通院内外医疗信息资源，构筑医护患互动、病人参与式管理的新医疗模式，缓解患儿在院诊疗不安，打通出院随访路径，营造互动、协调、和谐的医护患关系，提高就诊满意度；四是可以应用远程音视频通信技术，通过远程预约、远程问诊、双向转诊、远程教学等手段，整合配置下沉优质医疗资源、有效实现儿科分级诊疗，帮扶基层医疗机构、整体提升儿科医疗服务能力和诊治水平，从而为上海及周边省市儿童提供更加有序、便捷、高效的医疗健康服务。

该系统在儿科医疗联合体和发展协作网东部片区各成员单位中得到了广泛应用和推广。上海市儿童医院"微信公众服务号"率先使用微信在线挂号与候诊队列查询，率先开展微信与自助机联动支付，得到了众多患儿家长的关注与应用，截至 2019 年 10 月，微信用户达到 90 万人，2015 年被医学界评为全国医院微信服务号第一名。线上线下相结合的"家长学校"，自 2014 年开办以来，现已累计举办 238 场，线下直接受益家长 20 000 余人次，间接受益达数万人次。"智能床旁互动系统"的应用，患者满意度高达 95%，年下载安装量 2.8 万次，实名注册用户 16 000 例。上海市儿童医院"儿科医疗联合体"现已覆盖上海中西部 5 区 33 家各级医疗机构，每年完成查房 1 100 余例，疑难病例会诊 140 余例，培训儿科医务人员 5 000 余人次。"上海儿童互联网医院"自 2016 年上线至今，已为来自江苏、浙江、湖北等 31 个地区的数万名患者提供了在线预检，提供精准预约 53 000 余人次。

上海市儿童医院的《"互联网＋"儿童医疗健康服务系统的建设和应用》于 2017 年获得了"中国医院科技创新奖"二等奖。"微信公众服务号"获得上海智慧城市建设十大创新应用奖和上海政务新媒体影响力十强，"诊前化验"服务项目获得上海市卫生计生系统第一批"医疗服务品牌"，"家长学校"荣获上海市最受喜爱的志愿服务项目和上海市卫生计生系统第二批"医疗服务品牌"，"智能床旁互动系统"获得上海市医务职工科技创新"星光计划"一等奖和上海医院协会优秀项目特色奖。近 4 年来，发表相关论文 9 篇，主持承担课题 5 项，出版著作 3 本；共接待包括澳大利亚墨尔本商学院、北京市医管局、北京市卫计委、上海市经信委、浙江大学医学院附属儿童医院等多家兄弟医院来院参访交流 44 批次，接待来访人员 294 人。

3. 全国首家通过 HIMSS EMRAR 七级的儿童专科医院

HIMSS 全称"Healthcare Information & Management Systems Society"

（美国医疗信息与管理系统学会），始建于 1961 年，总部位于美国芝加哥，是一家全球非营利性组织，旨在通过信息技术提高医疗水平。

2018 年 7 月 5 日—7 日，来自 HIMSS Analytics 的评审组专家对上海市儿童医院进行了为期三天的 HIMSS EMRAM 七级现场评审。专家通过听取汇报、查看资料、调查访谈、实地访视等方式对医院信息化建设和系统功能应用情况进行了全面评估，最终一致认同医院达到 HIMSS EMRAM 七级要求。医院也成为全国儿童医院中首家通过 HIMSS 七级国际评审的三级甲等医院。

HIMSS 评级是一个标准化的评价模型，是被全球认可的医疗信息系统的评级。目前全球范围内超过 8 000 家医院接受了 HIMSS 评级。采用 HIMSS 标准化的评价模型也便于国内医院将自己的信息化建设水平与国际水平进行比较，以进一步与国际接轨。HIMSS EMRAM 七级作为该体系的最高评价标准，不仅关注医院电子病历系统的整体功能及应用的范围和深度，还要求医院内部及医院之间的信息能够互联互通，同时达到无纸化和智能化，并通过关键环节的闭环管理来保障医疗服务的安全。

上海市儿童医院作为国内第一批通过国家互联互通标准符合性四级甲等的认证的医院，在信息标准化、集成平台建设和临床数据中心建设方面走在全国前列。2016 年医院成为华东地区首家通过 HIMSS 六级认证的儿童专科医院，实现了临床信息系统、结构化电子病历、移动物联网、互联网＋应用为一体的智慧医疗服务体系；实现了对用药、输血、输液、手术转运等医疗业务事前、事中和事后闭环流程的连续性控制；实现了对患儿个体基因检测及用药的决策支持，支撑起个体化用药服务，促进了用药安全。随后，医院又加强无纸化建设，在临床推广使用 CA 认证和电子手写板技术替代全院范围内临床文书和患者签字的纸质流程。医院建设了成熟的临床决策支持系统，能结合医生和护士的工作给出实时的辅助支持。在人工智能方面医院积极探索基于幼龄儿童影像图谱，构建各年龄层影像模型，触发模块化的人工智能引擎，书写影像报告时自动给出患者骨龄诊断，能够降低医生工作量，从而服务更多的患者。在针对非结构化的历史病历数据，利用自然语言（NLP）进行患者病历隐私化分析、相似病历分析等基于大数据的 AI 应用上，体现了医院对临床数据应用的先进性和使用深度。

上海市儿童医院顺利通过 HIMSS 七级国际评审，是全院上下积极参与，勠力同心的结果，对医院来说提升了理念、优化了系统、锤炼了队伍、凝聚了员工。HIMSS 七级可概括为七个理念：闭环管理、无纸化、智能化、高度集成、互联互通、应急安全和数据应用产生价值。通过结构化的电子病历、闭环管理、大数据平台、全程的无纸化和区域性的互联互通、智能辅助决策和诊断等功能手段,帮助医院、医护和医技人员更好地为患者提供安全和便捷的医疗服务,也使得医院在"精品、人文、智慧"医院的建设上迈进了一大步。

4. 率先开展人工智能辅助医疗的应用

技术浪潮不断更迭的今天,医疗作为关乎民生的重要领域不断发生着变化。人工智能的出现,打破了多个行业的传统模式。为提升医疗服务能力,医疗健康事业建设者们也在努力让更多的信息化技术深度融合进来,人工智能就是其中的一个重要方面。上海市儿童医院在人工智能+医疗的创新和实践方面走在了行业的前沿。

1) 智能物流运送机器人项目

作为中国第一家儿童专科医院,上海市儿童医院始终在思考并探寻有哪些既能提高效率又能保障安全的医院物流方式。在学习国内外知名医院在人工智能应用于物流管理新方法的基础上,医院有计划地组织开展了一系列科研创新,最终选择了医院物流机器人这一目前最"时尚"的方向。

在科研合作单位的配合实施下,儿童医院完成了所有前期部署与调试工作,2台机器人——童童1号和2号自2018年12月起正式开始全过程自动完成PIVAS及住院药房的药品配送工作。机器人运行的主要流程是:从住院部5楼派单、装箱出发,自动呼唤并乘坐院方指定的电梯,按照派单情况到达目的病区,由病区完成卸货动作后执行下一目标,完成单次任务中的所有目标节点后返回发货地待命。据统计,从2018年9月至12月这段运行时间中,物流机器人已持续正常工作93天,成功配送至护士站总计1 600次、运输总距离218千米,相当于上海到无锡的距离,平均耗时26.1分钟。2019年1月,物流机器人项目二期实施启动会于儿童医院顺利召开,在原有基础上增加了童童3号、4号两台机器人。这四"兄弟"已"承包"泸定路院区住院部10楼到13楼所有病区的药品配送,并在此基础上逐步将配送范围拓展至整个住院部。展望未来,机器人技术还有可能被运用到医院的医废处置、餐饮配送、智能陪护关怀及导医咨询等更多医疗场景中去。机器人技术也将成为数字化医院的重要组成部分,在医院同类建设项目中具有很强的复制性和参考价值。

2) 人工智能骨龄检测项目

基于人工视觉的影像学骨龄评估工作,无论图谱法还是计分法,都非常机械费时,主观因素影响大,而且各家参照标准不一,导致判断结果存在一定误差。2018年7月,上海市儿童医院与合作单位共同研发的"CHBoneAI－人工智能骨龄检测系统"在中国医院协会信息网络大会(CHIMA)上正式发布。借力 AI 之后,骨龄检测报告从以往的 5 分钟缩短到 1 秒内,平均绝对误差仅 0.43 年,诊断准确率达 98%。引入 AI 开展骨龄评估,不仅极大提升了儿科影像医生的工作效率,同时为儿科影像的学科发展,中国健康儿童大样本骨龄数据库的建立打下了基础。

3) 遗传病辅助诊断系统

对于儿童而言,临床有很多遗传性疾病或基因相关的疾病,单独一个孟德尔遗传就有 8 000 多种疾病,在诊断时,如果有明确的基因组变异点、突变点,这样检测的准确性会很高,单家医院就可做出诊断。但是,还有很多突变和表型是不明确的,需要把自家临床的病例分享出来,进行共享、分析、对比,需要更多的专家会诊,最终做出最准确的判断。因此,数据在精准医疗领域有着至关重要的作用。

基于大数据分析技术,上海市儿童医院在 2018 年自主研发了遗传病辅助诊断系统(GPS),通过综合基因型和临床症状,采用贝叶斯统计推断方法,得到具有相似基因型和表型的疾病类型,可用于辅助医生诊断。医生只要将患儿的关键表型输入系统,系统就会立刻给出前十种疑似疾病的初步判断。如果再将患儿基因检测结果数据输入系统,系统则会进一步给出更为精确的疾病判断,辅助医生更为高效和准确地开展遗传病的诊断和治疗。

4) 微信智能客服

为了帮助家长更好地了解就医流程,掌握更科学、更实用的儿童疾病预防和应对知识,上海市儿童医院基于微信平台开发了智能客服。该机器人可以根据患儿家属的提问,智能做出应答,而且是 24 小时年中无休,永不占线!咨询过程一问一答,哪怕是生活化、口语化的文字,也能搞定。同时,机器人还会根据您的问答记录,为您推荐更多热门的问题,让患儿及家属对疾病有更全面的了解。机器人还能扮演导医角色,根据询问判断疾病情况,引导患儿家属准确挂号,完成智能分诊。此外,机器人还能提供交通咨询、科室介绍、就诊流程咨询等服务。

自 2017 年 12 月 17 日上线后,目前每天有 200 人左右在线咨询,平均每日回答 600 多次。

(二) 区域战略,协同发展

1. 长三角地区儿童医疗联盟——让更多孩子看到好医生

为加快提升长三角地区儿童医疗服务水平,实现区域医疗卫生服务的有效供给和均质化发展,上海市儿童医院会同南京市儿童医院、浙江大学医学院附属儿童医院、安徽省儿童医院 4 家单位，牵头发起成立了"长三角地区儿童医疗联盟"。联盟集中了长三角地区的儿童优势医疗资源，以协同创新网络为支撑，开展教育培训、学术交流、科研攻关、规范诊疗、普及推广等工作，通过互联网远程医疗、应急转运网络、多中心临床研究、管理经验分享等形式，建立联盟单位互动互助、共享共建的合作机制，提升群众健康获得感，从而带动并促进整个长三角地区儿童医疗服务的可持续发展。联盟从 2018 年上半年开始筹备，至今已有 112 家单位加盟。其中，31 家共同发起单位（包括牵头单位），81 家一般成员单位。

联盟提出的"1258"实施计划，使长三角地区儿童医疗联盟发挥实效，使得联盟各个成员单位获益，使得长三角区域内老百姓获益，真正提高了区域内儿童医疗服务水平。"1258"实施计划，即每年举办 1 个年度论坛，由四家牵头单位轮值负责；搭建 2 个急救转诊网络：新生儿危急重症转运网络和儿童危急重症转运网络；提出 5 个业务协作计划："基层儿科医疗能力提升计划""儿童精准诊疗计划""儿童健康协作云计划""儿童先进适宜技术推广示范计划""儿童药物应用与评价计划"；设立 8 个"专科专病临床研究计划"。

2. 成立上海市西部儿科联合体——提升基层儿科服务质量

早在 2012 年，上海市儿童医院便已开始尝试医联体的建设，医院根据现实需求，积极探索与二级医院、社区医院的联合，将优质的儿科医疗资源下沉到基层医院，旨在改变区域中基层医院的儿科服务质量，解决最实际的儿科看病难题。

第一个区域合作，出现在普陀区。儿童医院与普陀区 4 家区级医院建立了儿联体，选择了呼吸科、重症医学科和新生儿科三个优势学科，与 4 家医院的对应科室对接，在查房、教学、继续教育学习班、科研课题、会诊等方面帮助这些医院提升学科水平。

2016 年，根据上海市卫计委的统一部署，上海市儿童医院承担了组建西部儿科联合团队的建设任务，同时配合瑞金医院参与中部儿科联合团队的组建。儿童医院先后又与静安区、嘉定区、长宁区的多家医院建立了儿联体。依托信息化手段统一常见病的临床路径，提升医疗服务的同质化水平；积极推动落实科室间专业对接，专家团队下沉遵循"三个一"规范，即每月一次教学查房、每周一次专家门诊、每月一次疑难病例讨论；依托信息手段，优化转诊通道的路径，构建符合儿科疾病特点的"区级首诊、市级转诊、社区随诊"体系；推进"互联网＋儿联体"服务模式建设，通过开展远程联合门诊、远程会诊、远程查房、远程培训等业务，实现医疗资源共享和整合的基本目标。

为了提升基层儿科医生的业务能力,医院主动邀请儿联体各成员单位免费参加儿童医院组织的国际论坛和国家级继续教育学习班,接收儿联体医务人员长期进修。考虑到儿科临床工作排班的实际困难,儿童医院还特别开放非连续时间的"弹性进修"绿色通道,安排基层一线儿科医护人员利用业余时间接受定向病种或定向技术的临床学习。

在儿科联合体实践上积累了多年的经验后,上海市儿童医院又开始探索将儿联体的建设从医疗延伸到公共卫生领域,为儿童的身体健康,提供更加完整的服务。儿童医院依托儿科联合团队平台,与上海市嘉定区妇幼保健院、上海市普陀区妇婴保健院、上海市静安区妇幼保健所共同申报并启动第四轮"上海市加强公共卫生体系三年行动计划(2015—2017 年)"项目——"多学科合作的高危儿综合管理"。另外,医院与静安区教育局联合开展"医教结合"项目,对辖区内 3 000 余名中小学生进行儿童多动症、脊柱侧弯等项目的筛查。

(三) 弘扬文化,传承精神

医学比其他学科更强调人文关怀,尤其是被冠以"哑科"的儿科学,需要医护人员付出更多的关爱和耐心。作为中国第一所综合性儿童医院,上海市儿童医院的创始人苏祖斐先生曾骄傲地将儿科学比作"阳光下最富有爱心的事业",同时也喊出了"为儿童服务就是幸福"这句响亮口号,激励后辈们不断前行。

上海市儿童医院至今已有 80 多年历史,2012 年上海市儿童医院提出了建设"智慧医院、人文医院、精品医院"的服务愿景,人文关怀正式作为医院发展的重要工作。上海市儿童医院在人文医院建设方面融合了四方面的因素,第一,将儿童友好与安全作为人文医院的建设理念和准则。近年来紧紧围绕"健康中国"的政策要求,致力于从医院环境建设到诊疗服务中以及诊疗外的人文服务入手,全方位地探索儿童友好型医院的标准和路径。第二,倡导"厚德、慈爱、敬业、创新"以及"大医精诚"的职业精神,既体现了对医疗技术的精益求精,也体现了对医者仁心的人文要求。第三,建立儿童医院公益慈善体系,大力推动慈善公益项目和志愿者服务。在履行社会责任方面,积极开展援藏、援滇、援疆以及对口帮扶和巡回医疗,开展健康讲座、健康咨询和社区教育。在体现社会关爱方面,围绕患儿和家长需求开展个性化的公益服务,同时也根据社会志愿者的成长成才需求定制"四叶草"医务社工服务模式,建立了"患儿成长支持""家长成长支持""志愿者成长支持""医护工作人员成长支持"四大医务社工服务体系。在落实慈善帮困方面,结合患儿、家长以及临床三方需求,精心设计和建立专项帮困基金,体现人性关爱,推动精准帮困。第四,将海派文化基因融入医院人文建设中，让"海纳百川、追求卓越、开明睿智、大气谦和"的城市精神植入儿童医院的血脉，走进每个员工的心中。

四、公益精神，德艺流芳

医者仁心，尽显对生命的敬畏和热爱
春风化雨，流淌慈善义举的涓涓细流
不畏艰难，笑对挑战
用仁爱谱写明天的辉煌

（一）对口支援，精准帮扶

1. 援藏、援疆、援滇、援黔、援摩

上海市儿童医院积极响应上级党委援藏、援疆、援摩、援滇等指令性任务，认真选派优秀业务骨干参加医疗援助工作，并做好对外援助人员的后勤保障工作，确保医疗援建工作取得实效。

近年来，严幼华、朱建伟两位同志先后参加了援摩医疗队。杨晓东同志作为第七批援藏干部参加了为期3年的对口支援西藏日喀则工作，并于援藏期间积极参加尼泊尔抗震救灾工作；宋之君同志和李廷俊同志分别于2017年和2018年参加第八、第九批援藏专业技术人才队伍赴日喀则市人民医院新生儿科开展为期一年的援藏工作。黄建军、顾浩翔、刘坚等3位同志先后作为上海市选派的援疆医师成员，赴新疆喀什地区第二人民医院进行为期一年半的志愿服务。杨国威、钮骏、张金凤、邵静波等同志参加上海青年志愿者赴滇志愿服务，在云南普洱、迪庆藏族自治州等地开展志愿服务。

2016年6月起，医院组建援滇医疗队定期选派队员对口支援镇雄县人民医院。多人荣获优秀援藏干部、优秀援疆干部、上海市杰出青年志愿者、上海市新长征突击手等荣誉称号。

2. 中西部、老区及其他兄弟省份医疗共建单位国内合作共建

上海市儿童医院将始终按照"派出一支队伍、服务一方群众、培训一批人才"的原则，与兄弟省份医疗单位开展合作共建，扎扎实实为当地儿童的健康做些实事。

医院先后与西藏日喀则市人民医院、新疆克拉玛依市中心医院、新疆喀什地区巴楚县人民医院、新疆喀什地区第二人民医院、云南省红河州妇幼保健院、

云南省曲靖市妇幼保健院(妇女儿童医院)、云南省香格里拉市人民医院、云南省昭通市第一人民医院、云南省沧源佤族自治县人民医院、云南省镇雄县人民医院、贵州省遵义市妇幼保健院、内蒙古自治区妇幼保健院(儿童医院、妇产医院)、内蒙古乌海市妇儿医疗预防保健中心、宁夏回族自治区妇幼保健院/妇女儿童医院、江西省南昌市第三医院、江西省于都县妇幼保健院、江西省九江市妇幼保健院、江西省景德镇市妇幼保健院、四川省都江堰市妇幼保健院、安徽省池州市第二人民医院、安徽省阜阳市妇幼保健院、安徽省亳州市人民医院、湖北省阳新县妇幼保健院、大连市儿童医院、江苏省常州市儿童医院、江苏省常州市第七人民医院、江苏省连云港妇幼保健院、江苏省太仓市中医医院、江苏省太仓市妇幼保健院、江苏省太仓市第一人民医院、江苏省淮安市妇幼保健院、浙江省嘉兴市妇幼保健院、浙江省湖州市妇幼保健院、浙江省宁海妇幼保健院、浙江省平湖市第一人民医院、浙江省湖州市妇幼保健院、浙江省金华市妇幼保健院、浙江省绍兴市中心医院、浙江省杭州市富阳区妇幼保健院、浙江省杭州市余杭区妇幼保健院、浙江省嘉兴市嘉善县人民政府、福建省南平市妇幼保健院等建立合作共建关系。

(二)公益慈善、大爱无疆

1.“格桑花之爱”,西藏先髋儿童救助项目

上海市儿童医院杨晓东副院长曾是上海市第七批援藏干部,他和同事在走访中发现,很多罹患先天性髋关节脱位(DDH)的儿童由于得不到及时的诊断和治疗而落下了终身残疾。先天性髋关节脱位(发育不良)是一种骨科疾病,患儿在婴儿期主要表现为臀围不对称,再大些走路后表现为跛行,严重影响后期身体发育。如果在 2 个月以下发现,可以通过手法功能锻炼进行康复治疗,如果 6 个月以下发现,可以通过石膏固定恢复,超过 1 岁的则要通过手术矫正。随着年龄增大,手术的难度和残疾风险会增大。然而在欠发达的西藏地区,由于缺乏髋关节 B 超等医疗条件,加之藏区农牧民健康保健意识薄弱,很多罹患先天性髋关节脱位的儿童由于得不到及时的诊断和治疗而落下了终身残疾。

2014 年,由儿童医院发起的“格桑花之爱”小儿先天性髋关节发育不良救助活动在日喀则正式启动。医生们对当地儿童进行体检,重点筛查小儿天性髋关节发育不良。医院还帮助当地建立了“日喀则地区发育性髋关节发育不良诊疗中心”,通过与西藏日喀则地区人民医院 DDH 诊治中心的共建合作,提高了该地区基层医务人员 DDH 的早期筛查、诊断和手术治疗的能力,为该地区日后的 DDH 早期筛查和诊治提供了源源不断的人力储备。除了巡回医疗筛查,儿童

医院的骨科专家医疗队还在当地开展专题培训班,对基层医护人员进行业务指导、培训及示范手术;对当地群众进行健康宣教,为基层医务人员进行专题培训,搭建起一个完整的婴幼儿髋关节发育不良的筛查网络,为减少藏区儿童的残疾率做出了贡献。

5年间,医疗队共筛查日喀则及周边0～14岁患儿7 000名,600余例筛查出来的早期、轻度DDH患儿在西藏当地获得早期诊断和早期治疗,300余例晚期发现并严重畸形的DDH患儿陆续转诊至上海市儿童医院接受了骨盆和股骨截骨矫治手术,术后最长随访时间超过4年。

"格桑花之爱"救助项目不仅帮助当地解决了患儿的病痛,挽救了一个又一个贫困家庭,同时项目又促进了学科的发展,全面推动科室医教研防的建设。此外,上海市儿童医院还把对口支援的项目任务与公益慈善活动结合起来,互相支撑互为补充,使救助帮扶取得了最大的效果。

"格桑花之爱"项目案例在2015年荣获第三届全国品管圈大赛二等奖;2017年获得市教卫工作党委系统第二届优秀组织生活案例;"格桑花之爱"公益项目在2018年11月受到国家民政部通报表扬;"格桑花之爱"援藏医疗团队荣获2019年上海交通大学校长奖。

2."千里送医到遵义"大型公益活动

2007年,上海市儿童医院与遵义市妇幼保健院结成姐妹医院,常年保持着医疗共建合作关系,持续为该院的医护人员进行专业培训,并赠送了部分仪器设备,帮助兄弟单位提高医疗水准、服务一方群众。

到了2011年,根据当地的实际需求,首次"千里送医到遵义"大型公益活动启动,目的是救助遵义地区贫困家庭先天性疾病患儿,并为他们开展爱心手术。之后的每一年,儿童医院的专家都会到遵义开展义诊,从患者中筛选贫困家庭的先心病患儿,经过评估后接他们来上海接受免费手术。同时,每一次去遵义,专家们还为当地医护人员上课、带教手术,将前沿的医疗理念和方法传授给他们。

2013年开始,遵义成为上海的对口帮扶城市,2016年第六季"千里送医到遵义"活动,恰逢上海—遵义对口帮扶工作座谈会暨第四次联席会议在遵义市召开,时任上海市委副书记应勇、副市长时光辉率上海市代表团到遵义市第二人民医院(市妇幼保健院)实地考察,现场听取了上海市儿童医院于广军院长对于医院对口支援项目实施情况的介绍。

3.积极创建志愿者服务品牌项目

上海市儿童医院汇集社会各方资源,积极打造和创建了许多志愿者服务项目,如"彩虹湾病房学校""用音乐去爱""家长学校""糯米老师绘画课堂""108魔力课堂""小兔子故事宝盒""学习伴我行"成长小组、"为白血病患儿捐发"、招募爱心妈妈为早产儿捐献母乳……获得社会各界的一致好评。

上海市儿童医院是上海市优秀志愿者基地,1998年医院成立了"阳光小屋",在全国率先开启了志愿服务。20多年前,社会志愿者还很少,以医院团组织为基础,各个科室的团员医护人员利用休班时间,轮流陪伴病房的重病小患者。21年来,已有13万人次志愿者进入医院,为患儿志愿服务25余万小时,目前有58支志愿者队伍在院服务。

医院不仅是治病的地方,还需要从生理、心理、社会三个层面全方位开展服务,"有时,去治愈;常常,去帮助;总是,去安慰"。在上海市儿童医院,这句话得到了最好的诠释。

五、院长寄语:在新起点上,规划未来儿童医院

1937年,上海市儿童医院的前身——上海难童医院,由富文寿教授和苏祖斐教授在宋庆龄女士的支持下创办。迄今,上海市儿童医院已走过82载春秋,已经从一家只有30余位医务人员、90张床位的难童医院发展到拥有1600余名员工、核定床位700张、年门诊量241万人次、住院量4.88万人次、手术量3.55万人次的集医疗、教育、科研与预防于一体的现代化三级甲等综合性儿童专科医院,尤其是在新院区运行五年之后,医疗服务的规模已经跃上一个新台阶。面向未来,我们需要站在新的起点上规划儿童医院的发展。

未来的上海要建成"令人向往的卓越全球城市",着力打造创新之城、人文之城、生态之城;要建成科创中心和亚洲一流医学中心城市;要建成一座健康城市,从以治病为中心向以市民健康为中心转变,从注重"治已病"向"治未病"转变。作为上海市的儿童医院必须与上海的城市定位相符,着力打造成亚洲一流的儿童医院,为儿童健康保驾护航。

未来的上海市儿童医院建设愿景,是成为临床医疗水平一流、学科水平领先,管理先进的卓越儿童医院。实现建设卓越儿童医院的发展目标,要继续坚定实施"精品医院、人文医院、智慧医院"的发展战略。同时顺应改革的要求和时代的趋势,打造"创新中心、儿科医联体和儿童健康联盟"。秉承开放发展的理念,拓展国内儿科协作网与国际合作网络。

创新是实现儿童医院转型发展的必由之路。勇于创新、敢为人先是上海市儿童医院的光荣传统,从第一套儿童手术器械到血红蛋白病的基因诊断,上海

市儿童医院在儿科学的发展史上书写了很多"第一"。在新的历史起点上，上海市儿童医院要成为儿童临床科技创新中心和管理服务创新中心，以应用为导向，以前沿新兴技术为核心，成为产、学、研、用对接的创新孵化平台。依托上海交通大学医学院生命科学与上海交通大学工科优势，重点布局精准医学、干细胞、生物信息、物联网、人工智能的创新项目。以国际先进管理理念为引领，以信息化为支撑，推进管理服务创新。

人们对儿童医院有更高的期许、更高的要求，面向未来，我们和大家一样，期待建设一个专科医疗水平一流、儿童人文关怀无处不在、创新智慧竞相迸发的卓越儿童医院，成为儿童健康梦的重要组成部分。

（晏雪鸣　张　礼　徐　运　谢　一　黄佳沁）

以临床特色提升、医疗技术创新、学科内涵建设、国际交流融合、服务质量强化等为核心,稳中求进、加快发展,以更优质的医疗服务满足广大患者的健康服务需求。

中国心胸要多强
——附属胸科医院发展纪实

成立于 1957 年的上海市胸科医院(上海交通大学附属胸科医院),是中华人民共和国第一家以诊治心胸疾病为主的三甲专科医院(见图 1)。60 多年来,几代胸科人砥砺奋进、不懈努力,创造了无数个国内乃至世界胸科医学领域的"第一",为我国心胸学科发展做出杰出贡献,胸科医院也成为我国心胸医学专业人才的发源地。

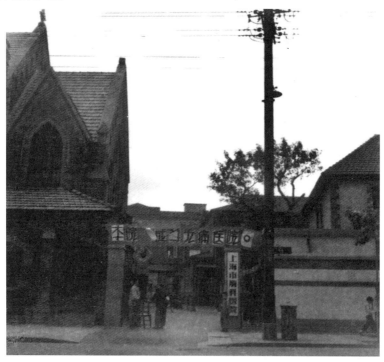

图 1 1957 年 11 月 2 日,上海市胸科医院在上海市北京西路(上海第二医学院附属宏仁医院旧址)创建

　　这家医院走过的历程，正是中国心胸医学发展的缩影，也是中国卫生水平快速提高、医疗技术从追赶发达国家到进入世界一流阵营的发展历程的缩影。中华人民共和国成立以来，中国的医生们在心胸医学专科上付出了巨大的努力，用不懈的钻研和勇于创新的精神，开创了中国人自己的心胸医学学科特色（见图2）。

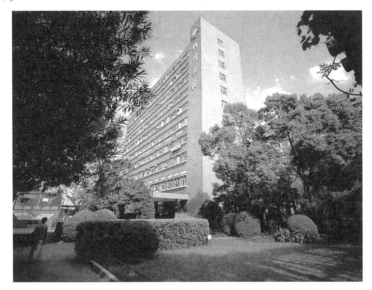

图2　1981年7月，上海市胸科医院搬迁至淮海西路241号

一、高起点上建立，中国首家胸科专科医院

　　和上海几家百年老院一样，胸科医院的前身，与20世纪初上海的教会医院有关。当时的西方医生将现代医学带进中国，完成了现代医学跨入中国的第一步。胸科医院的前身最早可追溯到1888年，是同仁医院附属妇孺医疗所，其后又经历了广仁医院、宏仁医院、上海第二医学院附属宏仁医院等几个发展阶段。

　　1956年，当时的上海市卫生局有了建立一家胸科专科医院的设想。当年，由医学大家顾恺时起草的"上海市立胸部外科医院"计划得到上海市卫生局的积极支持。在上海市卫生局与原上海第一医学院、第二医学院的通力合作，以及以顾恺时为主的筹建者们的辛勤努力之下，经过近一年时间的筹备，上海市胸科医院于1957年11月2日正式宣告成立。上海市胸科医院建立时设立在原上海第二医学院附属宏仁医院的旧址（北京西路361号），首任院长为黄家驷，副院长兰锡纯、顾恺时。1983年，在"全国心脏血管外科学术"交流会上，顾恺时与黄家驷、吴英恺、兰锡纯等被誉为我国胸心外科四大先驱和奠基人,可见胸科医院起点之高。

建院初期,胸科医院设有胸外科(含心外科)、心脏内科、肺内科、麻醉科、放射科,及细菌、生化、病理、肺功能、生理、心电图等 6 个实验室,以及 7 个病室,222 张床位。医院有职工 360 余人。与今天医院的规模相比,初创时的上海市胸科医院不算大,但却因为汇集了黄家驷、兰锡纯、顾恺时、吴绍青、黄铭新、吴珏、丁果等一大批知名的医学专家而名声大振,石美鑫、王一山、冯卓荣、王敏生、叶椿秀、孙大金、朱洪生、郑道声、徐济民等都曾在医院工作过。第一代胸科人——吴善芳、徐昌文、郭德文、黄偶麟、潘治等也逐渐脱颖而出,将自己的才学和精力都奉献给了初创的胸科医院,搭建起胸科医院最初的人才框架,各个学科在这些医学大家们的带领下,逐步走向成熟。

20 世纪 50 年代国内最强的心胸专科大家汇聚胸科医院,使得胸科医院独树一帜,成为专科高地,"北有阜外,南有胸科"传为佳话。由于专业上的优势,1957 年创建当年,胸科医院就被国家卫生部指定为全国心胸外科进修基地,至今已经举办了 48 期培训班,共有逾千位心胸专科医师在这里接受了培训,如今全国各家医院的心胸学科带头人,大多都有在胸科医院进修的经历。胸科医院是当之无愧的中国心胸专科医生摇篮。

自建院起,胸科医院就是集医教研于一体,创造了心胸学科领域的累累硕果:"国产机织涤纶人造血管及涤纶国产心内修补材料"研究和"针刺麻醉下进行体外循环心内直视手术"项目分别荣获全国科学大会奖,"计划性扩大肺癌手术适应症的研究"和"国产涤纶毡替代部分心肌组织的研究"分别荣获国家科技进步二等奖、三等奖,"机织涤纶毛绒型人造血管的研究"荣获国家发明奖,"应用显微外科科技技术进行空肠移植修复食管缺损"荣获国家科委科研成果奖,此外,还有无数省部级以上科研奖项。临床上,胸科医院也创造了数项心胸学科发展史上的"第一":我国第一架鼓泡式人工心肺机,国内首创塑料无缝人造血管、毛绒型涤纶人造血管,国内第一株人体肺腺癌细胞株,世界首例非血缘供体成人单侧肺叶移植术,国内首例冠脉搭桥并行心脏瓣膜置换术,国内首例达芬奇机器人肺癌切除术、国内首例达芬奇胸腺瘤根治术……

跨入新时代,中国的心胸医学,有了新的发展目标(见图 3)。作为中国心胸医学的领头羊,胸科医院也有了自己全新的定位和发展规划,胸科人清醒地知道,要保持医院品牌的美誉度和发展后劲,需要持续夯实核心竞争力,通过医教研协同发展,将专科优势做精做强。

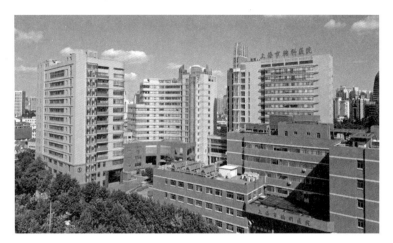

图 3 上海市胸科医院现貌

二、胸部肿瘤学科群英荟萃，享誉国际

肺癌是目前世界范围内发病率最高的肿瘤，也是中国所有恶性肿瘤中发病率和死亡率位列第一的疾病。胸科医院是我国最早开展肺癌规范化治疗的单位之一，历经 60 余年的发展，胸科医院在不断摸索中走出一条肺癌规范治疗的道路，胸科医院的胸部肿瘤学科群，不仅在国内享有盛誉，更是具有了强大的国际影响力。

"我们的老前辈学科创始人吴善芳、徐昌文等教授，在 20 世纪 80 年代就带领我们做肺癌诊治。当时国内肺癌的治疗效果不好，做的人不多，胸科医院起步很早。"胸科医院首席专家、肺部肿瘤学权威廖美琳教授介绍说。胸科医院的胸外学科，学科综合实力连续多年在"中国最佳医院（专科）"排行榜上位列全国第二、上海第一。截至 2018 年，上海市胸科医院年胸部手术量已突破14 000例，连续多年保持全国胸外科年手术数第一，其中达芬奇机器人胸部手术数近 600 例，保持世界单中心第一。

（一）医路向前，积极践行"一带一路"倡议

胸科医院积极践行"一带一路"倡议，充分发挥自身专科特色，不断加强与欧洲各国医疗领域的医学合作与融合。2015 年，在上海市市委书记韩正和捷克总理索博特卡的共同见证下，胸科医院与捷克方签约启动肺癌免疫治疗国际多中心研究项目。此后，医院与捷克布拉格大学医院结成"姐妹医院"，建立了长

期合作关系。同时,医院先后启动"国际胸外科医生专科培训"项目,并成为"中国首批一带一路心脏介入培训基地"等,在"一带一路"倡议下积极推进医学领域的国际合作。

2017 年,医院举行了"首届中国东欧胸部疾病国际论坛",进一步增强和拓展了世界范围内更为广泛的心胸领域医疗合作。来自世界各国的 800 余位心胸领域专家学者共商大计。时任上海市副市长翁铁慧出席论坛开幕式并致辞。在主论坛之外,大会还分设了胸外学科、放射治疗、护理学科、内科治疗、麻醉学科等 5 个分论坛,并以外科介入同步手术演示直播方式,为与会学者们深入探讨胸部疾病诊疗领域各个学科的新技术进展提供了平台。

2018 年 4 月,第二届"一带一路"国际合作高峰论坛举行之际,胸科医院进一步扩大"一带一路"的朋友圈。受意大利帕尔马大学医院、希腊雅典大都会医院的邀请,胸科医院潘常青带队一行 6 人,赴意大利、希腊的相关医院进行了为期一周的访问交流,并与帕尔马大学医院、大都会医院签订合作备忘录,持续推进中欧两地在医疗领域的深入交流与合作。此次参访活动得到意大利、希腊当地高度重视,中国驻希腊大使章启月、希腊比雷埃夫斯市市长 Yannis Moralis、雅典大都会医院院长 Dimitris Spiridis、意大利帕尔马大学校长 Paolo Andrei 等出席签约仪式。中国驻希腊大使馆官方微信发布专题新闻,帕尔马和雅典等地多家媒体进行了广泛报道。

(二) 最好的胸外科,"洋医生"慕名前来学习

35 岁的意大利医生帕尔玛对上海的老师赞许有加,"这里的胸外科代表着世界最高水平,有很多国际著名的导师"。2017 年,他在胸科医院学习了胸腔镜技术。早在 20 世纪 90 年代,受到胸科医院雄厚医教研实力吸引,就有意大利医生马约一雷纳远渡重洋,来到胸科医院进行为期半年的进修,为"洋医生"培训项目拉开了序幕。2005 年,胸科医院启动了符合国际标准的胸心外科医师专科规范化培训。2015 年,医院积极践行国家"一带一路"倡议,面向海外启动"国际临床教育项目",已接收英国、希腊、意大利、印度、马其顿等国的胸外科医生,开展六个月到两年不等的临床学习。2017 年胸科医院被亚洲胸腔镜教育委员会授予中国大陆第一家、也是目前唯一的"示范中心"。

39 岁的英国医生文森索·帕格利亚如罗成为该项目的首个"洋学徒"。"胸科医院有着非常完整、高水平的胸外科技术,我看到了很多在英国没见过的前沿技术,比如机器人技术、多孔、单孔、微孔、剑突下胸腔镜等,切实提高了临床水平。"2017 年的亚洲胸腔镜教育委员会年会上,文森索在大会发言时特别谈到在上海的培训经历。目前,他已在英国诺丁汉大学医院胸外科独立开展肺部手术。

达芬奇手术机器人是国际上最先进的微创外科技术,胸科医院自 2009 年在国内成功开展第一例达芬奇手术机器人肺癌切除术后,又先后开展了国内第一例达芬奇手术机器人胸腺肿瘤切除术等,始终保持该项技术在国内的领先水平。现在,胸科医院机器人手术已经涵盖肺、食管、纵隔等不同疾病,累计实施机器人胸部手术近 3 000 台。自 2015 年开始至今,蝉联国内年达芬奇胸部手术量之首。目前,医院作为牵头单位 ,联合瑞金医院、华东医院等 ,正承担着上海申康医院发展中心新兴前沿项目"机器人辅助胸部手术临床应用研究 "的课题研究。2017 年医院被授予"达芬奇手术机器人中国胸外科临床手术教学示范中心"。

胸科医院的声誉不仅在国际同行间广泛传播,也受到了海外患者的关注。近年来,方文涛、罗清泉、赵珩、李志刚等一批胸外科"明星医生",走上了国际舞台。罗清泉在累计完成 5 000 例微创胸腔镜手术的基础上,已连续两年保持全国达芬奇胸部手术最大单人手术量,世界心脏外科基金会干事、美国麻省理工学院附属医院心脏外科医生汤玛斯·贝佐拉看他做手术,连呼:"你是最棒的!"

上海医生的名气很快传开,以方文涛为例,他的病人来自西班牙、英国、美国、日本等国。去年,一位中国的纵隔肿瘤患者,到美国的梅奥诊所求医,美国医生接诊后诚恳地对这位患者说:"我建议你还是回中国治疗,去找 Dr.Fang(方文涛)。"

(三) 亚专科技术全覆盖,人无我有,人有我全

面对越来越响亮的国际影响力,胸科医院考虑更多的是如何将学科进一步做强做精,大力发展亚学科无疑是保持强大后劲的最佳选择。

胸科医院的胸外科在疾病谱上是全覆盖的,不仅肺癌诊治技术突出,气管、食道、纵隔外科也都实力雄厚。自 2015 年开始,在医院的大力支持与推动下,胸外科率先开展亚学科实体化建设,创建了肺癌外科、食管外科、纵隔外科、气管外科、肺移植外科亚专科,疾病范围涵盖肺、气管、食管、纵隔等全部胸部疾病,技术门类包括传统开胸手术、胸腔镜技术、达芬奇手术机器人技术、内镜治疗等各个方面。

两年多来,这种激发专科特色的有效做法,已经发挥出明显成效,胸科医院的胸部肿瘤学科群除了肺癌诊治蜚声海内外,其他疾病专科发展也蓬勃兴盛。

亚专科食管外科,自组建后两年内年手术总数已经跃居上海第一,并建立

起以机器人手术为特色,与胸腔镜、消化内镜联合的食管癌微创根治手术平台,大量开展高难度复杂食管手术。患者年龄跨度从幼童到耄耋老人。其中,达芬奇手术机器人每年食管癌手术数超过 200 例,为全国第一。

亚专科纵隔外科的年手术量持续增长,年胸腺肿瘤手术数保持全球第一。科室尤其擅长高难度危重纵隔肿瘤手术,且微创手术比例不断提升、新技术不断开展、术前诊断水平日益提高。在临床领先的同时,纵隔外科的临床研究也领跑同行,成为世界卫生组织胸腺肿瘤诊断分型规范制定者,并牵头国内 20 家先进单位组建中国胸腺肿瘤研究协作组,现拥有中国胸腺肿瘤最大样本库。

还有亚专科气管外科,胸科医院是中国气管外科的发源地,其学科创始人黄偶麟被誉为"中国气管外科之父"。在胸科,这一特色被很好地传承,以复杂气管疾病为主的气管外科手术数每年超过 110 例,始终保持全国第一。

胸科医院的肺移植起步很早,早在 2002 年,就完成了世界首例成人非血缘肺叶移植术,其后,又完成了上海地区第一例双肺移植术。肺移植科至今已经完成近 70 例肺移植术,其中 80% 是双肺移植,以及 4 例高难度的再次肺移植,患者年龄跨度从 34 岁到 72 岁,最长的术后存活时间达 11 年,为众多的终末期良性肺部疾病患者实现了生命的延续,也给予了他们更好的生活质量。

(四) 学科群整体实力卓越,为肿瘤诊治保驾护航

胸部肿瘤诊治是胸科医院的传统优势学科,新时代,医院要继续做强优势学科,将胸部肿瘤学科群打造成为综合实力雄厚的诊疗大平台,集结放疗、放射、麻醉、中医、核医学、超声、病理等各个领域。

肿瘤治疗有一个重要的"战略伙伴",那就是放疗。胸科医院放疗科主任傅小龙教授说,对不适合手术的病人而言,这是一种有效而重要的治疗方案,对可以手术的患者也可能是另一种可选择的方法。目前,胸科医院已将放疗成熟应用于胸部肿瘤治疗,年治疗病人超过 2 600 例。

这些年,很多患者体检后发现肺部小结节而到医院寻求治疗。因为病灶太小,不适合运用肺癌传统鉴别诊断方式——穿刺,影像诊断因此承担起更多的责任。"不冤好人,不放坏人",是放射科主任叶剑定教授常说的一句话,意思是不能放过有恶变可能的小病灶,也不能看到结节就开刀,过度治疗。如今,胸科医院能做到肺癌手术前的诊断与术后病理诊断符合率超过 90%,这在国际上都堪称不易,放射科功不可没。

麻醉、中医、病理、内镜等(亚)学科,同样是多学科综合治疗不可或缺的组成部分。胸科医院麻醉在心胸外科领域代表着中国麻醉领先水平,每年要实施

15 000 多例心胸麻醉，其中高难度手术麻醉占大部分。在保障患者麻醉质量的同时，胸科医院的麻醉科关注患者治疗体验，疼痛管理、远程管理都很早就有探索。胸科医院的中西医结合科在支气管肺癌、食管癌、纵隔肿瘤等胸部肿瘤的治疗中独具特色，与其他科室形成良好的多学科联合诊治的模式，整体水平国内领先。胸科医院病理科，不仅承担了年 14 000 多例以上的胸部手术术中冰冻以及术后病理诊断工作，其高超的准确性也为外科医生提供了有力支持。同时，在内科诊断中，胸科医院的病理科在国内率先开展肺癌驱动基因检测技术，为肺癌的靶向治疗指明方向，这仅是胸科医院病理科近年来开展的新技术之一。拥有卫生部呼吸内镜培训基地的胸科医院呼吸内镜室，近年来开展了各类高难度内镜技术，已经从辅助诊断科室向临床诊治转型，在辅助诊断之外，针对早期肺癌、各类呼吸疾病的内镜介入治疗也广泛开展。

在雄厚的临床实力基础上，胸科医院积极牵头肺癌诊治相关的临床指南规范的制定。仅 2018 年，就有"中华医学会肺癌临床诊疗指南（2018 版）"、中国首个"早期肺腺癌冷冻切片病理诊断专家共识"等陆续刊出。

（五）转化医学落地有声，积极贡献上海科创中心建设

在临床实力保持世界前列的同时，胸科医院聚焦转化医学研究和临床研究，进一步提升临床诊疗水平，做出中国人在胸部肿瘤领域的更大成绩，为上海建设科创中心贡献力量。

肿瘤治疗在过去十年发生了许多革命性的变化，新治疗手段频出。让人振奋的是，作为一家集研究、教学、临床于一体的三甲医院，胸科医院走在转化医学行业的前沿，在基因靶向治疗、免疫治疗、新研设备等前沿领域深度迈进。

2016 年，胸科医院上海肺部肿瘤临床医学中心牵头启动国家重点研发计划——"基于组学特征的肺癌免疫治疗疗效预测指标的构建和验证"。这是免疫治疗"国家队"项目，由胸科医院肿瘤科主任陆舜教授领衔，同步国际最热点的免疫检查点抑制剂相关研究，将推动中国药物研发的进程，带给更多患者治疗新希望。

2017 年，美国临床肿瘤学会（ASCO）年会上，由呼吸内科韩宝惠教授担任主要研究者的新型肺癌靶向药物"安罗替尼"临床三期研究发布初步成果，获得了国际同行的关注。此项研究是国内甚至国际上首个针对三线及三线以上晚期非小细胞肺癌患者治疗的大规模、多中心临床研究。2018 年 5 月，肺癌国产原研药"安罗替尼"被国家食品药品监督管理总局批准上市，此举预示着未来国内晚期非小细胞肺癌患者的三线治疗有了一个全新且具有治疗标准的选择。

2018 年 11 月,上市仅半年的"安罗替尼"被上海纳入医保。

2018 年,胸科医院呼吸内科牵头的国家科技部重点研发计划"数字诊疗装备研发"重点专项——"基于国产电磁导航系统的早期肺癌精准诊疗技术集成解决方案研究"启动。这是胸科医院在新药研究转化同时,聚焦国产新研设备研究的大胆探索。作为国内首批引进电磁导航支气管镜的单位,胸科医院在世界上首次开展电磁导航支气管镜引导下经支气管消融治疗早期周围型肺癌等技术,并最早开展国产电磁导航设备研发及临床验证研究。

三、打造最强心血管疾病学科群

心脏是一个神秘的世界,心肌、冠状动脉、心房心室、瓣膜……复杂错综,几百年来,心脏一直被视作医学难以触及的禁区。但人类没有停止对禁区的挑战,医学先贤不懈努力,让一颗颗受伤的心脏迎来重生的希望。心脏内外学科也由此发展壮大起来。在胸科医院,也活跃着一批批这样的"救心英雄",他们以打造最强心血管疾病学科群为己任,挽救了一个又一个患者于生死之间。

作为中国第一家以诊治心胸疾病为主的专科医院,胸科医院拥有国内历史最悠久的心胸学科临床中心,致力于心脏各类疾病的新理念、新技术的倡导,广泛开展房颤消融技术,冠心病、心律失常、心衰、结构性心脏病的内外科治疗等,依托教育部重点学科和卫生部国家临床重点专科建设,不断提升临床与科研转化相结合的能力,成为卫生部首批胸心外科专科医师培训基地。

新时代新征程,如何利用现有的平台优势,做大做强学科,心脏中心兼心内科主任何奔教授指出:"胸科医院的心血管要发挥专科医院的优势,建设一支立足上海、服务全国、面向世界,心内外科深度融合协作,亚专业特色鲜明,有能力冲击当今世界一流医学成就,在国际上有一定声望的心血管团队,形成有竞争力,有创造力,可持续发展的一流学科。"

(一)中国第一家国际标准化胸痛中心,拉开全国胸痛中心建设序幕

冠心病是很多人熟悉的一种疾病,较为凶险的一种冠心病就是急性心梗。对急性心梗患者的抢救以分钟计算,医生的技术水平、医院的抢救流程很可能决定一个病人的生死。2016 年,一名危重急性心梗患者的抢救时间在胸科医院创下纪录,从这个病人进入医院护士接诊到血管再通,仅用时 18 分钟,大大领先了业内平均水平。

由于建立了绿色通道,在患者转运途中,"120"的急救医师已与胸科医院胸

痛中心的医生取得了联系。看到从救护车上远程传输过来的患者心电图后,胸痛中心的医生在救护车到达医院之前,就已经在导管室做好了介入手术的所有准备工作。从进入医院到血管打通仅仅用时 18 分钟,患者转危为安。

对胸痛的抢救,时间就是生命!以急性心梗为例,发病两个小时后约 50% 的心肌发生坏死,六个小时就有 90% 的心肌发生坏死,所以,早一分钟救治,也许就能挽回一条生命。这是胸科医院创建中国第一家国际标准化胸痛中心的初衷。

胸科医院的"胸痛中心"在业内很有名气,2012 年,胸科医院成立了中国大陆首家获得国际认证的胸痛中心,多学科合作、打通院前院中的急救方式,大大缩减了急性心梗等疾病的救治时间。2015 年,成为中国胸痛中心质控中心,2017 年成为上海地区唯一的首批"中国胸痛中心示范中心"。该中心在救治急性心梗患者的 D2B 时间(到达医院至患者血管打通的时间),平均在 60 分钟左右,是全国平均水平的三分之二。

这两年,胸科医院还将分级诊疗贯彻于胸痛中心建设,与社区医院形成实时互动的"胸科—社区"胸痛中心网络,将诊断前移至"院前",患者从踏入社区,到经历初诊、诊断、转诊、急救等,整个诊疗用时仅在 1.5 小时左右,远快于全国 4 小时的平均水平。

此外,胸科医院还积极推动全国的胸痛中心建设,努力在中国胸痛中心建设过程中,发挥模范带头作用,将胸科经验写入《中国胸痛中心质控蓝皮书》,为推进上海乃至全国协同的胸痛急救网络体系建设贡献积极力量。

(二)心内科武艺十八般,样样精通,不止"一招鲜"

心脏疾病可不止冠心病和急性心梗。疾病谱的改变、时代的需求促使着胸科医院不断自强"内功",着力加强学科建设。目前,胸科医院心内科已发展出 5 个响当当的亚学科方向——房颤诊治中心、冠心病科、急重症科、心脏起搏器科、结构性心脏病科。

以房颤诊治为例,在心内科同行中,胸科医院的房颤亚学科久负盛名。房颤是心血管疾病的顽症之一。数据显示,中国的房颤患者多达 1 300 万人以上,尤其高发于老年患者,75 岁以上人群发病率高达 10%。胸科医院的房颤诊治亚学科已经有 20 多年的历史,是国内首批开展射频消融治疗的单位之一。2009 年,上海交通大学心房颤动诊治中心成立。多年来,胸科医院的房颤消融技术始终领跑全国,累计治疗病人数超过 2 万例,连续多年年治疗病人数位居亚太之首。在临床治疗取得令人瞩目成绩的同时,房颤诊治中心还是一块科研高地。由心内科副主任、房颤中心主任刘旭牵头的研究项目曾获得多项包括国家科技进步奖在内的国家级、市级科技奖项,在国际期刊上发表了很多重量级论文。在射频消融的同时,胸科医院大力引进先进的左心耳封堵术,与消融双剑合璧,从源头为患者避免或者减少脑卒中的危害。2018 年,何奔教授受邀,前往乌克兰首都基辅,完成了乌克兰历史上第一例左心耳封堵术并接连进行了三例成功的手术带教,赢得了国外同行的高度称赞与好评。

心脏起搏器被誉为人类最伟大的发明之一,患者一般只需在手术台上躺30～40分钟,完全清醒的状态下,就可以完成起搏器安装手术。在胸科医院,医生们每年要完成 500 多台起搏器手术,其中,复杂起搏器手术占近 20%。除了常规的治疗心率过慢的单双腔起搏器,还有治疗心衰的"三腔起搏器"和预防猝死的植入式除颤仪以及新技术"生理性起搏"等。三腔起搏器又称心脏再同步治疗,这种更为复杂的手术是治疗扩张型心肌病心衰的有效方法。此外,胸科医院每周二开设半天的起搏器程控门诊,就是专为患者复诊心脏起搏器的。类似的专业服务,很多医院还没有能力开展。

在胸科医院心内科 5 个亚专科中,结构性心脏病是大多数人比较陌生的名称。成立了亚专科,结构性心脏病科医生有了更大的探索空间。医生团队正在尝试心脏二尖瓣、三尖瓣的介入修补。结构性心脏病还有一大特色技术——肺血管疾病的治疗。肺血管一端连着心脏、一端连着肺,通常属于呼吸科、血管科和心脏科都不管的"三不管"地带。肺血管疾病患者相对比较少,但有能力治疗这一类疾病的医生更少,这让患者处于投医无门的境况。胸科医院凭借心血管和肺部学科都有很强实力的优势,将肺血管疾病诊治纳入结构性心脏病亚专科中。目前,这里是全国唯一可以开展肺静脉狭窄介入手术的医院,还是全国能开展肺动脉介入换瓣手术的五家医院之一。

胸科医院心血管内科还有一块犹如战场一般的病区,这里每分每秒都可能需要直面生死。这就是心内科急重症病房(CCU),这里专门收治心脏重危症患者,尤其是各类心衰患者。胸科医院是中国第一批"全国心衰中心",亚专科成立之初,就引入了国际上心衰治疗先进的多学科联合诊治模式(MDT),为患者提供更加科学、有效的治疗策略。经过胸科医院 CCU 团队以药物为基础的综合治疗,心衰患者救治成功率达到国内领先水平。

目前,胸科医院心脏急重症科每年救治近 1 000 例心衰患者,在疗效和数量上都在上海地区名列前茅。

(三)心脏内外联手"一站"解决问题

在亚学科站上"高地"的前提下,胸科医院大力提倡多学科联合诊治

（MDT）等传统医疗优势，希望给患者"更好的医疗"。2018年，医院成立了整合内外科于一体的"心脏中心"，患者在这里可以解决各种问题，不用再东奔西跑。2007—2016年的数据显示，胸科医院心外科累计完成超过8 000例心脏外科手术，手术成功率与美国胸外科协会的数据基本一致，达到了国际先进水平。

心脏瓣膜是心脏里的单向"阀门"，一旦发生问题，对患者而言，选择修复还是换掉瓣膜，对术后的生活质量、远期寿命有很大的不同。胸科医院医生有办法把损坏的瓣膜重建到原来的状态，由于修复术最大化地保留了身体原有构造，也有医生称保留瓣叶的修复术为"绿色手术"。在这个技术上，胸科医院心外科主任孔烨教授颇有造诣。

此外，作为内外兼长的心脏中心，胸科医院还致力于内外科联合的"杂交手术"。2014年，上海市首家一站式心血管杂交手术室在胸科医院建立并投用，这意味着心脏内外科打破科室"围墙"，携手治疗患者。

所谓"杂交手术"，是指同时运用外科手术和内科介入技术优势进行治疗，多运用于心血管疾病，目前成为国际上心血管疾病领域最前沿技术之一。杂交手术又分为"分期杂交手术"和"一站式杂交手术"。"一站式杂交手术"就是在一个结合多种影像学设备的手术室里，由内、外科医师在一次手术过程中，同时分别使用常规或改良内、外科技术进行治疗。

胸科医院先后完成了上海市首例应用一站式杂交技术修复急性主动脉弓部夹层、上海市首例一站式杂交技术应用于冠状动脉再血管化治疗，填补了多项沪上心血管疾病一站式杂交手术空白。

这些年，胸科医院开展了大量重要的新技术，如保留主动脉瓣的主动脉根部置换手术（DAVID手术），成为国内少数可以开展该手术的中心之一。心外科副主任朱丹介绍说："如今微创技术在心脏外科也越加蓬勃，诸多以前需要开胸手术治疗的疾病，现在都可以通过微创方式来解决问题。"

（四）高精尖技术层出不穷，精准治疗消心脏顽疾

胸科医院的心血管内科作为教育部重点学科和国家临床重点专科，在练就"十八般武艺"的同时，致力于攻克各类心脏病学国际热点难点问题，不断推出高精尖技术，为患者消除顽疾，排忧解难。

瓣膜是掌控心脏各个心房心室血液进出的"大门"，这扇门坏了，血液流出受阻，严重时可能诱发猝死、急性或者慢性心衰。临床上，医生们常常用瓣膜置换或者瓣膜成形手术来对症治疗，但是如果遇到无法耐受手术的瓣膜病患者，就不好办了。如今，经皮主动脉瓣置换术（TAVI）作为一种全新的微创瓣膜置

换技术,可以解决这个问题。与传统外科手术相比,TAVI 创伤小、出血少,术后恢复迅速。但它同时也是一个高难度的介入技术,需要心内科、麻醉科、超声科、放射科、心外科、体外循环科等多个科室紧密配合、联动协作完成。因此,国内目前仅有为数不多的三甲医院可以完成这一手术。早在 2016 年胸科医院就能成功开展 TAVI 手术,综合水平位居国内领先。

许多严重的冠心病患者,血管里常常会出现"斑块"钙化的情况,血管壁变得坚硬如石,此时若想再进行介入手术,难度之大令许多心内科医生望而却步。2019 年,胸科医院心内科团队在何奔教授的带领下,运用目前最先进的准分子激光冠脉斑块消蚀技术,成功为一位冠脉堵塞合并严重钙化的病人清扫了血管"障碍",为他消除了多年心头顽疾。无论是硬如顽石的钙化斑,还是心肌梗死后遗留的较软的血栓,激光消斑技术都能够攻破,而在介入中,血管"路障"都被激光汽化吸收了,也不会在血管内留有残渣,避免了血管再次阻塞。目前,国内仅有少量三家医院能够施行这一新技术。

据统计,日常冠脉介入患者中有 16% 存在"冠状动脉慢性完全闭塞性病变"(CTO),急性心梗患者中约 10% 合并有 CTO。患者常常感到活动后的胸闷和胸痛,也有表现为呼吸困难、疲乏无力、心悸等。而且 CTO 的患者往往年龄较大,许多也同时有糖尿病、高血压、高脂血症和心梗病史。由于血管堵塞的时间太久,CTO 介入手术的难度大、风险高。2019 年,胸科医院针对常规介入技术难以攻克的疾病,成功运用最新的 ADR 技术,为一位血管闭塞十年的患者打通了血管。ADR 技术使用专门的器械,让导丝从心血管病变部分的内膜下通过,然后在出口稍远处重新再进入血管腔,建立一条绕行"闭塞障碍物"的血管内隧道,最终达到开通血管的目的。当日,仅仅一个多小时,手术就顺利完成,患者闭塞十年之久的血管再次流淌进新鲜的血液!术后两小时,患者就能够下床活动,当晚还自己打了饭,爬了三层楼梯。术后第二天,老人就高高兴兴地出院回家了。

胸科医院心脏学科的各个亚专科相互支持,在救治一些合并多样疾病的心脏病患者时,强强联合,为患者架起一把生命的"保护伞"。此外,胸科医院还凭借心、胸两大学科优势,为肿瘤患者守护"心脏",推出了交叉学科——肿瘤心脏病学,并开设了专题门诊。

四、展开人才的翅膀,促科研飞上云霄

建于 1957 年的胸科医院,如今进入了新的发展阶段,无论是胸部肿瘤、心

血管这样的传统优势学科，还是其他已经显露出发展潜力的学科，都迎来了发展的新时代。

"科教兴院，人才强院"是胸科自建院来秉承的办院理念。近五年来，医院不断加快学科建设和科研转型，收获颇丰，共获得国家级课题 60 余项。其中，以胸科医院作为牵头单位获得国家重点研发计划重点专项 2 项，以子课题形式获得项目 4 项，获国家自然科学基金重点项目 1 项，年科研经费近 3 000 万元。近年来，获中华医学科技奖二等奖，共发表学术论文 1 036 篇，其中 SCI/CSSCI/EI 论文 510 篇。共获得授权专利 16 项。

（一）亚专科实体化，更多新锐崭露头角

对于以创建亚洲一流临床科研精品专科为目标的胸科医院来说，各个重点学科的发展规划与建设均具有战略意义，直接影响医院未来发展之路。为此，胸科医院的管理者们很早就开始考虑如何将学科做强、做精。胸科人清醒地认识到，对病人而言，专科医院往往不是首诊医院，只有做到自己的专科技术水平明显超过别人，做出特色品牌，才能屹立于医学强林。

在胸科人看来，学科建设必须高屋建瓴，胸科的每个专科特色、每个单病种都要和全国最好的同类强势学科去比，比临床、比科研、比服务、比人才，这样才能有发展后劲，显然做强要先做精。亚专科实体化建设，成为胸科医院大力推进学科建设中的重要组成。

60 多年来，胸科医院已经形成了胸部肿瘤学科群和心血管疾病学科群的鲜明专科特色，医院站在两大学科群的高度上，更进一层，瞄准具有发展潜力的学科或者亚专科，进行进一步挖掘和培育，通过选拔优秀亚专科带头人，辅以人才、绩效、物资等各方面配套机制，形成良性竞争、错位发展、凝心聚力、各展所长的亚专科—学科—学科群的三级发展局面。近年来，医院已经先后在心血管内科创建了冠心病科、房颤中心、心脏起搏器科、心脏急重症科、结构性心脏病科；在胸外科创建了肺外科、食管外科、纵隔外科、肺移植外科、气管外科；在呼吸内科创建了肺癌、危重症呼吸病、介入呼吸病亚专科；在心外科创建了瓣膜病与根部重建外科、冠脉与血管病外科、微创心血管外科、心衰与房颤外科、小儿心血管外科、体外循环与循环辅助科；在放射科创建了肺部疾病影像科、纵隔疾病影像科、心脏与大血管疾病影像科、普放与介入诊治科等诸多亚专科，选拔和引进了一大批优秀亚专科带头人。医院重新分配设置了相关医疗资源，给予亚专科充分的发展空间，并大力支持亚专科发展各类新型技术，同时，考核指标明确清晰，绩效奖惩到位，多渠道、多角度推进亚专科蓬勃快速发展。

(二) 全方位、多角度,夯实人才梯队

为提升医院核心竞争力,夯实可持续发展战略,强化医院人才建设,近几年,胸科医院出台了一系列人才政策,院内加大培养力度,院外扩大引进范围,为各类人才提供更好的事业平台。

在胸科医院,从新入院的职工到中青年骨干,医院都为他们量身定制事业发展平台,医院用一个一个具体的职业计划,让每一名员工人尽其才。胸科医院制订了一个简称为 SPES 的人才发展计划。S 指的是专科医师规范化培训(Specialist)、P 是为已经取得博士学位的人才提供的博士后培养(Postdoctor),E 则是指三年目标考核(Evaluation),S 是指新进人员扶持计划(Support)。SPES 是一个四合一的人才培养支持体系,为年轻人提供了从培训、导师带教到进修基金的全方位支持,同时也对这些年轻人提出了明确的考核标准,以此鼓励新进入医院的年轻人将最宝贵的时间用于提升自己的专业能力,为日后的发展打下坚实的基础。对于医院来说,这个政策旨在加快推进医院新一轮跨越式发展,加速提高新进职工的专业技术和科研能力,为医院可持续性发展提供优秀的人力保障。至 2017 年 6 月,已经有 20 多人被纳入 SPES 培养计划。

除了新进职工的"SPES"计划,胸科医院的人才培养体系,更多聚焦院内中青年骨干,推出分层次分系列的个性化的人才梯队培养,按入选条件分为两个梯队,即选拔本学科领域中有突出贡献、临床技能娴熟、专业范围内有一定影响力,并具有明确亚专业发展方向的为第一梯队,选拔在本学科领域中有较大发展潜力的学科骨干为第二梯队。这两个梯队的培养与 SPES 共同形成了胸科中青年人才培养的整体框架。

这个体系不仅针对医生、护士等一线医务工作者,也包含了管理、药学等专业人才。医院会为每个梯队的人才提供三年为一周期的支持,帮助他们实现事业上的进步。如第一梯队人才,医院中坚人才,医院对他们给予"缺什么补什么"的支持,帮助其成为临床、科研、教学等齐头并进的复合优质人才,在事业上取得更多成果。到目前,胸科第一梯队已经有 25 人、第二梯队有 51 人、第三梯队 101 人获得医院精准化的人才培养支持。

人才培养体系之外,胸科医院亚专科实体化建设和名誉主任等机制,也从另一个角度推动了人才的成长。现在,胸科各个亚专科带头人都已经在自己的领域崭露头角,在专业领域中有了一定的影响力。

除了培养自己的人才,近几年,胸科医院不断地扩大引进人才范围,先后引

进了检验科、麻醉科、病理科、放疗科、中西医结合科、胸外科、心外科、心血管研究室、中心实验室、药剂科等科室的学科带头人以及职能科室负责人共 30 人，培育和引进并举的人才机制，使医院人才梯队结构更加完整。

（三）国际交流双向互动，人才视野与时俱进

最近的十多年，医疗技术飞速进步，各种医疗理念和技术可谓日新月异。为了保持胸科医院的发展优势，医院近年来大力鼓励人才参与国际交流。无论是参加国际会议、举办国际会议，还是输出人才到国外进修，或者吸引外籍医生来院进行临床教育项目，各种形式的国际交流都让医生们开阔了眼界，互通了经验，医生通过国际交流紧跟医疗发展的最新趋势，把最新最好的技术尽快应用到临床中，为病人服务。

作为一个开放的医疗平台，胸科医院近年来承办了多个大型的国际学术会议。近五年来，胸科医院共组织各类国际、全国学术会议 40 余次，每年举办国家级继续医学教育项目十余项，定期举办多学科联合学术交流会。医院成功承办 2016 AATS（美国胸外科协会）Focus 会议，成功承办 2015 国际胸腺肿瘤协会（ITMIG）年会，主办首届中国东欧胸部疾病国际论坛，连续多年主办上海心房颤动国际论坛、上海国际肺癌论坛、国际肺癌诊治和呼吸内镜大会、上海胸科机器人手术国际论坛、食管外科国际高峰论坛等国际会议，此外还有每年数十次的国内外同行交流走访。这些学术活动一方面让更多的胸科医院医生了解了来自世界各地的行业资讯，同时，也让世界同行了解了胸科医院的医疗水平，为以后的交流合作奠定了基础。

胸科医院常年有 30 多位医生在海外参加各种专业进修，从 3 个月或者 6 个月的短期进修，到 1 年以上的长期进修均有，医院鼓励医生积极申报海外进修项目，鼓励医生保持学习的热情。对于这些到海外进修的医生，医院从选拔时就开始介入，专家评审组会评审医生进修项目的价值，医生还要展示自己的学习计划和学习目标。这样的方式保证了医生到海外进修的质量和学习效果。现代医院对管理提出了很高的要求，除了临床医生，胸科医院也输出管理人才到海外接受培训，学习知名医院的管理经验和管理方式。

胸科鼓励医生们走出去的同时，也把国外专家请进来，通过搭建国际交流平台、进行良好互动沟通，与国际顶尖专业机构、学术组织建立合作关系，推进专业水平提升，让医院的后备力量能够更快成长。通过院内的培养和国际交流、学习，胸科医院人才队伍的整体素质有了明显的提升。医生中博士占比从 2012 年的 19.2% 上升到 46.1%，博士后新增 18 人。近年来，医院还鼓励优秀人

才申报各级各类人才培养项目和荣誉奖项，实现了多个零的突破。

五、全院服务患者，全院服务临床

身处上海繁华市区的胸科医院，院区面积不算大，但门诊、住院病人的数量却非常多。要在有限的空间里为患者带来更好的就医体验，医院管理必须拿出"绣花"的本事，通过流程改造和借助信息技术，精细化地改善就医环节。近年来，医院积极落实"改善服务，提高质量，控制费用，便民利民"方针，因地制宜地进行了一系列以"病人为中心"的举措。比如上海地区首家实现门诊实时结算，跨行、跨院结算；门诊一站式服务，涵盖自助预约、挂号、全电子收费、检查报告查询等多功能；中药免费送药上门、医生药师同时联合门诊等。同时，开设微信服务号，多渠道、多功能地为患者提供就诊方便。此外，医院克服空间较小的局限，开展了门急诊整体改建，优化就医流程，美化就医环境的同时，还进一步扩大了专家门诊、特需门诊、普通门诊以及医技检查等部门接诊力量。有些科室，如放疗科已经做到全年无休。

除了普适的便民利民举措外，作为一家肿瘤病人、重病患者比较多的三甲专科医院，胸科医院结合病种的特点和外地病人比较多的特殊情况，推出了"日间病房、一站式出入院"等更具专科特色的服务项目。由于针对性强、流程设计精细、考虑到患者各个方面的需求，这些医疗服务改革举措，很快得到了患者的好评。

（一）日间病房，为肿瘤化疗量身定做

在胸科医院的"日间病房"，肿瘤化疗病人的住院时间从 2 天缩短至 0.27 天，平均治疗费用下降 15%。

陈先生是一位晚期肺癌患者，按照医生的治疗方案，需要做 4 个疗程的化疗。这一天，陈先生到胸科医院的日间病房接受化疗。一周以前，陈先生来过一次胸科医院门诊，医生为他预约了化疗时间，开好了药。这一次，他只需要按照预约时间直接到日间病房。日间病房的自助机上，陈先生完成取号、付费手续。自助付款的方式有多重选择，可以现金支付，也可以用银行卡、支付宝、微信等。

办理入院时间仅需短短 10 分钟左右，入院办理成功，陈先生之前在门诊医生那里开的医嘱就立即被激活了，护士可以看到需要的药品，经过审核后立即进入配药状态。10 分钟内，药房和静脉配置完成治疗药物的配置并发往日间病

房,陈先生就可以进入病房接受化疗了。按照之前几次的经验,陈先生知道,通常两三个小时后,这次化疗就能够结束,整个诊疗及出入院一个上午就能全部搞定。下午回到家中,陈先生可以好好休息一下。每月,大约有1 000多位像陈先生这样的患者,在胸科医院的日间病房完成化疗。

胸科医院是上海地区最早开展患者"日间模式"的医院之一,2006年开始,日间模式就逐步深入医院各个病区,为医院缩短平均住院日、提高服务效能起到积极的推动作用。在日间模式基础上创建的"日间病房",是医院优化配置医疗卫生资源的全新探索。

日间病房,看起来只是开辟了一个独立的治疗空间,实际上是医院内部管理流程的重大变革。日间病房由分管医疗副院长亲自挂帅,医务部总体负责,信息中心、护理部、后勤保障部、财务部、采购中心、药剂科、绩效办及部分临床医技科室共同合作参与建设,采用"集中化、规范化、流程化、信息化、精细化"的管理模式,以集中式管理为核心,以独立式病区为载体,打造一个科学、高效的日间医疗平台。

(二) 一站式出入院,信息多走路,患者少走路

传统入院模式,入院服务流转环节多、涉及部门多,手续烦琐复杂、等候时间长,术前完善检查耗时长,导致住院患者就医体验不佳、住院诊疗服务运行效率偏低——针对这些严重影响患者就医体验的现象,胸科医院开始了自己的改革。

几年前,胸科医院开始研究出入院手续办理流程的优化,依托信息技术,真正做到让信息多跑路、患者少跑路,让医院后台管理麻烦一点、患者简单一点。2016年12月,胸科医院出入院服务中心正式开始运行,借助信息化网络,出入院服务中心通过提供"一站式入院"服务,将各类心胸手术术前检查等诊疗服务进行整合,目标是实现效率与服务的完美融合。

出入院服务中心将门诊、收费处、住院处、护理部、辅助科室等业务部门的功能整合在一起,为患者提供集约式、全预约的住院诊疗服务。目前,胸科医院出入院服务中心有10个咨询和办理窗口,财务、医保、门办、医务、信息、医技、护理、运送等多部门的工作人员在这里为住院病人提供一条龙服务。目前,胸科医院住院患者平均入院办理手续时间已缩短至5分钟以内,大大提升了住院服务的品质。2019年,医院进一步优化服务,推出了病区内直接办理出院结账服务,床边结账已然实现。

在大幅度提升出入院办理时间之外,一站式服务另一项重要内容就是建立

"术前检查绿色通道",手术患者等待时间大大缩减。医院规定院前医嘱病人在72小时内完成所有术前检查并出具报告,为手术准备提供支撑。同时,开展院前医嘱服务让患者在院外待床期间"有事可做":规范化的院前检查流程和知情同意让患者明晰和理解院前检查和收治入院后的医疗步骤,有效缓解"术前焦虑"。

2019年,胸科医院推出了"双服务年"主题活动,以"方便患者、服务临床、提升质量、推动发展"为目标,按照"全院服务患者、全院服务临床"核心,提升服务水平。坚持需求导向、问题导向、效果导向,通过调查研究,聚焦减环节、减时间、减材料、减跑动,提倡"信息多跑路,群众少跑腿",着重解决患者和临床一线反映强烈的突出问题。经过全院发动调研,收集改进建议90余项,经论证后,确立改进项目60余项。

六、从管理到服务,移动医疗为患者开启就诊新模式

将科技创新与医学人文融合,打造以改善患者就医体验为核心的"移动医疗",是胸科医院近年来举全院之力推进之事。医院从便民利民、医疗创新、优化管理等多维度入手,整合互联网、大数据、物联网等技术,突破时间、空间局限,以更优质的医疗服务为患者带来全新就医体验。2018年医院被评为"国家医疗健康信息互联互通标准化成熟度等级四级甲等"。

"内涵建设+服务改进",是胸科医院打造"移动医疗"的重要"两个抓手"。从患者核心角度出发,医院对诸多重要医疗流程进行了优化,运用最新科技方法,实现救治快上加快。移动护理、移动医生工作站、移动医嘱等,都是在医疗流程大改造的基础上才得以推行。

移动医嘱的设想,源于打破医院—医生—病人的时空限制,让医生可以更快捷、更精准地为患者诊治。但要实现这个目标,必须解决两大问题。一是所有病人的病案,包括检查资料需数字化归档,这样医生才能远程调阅,进行循证诊治;二是所有医生的诊疗记录必须数字化录入,并且签字确认,这样才能确保医疗质量。胸科医院运用了数字签名技术和全院病案无纸化工程来解决这些问题。首先,医院在全院医生工作站良好运作的基础上,经过近一年的准备,将全院25类住院纸质病历、400多种电子病历模板进行了全面梳理,运用数字化病案系统进行统一电子归档和管理,这样实现了既往病案电子化。然后,医院运用上海市电子认证中心的最新技术——手信签,让医生可通过手机二维码扫描,进行身份认证、电子登陆以及电子签名,从"可信身份、可信行为、可信数据、

可信时间"四个维度保障病案文书的真实可信,确保了医疗质量,也符合法律法规要求。这样新生病案也实现了数据化处理。这个项目已经在胸科医院全面实行,为不久的将来远程医疗融入日常,免去患者奔波之苦,又可获得高效、及时、精准的治疗奠定基础。

看病,患者最怕什么?一是人多,二是环节多。胸科医院从化繁为简入手,改造了门诊和住院的诸多服务流程,通过智能化服务,让患者轻松就医。

一站式自助住院,医院和专业团队一起研发了自助入院机,安置在日间病房住院楼大厅门口,通过几个按键的操作,病人就很快地办好入院手续和预交金缴纳,"从前半小时,如今5分钟",立竿见影。一站式非现金支付系统,从使用范围和效果上说,更是让患者感受强烈。如今来胸科医院看病,支付宝、微信、银行卡,只要患者有其中一项,就可以全程支付。除了支付方式外,支付终端也进行了多点设置,手机、门诊自助机、住院自助机、诊间、人工窗口、出入院处等,全院各点各流程,全面覆盖。一体化自助胶片打印系统。胸科医院,病人的各类影像检查,尤其是CT检查量非常大,取片打印费时较长,成为又一个需要排队的环节。医院引入自助胶片打印机,安置在门诊醒目处,病人不必排队,按需进行打印,既快捷又省力,还能节省医疗资源。病房移动结算出院服务,是胸科医院最新推出的一项便民举措。通过将移动结算设备搬入病房,向患者提供更便捷、更人性化的一对一出院结算服务,减少病人及家属来回奔波和排队等候的时间,做到"让患者少跑路,让信息多跑路"。患者体验仅5分钟,就在床边办好了出院手续。目前正在胸科医院部分病房进行试运行。

信息化医疗还体现在医院大力建设的智慧安防平台。为给患者提供一个更有序更安全的就医环境,胸科医院从智能化入手。首先启动了人脸识别系统建设,全院设置了60余个人脸采集摄像,配合后端识别服务器,覆盖医院所有人行出入口及主要通道。这个系统对医院管理黄牛、号贩、小广告发放人员,以及供应商等都起到非常有效的支持作用。另一方面,医院整合了视频监控、停车管理、报警系统、门禁系统等各个子系统,加强系统间联动,配以信息化后台管理,实现诸如视频巡更、违停识别、门禁异常视频识别、消防联动视频识别等新功能,为医院良好就诊秩序提供了更坚实的保障。

七、胸怀天下,不忘初心

医生,必须心怀救死扶伤的职业信仰。公立医院,就有承担社会责任、参与公益事业的使命。无论是援疆、援藏、援滇医生,还是先心患儿慈善救助医疗队队员,胸科医院的医护人员将公益的种子播撒到祖国大地,收获了来自患者的大爱,得到了社会的肯定。

(一)边疆来了上海心胸专家医生

胸科医院的援疆工作已经持续了十多年。2010 年,心外科副主任医师蔡维明接过接力棒,作为上海市第七批援疆干部,奔赴喀什第二人民医院(简称喀什二院)。和以往的医疗援疆不同,蔡维明除了医疗任务之外,还肩负起为当地医院创建心胸外科的重任。他刚到喀什二院时,喀什二院的心胸外科是零起点。在前指部、当地政府、当地医院领导和胸科医院的大力支持下,他不惧困难,雷厉风行,仅半年时间就创建出一个崭新的心胸外科。新科室快速开展临床工作,短短三个月内,就独立完成以及与上海两支医疗队合作完成了小儿和成人心脏外科手术 81 例,令当地同行医院称奇。两年间,喀什二院心胸外科共施行了心胸手术 160 余台。其间,由于蔡维明医生出色的表现,受到时任上海市市委书记俞正声同志的亲切接见。

蔡维明之后,医院又根据喀什地区缺少麻醉、体外等专科的情况,派出了麻醉科副主任医师吴镜湘、体外循环室主治医师郭震等青年骨干先后赴疆开展医疗援助。他们不仅要完成本职的医疗任务,更多的是要推进当地麻醉、体外这些专科的规范化、现代化进程,将上海先进的专业理念和操作技术带去边疆。

2014 年 2 月,胸科医院心外科副主任医师叶伟作为上海市第八批援疆干部前往新疆喀什二院。此时的喀什二院正在争创三级医院,各方面工作要求更高、任务更重。初到喀什后,面对团队配合能力比较弱的问题,叶伟立即对科室各个岗位的人员进行了培训,对心脏外科手术、麻醉仪器的运转情况进行了梳理,以保证后续心脏外科手术的高效性和安全性。其后,叶伟带领科室人员,迅速启动心脏外科的工作。援疆一年半的时间里,叶伟医生共主刀 60 余例手术,成功率达 100%,其中完成多项高难度手术,如:多学科无缝隙协作成功完成重症主动脉瓣置换手术,2 岁 11 公斤低体重儿重症法洛四联症手术等。这标志着喀什二院复杂心脏疾病诊疗水平的全面提高,填补了南疆乃至全疆心胸外科在此领域的空白。

就这样,胸科医院的医生们一批又一批地前往新疆这片美丽土地,用汗水和智慧将上海医生的形象带入边疆百姓心中。

在雪域高原西藏,同样也有上海胸科医生奉献的身影。2017 年,胸科医院胸外科食管亚专科副主任茅腾医师被选为上海市第八批援藏专业技术人才,前往西藏日喀则市人民医院担任胸外科主任职务。茅腾医生很快克服身体上的不适,第一时间深入日喀则市人民医院胸外科临床一线开展临床工作和业务调研。通过调研,茅腾发现,与东部沿海地区肿瘤多发的情况不同,日喀则市及其周边地区寄生虫病相对高发,尤其是肺包虫病,是威胁藏区人民健康的主要"杀手"。针对此类寄生虫病,手术是唯一的治愈方法,但是传统开胸手术需要切断呼吸肌并撑开肋骨,不但切口大、疼痛剧烈,而且对呼吸功能影响严重。在高原地区本来就缺氧的状态下,做开胸手术的风险可想而知。茅腾综合分析了这些情况后,结合自身在微创手术方面的丰富经验,决定在西藏开展胸腔镜治疗肺包虫病的手术。刚刚到达西藏一个月,茅腾就因地制宜施行了西藏地区第一例胸腔镜单孔肺叶切除术,成功治愈了患有肺包虫病的藏民。上海医生带来新技术的消息不胫而走,没多久就有患病的藏民慕名而来。

云南,也是胸科医院对口帮扶的重要地区。2016 年至今,胸科医院积极响应国家精准扶贫号召,先后派出 6 批共 32 位医务人员,前往云南大理贫困县云龙县人民医院完成对口帮扶任务,明显提升了当地医疗质量及服务水平。云龙县是多民族聚居的山区,县人民医院是当地唯一的二级综合医院。第一批帮扶医疗队在短短数月内创下了云龙县地区医疗多项第一,填补多项空白。到达当地仅 10 天,医疗队就成功施行了当地第一例胸腔镜气胸手术。接着,在县人民医院的大力支持下,医疗队先后创建了云龙县人民医院第一个气管镜室,并完成首例气管镜检查。创建了县人民医院第一个微生物室,创建了呼吸内科第一个戒烟门诊,并成功抢救多位慢阻肺合并肺心病呼吸衰竭、急性心梗、肺栓塞、哮喘持续发作、支气管扩张咯血、恶性胸腔积液等重症患者。除了医疗工作之外,帮扶队员们根据自身专业特长,帮助县人民医院整理、修订、新建多项医疗规章和制度,完成临床带教培训工作,力求从医疗、护理、管理、科教等多角度推进当地医疗综合水平。胸科医院对口帮扶医疗队,一边为贫困地区患者解除了病痛,一边努力做好建章立制、临床带教等工作,力求为当地留下一支带不走的优秀医疗团队。这大大地提高了当地的医疗服务水平。

(二)医疗扶贫,用医术温暖贫困家庭

2007 年,胸科医院秉持"心系健康,胸怀天下"方针,凭借深厚专科实力,集结心血管疾病学科群精英团队,创建先心患儿慈善救助医疗队。慈善医疗队由院长亲自挂帅,分管医疗副院长直接领导,成员来自小儿心外科、心外科、超声科、体外循环室、麻醉科、重症监护科、护理部等科室骨干。慈善医疗队所到之处,都是偏远或经济落后、医疗水平较差的地区,医疗队为这些贫困家庭的孩子治愈先心病,从根本上为孩子解除了病痛,为孩子的家庭减轻了经济负担,是医

疗扶贫的极佳案例。

2014 年,医疗队员们在云南腾冲遇到了一个 10 岁男孩小楠。小楠患有唐氏综合征,同时又患有法洛四联症这一疑难先天性心脏病。因为先心病,小楠从小体弱多病,经常需要上医院,父亲打工的收入基本都花在小楠的医疗费上,家里经济情况日渐拮据。

从当地组织处了解到,小楠接受先心病手术,费用要近 10 万元,他们家不可能负担得起这笔医疗费用。2014 年胸科慈善医疗队的公益筛查项目让小楠得到了免费手术的机会。法洛四联症的孩子,心脏存在大量复杂畸形,手术难度很大,胸科医院的医疗团队尽了百分百努力,将小楠治好了。2016 年,医疗队再次前往腾冲做术后患儿回访时,小楠妈妈告诉大家,手术后小楠身体好了很多,小楠父亲又可以放心地出门打工了,她则在家里多养了几头猪,补贴家用,一家人的生活也正在慢慢好起来。

2017 年 8 月,在黄浦区卫计委的组织下,胸科的先心病医疗队再次出发,赴青海开展先天性心脏病患儿慈善救助项目。此次赴青海启动的先心病慈善项目,是胸科医院与慈善组织合作的延伸。2016 年,胸科医院与中华慈善总会签约,成为"为了我们的孩子——千名少数民族贫困家庭先心病儿童救助行动"的爱心医院,共同开展少数民族贫困家庭先心病患儿救助项目,包含先心病的筛查、义诊,以及慈善手术治疗。合作一年来,共有新疆巴楚、察布查尔等地贫困先心患儿 35 人来沪成功接受手术治疗,得到"首彩爱心基金"90 余万元的资助。"少数民族贫困家庭先心病儿救助项目"被成功纳入黄浦区卫计委定点援建青海果洛州的内容之一。

2018 年 8 月 8 日,医疗队一行到达青海省西宁市,果洛州、玛多县的平均海拔 3 000～4 000 米,医疗队员们纷纷出现明显的高原反应。但大家强忍着不适,马不停蹄地赶路,高效高质地完成了患儿筛查。此次青海之行,医疗队共筛查 46 名疑似病例,其中 38 名是儿童,确诊先心病患儿 6 人,其中 4 人陆续到上海接受了手术。

筛查义诊的同时,上海公益项目一行还分别与果洛州政府、卫健委,玛多县积极沟通,协商项目救助形式、开展方式,并达成共识:开展组合式的援助。下一步,上海医疗队和当地医疗机构,将聚焦先心病、包虫病,上海医疗力量将进一步在当地开展基层医务人员培训、基层普查,组织上海专家赴青海筛查,完善患儿来沪诊治、术后回访关爱等项目。在这个项目中,胸科医院作为诊疗定点医院,将负责先心病患儿的筛查与住院治疗,为更多偏远贫困地区的家庭带去高质及时的专业医疗救助,同时为中西部地区健康事业做出更多切实的贡献。

胸科医院先心患儿慈善救助医疗队已经先后与上海交通大学、上海市妇联等合作，与云南大理、保山，贵州遵义以及新疆，青海等地政府部门建立了救治先心贫困患儿的合作关系，在上海市儿童健康基金会、上海市儿童基金会、上海市慈善基金会、中华慈善基金会等组织的合作支持下，将公益项目的辐射范围拓展至云南、新疆、青海、贵州、江西等地。

八、加强党建，筑牢信念，新时代再建新功

多年来，胸科医院党委在上级党委的领导下，坚持以邓小平理论、"三个代表"重要思想、科学发展观和习近平新时代中国特色社会主义思想为指导，贯彻落实党的路线、方针、政策，紧紧依靠全院党员和广大干部职工，认真履行党章赋予的职责，压紧压实意识形态、基层党组织建设、党风廉政建设"三大主体责任"，积极发挥院党委把方向、管大局、作决策、促改革、保落实的领导作用，持续加强党的组织建设、思想建设、作风建设和廉政建设，为医院高质量发展夯实基础。

加强党的领导，落实好党委领导下的院长负责制。胸科党委将思想认识与党中央的决策和市委的部署保持高度一致，将贯彻落实市委《关于加强公立医院党的建设工作的实施意见》等"1＋2"文件精神作为重要政治任务抓紧、抓实、抓好。一是通过中心组、党支部书记会议、干部大会、行政工作会议、专题组织生活会等全面传达学习，统一思想，提高认识。二是结合医院实际情况，坚持充分沟通、协商一致的原则，建立医院党委会、院长办公会议议事规则，细化议事清单，明确议事程序，升级改造 OA 决策系统，在确保决策规范基础上，提高决策效率，使党委领导下的院长负责制有效运转。三是完善党务机构设置，明确部门职责和岗位职责，强化党建工作保障，落实党建工作要求。

加强基层党组织建设，发挥好组织的战斗堡垒作用。胸科党委严格落实基层党组织建设主体责任，通过完善支部设置，加强"三会一课"制度落实，规范党员发展，积极探索开展党建研究等，持续推进基层党组织建设。一是以"支部建在学科（群）上"原则，深化"公推直选"，选优配强支部书记和支部班子，始终确保党支部能够坚持围绕医院和科室的中心工作发挥战斗堡垒作用。二是将规范落实"三会一课"制度情况纳入支部书记年度绩效考核重要内容，建立 OA 系统工作流程，持续规范支部工作机制，加强支部组织生活制度化、流程化、规范化建设。曾获 2018 年申康党委系统优秀主题党日案例、申康党建征文三等奖等荣誉。三是坚决贯彻《中国共产党发展党员工作细则》要求，坚持政治标准放

在首位,通过关口前移,注重"双培养",严格程序等做法,认真做好发展党员工作,相关工作曾获得市教卫党委系统党建研究成果一等奖,并在市教卫系统发展党员工作推进会上作专题交流发言。四是根据党员和职工数下拨党员活动经费,实行动态调整,经费使用通过 OA 流程审批,并创新开展党费 APP 收缴,进一步强化党员责任意识。五是根据公立医院改革的新形势和基层党建工作创新的新要求,积极开展党建研究,探索党建工作的新思路、新方法,不断积累党建工作有效做法和成功经验,持续提升党建研究水平。先后获得市教卫党委、市卫健委等各类党建课题 30 余项,相关研究成果获得市教卫党委系统党建研究课题成果一等奖等 20 余项各级各类奖项。同时,胸科党委每年以项目制形式开展支部创新实践,鼓励党支部探索党建工作与医院、学科中心工作有机融合的新机制、新方法,积极发挥党支部政治核心和战斗堡垒作用。

加强干部队伍建设,夯实好医院发展人才基石。胸科党委坚持"党管干部"原则,通过规范干部选拔任用、建立健全中层干部绩效考核体系、构建干部"四合一"教育培训体系等,加强干部队伍建设,提升干部政治理论水平和专业化管理能力,为医院建设发展夯实人才基础。一是严格贯彻落实上级党委的干部工作要求,建立健全干部选拔任用落实纪实制度,严把"资格审核关—能力竞聘关—素质考察关—任期审计关—实践试用关"五关,规范干部选拔聘用程序,积极引进高层次人才,不断优化、提升干部队伍结构和素质。二是建立健全中层干部绩效考核体系,制订职能部门、党支部、业务科室考核方案,开展月度、季度、年度以及任期考核,多维度、全方位考核干部履职能力。考核结果作为干部调整交流、选拔任用、年度评优、岗位聘任的重要依据,有效激发了广大干部的工作积极性和主动性,增强了中层干部的责任意识、群众意识、创新意识。三是组织开展党校集中培训、管理知识培训、院外挂职锻炼和境内外学习考察等四个模块的培训,逐步构建较为系统完整的干部"四合一"教育培训体系,不断提升干部队伍的综合素质和能力。四是结合管理人才培养和发展的特殊需求和规律,创新培养思路与举措,于 2018 年起探索实施"管理系列"人才梯队培养计划,细化培养方案,实施精准分层培养,为管理人才成长搭建循序渐进的台阶,为医院干部队伍提供可持续的优秀青年人员。

加强党风廉政建设,压实党委主体责任。胸科党委认真贯彻执行上级要求,结合医院实际,建立健全惩治和预防腐败体系,积极探索"制度+科技"防控机制,筑牢廉政底线,强化执纪问责,持之以恒正风肃纪,全面落实党风廉政主体责任,努力形成反腐倡廉的高压态势,为医院稳健发展保驾护航。一是将"制度+科技"的理念贯穿到医院管理各环节中,建立健全因公出国(境)管理、公务接待管理、学术会议管理、接受社会捐赠资助、科研经费管理、招标管理、供应商管理等制度,并配套建立 OA 权力运行监控平台、供应商管理平台等,全方位加强廉政风险防控,努力构建长效的反腐机制。二是每年与科主任签订"党风廉政建设责任书",强化"一岗双责",落实院科两级管理,层层落实廉政建设任务。三是重视党风廉政教育,充分利用各类会议、专题学习、OA 平台、微信公众号、微信群等载体,开展形式多样的廉政教育,强化底线意识和红线意识,做到廉政警示教育常态化,警钟长鸣,构建党风廉政高压态势。

加强医院文化建设,弘扬好胸科优秀文化。胸科党委积极弘扬"创新、求实、医精、人和"的精神,聚焦先进文化、院史文化、公益文化和和谐文化,以为人民群众提供优质的医疗服务作为出发点和落脚点,不断推进医院文化建设创新,在全院职工中形成浓厚的文化底蕴,为医院的可持续发展营造良好的生机与活力。一是弘扬先进文化,激励岗位建功。以开展"年度先进评选"为抓手,弘扬先进、树立典型,倡导广大医务人员进一步创活力,激励全院干部职工开展岗位创新、岗位成长、岗位建功,塑造集先进评选和正能量宣传为一体的良好氛围。二是弘扬院史文化,传承胸科精神。在建院 60 周年之际,建造院史陈列馆,并组织全院职工、研究生、进修生、外包公司及职工子女参观,了解医院的发展历程,感受深厚的文化底蕴,提升职工自身职业自豪感与使命感。三是弘扬公益文化,履行公立医院职责。医院凭借专科医疗优势,连续十年开展慈善公益医疗援助。通过与云南、贵州、新疆、西藏等地区政府、各级红十字会、各级妇联组织,以及上海市慈善总会、上海市儿童健康基金会等社会公益组织建立合作,募集救助资金,已成功救助 600 多个先心病患儿。项目先后获得教育部"直属高校精准扶贫精准脱贫十大典型项目"、2018 年"上海交通大学校长奖"等各类奖项。四是弘扬和谐文化,提高职工凝聚力。围绕和谐文化建设主题,每年举办"文化艺术节""体育文化节""年度表彰大会""迎新团拜会"等系列活动,丰富职工精神文化生活,增强医院凝聚力。

新时代新展望,胸科医院将以加快建设临床学术型精品专科医院为目标,努力从临床型医院向临床与科研并重的医院转型,着力推动医院治理体系和管理能力现代化建设,以临床特色提升、医疗技术创新、学科内涵建设、国际交流融合、服务质量强化等为核心,稳中求进、加快发展,以更优质的医疗服务满足广大患者的健康服务需求。未来,胸科医院将继续弘扬品牌优势,以世界为舞台,打造精品的专科医院,扩大在世界同行和国外患者中的影响力,奏响中国心胸医疗最强音!

（胸科医院）

在医院规模、学科建设、人才培养、服务理念、管理模式等方面取得更大的进步,加速推进学科与人才建设,全面提高医疗服务与技术水平,不断增强医院综合实力。

总有一种力量指引我们不断前行
——附属精神卫生中心发展纪实

上海市精神卫生中心(以下简称"中心")始建于 1935 年,前身为上海普慈疗养院(见图 1);2006 年 5 月成为上海交通大学医学院附属医院,为上海市唯一的一家三级甲等精神卫生专科医院。中心所属上海市心理咨询与治疗中心、上海市疾病预防控制精神卫生分中心、上海市精神卫生临床质量控制中心、上海市心理咨询培训中心、国家精神药物临床试验机构、世界卫生组织/上海精神卫生研究与培训合作中心等。经过八十年的风雨历程,中心已发展成全国规模最大、业务种类最全、领衔学科最多的精神卫生机构,是卫生部规划的全国四大区域性精神卫生中心之一,承担着全市精神卫生医疗、教学、科研、预防、康复、心理咨询/治疗和对外学术交流等任务,在全国精神卫生政策制定、立法等方面发挥着重要作用。

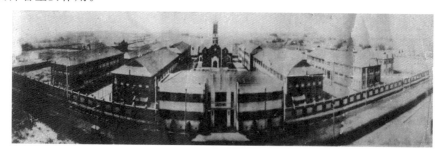

图 1　上海普慈疗养院全景

中心临床科室齐全、技术力量雄厚,设有精神病性障碍、心境障碍、焦虑障碍、老年精神障碍、康复、临床心理、儿少、物质依赖与成瘾等临床科室,实际开放床位 2 146 张,近两年年门诊量逾 90 万人次。

位于零陵路 604 号的上海市心理咨询与治疗中心,主要为各类心理障碍患者及受心理困扰的来询者提供心理咨询服务,并开展各种个体化的心理治疗。

"上海市心理健康热线(64383562)"是上海市最早设立的热线电话之一。从 2008 年 12 月起,与"上海市公共卫生公益电话(12320 上海)"合并为"上海市心理援助热线(上海 12320-5)",继续为上海市民提供心理危机干预和心理健康促进服务。

上海市精神卫生研究所成立于 1981 年 3 月,设有药物依赖、生化、遗传、神经电生理、脑电影像、心理测量、临床流行病学、儿少行为、心理咨询与治疗、司法精神医学、精神护理、危机干预等 16 个研究室,主要从事精神医学的临床应用研究。近十余年来,中心荣获国家级、省部级和局级科研成果奖 20 余项。

中心拥有国家临床重点专科(精神病学)及上海市重性精神病重点实验室,上海市精神疾病临床医学中心,以及老年精神医学、预防精神医学等上海市医学重点学科。中心作为上海交通大学医学院附属医院和复旦大学医学院、同济大学医学院、上海中医药大学的教学医院,目前拥有精神病与精神卫生学博士点、硕士点、博士后工作站,心理学和应用心理硕士点。作为国内最早的 WHO 精神卫生研究与培训合作中心之一,与世界各国的精神医学界进行着广泛的学术交流及科研合作。

在社会的关心和各级领导的支持下,精中人坚守勇攀医学高峰的信念,从未停止追求的脚步,不断创造骄人的业绩,始终坚持"团结、奉献、勤奋、创新"的核心价值观,作为中心腾飞发展的重要理念,历经 1935 年的普慈疗养院、1952年上海市立精神病医院、1958 年上海市精神病防治总院、1985 年上海市精神卫生中心、1998 年上海市心理咨询中心,在 2006 年正式成为上海交通大学医学院附属医院,2012 年又成立了上海市心理咨询与治疗中心,这 84 年的发展和一步步的华丽转身,都是精中人"精中精神"的精华凝聚。

一、缘起——夯实基础

上海市精神卫生中心的前身是上海普慈疗养院,对精神病人的治疗仅有电休克和胰岛素休克两种,且收费昂贵,无法承担医疗费用的病人则常被"关、押、捆、绑"。1958 年,上海的精神卫生事业实现了大融合,以徐汇新建院区为"上海市精神病防治总院"。1985 年更名为上海市精神卫生中心。2006 年正式成为上海交通大学医学院附属医院。2015 年起开展中德心身医学连续培训项目,为全国培养了大量的临床心理学/心身医学领域的专业人才。

上海市精神卫生中心的前身是上海普慈疗养院(Shanghai Mercy

Hospital），院址在上海市西南郊区（现闵行区），于 1934 年由慈善家陆伯鸿集资建设，属教会管理。在当时是上海最大，设备最完善的精神科专科医院。医院占地 100 亩（约 66 667 平方米），建筑面积约 3 万平方米，收治各类精神病人。1935 年 6 月 29 日普慈疗养院开幕。陆伯鸿先生担任首任院长，下设医务部、社会服务部及农村医药服务部，设病床 300 张。当时仅有医师 2 名，护士 2 名，药师和兼职检验师各 1 名。院内病房分为四等，按住院对象的社会地位、经济条件等收治。

病人大多来源于开设在广慈医院的精神科门诊以及当时卫生局的收容机构。医院病房由圣玛利诸公会圣母会修士修女管理。对精神病人的治疗仅有电休克和胰岛素休克两种，且收费昂贵，生活在社会底层的病人无法承担。图 2 为建院时的教堂。

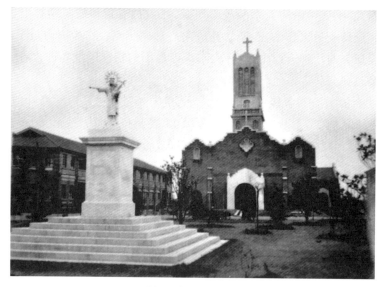

图 2　建院时的教堂

病人主要由设在市区的门诊部收来。由于当时精神科尚无有效治疗手段，所以多数病人属收容性质，仅头等病房的病人能享受一些医疗措施。

20 世纪 50 年代在我国是一个机构调整时期，在上海私立精神科机构归并完成以后，中心徐汇院区的创始人粟宗华教授又考虑筹建一所新的精神病院，希望把上海第一、第二医学院的精神科人员也联合在一个医院里工作。经过各方努力，在 1958 年实现了这一联合，上海精神科专家为了共同的目标团结在一起，上海的精神卫生事业实现了大融合，为上海市精神卫生中心的发展打下了坚实的基础。合并后的医院以徐汇新建院区为"上海市精神病防治总院",以原上海市立精神病医院旧址为"北桥分院",以原上海精神病疗养院旧址为"虹桥分院"。图3为第一任院长粟宗华像。

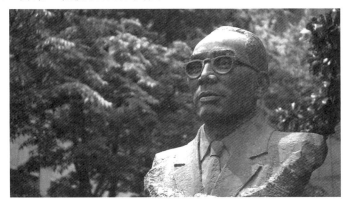

图3　第一任院长粟宗华像

建院以来,中心先后成为上海医科大学(现复旦大学上海医学院)、上海第二医科大学(现上海交通大学医学院)、上海铁道医学院(现同济大学医学院)、上海中医药大学、华东师范大学、上海师范大学和第二军医大学学生临床实习、见习基地,并承担多所护士学校和卫生学校的精神科教学任务。2006年正式成为上海交通大学医学院附属医院。2007年9月,上海交通大学医学院精神卫生学系成立。近年来,每年承担各医学院校精神病学及医学心理学理论授课近1 000学时;接受实习见习学生1 400名左右。中心还长期作为上海交通大学、华东师范大学、上海师范大学等校本科生和研究生"心理治疗"课程的教学、实践和培训基地;2009年起开设全国临床心理咨询和心理治疗专项进修班;2015年起开展中德心身医学连续培训项目,为全国培养了大量的临床心理学/心身医学领域的专业人才。

各大学师生在医院提供的平台上团结协作,积极开展教学研究和教学改革,加快课程建设步伐。"精神病学"和"医学心理学"分别获得上海市教委和上海交通大学医学院的精品课程项目。2012年"普通心理学""社会精神医学"课程先后获批成为上海交通大学通识核心课程。《精神病学》获2015年上海交通大学第十五届优秀教材。

中心本着立足上海、服务全国、放眼国际、相互促进、共同繁荣精神卫生事业的指导思想,积极开展国际合作交流,与20余个国家和地区的著名高校/医院建立了稳定的合作关系;在加强与本市各区县精防机构的合作关系的同时,先后与 34 家外省市医院建立了医疗、科研、管理等方面的协作或指导关系。

二、奉献——奋斗之路

从"上海市精神病三级防治网"这一"上海模式",到上海第一条心理健康热线;从"上海市志愿者服务基地",到"上海市社工示范创建单位";从成为首批国家住院医师规范化培训基地之一,到做好重大活动期间的精神卫生保障工作,精中人用自己的努力与奉献,不断创造骄人的业绩。

"精神病人的病史是一本血泪史",粟宗华老院长道出了精神病人的痛苦和挣扎。中华人民共和国成立之初精神病并无有效治疗手段,多数为收容并被"关、押、捆、绑",还有许多病人因为经济、对精神病认识不足等原因被关锁在家,无人看管,没有治疗,处于"自身自灭"状态。20 世纪 70 年代末上海成立了由卫生、民政、公安负责的精神病人管理小组,办公室设在上海市精神卫生中心。中心的医务人员为了使精神病人得到有效的管理和治疗,组织人员开展流调工作,他们加班加点,从农村到城镇,挨家挨户,跑遍上海每一个角落,摸清了患者和服务资源等现状。在以后的为精神病人实施"解锁工程"及"上海市精神病三级防治网"建立中奉献了自己的一颗爱心。"上海市精神病三级防治网"这一"上海模式",在 1986 年 10 月召开的全国精神卫生工作会议上得到肯定和推广,1987 年被评为卫生部科技进步二等奖,上海市科技进步一等奖。

早在 1990 年,中心就开通了上海第一条心理健康热线。一批 20 多岁的年轻医生利用自己的业余时间,晚上 6 点到 10 点免费为市民提供心理健康服务。在这条热线上为市民奉献自己的智慧和爱心。如今这条热线改名为 12320－5 心理援助热线,累计已招募院外志愿者 430 多名,其中院外常驻志愿者 40 余人,每月平均接听 1 000 多个热线电话,年平均服务人次达 12 000 多人,主要是及时进行危机干预,并且对高危来电者进行随访和持续心理疏导。

近年,中心更是逐渐形成了一支由社会志愿者、党员志愿者、团员青年志愿者组成的志愿者队伍,开展了 12320-5 心理援助热线、"心镜之家"病友联谊会、"心灵驿站"咨询、"心肺健康热线"、社区咨询义诊及讲座、未成年人心理辅导室、一站式服务、红十字主题、学雷锋、医苑新星、健康教育、药物咨询等各种形式的志愿者活动。现有院内外志愿者 1 038 人,在上海志愿者网注册志愿者 145 人,每天服务人次达 1 000 余人,每年为 18 万名患者和市民提供志愿服务,服务时间长达 4 000 多小时。中心继续推进志愿者服务工作,扩大志愿者服务范围,以项目化、制度化和激励化的方式开展志愿者服务。作为"上海市志愿者服务基地",中心进一步规范志愿者工作,进行统一注册和管理,积极开展培训工作,大力拓展服务内容,共发展注册志愿者202名,党员比例达到95%。结合世界双相障碍日、世界睡眠日、世界卫生日等开展义诊、线上和线下讲座等活动。12320-5(心理健康服务的心理援助热线)、心灵驿站、心镜之家、新虹街道"阳光心园"服务点、"黄手环"社区志愿服务等项目化志愿服务,均取得了良好的社会评价。中心36位副主任及主任职称的女医师参加了上海女医师协会,积极参加各类义诊,如"走进大飞机"大型爱心义诊、走进航天设备制造总厂义诊、有机化学研究所义诊等。图4为中心现在的外观。

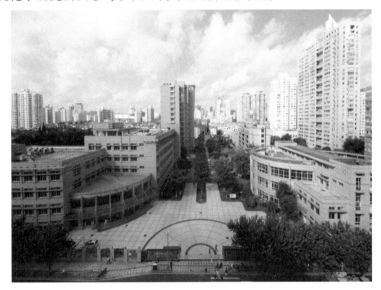

图4　现在的中心全貌

2012年中心成立医务社工部,至今已有专职社工4人。他们通过个案服务、小组工作、团体心理教育等提供专业的服务。2013年中心成为"上海市社工示范创建单位"。2014年,中心经民政部审核,被评为"全国首批社会工作服务示范单位"。中心自2012年确立社工管理部,招入医务社会工作者,通过积极的探索和实践,制定了医务社工管理制度,开展临床社会工作,成为复旦大学、上海师范大学社工实习基地,初步确立了精神卫生医务社工服务模式雏形,获得患者家属、医护的好评。

每年的10月10日世界精神卫生日,中心都举办各类义诊、宣传教育、医院开放日等活动,邀请广大市民和媒体走进精神专科医疗机构,了解身边的精神卫生服务。开放日系列活动在市民中普及了有关精神疾病防治和心理卫生的知识,引导公众理性对待精神疾病,在全社会范围内形成尊重、理解、关爱精神障碍患者及其家庭的良好氛围。

中心的医务人员在自己的岗位上为普及精神卫生知识,关注市民的心理健康默默地奉献着,与此同时也为精神卫生人才的培养做出了一份努力。

中心作为国家继续医学教育培训中心,每年举办全国精神医学进修班以及各类国家级继续医学教育项目 20 余项,对来自全国各地的精神卫生工作者开展进修及规范化培养。每年举办的"中德精神动力学心理治疗""中美认知行为治疗"以及"结构式家庭治疗"等培训项目,在国内外具有较大影响。

2010 年,中心成为首批上海市住院医师规范化培训基地之一,将医学院校毕业参加工作的住院医师纳入了规范化培训范围。2013 年 9 月,中心成为首批上海市专科医师规范化培训基地之一。2014 年又成为首批国家住院医师规范化培训基地之一。

建院时,在粟宗华院长领导下,中心彻底废除历史上对精神障碍的患者"关、押、捆、绑"式的护理方法。1960 年试行"分类护理"和"三级管理制",使病人能按照病情的轻重分别得到有针对性的护理。1961 年试行包干制护理,提高了护理工作的内在质量。1978 年重建护理部,恢复各项护理工作制度和护理常规。1984 年,全面实施开放式护理。1997 年试行系统化整体护理。2002 中心贯彻《上海市精神卫生条例》,修订、完善相关护理常规和制度。2006 年,完成新病房大楼搬迁,"车厢式"病室转为"带独立卫浴"的病室。2010 年,开展"优质护理服务示范工程"活动,夯实基础护理,简化护理文书,参与世博会志愿活动,支援都江堰市灾后重建工作。2011 年,全院全面实施优质护理服务,进一步简化护理文书,试行电子化护理记录。2013—2018 年,中心贯彻《精神卫生法》,建立精神科护理三防风险评估监控体系,改革和推广新型约束用具;226 项精神科各项护理管理制度被整合成册,建立了护理安全委员会,在全院推广使用"打钩式记录、文字式打印"的护理记录模板,制作推广了《护士健康宣教指导手册系列》《口服药品鉴识图册》;设计制作了精神障碍健康教育处方,并在全院推广使用;开设了居家心理专护门诊,由资深心理护理专家为出院患者和家属提供 70 余次延续服务;新增约束、噎食护理敏感指标的监测、电子化患者满意度测评等,有效提高了护理管理的效率;提供心灵驿站服务,为临床护士减压。

在危机干预方面,组织人员参加外滩踩踏事件、长江沉船事件的应急心理干预工作。在汶川地震时也派出了救援队深入当地进行心理医疗救援,帮助当地居民尽快走出阴霾。

2016年,成立了上海市心理卫生服务行业协会,完成对全市心理咨询服务机构和从业人员现状调研工作,拟定了《上海市心理咨询服务管理办法》和《上海市心理咨询师实习考核管理办法》,举办了"心理卫生服务行业发展的时代机遇——大家说"学术工作坊,并创建行业协会微信公众号。

近年来,精神卫生科普宣传工作开展得如火如荼。在全市开展精神卫生知识普及和心理健康教育主题宣传活动两百余场,发放宣传资料,播放宣教视频,开展科普讲座,打造了拥有16个子微信的官方微信号。

做好重大活动期间的精神卫生保障工作。顺利完成G20(Group 20,20国集团)峰会、第九届全球健康促进大会等各类精神卫生保障任务,获得市主管部门的高度肯定。派遣专家赴西藏日喀则市和青海果洛自治州开展精神卫生防治工作的对口援建,并圆满完成了疾病筛查诊断和精神卫生防治工作培训任务,为当地开展严重精神障碍管理治疗工作打造了一个良好的开端。

三、勤奋——创业之路

作为国内领先,亚洲一流,国际知名的精神病学专科医院,中心的发展涵盖了全面医疗质量管理、人才队伍建设与学科发展。在一次次的发展过程中,开创了精神科疑难危急重症诊治特色、心理行为问题预防和干预特色、精神疾病神经科学研究与教育培训特色;铸就了精神卫生临床诊疗技术标准化和制度化建设、科研平台与重点学科建设、科研成果转化及现代医疗服务模式创新及推广;深化了国际国内学术交流与合作。

在20世纪50年代,精神疾病的诊疗工作基本上是采用门诊和住院治疗的方式。50年代后期逐步开展了下乡、下厂送医送药上门的方式,以后逐渐推广,至60年代又开始培训赤脚医生(农村)和工人医生(工厂),从而调动基层卫生机构和人员一道参与精神疾病的诊疗工作。

1962年,粟宗华提出"开展精神治疗是提高中心医疗质量的一个重要方面"。从患者的历史出发,广泛收集有关材料,对有疑问和关键性问题,必须复查核实;通过详细的客观分析,结合必要的药物治疗,再诱导患者明确其发病原因,了解其发病机制。在患者、家属和有关方面的积极配合下,鼓励患者建立信心,加强自我锻炼,坚决与疾病作斗争,最后达到痊愈的目的。

自20世纪70年代末期至今,经过全体职工勤奋工作,中心在医教研防和管理等方面取得了长足的进步。

中心医务人员为改变精神病治疗落后状态,不断探索和寻找新的治疗药物和治疗手段。治疗药物由新型的抗精神病药、自主研发的改善睡眠的中药代替了副作用大的氯丙嗪、氯氮平等药物;治疗方法由单一的药物治疗向多种治疗手段发展,结合物理(电抽搐、磁刺激)治疗、心理治疗、康复治疗等手段,精神疾病的治疗效率得到很大的提高。在诊断方面,从原先偏重于精神病理学的临床诊断,发展为标准化诊断,引进并应用了一系列标准化检查方法和诊断体系。特别是引进、参与现场测试并应用国际疾病分类第十版(ICD-10)、精神疾病诊断和统计手册第三版和第四版(DSM-Ⅲ和DSM-Ⅳ);参加全国精神疾病流行学调查诊断标准、中华医学会精神分裂症诊断标准和情感性疾病诊断标准、中华神经科杂志编委会神经症诊断标准、中华医学会精神疾病分类和诊断标准(CCMD-Ⅱ、CCMD-Ⅱ-R,CCMD-Ⅲ)的制定及测试工作;引进开发和应用各种精神科评定量表,其中有些已在临床工作中普遍应用。这些工具的开发应用,使诊断更加规范化。

1992年中心成立了上海市心理咨询与治疗中心,成为国内最大的集医、教、研为一体的专业心理咨询与心理治疗门诊。中心汇集了上海交通大学医学院、复旦大学医学院、同济大学医学院的心理咨询和精神卫生方面专家,针对儿童、青少年、成人、老年人等不同年龄阶段的各种心理问题或障碍,提供相应的心理卫生评估、咨询与治疗。咨询与治疗问题包括:普通心理问题(如人际适应、婚姻、亲子、学习问题等)、心理障碍(如焦虑障碍、心境障碍、强迫障碍、恐惧障碍、睡眠障碍、进食障碍、性心理障碍等)、严重的精神疾患等。上海市心理咨询与治疗中心以心理治疗为特色,提供药物治疗和心理干预相结合的个体化综合治疗,诊治水平国内领先,是国内开展心理治疗种类最为齐全的专业机构。心理治疗的种类包括:个体治疗、婚姻治疗、家庭治疗和团体治疗等;在心理治疗的方法方面,有精神分析取向的治疗或心理动力性治疗、认知行为治疗、森田治疗、内观治疗、催眠治疗、正念疗法等。心理治疗方面的专家均接受过国内专业的心理治疗培训,部分专家接受过国际上设置严格的专业化培训。与国际接轨的门诊治疗模式可提供强化的认知行为治疗、正念疗法、动力学心理治疗,以及音乐、舞动及支持性团体心理治疗等,提高治疗效果,减少经济时间成本,促进康复。特色门诊覆盖齐全,设立多种特色门诊,包括焦虑障碍门诊、强迫障碍门诊、进食障碍门诊、儿童青少年心理门诊、老年心理门诊、更年期心理门诊、抑郁门诊、婚姻家庭工作问题门诊、物质依赖与成瘾门诊、疑难杂症门诊等。2016年,上海市心理咨询与治疗中心设立了针对有个体化需求的、寻求心理治疗的来询者进行个体化的评估、咨询和心理治疗干预,从而最大限度地实现心理治疗干预个体化,就诊流程与国际接轨,导医全程陪同,全部采用预约制。

1981 年 3 月,中心成立的上海市精神卫生研究所,设有生化、遗传、脑电影像、临床流行病学、儿童行为、中西医结合、精神康复、司法精神医学、精神护理等研究室。精神卫生研究所的建立,标志着上海市精神卫生中心已形成医、教、研、防门类较全,从基础到临床全面发展,有相当规模的综合性精神卫生机构。

中心的亚专科建设起步早、发展快。1958 年建立工娱疗室(1989 年改名为康复科)、1996 年建立传染病房、1980 年建立老年病房、1988 年建立神经症病房(1994 年改名为心身科病房)……

在生物－心理－社会医学模式开始受到关注的大背景下,中心于 1988 年在夏镇夷教授、严和骏院长等老一辈专家、领导的支持下开设了第一个开放病房——东二病房,此为心身科的前身。

当时除了传统的精神科药物治疗以外,采用中西医结合医治患者的躯体不适症状也是病房特色,包括中药治疗、气功治疗及太极拳等辅助治疗方式。

在 20 世纪 90 年代初,心身科早期几位医生开始进入第一届“中德班”接受系统的心理治疗培训。此外,在医院领导和专家的大力支持和指导下,肖泽萍、季建林、张海音等年轻医生共同参与发起、筹备、开创了上海市第一条心理危机干预热线电话,并在这项很有社会影响力的工作中获得成长和认可。

1995 年,东二病房建立了心身医学亚专科发展的目标,并制定了各项规章制度及专业规范,东二病房从一个病房上升成为一个独立科室——心身科,并在后续的发展中不断积累学术研究成果,奠定了学科发展的基础,其间培养了学术研究的骨干梯队,逐渐形成了学科特色。

在此阶段,心身科早期医生和年轻医生们均开始接受系统的心理治疗连续性培训,成立精神分析学习小组,之后邀请德国资深精神分析师、心身医学专家每年来中心开展。3～4 个月精神分析授课,进行案例督导,提供自我体验。学科的众多骨干力量就是在这个时期培养、成长起来的。

2008 年心身科和心理咨询中心共同组建为临床心理科。目前病房拥有以心理治疗为特色的开放性床位 48 张,主要进行焦虑障碍、强迫症、进食障碍、抑郁障碍、应激相关障碍、人格障碍、睡眠障碍等各类心理障碍及各种心身疾病的综合诊治与研究工作。2012 年成为国家临床重点专科——焦虑障碍亚专科基地,处于国内领先水平,拥有一批全国著名的心理专家。2018 年建立“进食障碍诊治中心”和“强迫症诊疗中心”。团队对各种心理疾病的病理机制与综合治疗模式进行了大量开创性研究与实践,并承担多项国家级及国际合作项目。

中心长期开展酒精所致精神障碍治疗,许多老一辈专家对酒精中毒的临床诊断和治疗积累了丰富的经验。在此基础上,1997 年发展成为物质依赖与成瘾科,是上海市唯一一家由政府部门批准成立的物质依赖自愿治疗机构。通过物质依赖相关的临床和科研工作,在成瘾行为的心理干预和药物治疗方面积累了丰富的经验,并与国内外多家科研机构建立了科研合作关系,获得国家级、省部级、及美国 NIH 等多项科研项目资助。

1980 年老年病房成立,1986 年发展成为老年科,是全国最早建立的精神医学老年亚专科。30 余年来,从流行病学、神经心理学、分子遗传学、神经生化学、神经影像学及临床诊断和治疗学等方面,对认知障碍如阿尔茨海默病及相关障碍、老年抑郁症、老年躁狂症、老年精神分裂症、老年神经症等常见老年期精神疾病的原因、发病机制、诊断和防治等进行了大量的科学研究。1995 年被确定为上海市十二个医学领先专业之一。2008 年被评为上海交通大学首批专病诊治中心(阿尔茨海默病诊治中心)。

1986 年,中心成立的儿童青少年精神科,自 2001 年以来进入上海市精神卫生中心重点学科建设,学科建设的主攻方向是儿童和青少年精神疾病,以及心理卫生问题的医疗、教学、科研。目前包括儿少门诊、儿少病房和儿童青少年行为研究室,提供全方位的临床服务。

2002 年以来,中心的各类亚专科建设进一步提速,在上海市精神疾病临床医学中心第一轮建设中逐步建立了抑郁症特色病房(2003 年成为国内第一个抑郁症病房,后改为心境障碍科)、精神科急重症病房等亚专科病房。

心境障碍科于 2005 年开设了心境障碍专病门诊,2008 年成为上海交通大学医学院临床重点专科、2010 年成为"上海交通大学心境障碍诊治中心"。目前依托上海交通大学心境障碍诊治中心、国家临床重点专科,以及上海市精神疾病临床医学中心等平台/项目进行建设。构建了多层次的心境障碍临床诊治、教学和科研平台。围绕心境障碍开展临床服务与科学研究,推动建立抑郁障碍/双相障碍规范化临床路径,开展特色化临床诊治模式,探索疾病特征、发病机制、治疗策略和创新诊疗技术。图 5 为中心现在的门诊大厅。

2009 年中心成立的早期精神病性障碍亚专科特色病房,重点关注精神疾病的早期识别和诊断、精神分裂症的全病程管理,以及精神分裂症的功能预后。承担首发精神分裂症及早期精神病患者的临床诊治工作。

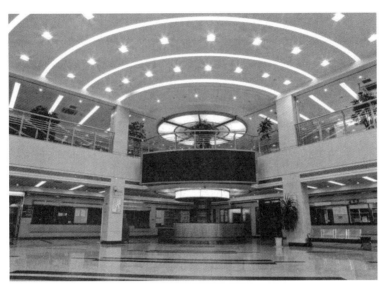

图 5　现在的门诊大厅

　　精神疾病诊断往往带有很大的主观性,不似器质性疾病,通过物理学检查就容易获得明确的临床诊断,因此在过去,一个精神科往往接诊所有的精神疾病,并且也不能很好发挥专家、医生的特色擅长。为此,中心提出了专病诊治的概念。2014 年 3 月 18 日成立了专病诊治中心,通过整合设置了六个不同精神类亚专科,治疗范围涵盖心境障碍、早期精神病性障碍、老年精神障碍、物质使用障碍、焦虑障碍及睡眠障碍。以此为各类患者提供全面、规范的诊断和治疗。

　　2011 年中心获国家临床重点专科项目资助,成立了由院长负责、业务院长直接领导、项目学科带头人负责、重点专科办公室具体执行的管理模式。整个技术团队由主治医师以上的老、中、青三代学术力量组成,其中医师绝大多数为具有研究生学历的中青年临床骨干。目前,专科学科带头人大多是我国精神卫生学界具有一定的影响力的专家。中心申请和获得发明专利多项,获得上海市优秀发明奖金奖、上海市科技进步二等奖、三等奖等。

　　国家临床重点专科的发展总体目标是:努力打造一个品牌(国内领先,亚洲一流,国际知名的精神病学专科);完成两个体系建设(全面医疗质量管理体系、人才队伍建设与学科发展体系);形成三大独特优势(精神科疑难危急重症诊治特色、心理行为问题预防和干预特色、精神疾病神经科学研究与教育培训特色);落实四项主要任务(精神卫生临床诊疗技术标准化和制度化建设、科研平台与重点学科建设、科研成果转化及现代医疗服务模式创新及推广、深化国际国内学术交流与合作）。今后的建设方向将更加聚焦亚专科建设,完善亚专科构架,提升精神卫生服务质量。

四、创新——发展之路

一路走来,中心的发展过程也是一个不断创新的过程。中心作为国内一流的现代化精神卫生机构,担负着全市甚至全国的精神卫生医疗、教学、科研、预防、康复等任务。老、中、青专家们不断尝试,探索不止,为更高效地解决精神疾病问题,生生不息。

(一) 科学研究

2002 年在中心"十一五"启动硬件全面改造中,依靠上海精神疾病临床医学中心建设平台,汇聚中心老、中、青临床专家和管理者,集集体智慧积极探索亚专科建设。

在中心的"十三五"规划中,计划引进"介入精神病学"作为新的治疗手段。具体而言,就是采用深部脑刺激技术,在病患大脑的特定位置放置电极进行刺激,相对于脑内神经核团的毁损手术,这是一种对大脑无创的治疗,对某些精神科疾病具有较好的治愈率。这是精神科与神经科融合以高效地解决精神疾病问题的探索,也许在不久的将来,某些精神疾病正是因为学科的大胆跨界而被成功攻克。

长期以来,中心以丰富的临床资源、雄厚的教学实力、创新的研究队伍为支撑,与国内外 WHO 合作中心、基金会、著名高校和医院开展大量的学术与人员交流,还输出师资帮助东南亚国家进行培训,显示了在我国精神卫生研究与培训领域的领先地位,及其对亚太地区的辐射,取得了一系列具有国际先进水平的成果。

20 世纪 80 年代初,中心顾牛范教授从国外访学归来后,开始比较系统地开展临床精神药理学的研究工作,涉及精神药物有效性和安全性评估、ADR 监测、药动学以及治疗药物浓度监测等。1986 年建立上海医科大学临床药理研究基地的精神药物研究室。1998 年被卫生部批准为首批"国家药品临床研究基地",同年成立伦理委员会。2001 年承接第一个国际多中心临床试验项目。2004 年首次接受国际稽查,获好评。2009 年 7 月获"药物临床试验机构"资格认定,2015 年通过机构资格复核。机构秉承"安全第一,质量为先"(Safety

Based，Quality Driven)的价值观，注重能力建设，强调质量意识，设有三个专业（精神、Ⅰ期、戒毒)。其中，精神专业已形成普通精神科、老年精神科、儿少精神科等多个亚专业研究团队。研究团队均配备主要研究者(PI)、项目协调员(CRC，负责项目管理和质量控制)、研究医生、研究护士、研究药师、数据管理和统计专家等。机构设有独立的质量保证(QA)小组。基于多年工作积累，已建立系统的规章制度、全程标准化操作规程(SOP)和质量管理体系。研究项目在ClinicalTrials.gov网站注册。迄今开展了174项精神药物临床试验，涉及抗抑郁药、抗精神病药、抗焦虑药、镇静催眠药、益智药、心境稳定剂、儿少期精神药物、戒毒药、戒酒药等，为新型精神药物在我国上市提供了科学依据，给更多罹患精神障碍患者带来福音。2008年在院领导大力支持下，机构承担了国家"十一五"的"重大新药创制"科技重大专项——精神药物新药临床评价研究技术平台(2008ZX09312－003)研究，为26家中标医院中唯一的精神药物GCP平台，并于2012年和2018年获得"十二五""十三五"持续资助(2012ZX09303－003、2018ZX09734－005)，迄今国家已累计投入建设经费超过2 000万元。该平台作为国内精神药物临床试验的示范工程，受到《解放日报》《文汇报》等主流媒体的报道和好评。

2013年8月，中心成功申请的上海市重性精神病重点实验室，成为上海市唯一的专门从事精神疾病研究的重点实验室。实验室设有精神疾病样本库、神经精神分子生物研究室、危机干预研究室、神经心理学和认知神经科学研究室，以及独立研究的课题组长及其团队。实验室共有固定工作人员33名，拥有一支科研人员、技术人员密切配合，以博士后、博士及硕士研究生为主要骨干的研究队伍。2015年5月上海交通大学Bio－X研究院实施"双聘制"，20位来自中心和上海交通大学的专家成为首聘教授，为精神卫生的基础研究和体制的创新打下了很好的基础。

2011年4月，上海交通大学Med－X与SMHC神经精神影像研究合作中心成立。该中心拟通过引进与汇聚海外学术专家和国内优秀的科研骨干，形成高水平的神经精神影像临床及基础研究队伍。目前，中心建立了影像数据分析平台、分子影像后处理技术平台和多模态数据融合及系统算法软件，正在建设影像数据存储共享平台。

记录中心医、教、研、防、国际合作与交流的5分钟宣传片在美国纽约召开的2014年美国精神病学会(American Psychological Association，简称APA)年会上播放，中心首次亮相于全球的精神卫生最高"舞台"。美国精神病学会在每年的APA会议上介绍15个美国国内精神卫生机构。2014年，APA对7～8

个非美国本土的精神卫生机构进行了介绍,其中就包括了上海市精神卫生中心。中心成为中国首家也是目前唯一被 APA 介绍的精神卫生机构。中心作为全国最大的精神卫生专科机构,有意愿、有能力,积极参与到全球精神卫生事业中,对于改善全球精神卫生服务作出重要的贡献。

2014 年在中心举办上海市精神卫生中心—诺丁汉大学精神卫生国际中心的成立签约仪式。精神卫生国际中心的成立进一步提供了国际机构间合作、协同创新的机会。2015 年中心与伦敦国王学院签订合作备忘录。中英双方在博士生教育、战略研究、服务重整、专业培训、健康技术等方面进行全面合作,推动精神卫生人才的培养、教学及研究,运用信息技术和健康技术的研发和应用,为精神科的临床诊断和治疗服务,提高精神健康服务水平,推动精神卫生事业的发展中心。举办伦敦国王学院—上海市精神卫生中心学术研讨会,与诺丁汉大学共同举办精神卫生服务高峰论坛,举行"减少精神疾病病耻感:研究和政策研讨会"、"发展中国儿童精神卫生能力:支撑与创新"学术会议、"第六届国际内观疗法学术大会暨第五届中国内观疗法学术大会"。此外,中心积极参加 WHO合作中心的培训,完成 2014—2015 年度 WHO 双年度项目过程管理,参与 ICD-11 精神与行为障碍诊断标准修订工作。2019 年启动为期三年的中国 WHO ICD-11 精神与行为障碍诊断指南阶梯培训项目。

2010 年 8 月,国家卫生计生委的首批住院医师规范化培训基地名录中,上海共有 24 家,中心荣登榜单。此后,中心立足实际,积极探索创新,形成精神科特色的住院医师培训模式,在招录、培训、医师考核督导和带教老师绩效考核等方面积累了丰富的经验,培训质量不断提升。2015 年,"上海交通大学神经科学与心理学交叉学科博士学位授予点"获批。

2014 年,上海市精神卫生中心、中国科学院神经科学研究所签订了全面战略合作协议。各界领导见证了在精神卫生事业发展史上具有划时代意义的一刻,他们对双方的合作表示热烈祝贺,并热切地期待两家的合作能给脑疾病早期诊断、早期治疗带来突破性的进展,期待为人类的脑健康发展事业作出贡献。

中国科学院神经科学研究所与上海交通大学医学院附属精神卫生中心分别是国内神经科学领域和精神心理疾病领域领先者,随着研究的深入,需要基础研究与临床应用研究紧密结合,以促进资源最大化地利用。双方将在原有合作方式的基础上,朝着"团队—团队"合作这一个创新模式发展,将以解决具体科学问题为导向,投入"主要力量",以团队合作方式,围绕重性精神分裂症、孤独症、阿尔茨海默病、情感障碍、强迫症、物质滥用等精神疾病的早期乃至超早期诊断和早期干预治疗,开展基础—临床协同创新的转化研究,以解决包括疾病标记物精神疾病的早期诊断指标,如针对特定神经环路的新型干预、技术研发和临床验证等问题,为即将开始的国家脑计划做充分的前期准备。

中国医师协会麻醉学医师分会"MECT(Modified Electro Convulsive Therapy,无抽搐电休克治疗)舒适化医疗培训基地"授牌仪式在中心举行,标志着中心在舒适化医疗服务方面又迈上了新台阶。

2017年全球精神健康上海论坛暨上海市精神卫生中心专科联盟二十年回顾与展望大会顺利召开,2017年也是中心专科联盟成立20周年。从最初的本市精神卫生专科联盟到周边"江浙沪"联盟,再到如今辐射海南、新疆、宁夏、云南、黑龙江等地的大联盟,中心专科联盟已经涵盖上海市内12家,全国12个省市自治区的34家精神专科医院与综合医院精神心理科,打造出了精神卫生专科联盟的新"上海模式"。

制订《中国精神卫生医联体发展蓝皮书(2017版)》(以下简称《蓝皮书》)。由中国医院协会精神病医院管理分会承担、院长徐一峰组织编写的首份医联体《蓝皮书》于2017年11月10日正式发布,《蓝皮书》对当前医联体尤其是精神卫生医联体的政策导向和发展现状、难点以及未来发展趋势进行了深入调研,为精神卫生领域医联体的发展提供了经验总结和建设路径指导。

世界卫生组织(WHO)召开了ICD－10精神与行为障碍修订现场研究协调组及国际顾问组会议,中心作为WHO在中国唯一的现场研究中心点,负责中国ICD－11精神与行为障碍诊断指南的现场研究,为进一步推进ICD－11精神与行为障碍诊断指南工作打下良好基础。

2018年组织撰写《现代精神专科医院管理制度建设指南》(以下简称《制度指南》)。由中国医院协会精神病医院管理分会承担、中心院长徐一峰组织撰写的首份精神专科医院《制度指南》已于2019年2月份由人民卫生出版社出版,《制度指南》系统完整地阐述了新时代下精神专科医院内部管理制度构建的概念、内涵、实施路径、现状及未来发展趋势,并结合最新的管理理念等当前一线管理和医院发展实践中的热点,指导全国精神专科医院因地制宜,突破创新,建立符合实际的现代医院管理制度。

2018年圆满完成首届中国国际进口博览会精神卫生保障工作。为确保进博会顺利进行,中心组织召开市区疾控分中心工作会议,部署重点工作。协助上级主管部门拟定精神卫生保障工作方案,完善相关工作制度、工作预案及工作流程等。进博会期间,派员入驻现场,开展场馆巡视工作,提供精神卫生现场保障。全市接受并处理各区数据报表357份;开展疑似患者排查1 755人次,确诊患者达110人;落实综合风险评估患者96 791人;累计收治患者2 809人;开展应急处置共计 404 人次；累计场馆巡回 28 遍，巡点 112 次。进博会保障期间，无一例疑似患者滋事、肇事肇祸行为发生，顺利完成保障任务，并得到中国国际进口博览会医疗卫生保障工作领导小组的先进表彰。

1959 年中心主办的第一部精神科类官方杂志 *Shanghai Archives of Psychiatry*，于 2012 年由中文期刊转为全英文期刊，实行英文纸质版发行，官方网站可查阅英文版和全文中文翻译电子版，并成功被 PubMed，EBSCO，SCOPUS，DOAJ 等国外知名数据库收录。2018 年杂志成功更名为 *General Psychiatry*，与英国 BMJ 出版集团合作通过 ScholarOne 投审稿系统全新出版，大力推进了杂志国际化进程，2019 年 杂志正式成为 ESCI 数据库中的一员。2017 年，中心成功创刊《心理学通讯》杂志，刊载心理学及相关交叉学科研究的新进展、新成果等，以促进心理咨询与心理治疗、临床心理、认知科学与脑科学的学术交流与发展。研究类型包括定性研究与定量研究，体现应用心理学和人文特色。该刊将为我国心理学科增加一个崭新的学术平台，为推动心理学科的持续发展做出贡献。

（二）人才培养

用"精神科黄埔军校"来形容上海市精神卫生中心毫不为过。中心是上海交通大学医学院的教学医院，同时也是上海市三大医学院的教学基地，精神科规范化培养基地。换句话说，上海几乎所有临床医学学生都曾在上海市精神卫生中心进行精神科目的实习；而上海市各级医院几乎所有的精神科医生，都曾在上海市精神卫生中心接受过专业培训。

除此之外，中心也是心理咨询师的实习基地，承担着上海高校心理系学生的实习任务。中德心理治疗师连续培训项目（中德班）现在已经是中国心理治疗界的一块"金字招牌"，中德班从 1997 年启动，每届招生都出现供不应求的场面，主讲教师主要来自德中心理治疗学院和德国法兰克福弗洛伊德研究所（Sigmund Freud Institute，SFI），他们均为资深精神分析师，是国际精神分析协会的会员。十多年的时间里，中德班推动了精神分析在中国的传播和临床运用，多期精神分析治疗师连续班已经成为培养本土心理治疗师的摇篮，为中国心理治疗事业输送出中坚力量。

五、团结——精神文明之花盛开

中心持续推进医院精神文明建设，提升医院文化内涵，不断加强民主管理，连续十四届获得上海市文明单位称号。随着大型纪录片《人间世》第二季《笼中鸟》和《往事只能回忆》两集的热播,越来越多的人关注精神卫生领域。

通过全体职工的努力,中心连续十四届获得上海市文明单位,多次荣获卫生部、卫生局文明单位,以及上海市模范职工之家、上海市平安示范单位、上海市厂务公开先进单位、上海市无偿献血先进单位、上海市妇女工作优秀品牌、上海市卫生系统先进集体、上海市爱国卫生先进单位、全国巾帼文明岗、上海市青年文明号、上海市卫生系统职业道德教育基地、上海市志愿者服务基地、全国社工示范单位等荣誉。近年来,中心郑瞻培获得司法部"新时代最美法律服务人"特别提名奖、张明园获得上海医学会"上海医学发展终身成就奖"、徐一峰获得2017年度"推动行业前行的力量十大领导力院管专家"、赵敏获得2018年度交通大学校长奖、何燕玲获得上海市卫生计生委2018年度"上海市十佳公共卫生工作者"、宋立升获得上海医学会第二届"仁心医者 上海市杰出专科医师奖"等,这些都是医院精神文明建设的丰硕成果。

2017年11月,大型纪录片《人间世》第二季来到中心徐汇和闵行两院区进行拍摄。经过两百多天的拍摄,2019年年初《笼中鸟》和《往事只能回忆》两集热播,引起了强烈的社会反响。《笼中鸟》一集展现精神病患、家属以及医生之间的关系,通过呈现病患的状态、深度剖析精神疾病病耻感以及精神科人文关怀的视角,呈现精神科最真实的现状。同时,纪录片希望通过镜头向公众传达精神疾病只是众多疾病中的一种,精神障碍患者除了需要药物治疗外更需要人文关怀,需要人们的尊重和宽容,大众应少一些歧视和偏见,多一些理解和关爱,帮助病患找回自己,回归正常的社会生活。《往事只能回忆》展现了以阿尔兹海默病为代表的认知障碍老人的日常和他们的家庭,让社会公众直面老龄化社会的现状,唤起民众关爱认知障碍老人的意识。

(一)社会责任落实,汇爱成海

中心大力推进志愿者服务工作,扩大志愿者服务范围,以项目化、制度化和激励化的方式开展志愿者服务。作为"上海市志愿者服务基地",中心进一步规范志愿者工作,进行统一注册和管理,积极开展培训工作,大力拓展服务内容,共发展注册志愿者202名,党员比例达到95%。结合世界双相障碍日、世界睡眠日、世界卫生日等开展义诊、线上和线下讲座等活动。12320-5(心理健康服务的心理援助热线)、心灵驿站、心镜之家、新虹街道"阳光心园"服务点、"黄手环"社区志愿服务等项目化志愿服务,均取得了良好的社会评价。中心36位副主任及主任职称的女医师加入了上海女医师协会,积极参加各类义诊,如"走进大飞机"大型爱心义诊、走进航天设备制造总厂义诊、有机化学研究所义诊等。

长期以来,中心的各项工作围绕"提升医院内涵质量与核心竞争力、提高医疗服务效率、坚持公益性为主的办医方向,切实维护人民健康权益"这一使命,努力实现"创建国内领先、亚洲一流、国际知名的现代化精神卫生机构,满足大众精神健康需求"的目标。办成国际知名的精神卫生医、教、研、防中心;完成两个体系建设:全面质量管理体系、人才队伍建设与学科发展体系;形成三大独特优势:心理行为问题预防和干预特色、精神科疑难危急重症诊治特色、精神疾病神经科学研究与教育培训特色;落实四项主要任务:精神卫生临床诊疗技术标准化和制度化建设,科研平台与重点学科建设,国际国内学术交流中心建设,科研成果转化及现代医疗服务模式创新。

(二)深藏功与名,坚持守初心

中心的发展历程,见证了上海的沧桑巨变和高速腾飞。中心在为上海市民精神健康事业做出了巨大贡献的同时,自身也在不断发展壮大,逐渐成长为世界知名的精神疾病预防、诊疗和康复中心。当今社会正处于转型与发展阶段,不断出现的新情况、新事物、新变化需要广大人民群众去适应和应对,从中容易引发各类精神卫生问题,处理不当,会影响人民群众的身心健康,增加社会负担,进而对经济社会的发展产生不利影响。一个国家和地区的国民精神健康和享有精神卫生服务的水平已成为衡量当地社会稳定和文明程度的重要标志之一,也直接影响到社会的和谐与发展。

今后,上海交通大学医学院附属精神卫生中心将继续围绕"坚持公益性为主的办医方向,切实维护人民群众健康权益,不断提升医疗服务质量及医疗服务效率"这一使命,将抓住发展机遇,紧跟时代步伐,秉承"团结 奉献 勤奋 创新"的精神,在医院规模、学科建设、人才培养、服务理念、管理模式等方面取得更大的进步,加速推进学科与人才建设,全面提高医疗服务与技术水平,不断增强医院综合实力,迈步向精神专科临床研究型医院和国际化精品医院的目标前进,为我国乃至全球的精神卫生事业做出更大的贡献。

附:中心大事记

1935年普慈疗养院开幕,是当时远东地区最大、设备最完善的精神科专科医院。陆伯鸿担任首任院长。

1952 年普慈疗养院由当时的上海市军管会接管,改名为上海市立精神病医院,由政府领导,聘请著名精神科专家粟宗华负责医务工作。

1956 年粟宗华改任上海市立精神病医院院长;同年至 1958 年,开展上海市精神疾病的流行病学调查。

1958 年与上海第一、第二医学院精神科合并,成立上海市精神病防治院,在宛平南路建成总院,闵行原址和原上海精神病疗养院旧址分别改为北桥分院和虹桥分院。

1959 年《精神医学》内部资料创刊,1980 年复刊。

1965 年 成立遗传研究室,是国内精神卫生机构中最早成立的遗传研究单位。

1978 年组建神经电生理室,是我国精神科第一个开展脑诱发电位(EP)研究的实验室,对国内开展该项技术起到了示范和推动作用。

1981 年上海市精神卫生研究所成立,标志着中心形成医、教、研、防门类较全、从基础到临床全面发展、有相当规模的综合性精神卫生机构。

1982 年被确认为世界卫生组织/上海精神卫生研究与培训合作中心,是中国首批世界卫生组织合作中心之一。

1984 年成立"粟宗华基金会",是国内第一个面向精神卫生专业的奖励基金。

1985 年更名为上海市精神卫生中心。

1986 年成立老年精神科,是全国最早建立的精神医学亚专科;同年成立药理室,成为上海医科大学临床药理研究基地精神药物实验室。

1990 年上海市第一条心理健康热线建立。2008 年更名为心理援助热线(12330-5)。

1992 年成立上海市心理康复协会,是国内最早的精神病患者家属自助和维权团体之一。

1997 年被评为三级甲等医院。同年成立自愿戒毒中心,是上海市唯一经政府部门批准设立的自愿戒毒机构。

1998 年成立上海市心理咨询中心。同年被批准为"国家药品临床研究基地"。

2001 年被卫生部批准为国家级继续教育基地。同年成立上海市精神卫生临床质控中心,对全市 40 所精神卫生医疗机构的临床质量进行监测工作。

2002 年作为上海市重点临床医学中心之一的"上海市精神疾病临床医学中心"挂牌成立。同年成立上海市疾病预防控制精神卫生分中心,是本市唯一的市级精神卫生预防机构,也是我国各省市中最早成立的精神卫生疾控中心之一。

2003年开设全国首家心境障碍(原抑郁症)特色专科病房。

2005年徐汇院区改扩建完成,并投入使用。

2006年成为上海交通大学医学院的附属医院。通过国家药物临床试验机构认证。

2008年示范性精神疾病患者社区康复基地——"上海心申康复中心"建立。

2009年闵行院区改扩建完成,并投入使用。同年完成上海首次"居民心身健康调查",了解市民心身健康现状,为制定精神卫生政策提供依据。同年上海首家精神疾病患者"康复就业援助基地"成立。

2010年率领全市精神卫生工作者圆满完成上海世博会相关保障和上海"11·15"特大火灾心理救援工作。

2011年 上海交通大学 Med-X -上海精神卫生中心-神经精神影像中心挂牌成立。同年应用心理学硕士研究生点建立。

2012年

2月,《精中信息》正式改版为《上海市精神卫生中心报》。

4月,费立鹏教授荣获2012年度中华人民共和国国际科学技术合作奖。

11月,精神疾病防治研究中心楼开工。

12月,与美国 Emory 大学共同筹建的"全球精神卫生合作中心"成立。

2013年

4月,中心顺利通过三级甲等专科医院等级复评审。

10月,中心检验科成为中国第一所通过 ISO 15189 认可的精神专科医学实验室。

11月,上海市重性精神病重点实验室揭牌。

2014年

1月,成为民政部"全国首批社会工作服务示范基地"。

7月,与英国诺丁汉大学共同创建的精神卫生国际中心成立。

10月,成为首批"国家住院医师规范化培训基地"。

2015年

5月,张海音获得上海市先进工作者称号。召开建院80周年大会。

12月,赵敏获上海市"十佳公共卫生工作者"称号。

2016年

3月,上海市心理卫生服务行业协会正式成立。

10月,"MECT舒适化医疗培训基地"授牌仪式在上海市精神卫生中心举行。

2017年

9月,"强迫症诊治中心"和"进食障碍诊治中心"揭牌成立。

11月,ICD－10精神与行为障碍诊断标准修订现场研究协调组及国际顾问组会议在上海顺利开幕。上海市精神卫生中心专科联盟二十年回顾与展望会议顺利召开。

2018年

4月,*General Psychiatry*牵手BMJ医学期刊出版集团,《心理学通讯》杂志落户中心。

6月,与上海陈天桥脑疾病研究所签署合作协议。

11月,上海交通大学医学院精神行为障碍临床研究中心揭牌成立。WHO中国ICD－11 MBD诊断指南阶梯培训项目启动。

2019年

1—2月份纪录片《人间世》2集播放。

5月,第六届中国精神分析大会召开。心身科成立30周年大会。

(乔　颖　贺　悦)

医院将继续致力于服务国家战略需求,把医院建设成为学科一流、专科领先、国内享有盛誉、国际享有一定知名度,并具有较强竞争力的创新型、学术型医院。

妇幼健康民生所在,职责所系
——附属国际和平妇幼保健院发展纪实

中国福利会国际和平妇幼保健院建于 1952 年,2005 年 12 月成为上海交通大学医学院附属医院,是一家集医疗、保健、科研、教学为一体的三级甲等妇产科专科医院。医院占地面积 11700 平方米,建筑面积 4.4 万平方米,现有核定床位 480 张,开放床位 500 张,年门诊量 120 余万人次,年出院近 5 万人次。先后荣获全国五一劳动奖章、上海市五一劳动奖状、上海市劳模集体、上海市文明单位、上海交通大学文明单位等荣誉称号。图 1 为当前医院全貌。

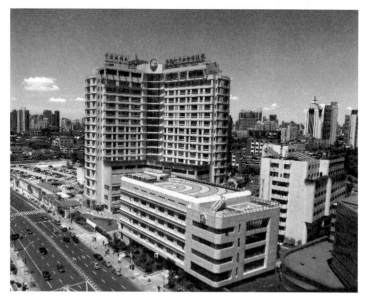

图 1　国际和平妇幼保健院全貌

目前,全院在职人员 1 126 人。其中,卫生专业技术人员 936 人(占 83.13%),其中医师 364 人,护理 441 人,医技 109 人,专职科研人员 22 人;研究生学位者占 33.55%，其中博士 102 人。现有正高级职称专业技术人员 41 人，副高级职称专业技术人员 87 人；博士生导师 11 名、硕士生导师 21 名。

医院现有中国科学院院士、973 首席科学家、863 课题负责人、国家"杰青"、重点研发计划首席科学家等多名高层次人才。建有上海市胚胎源性疾病重点实验室及上海市临床医学重点专科（妇产科学），致力于服务国家战略需求，为人类胚胎源性疾病研究及母婴健康发挥引领作用。医院立足长三角，面向全国，与各地多所妇产专科医院建立了"医联体"，加速推进国内妇幼健康领域的发展和进步。同时，医院还与世界卫生组织、联合国人口基金会、联合国儿童基金会、加拿大卫生研究院等国际政府间组织，以及加拿大、美国、澳大利亚、意大利、英国、中国香港等国家和地区的医疗组织及研究机构建立了密切的合作交流关系，逐步提升国际影响力和竞争力。

六十七年来，医院始终遵循周恩来和宋庆龄为中国福利会倡导的"实验性、示范性、加强科学研究"的方针，始终立足"全心全意为妇女儿童服务"的宗旨。风雨兼程，春华秋实，在各级领导的关心和支持下，经过几代人的艰苦奋斗，医院各项事业发展显著，医院综合实力持续提升。

一、砥砺前行六十余载，医院走上发展"高速路"

国际和平妇幼保健院的前身是上海胶州路妇幼保健站和沪西女工保健站。1951 年 9 月，宋庆龄获得了"加强国际和平"斯大林国际奖金 10 万卢布，她在支票的背面亲笔写上"此款捐赠中国福利会作妇儿福利事业之用"，决定用此款在原妇幼保健站的基础上筹建一所妇幼保健院，至此开启了医院六十七年的辉煌征途。

1952 年 9 月，医院在普陀区长寿路 170 号正式建院。刚成立的保健院占地 3 000 多平方米，共有 3 幢房屋，仅设有单一产科 50 张床位和 107 名医护人员。1956 年 10 月，医院迁至徐家汇衡山路 910 号，占地面积增至 11 700 平方米，先后建立了计划生育科、保健科、儿科，开设计划生育门诊和门诊手术室，以计划生育为重点，并与周边工厂、地段联系，建立了妇女保健卡，长期开展针对妇女健康的普查。增添放疗设备进行各期恶性妇科肿瘤的治疗。先后成立攻关协作组，参加"六五""八五"国家重点攻关课题、国家卫生部和上海市的研究课题，内容包括对宫内节育器、终止早期和中期妊娠技术方法的临床研究等。同时，逐步建立和完善系列的孕期保健措施，开展围产儿保健工作，完善新生儿的管理，致力于降低孕产妇及围产儿死亡率。1992 年在上海市医学会的协助下，采用多科联合会诊模式,成立了全市最早的"上海市围产会诊中心",降低了新生儿出生缺陷的发生。1995 年,获得"三级甲等医院"称号。年分娩量逐年递增,平均每年 1.6 万～1.7 万人。

随着社会经济和医学理念的发展,人民群众对于生育质量的需求也逐渐提升。医院应运时代的发展,充分发挥专科特长,提出了全生命周期的孕期健康方案,即从备孕期开始,探索和建立贯穿备孕期、孕期、婴幼儿期、学龄前期等多个时期具有各阶段特点的,打造了全周期健康服务项目。

2002 年 12 月,医院"生殖医学中心"成立,成为当时上海市唯一一家获卫生部批准开展人类辅助生殖技术的单位,率先在上海开展生殖辅助技术。2014 年 5 月,获上海市卫生和计划生育委员会批准试运行人类辅助生殖技术胚胎植入前诊断技术(PGD)项目。2015 年 10 月,经上海市卫生计生委批准,人类辅助生殖技术胚胎植入前诊断(PGD)技术项目正式运行。借助各项试管婴儿技术的发展,为更多的家庭带去了新希望和新生命。

作为牵头单位,联合市一医院、六院、九院、仁济医院、新华医院、上海儿童医学中心等成立了上海交通大学医学院"胎儿发育异常诊治中心"和"宫颈疾病诊治中心",逐步加强妇产儿专科的医疗特色和优势。2014 年 10 月,上海交通大学医学院批复批准医院成立"上海交通大学医学院胚胎源性疾病研究所",研究所以国际和平妇幼保健院为依托单位,联合九院、新华医院、基础医学院共同组建。2016 年医院获得"上海市生殖医学重点实验室—胚胎源性疾病临床医学基地"。2018 年 10 月通过上海市科委的评审论证,于 2018 年 12 月 19 日获得上海市胚胎源性疾病重点实验室立项建设。

成为上海交通大学医学院附属医院后,依托医学院的"大平台"作用,国际和平妇幼保健院不断拓展本科教育、研究生教育、毕业后医学教育等教学资源。研究生导师及培养研究生数量逐年快步增加。2009 年后,先后成为首批 39 家上海市住院医师规范化培训(妇产科)基地之一、国家级住院医师规范化培训基地、上海市专科医生规范化培训基地(妇产科)等,接受来自上海及全国的住院医师培训工作。

同时,护理及助产教育也在医院的发展历史中占有重要地位。1958 年创建了上海市唯一一所助产士中级卫生学校——国际和平妇幼保健院助产学校。至 1990 年撤销建制,累计培养助产士 700 余名,向社会输送了一批合格的助产士。先后获批上海市护士岗位管理首批试点医院、上海市首批产科专业护士实训基地试运行单位。2014 年 11 月获批成为全国助产士规范化培训基地;2018 年获批国家级产科助产士规范化实训中心建设项目。

2010 年 11 月,经国家食品药品监督管理总局批准,医院获得药物临床试验机构资格认定。次年 4 月,生物样本库项目获上海交通大学医学院"985 工程"三期样本库项目获批立项。2013 年,围产医学入选上海交通大学医学院临床潜力学科。2018 年,医院妇产科纳入上海市临床重点专科强主体建设项目,"上海市产前诊断(筛查)中心建设"及"产科助产士规范化实训基地建设"项目分别成为上海市妇女健康服务能力建设项目。

2015 年,在由中国医学科学院、中国科学报社主办,中国医学科学院医学信息研究所和医学科学报社承办的"第二届中国医学科学发展论坛暨 2015 年度中国医院科技影响力排行榜发布仪式"上,国际和平妇幼保健院在全国各医院妇产科学中的总排名第九,学术影响力第三。2016 年,总排名提升至第八位,学术影响力位居全国第三。

2016 年 9 月,国家自然科学基金委员会(NSFC)宣布,由国际和平妇幼保健院牵头,与加拿大卫生研究院(CIHR)合作的"中加健康生命轨迹计划:预防儿童肥胖的社区—家庭—母婴综合干预队列研究",在 6 家申报单位的角逐中胜出,获 2016 年度 NSFC 重大国际合作研究计划资助。这是由中方首席科学家黄荷凤教授,联合国内知名流行病学专家共同合作开展的一个国际项目,这也使医院在国际同类项目中实现了"零"的突破。该计划由世界卫生组织(WHO)牵头,加拿大、中国、南非、印度等多个国家参与,目的是探索和建立贯穿备孕期、孕期、婴幼儿、学龄前期等多个时期的、联合社区—家庭—母亲—孩子多个方面的健康行为促进方案,并评价其对备孕期和孕期妇女的健康生活方式的促进作用,以及对儿童生长发育的影响。这对我国孕产妇保健及婴幼儿各时期的健康孕育和成长,有着重要意义。

2017 年 11 月 28 日,国际和平妇幼保健院院长黄荷凤教授当选中国科学院院士,作为生殖医学专家,黄荷凤院士的当选,也极大地推进了医院在生殖辅助和安全方面的学科力量和科研实力,国际和平妇幼保健院将在相关领域更好地发挥引领和带头作用。

地处徐家汇核心地段,便利的交通和优质的医疗技术水平为医院赢得了良好的社会声誉,但有限的空间和床位数也限制了医院的进一步发展。2018 年8 月,国际和平妇幼保健院奉贤院区项目正式启动建设。奉贤院区选址南桥新城 FXC10015 单元 36A 地块,占地面积 66 666 平方米,由奉贤区政府无偿划拨,总建筑面积 100 524 平方米,核定床位 500 张。奉贤院区的建设为国际和平妇幼保健院实现跨越式发展奠定了基础。

风雨兼程近七十年,一路走来,医院逐步走上了发展的"高速路"。医院始终立足保障妇女、儿童健康的出发点,为我国妇幼保健事业做出了重要的贡献,取得了令人瞩目的成绩。先后获得多项荣誉称号:1992 年被国家卫生部、世界卫生组织和联合国儿童基金会首批命名为国家级"爱婴保健院";1994 年被国家卫生部和加中儿童健康基金会评为全国十家模范爱婴医院之一;1995 年被国家卫生部评定为三级甲等专科医院;2015 年成为全国首批"母婴友好医院"等。

二、不断扩大临床服务内涵,着力提升医院核心竞争力

临床质量和安全是医院发展的重要基石。通过几代保健院人近七十年的努力,医院专科技术优势显著,专科急危重症和疑难疾病诊疗能力领先,拥有各类尖端诊断和治疗设备,并具备提供优质的医疗保健服务的能力。目前,医院设有妇科(普通妇科、妇科肿瘤、妇科盆底、宫颈疾病、中医妇科)、生殖医学科(辅助生殖科、生殖遗传科)、计划生育科、产科(普通产科、高危产科、胎儿医学部、产前诊断中心)、新生儿科、乳腺科、麻醉科等;保健部有预防保健科、儿童保健科、健康教育科等。门诊设有普通门诊、专科专病门诊、专家门诊、特需门诊等,年门诊量超过 120 万人次,2018 年达到 129.6 万人次,年分娩数 1.6 万～1.7 万例。

在医院发展进程中,依托学科特色和优势,先后形成了计划生育、围产医学、妇科及妇科肿瘤、辅助生殖与生殖遗传等优势学科群,并借此开展医疗服务,为本市、长三角区域乃至全国的妇产科领域发展及孕产妇诊治提供了有效支撑。

作为宋庆龄一手创办的医院,医院各届领导和员工始终把国家的需求、时代的需要作为己任。20 世纪 50 年代,基于"计划生育"的政策,医院着手实行相关计划生育技术工作。1962 年,为响应国家关于"认真提倡计划生育"的号召,医院把计划生育工作列为中心任务之一,开展各项相关技术服务,重视技术培训,提高手术质量,加强宣传教育。

在当时的时代背景下,医院承担起了本市大部分的计划生育和指导工作。1970 年医院受原上海市卫生局委托,成立计划生育组,协助市卫生局进行计划生育技术管理。1980 年经上海市卫生局批准成立上海市计划生育技术指导所,担负起全市计划生育技术指导培训质量管理工作。1988 年,该所又被国家卫生部命名为中国计划生育技术指导中心。1996 年 3 月,经国家卫生部妇幼司批准,将中国计划生育技术指导中心易名为中国生殖健康技术指导培训中心。先后承担多项计划生育临床科研课题,多次获得卫生战线和计划生育工作先进集

体称号。

　　自 20 世纪 60 年代起，医院成立攻关协作组，先后参加"六五""八五"国家重点攻关课题、国家卫生部和上海市的研究课题，内容包括对圆形金属单环的全面研究、中西结合治疗宫外孕、黄疸菌陈冲剂治疗新生儿黄疸、应用天花粉和芫花萜进行早期和中期妊娠引产等。20 世纪七八十年代，以庄留琪为核心的研究团队对新一代活性宫内节育器的研制及其有效性和安全性进行了广泛而深入的研究（见图 2）。研制的药铜 165 环、活性 γ 型宫内节育器，取代了惰性宫内节育器，当时在上海市进行全面推广，使上海地区的流产率从 1989 年的 10% 左右，下降到 1995 年的 6.6% 左右。

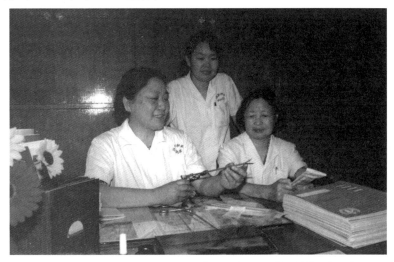

图 2　20 世纪七八十年代起，对新一代活性宫内节育器的研制及其有效性和安全性进行了广泛而深入的研究，并全面推广

　　除了开展常规计划生育技术外，医院对输卵管吻合术、疑难的宫腔镜下取环、高危孕妇的妊娠终止，以及子宫切口疤痕妊娠的诊治有丰富的临床经验，收治来自全市乃至全国各地转来的计划生育疑难杂症病例。特别对子宫切口疤痕妊娠，采用放射介入联合手术治疗，取得了满意的临床效果，在同行中享有较高的专业影响力。1996 年起，时任副院长程利南参与并负责了世界卫生组织的"紧急避孕研究""中国育龄妇女生殖率的研究""第三产程出血防治的多中心研究"等 5 项科研课题，并与英国爱丁堡大学避孕发展网络合作，开展"米非司酮对皮埋以后阴道不规则出血的防治""小剂量米非司酮对子宫内膜的作用""睾酮与地索睾诺酮联合应用对抑止生精的作用"等 8 项科研课题的研究。在米非司酮作用机理研究、米非司酮用于紧急避孕的最佳剂量、终止孕 10～16 周妊娠的研究和在育龄妇女中开展紧急避孕干预对降低上海市人工流产率的影响系列研究等方面,均取得重要的成果。

除了计划生育外,医院在建院初期即采取一系列措施加强孕产妇保健工作,建立和实行门诊孕妇管理一贯制。1978 年起,开展围产儿保健工作,逐步建立起系列的孕期保健措施,完善了新生儿的管理,加强对重症新生儿的监护,使围产死亡率由 1978 年的 19.06‰,下降到 1998 年 6 月的 4.30‰,围产儿死亡率降至 3.00‰。1992 年在上海市医学会的协助下,成立了全市最早的“上海市围产会诊中心”,由全市著名妇产科、儿科、超声专家组成多科联合门诊。近十年来,医院孕产妇死亡率一直保持在零的水平,围产儿死亡率 3.00‰ 左右。同时,作为国内最早创办独立新生儿科的医疗机构,在高危新生儿的窒息抢救、极低体重儿的治疗方面积累了大量的成功经验。对极低体重儿抢救成功率达到 95% 以上。存活晚期流产儿/早产儿最低胎龄为 25 周,存活最低体重为 670 克。

建院初期,只能做少数简单的手术,如人工流产、卵巢囊肿切除术、次全子宫切除等。1958 年,为了配合妇女防癌普查工作,医院开设独立的妇科病房,逐步开展阴道全子宫切除术,中西医结合治疗宫外孕和子宫脱垂,并开展腹部广泛性全子宫切除术等。1966 年,妇科病床增加到 70 张,建成镭锭治疗室,购置钴外照射放疗仪针对宫颈癌、子宫内膜癌等进行恶性妇科肿瘤的治疗。1976 年起开展宫腔镜下宫内诊断和手术治疗。1979 年 10 月,美国妇科腹腔镜协会主席菲里普斯教授来院传授妇科腹腔镜检查先进技术,同年 12 月,这一技术应用于临床,初期阶段主要用于诊断以及实施简单妇科手术。至上世纪 90 年代,腹腔镜手术逐渐发展起来并初具规模。2010 年经过上海市妇科内镜诊疗技术及四级妇科内镜技术认证,成为本市获准开展四级腔镜手术的四家医院之一,2011 年成为卫生部首批四级妇科内镜手术培训基地。自此,腹腔镜手术日趋成熟,占妇科手术总数的 50% 左右。除了腹腔镜下常规妇科手术以外,腹腔镜下妇科恶性肿瘤的手术分期/根治手术、深部子宫内膜异位症切除术、女性生殖道畸形矫治术、子宫憩室修补术、保留生育功能的各类手术等高难技术亦广泛应用于妇科疾病治疗,技术处于国内领先水平。除了传统腹腔镜以外,2014 年 6 月,3D 腹腔镜手术应用于临床,进行广泛性全子宫切除、盆腔淋巴结切除、全子宫切除、子宫肌瘤剥除术等。2017 年 4 月,完成首例单孔腹腔镜卵巢内膜样囊肿剥除术。2018 年全年完成各类腹腔镜手术 5 045 例,占妇科手术总量的 62.2%。随着腔镜技术的不断推广应用,医院手术量和手术人数逐年增加迅速,妇科 2011—2017 年期间出院人数增加至 8 000 人左右，手术人数增加至 6 000 人，至 2018 年出院人数达到最高 10 372 人，手术人数为 8 107 人，三、四级手术占比达 95% 以上，宫腔镜和腹腔镜手术占妇科手术人数超过 80%。

医院积极发挥专科医院的优势，分类诊治各种妇科疑难杂症。开展妇科恶性肿瘤的综合治疗，探索建立起医疗、预防、保健、康复的新模式，以提高肿瘤病人术后生存率和生活质量。2003 年，开设了上海地区第一家宫颈疾病中心，开展宫颈疾病的系统诊断和治疗，为宫颈癌的早发现、早治疗提供良好的平台，至今诊治病人超过 48 万人次。针对妇科恶性肿瘤发病年轻化的趋势，且很多年轻患者尚有生育要求，2017 年起，国际和平妇幼保健院整合了妇科肿瘤、乳腺肿瘤、产科、辅助生殖、麻醉、病理学及影像学专家，成立了女性肿瘤联合诊治中心（MDT），旨在通过多学科诊疗模式，为每一位女性肿瘤患者建立个性化的治疗方案，让他们最大限度地拥有生殖健康和生命健康，同时推动妇科肿瘤学科的发展。

医院始终践行"全心全意为妇女儿童服务"的宗旨。推行"助产伙伴模式"，将助产士与产妇结对，为产妇提供全程无缝隙的指导、陪产、助产。降低会阴侧切率，由原先的顺产切开率 83%，下降至 20% 以下，成为全国首批"母婴友好医院"。自 1999 年起开展镇痛分娩，至今已累计为 4 万名产妇安全实施了分娩镇痛。目前分娩镇痛率维持在 50% 左右。2018 年被国家卫生健康委批准为第一批分娩镇痛试点医院。

孕产妇的健康是胎儿及新生儿成长的重要前提。为此，医院建立了高危孕产妇管理体系，围绕着妊娠期代谢性疾病、妊娠期高血压疾病、产后出血的控制与预防等开展多项临床研究，提高了对疑难和危重孕产妇的救治能力。医院成功抢救羊水栓塞、难治性产后出血、妊娠合并重度胰腺炎等妊娠并发症的孕产妇 70 余例。在国内最早开展围生期 MDT 多学科综合诊疗，建立胎儿医学团队，开展胎儿宫内诊疗及复杂性双胎妊娠全程诊疗技术，并建立出生缺陷多学科宫内外诊治一体化平台。医院于 2005 年成立产前诊断中心，并成为上海市 4 家产前诊断中心之一，开设产前诊断会诊中心、围产会诊门诊、胎儿医学门诊等。2008 年 8 月至今先后开展经腹胎儿脐静脉穿刺术、宫内输血、胎儿镜下选择性胎盘血管阻断术等产前诊断及宫内治疗诊治新技术，改善围产儿妊娠结局。

2012—2014 年间，设立了多个特色亚专科，包括剖宫产后阴道分娩（VBAC），妊娠代谢性疾病，妊娠高血压疾病，早产和复杂双胎及胎儿发育异常亚专科。VBAC 亚专科开展 VBAC 风险评估、规范急救管理系统和镇痛分娩，促进自然分娩,降低了剖宫产率,剖宫产率下降为 44.0% 左右,同时降低会阴侧切率,从既往 30% 下降到 19%。妊娠代谢性疾病亚专科是国内较早关注并实施妊娠合并内分泌疾病诊疗的单位之一,形成了妊娠期糖尿病以及妊娠期甲状腺疾病等学科诊治特色。开设妊娠合并糖尿病一日门诊,对妊娠期糖尿病患者进行优化系统管理。对妊娠期甲状腺疾病孕产妇的 2~3 岁婴幼儿进行生长发育、智力测试,对低甲状腺素血症、亚临床甲减、TPOAb 阳性的婴幼儿进行随访,填补指南空白,建立了妊娠期甲状腺疾病规范化诊治流程。妊娠高血压疾病亚专科开展连续硬膜外阻滞治疗子痫前期(重度)患者,成为控制血压、促进胎儿生长、减少或减轻相关并发症(如心衰、蛋白尿、肾脏功能异常)的有效手段或重要辅助治疗的方法。早产亚专科开展早产高危孕妇的筛查,包括宫颈长度超声随访,双胎早产的监测和预防,预防性宫颈环扎术及紧急宫颈环扎术。预防性宫颈环扎术成功率达到 85%,紧急宫颈环扎术成功率为 40%。复杂双胎及胎儿发育异常亚专科从遗传学诊断、影像学诊断入手,在全国率先开展超声影像结合 MRI 进行胎儿疾病诊断,应用高通量二代测序技术开展无创产前检测及胎儿微缺失微重复综合征及单基因疾病诊断,并联合儿童医学中心心脏中心、儿童医院肾脏外科等医院将儿科疾病诊疗咨询前移至宫内,使得发育异常胎儿得到全面和专业诊断。率先开设了复杂双胎专病门诊,并在原有胎儿宫内治疗技术平台上开展了复杂性双胎全程诊疗技术,以射频减胎、胎儿宫内输血技术为代表的胎儿宫内治疗技术成为临床常规开展项目。这些临床专科、亚专科的开设,展示了医院在妇幼健康领域做出的努力和贡献,也说明医院一直奋力走在国内提升妇幼保健能力和水平的前沿。

在重视医疗诊治的同时,结合中医"治未病"的理念,国际和平妇幼保健院自 2004 年还成立了儿童保健康复科,主要针对高危儿的健康进行随访,开展了新生儿智力测定、婴儿营养咨询、早产儿康复、发育异常儿早期干预等工作。通过建立科普、预防、诊治一体化的医疗体系,为妇女儿童的健康保驾护航。

2010 年 6 月 29 日,医院在产前诊断中心原有的工作基础上,联合市一医院、六院、九院、仁济医院、新华医院、上海儿童医学中心,共同组建上海交通大学医学院"胎儿发育异常诊治中心",对宫内发育异常的胎儿进行诊断和治疗。

三、持续科研创新,提升医院发展驱动力

在提高临床水平的同时,为了保障医院持续发展,贯彻"实验性、示范性、加强科学研究"的方针,打造成为研究型的大学医院,近十年来,医院大力推进科

研创新。2010 年,首次获得 4 项国家自然科学基金项目立项,其中面上项目 3 项、青年项目 1 项。2014 年随着黄荷凤院长及其团队的加入,以及专职科研队伍建设步伐的加快,在科研立项上,无论是课题的级别还是数量都实现了飞跃式的发展。当年共获得国家自然科学基金立项 14 项,在市级、局级项目立项数上也达到了两位数,研究方向进一步扩大,涵盖医院的多个专科、亚专科。2015 年起,每年均保持两位数的国家自然科学基金项目立项水平。其中,2015 年共获得国家自然科学基金项目 18 项,立项数达到历年的最高水平。

2016 年,黄荷凤院长作为项目牵头人获得世界卫生组织发起的"健康生命轨迹计划"在中国的立项,即"中加合作健康生命轨迹计划:预防儿童肥胖的社区—家庭—母婴综合干预队列研究",由国家自然科学基金和加拿大卫生研究院共同资助。这是医院首次获得该级别项目,也是医院高级别科研项目立项实现新突破的里程碑。此后,医院作为牵头单位共获得了 3 项国家重点研发计划项目、作为课题组长单位获得了 4 项重点研发计划课题。分别是:2016 年刘志伟作为课题负责人获得国家重点研发计划"中国人群辅助生殖人口及子代队列建立与应用基础研究"中的课题"辅助生殖技术子代胎源性疾病队列研究",这也是医院首次获得该级别项目的课题。2017 年,黄荷凤作为项目首席科学家获得国家重点研发计划"人类胚胎发育中的细胞编程与配子/胚胎源性疾病的发生机制"立项,这是医院首次作为牵头单位获得该级别项目。2018 年,由林羿副院长作为项目首席科学家获得国家重点研发计划"早孕期自然流产病因学及临床防治研究"立项。同时,由医院兼聘教授、美国科学院院士 Louis J. Muglia 领衔的"分娩启动和早产机理与干预"也获得 2018 年度的国家重点研发计划。另有张健、赖东梅、赵欣之分别作为国家重点研发计划项目课题负责人获得立项。2018 年共获得国家自然科学基金项目 10 项、市级项目 10 项、局级项目 22 项,获批课题经费数量创历史新高。

2003 年至 2018 年,累计开展了 343 项局级及以上的科研项目。自 2013 年起,医院每年的科研项目数呈现快速上升趋势,其中国际合作项目 3 项,国家级项目 85 项,省部级项目 83 项,局级 162 项。2014 年至今,国家自然科学基金项目数均保持在两位数水平,显示了医院不断上升的科研实力。

随着科学研究的广泛开展和不断深入,医院学术成果不断在国内外各大期刊上发表,并参与编撰了相关专业及科普丛书,积极开展临床成果转化。专利成果方面,2009 年至 2018 年,共获得 24 项专利和著作权。其中,发明专利 5 项,实用新型专利 17 项,计算机软件著作权 2 项,其中获得专利转化 1 项。学术论文方面,2000 年至 2018 年,在中外核心期刊上共发表论文 1 186 篇。其中,SCI 论文 289 篇,国内核心期刊 897 篇。2003 年至 2011 年,每年发表的 SCI 论文数量保持在 2～7 篇之间,2012 年达 17 篇,2013 年至 2018 年,6 年间共发表了 233 篇,年均约 40 篇。SCI 论文的影响因子(IF)均值为 3.215 ± 2.259,最高为 19.309。1999 年至 2018 年,由医护人员主编或参与编写出版的书籍共 69 种。其中,主编(译)或副主编出版的书籍、丛书共 45 种,占 65.2%。

四、推进生殖辅助领域发展,生育技术和方式又添"新手段"

1991 年,在日本仙台市今泉产妇人科医院医学博士今泉英明的指导下,实施了上海市首例输卵管配子移植并获得成功。2000 年 5 月,辅助生殖医学中心正式成立,同年 11 月,经当时国家卫生部专家组审核,批准同意开展体外受精－胚胎移植(IVF-ET)、卵胞浆内单精子显微注射技术(ICSI),成为上海市首批获批的辅助生殖医学中心。2004 年 3 月通过原上海市卫生局审批,获准同意开展夫精人工授精技术,先后于 2001 年 2 月、4 月及 11 月,诞生首例 IVF、ICSI 及冷冻胚胎移植(FET)的婴儿。至今,该中心每年进行 4 000 例左右新鲜周期"试管婴儿"的治疗,临床妊娠率稳定在 40%～50%。2018 年辅助生殖科门诊量达到 12.4 万人次,穿刺周期为 4 273 例,新鲜胚胎移植 756 例,冷冻胚胎移植 3 760 例,人工授精 514 例。新鲜周期临床妊娠率 43.9%,冷冻周期临床妊娠率 41.0%,人工授精临床妊娠率 10.2%。

为顺应精准医疗发展潮流,跟踪国际前沿遗传诊断技术,医院还于 2014 年成立生殖遗传科,引进人才团队,在保持传统遗传检测项目发展势头的基础上,将最新基因诊断技术转化应用于临床,为医院建立孕前、产前等多道出生缺陷防控防线提供技术支撑。2014 年 4 月 24 日,经原上海市卫生计生委批准,同意开展人类辅助生殖技术胚胎植入前诊断技术项目。2015 年 2 月 3 日诞生了上海市首例胚胎植入前遗传学筛查健康婴儿。10 月 12 日,原上海市卫生计生委发文同意国际和平妇幼保健院正式运行人类辅助生殖技术胚胎植入前诊断技术项目。2016 年 2 月 28 日成功分娩了国内首例单细胞高通量测序联合核型定位的甲状腺癌家系"无癌"胚胎植入前诊断婴儿(见图 3)。同年 8 月 21 日,国际首例新一代基于 NGS(下一代测序)的 SNP 单体型分型胚胎植入前诊断技术阻断成骨不全症母婴遗传的健康婴儿诞生。2017 年 3 月 8 日,基于高通量基因测序(NGS)的 SNP 单体型分析胚胎植入前诊断技术,让一名罹患嗜血细胞综合征家系的曾有多名子女夭折的产妇顺利分娩了一个健康的新生儿。2018 年 9 月 5 日,采用胚胎植入前诊断技术阻断 Leri－Weill 软骨发育不良遗传的健康婴儿在医院足月诞生，这是世界首例通过基于极体基因检测胚胎植入前诊断技术阻断马德隆畸形致病基因的健康儿。

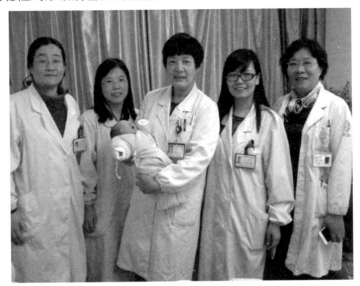

图 3　2016 年 2 月 28 日，成功分娩了国内首例单细胞高通量测序联合核型定位的甲状腺癌家系"无癌"胚胎植入前诊断婴儿

　　创造健康新生命，为罕见病、遗传病家庭带来新希望的感人故事还在不断上演。2019 年 3 月 21 日，全球首个通过胚胎植入前遗传学检测技术（PGT）阻断印记基因疾病 Schaaf－Yang 综合征的健康宝宝，在国际和平妇幼保健院顺利降生了！历经生育磨难的王女士曾先后 6 次怀孕，并通过剖宫产产下三子。但是非常不幸的是，其长子和幼子均因新生儿窒息和肺不张，出生两周内夭折；次子出生后一周被诊断为脑瘫，智力严重低下、机能发育停滞。而类似悲剧也发生在王女士丈夫张先生的弟弟家里，先后出生的三个男婴也夭折了。2016年，张先生夫妇带孩子来到国际和平妇幼保健院，在进行了全外显子测序和生物信息分析，检出候选基因后，又对夫妻两人及其家族成员进行基因检测验证，最终确诊患儿罹患了 Schaaf-Yang 综合征。

　　Schaaf-Yang 综合征，是 2013 年由美国贝勒医学院 Schaaf 和 Yang 两位教授首次报道并以他们的名字命名的一种遗传综合征，主要临床表现为新生儿肌张力低下伴吮吸困难、发育迟滞、智力障碍等。Schaaf-Yang 是一种印记基因致病性变异导致的罕见病，和常规的孟德尔遗传病相比，印记基因疾病的遗传模式和临床诊断有其独特性，因此在临床诊断和基因的致病性分析上要求更高。其中 MAGEL2 基因属于父源表达母源印记的基因,具有明显的父系亲缘性遗传特征,其遗传方式是表观遗传的特殊种类。这个家族的不良产史,均是由于患儿们从父亲那里遗传了 MAGEL2 的功能丧失杂合突变所致,该变异来自他们母亲(患儿的奶奶)的传递。由于该疾病命名才三年多,加上发病率低下,因而是临床少见的疑难杂症。

针对王女士夫妇的情况,黄荷凤院士认为可以借助 PGT 技术完成该家系遗传病的阻断,帮助他们实现为人父母的心愿。医院生殖中心胚胎实验室团队和生殖遗传科技术人员分别提取了夫妇二人的卵子和精子,并培养和筛查出了完全正常的早期胚胎。辅助生殖科团队针对王女士三次剖宫产、多次刮宫导致反复宫腔积液的情况,采用个体化治疗改善子宫内膜容受性,以提高胚胎植入的成功率,使植入王女士子宫的一枚胚胎成功妊娠。在孕中期,产前诊断中心团队通过基因诊断显示胎儿未携带 MAGEL2 基因相关致病变异,染色体也无异常。这意味着通过 PGT 技术从源头上阻断了 Schaaf-Yang 综合征家族疾病的遗传通道。王女士作为高龄孕妇、多次剖宫产术导致疤痕子宫,存在着很大的孕产期风险。在产科团队全程"保驾护航"下,医护人员积极做好预案,确保第四次剖宫产手术顺利进行。在多学科团队的共同努力下,这个不再带有家族梦魇"胎记"的健康宝宝终于顺利诞生,这是医院秉承科学态度和团队合作努力,进行联合攻关而取得的可喜医学成果。

医院自开展 PGT 技术以来,还开展了智力障碍(ID)、脊髓性肌萎缩症(SMA)、常染色体隐性多囊肾病(ARPKD)等 17 种单基因疾病的产前基因诊断,其中 4 个遗传病家系的异常妊娠得到终止;医院已经运用胚胎植入前遗传学诊断/检测技术完成超过 1.5 万枚胚胎的遗传学诊断,顺利诞生了 150 多个健康婴儿,诊断成功率 99% 以上,临床妊娠率接近 50%。同时国内首次开展遗传性多囊肾病、多发性内分泌腺瘤病(家族性甲状腺髓样癌)、X—连锁嗜血细胞综合征、成骨不全等单基因遗传病 PGT 后首次妊娠,精准阻断遗传缺陷基因在遗传病家族中的遗传,通过该技术使患有遗传性疾病的不孕不育夫妇实现优生优育。

2018 年 4 月,黄荷凤院士牵头,由上海交通大学、北京大学、南京医科大学、山东大学、浙江大学等单位的业内著名专家共同拟定的"胚胎植入前遗传学诊断/筛查技术专家共识",在最新一期的《中华医学遗传学杂志》公开发表,标志着我国胚胎植入前遗传学诊断/筛查进入规范化、专业化时代。并且医院还联合相关专科医院,共同开展针对恶性肿瘤患者的生育力保存项目,该项目目前仅用于患恶性肿瘤,未生育或有再生育要求的需要保存生育能力的未绝经女性。主要适用于一些治疗后预后比较好的恶性肿瘤如乳腺癌等,理论上未绝经女性都可以进行。目前,医院已为 26 位患者行生育力保存医疗处置,其中乳腺癌患者 25 例,其他 1 例。已婚冻胚 17 例,未婚冻卵 9 例。年龄最小的 23 岁,最大的 37 岁。

五、加快人才培养和梯队建设,做好"医"脉传承的"火炬手"

人才培养和人才梯队建设,是医院发展的推进力。1989 年 1 月 12 日,医院作为上海第二医科大学的教学医院,承担起上海第二医科大学医疗系妇产科大专班的部分理论授课任务及学生见习、实习任务。

医院先后于 2001—2002 年成为上海第二医科大学的硕士点、博士点。2014 年,由黄荷凤和程蔚蔚负责的"妇产科学进展"获得上海交通大学医学院课程建设及教材建设项目立项,作为新开设的研究生课程,这也是医院首次承担上海交通大学医学院研究生理论授课。经上海交通大学医学院批准,该课程成为妇产科学硕士研究生的必修课。随着医院的发展和人才引进速度的加快,专业类型、研究生导师数量以及研究生招生和培养人数在逐年提高。现有博士研究生导师 11 名、硕士研究生导师 21 名。专业类型包括:妇产科学、儿科学、外科学、麻醉学、临床病理学等。培养类型包括:科研型博士(硕士)、专业型博士(硕士)、临床医学博士专业学位与专科医师规范化培训衔接、临床医学专业硕士学位与住院医师规范化培训衔接,以及同等学力申请博士(硕士)学位等。至2018 年 12 月,已完成培养博士 41 名,硕士 152 名,为医学人才的薪火相传提供了"火种"。

除针对在校医学生的教学培养外,医院还积极承担毕业后医学教育等其他教育工作,为各类医学专业人才提供学习机会和场所。2009 年 12 月,医院成为首批 39 家上海市住院医师规范化培训(妇产科)基地之一,2010 年起开展住院医师规范化培训工作。2011 年成为中华医学会产科麻醉培训基地、上海市麻醉住院医师规范化培训教学基地。2012 年获批上海市护理学会产科护士实训基地。同年,医院连续七年承担上海市住院医师规范化培训妇产科结业考考点工作,圆满完成各项考核的组织工作。2013 年,被批准成为国家级住院医师规范化培训基地,接受来自全国的住院医师培训,并被批准成为上海市专科医生规范化培训基地(妇产科)。2014 年成为上海市护理学会社区糖尿病专科护士实训基地,承担上海地区社区护士妊娠合并糖尿病模块实训工作,目前已培养 270名社区实训学员。2014 年 11 月获批成为全国助产士规范化培训基地,2015 年成为全国首批 8 家助产士规范化培训基地之一、"上海市社区糖尿病护理实训基地"。截至 2018 年底,作为住院医师/专科医师规范化培训基地,共完成 126 名规范化培训住院医生的培养,以及 30 名专科医生规范化培训人员的培养。作为全国助产士规范化培训基地,自 2016 年 3 月起开始面向全国招生,共培训来自 14 个省市自治区直辖市学员 102 名。作为上海市护理学会产科护士实训基地共培训来自其他产科机构的护理人员 101 名。

在继续教育方面,自 1997 年起,医院每年申报获批举办国家级继续教育学习项目 3~11 项、上海市继续教育学习项目 2~3 项。内容包括:生殖医学、生殖保健、母胎医学、妇科肿瘤、妇科微创、儿童保健、妇产科麻醉、围产护理等。平均每年培训 1 000 余人次。医院还组织、接受来自上海及全国各地的医生、护士、医技及管理人员来院进修,专业涉及妇产科、妇产科护理、超声科、新生儿科、乳腺科、麻醉科、放射科、母婴保健等多个领域和学科。年平均接受进修人员 70 余名。据统计,从 1991—2018 年,共接受来自全国各地的进修医护人员 1 741 人。医脉传承弦歌不辍的同时,也为我国在妇产科等专科领域内的医学人才培养,提供了助力和支撑。

六、对口援建共成长,打破医学发展的"地域界限"

全心全意为妇女儿童服务,作为医院的宗旨,不仅仅局限于院内。为了加速发展国内农村卫生事业,从 20 世纪 60 年代开始到 90 年代,在原上海市卫生局统一协调下,医院组织巡回医疗队逐个前往郊县地区开展防病治病、计划生育、妇女病普查普治、基层医务人员培训等工作,并先后组织医疗队前往黑龙江、唐山地震灾区、西藏等开展疾病预防和治疗工作。20 世纪 90 年代起,响应上级部门的工作要求,以满足城乡居民基本医疗服务需求为出发点,以提高本市郊区和基层医疗服务能力为核心,不断完善临床主治医师到郊区和基层医疗机构定期工作制度,近 20 年来,医院先后派出 105 人次至远郊区县级医疗机构进行医疗服务工作。

1997 年起,先后多人、多批次前往广西、海南文昌、重庆万州等地开展医疗扶贫。为进一步提升国内同类医院的管理方式,传播领先的管理理念,2009—2013 年间,医院组织并参与了由上海宋庆龄基金会主办的"西部妇幼保健院院长培训班"开学典礼暨医院管理培训讲座,共召开 15 期,700 余人次参加,为来自西部的医务人员提供医院管理、学科发展、科研教学等方面的全方位指导。

同时,医院积极响应国家相关政策和号召,抽调技术骨干,前往新疆、摩洛哥援助当地医学建设。2010—2018 年间，先后派出 6 位医疗骨干前往新疆喀什泽普县人民医院、喀什第二人民医院、新疆克拉玛依市中心医院等参与医疗援助工作，其中 2 人获"优秀援疆干部人才"称号，陈信良医师于 2017 年 8 月获得"全国卫生计生系统先进工作者"称号。在上海市卫健委（原上海市卫生局）统一组织下，自 20 世纪 80 年代起承接援外任务，以摩洛哥为主要援助地区，先后派出医疗队 4 批 5 人次。其中，2005 年 9 月 4 日，当时正在参加援摩工作的胡士磬医师，受到了时任全国人大常委会委员长吴邦国赴摩洛哥访问时的接见，得到中央电视台和《人民日报》的新闻报道。

与此同时，为进一步迎合"长三角一体化"的国家战略，打造具有专科特色的医疗联合体，至今，医院已先后与嵊州市妇幼保健院、浙江省台州医院、常山县人民医院、杭州市富阳区妇幼保健院、芜湖市第一人民医院、宁波市妇女儿童医院（宁波市妇幼保健院）、江西省抚州市妇保院、嘉兴市妇幼保健院、绍兴市妇幼保健院签署医疗联合体合作共建协议，在泛长三角区域内打造妇产科专业医联体，为区域内的孕产妇提供先进、高效、安全的医疗技术和服务。

七、普及母婴保健，开展医学诊疗更要"治未病"

建院以来，随着医院技术水平的发展以及母婴疾病谱的变化，国际和平妇幼保健院通过深入基层开展普查，进入社区举办科普讲座，以及开办孕妇学校等形式，普及相关知识，提高人群对于母儿相关疾病的防病、治病意识。

20 世纪 70 年代起，医院采用"孕妇学校"的形式，选派产科有临床经验的医护人员通过授课方式向孕妇及家属开展孕期营养和保健知识、家庭自我监护方法等内容的宣传教育。依托围产科的师资力量，开设不同课程以满足不同层次人群对孕产期保健的需求。增设孕妇体操、孕期营养、科学育儿等讲座课程。2005 年，国际和平妇幼保健院被中国妇女联合会及中国家庭教育学会授予"全国家庭教育实验研究基地"称号。2011 年，成立健康教育科，负责全院的健康教育工作。除围孕期、0～3 岁婴幼儿的健康教育课程外，还增设妇科、乳腺科等临床健康教育课程。定期开设健康教育大讲堂，将健康教育内容逐渐覆盖到女性青春期、生育期、更年期、老年期等各时期人群。截至 2018 年，累计组织 3 719 场健康教育课堂。自开设以来，健康教育人数逐年增加，从 2004 年的 6 万人次/年，增至 2018 年的 13 万人次/年，预计总服务孕产妇人数已超百万人次。2014 年，成为 WHO 上海健康教育科普教育基地成员。2015 年，获得上海市科普教育创新奖一等奖。2018 年，《守护"糖妈妈"——路径式孕产期健康教育》荣获上海市卫生计生系统第四批"医疗服务品牌"项目。

进入互联网时代,医院与时代共进步,借助网络、新媒体、电视电台、纸质刊物等媒介,面向普罗大众,立足妇产儿领域的开展相关医学知识开展科学普及。结合孕妇学校等活动,将线上、线下科普相结合,最大限度地发挥医院专科特色,为孕产妇及婴幼儿的健康和成长,提供助力和支撑。

八、打造"互联网＋"医院,推进信息化建设,进一步提升患者就医满意度

近年来,信息化建设已成为提高服务效率,扩展内涵服务能力的推动力。国际和平妇幼保健院信息化应用起步较早,自 1987 年起即建立"病案首页统计管理系统"。经过 20 多年建设发展,已实现就医流程、临床诊疗和医院管理各环节全覆盖,信息化建设和应用水平走在同行前列。2009 年在全市医疗行业首创"门诊自助服务终端",大大缩短就医环节;2011 年正式开通"网上客服中心"和建成"综合预约系统",较早实现所有门诊分时段预约和电话、网络、诊间、手机、社区等多途径预约,让候诊时间大大缩短。2014 年微信版"国妇幼掌上医院"正式上线,大众可在手机上了解专家出诊、号源情况,候诊时排队和预计等候情况,并可手机挂号和付费。2016 年推出扫码支付、移动支付,进一步方便病人就诊。此外,医院对医疗行为、医疗过程和医疗质量实现了动态监控和信息化管理,切实保障了全院医疗安全。

2019 年,国际和平妇幼保健院率先在全市范围内实现了"刷脸支付"能力,成为上海率先实现"刷脸支付"功能的医院。借助该功能的正式上线,患者在确认自助机显示的费用无误后,只需根据自助机的提示完成对应表情动作(如微笑等),并输入手机号进行双重验证,即可完成支付,让双手彻底"解放"。通过诸如此类的信息化建设和发展,让来院就诊患者的就医体验和满意度不断上升,在感受医院优质医疗水平的同时,更体会到科技进步带给患者的速度和温度。

风雨兼程,春华秋实。六十多年来,医院在各级领导的关心和支持下,经过几代人的艰苦奋斗,各项事业发展迅速,规模不断扩大,影响力持续提升。展望未来,医院将依托自身历史优势,继续秉承宋庆龄的办院方针,立足妇幼健康事业,依托上海市胚胎源性疾病重点实验室、上海市临床医学重点专科妇产科学等平台的支撑,进一步提升医院在相关领域的学科优势和发展。2018 年,国际和平妇幼保健院奉贤院区正式开工建设,将打造一个占地 100 亩(约 66 666 平

方米）、床位500张的新院区，并于2021年竣工，新院区的建设将为医院跨越式发展奠定基础。国际和平妇幼保健院将继续致力于服务国家战略需求，把医院建设成为学科一流、专科领先、国内享有盛誉、国际享有一定知名度，并具有较强竞争力的创新型、学术型医院。正如习近平总书记说的那样，历史从不眷顾因循守旧、满足现状者，机遇属于勇于创新、永不自满者。新时代呼唤新担当，全院上下将更加奋发图强，与时偕行，为让健康红利惠及每位妇女儿童的目标努力奋斗！

（高泳涛　郑佳琦）

建设成为符合"双一流"大学附属医院水平,具有国际精品城区品质,面向大虹桥、辐射长三角的特色鲜明的三级综合性医院。

脱胎换骨,擦亮百年金字招牌
——附属同仁医院发展纪实

一、白手起家 两个世纪前的艰难创业

1866 年,清朝同治四年。

这一年,普奥战争爆发;这一年,诺贝尔研制了硝酸甘油炸药;这一年,西门子发明了世界第一台大功率发电机;这一年,伟大的近代民主革命家、中国国民党创始人孙中山先生诞生⋯⋯

也是在这一年,在刚刚开埠的上海、坐落于今塘沽路和大名路转角处的一座洋楼里,一家小小的医局开张了,这个在当时连个名字都没有的医局,便是今日同仁医院的雏形。

"同仁医局"的诞生,与近代西医学在中国的兴起几乎同步。1835 年以后,西方传教士纷纷进入我国,通过行医施药来扩大教会在中国的影响力,希望借助治病救人传播教义。各种教会医院逐渐出现,而同仁医局是美国圣公会在中国创立的第一所医疗机构。

当时,美国圣公会用费城的希尔女士捐赠的 100 美元善款,租借了虹口百老汇路(今大名路)和文监师路(今塘沽路)转角处的两间小屋,开设医局,由圣公会的美国牧师汤蔼礼和华人牧师吴虹玉共同管理。史料记载,"用所购之旧料,建中式平房 11 间,2 间为礼拜堂,1 间为诊疗所,4 间男病室,2 间女病室,病床 24 张"。

与我们今天的想象不同,晚清中国人接受西医之初,是从社会中、下层人士开始的,一来,西医实用性强、效果明显;二来,下层人士生活贫穷,教会医院常常免费给予诊治,而他们受主流文化影响也比较少,容易接受西医的诊疗模式。在经历了"疑忌—接触—试用—对比—信服"的过程后,西医逐渐与中医"并驾齐驱"。

医局开设之初为每周一、三、五开诊,后来每日患者达到 100～300 人,遂改

为一周六天开诊。

当时，美国圣公会在上海没有传教医师，幸有美国浸礼会传教医师玛高温义务前来诊病开药方，由吴虹玉照方合药。不到半年，医局便门庭若市。于是，教会复筹善款，扩建病房 11 间。扩建后的医局，定名为"同仁"。

1877 年，美国圣公会欲出租教会土地，拆除同仁医局的房屋，外国医生纷纷回国，吴虹玉却力主维持，此后一年在一所简易租屋内开诊，单独支撑起"疗病、给药、账房、经营"等事。他的坚持感动了教会，教会于是又筹银购买了熙华德路（今长治路）唐氏住宅作为医局新址。

在募捐活动中，吴虹玉发挥了重要的作用。当时，有一名在沪的粤商李秋萍，原打算捐资重修静安寺，吴虹玉在一个大雪天，徒步从江湾走到位于市中心的李秋萍家，力劝其将善款移助医院，造福社会。李秋萍被他的诚意打动，捐银万余元重建同仁。

二、缘起圣约翰，老上海的名医摇篮

圣约翰大学是美国基督教圣公会设在上海的一所教会大学，圣约翰医学院是其重要的组成部分。1880 年，美国圣公会纽约总部的外国布道团委员会任命了文恒理医师管理同仁，1880 年 12 月 14 日正式定名为"同仁医院""St. Luke's Hospital"，文恒理任院长。图 1 为当时医院旧址。

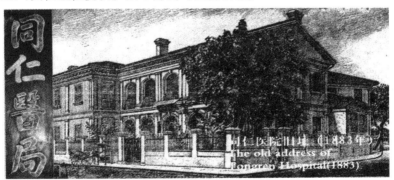

图 1　19 世纪的医院旧址

文恒理毕业于纽约内外科学院，他担任同仁医院的院长后，医院声名鹊起，不断购地建屋，扩充病房。1904 年，医院已备有 X 光机、检验室和全国设备最完善的手术室，成为在旧中国颇有影响的一所教会医院。文恒理热衷于医学教育，1880 年，着手组建圣约翰书院医学部，并亲自担任教授。1882 年，将医学部临床授课迁至同仁医院。从那时起到 1952 年,同仁医院一直是圣约翰大学医学院(今上海交通大学医学院前身)的教学和实习基地。

1896 年,圣约翰书院改组,设医学部,以文恒理为主任,将同仁医院生员并入,学制四年。校址:极司菲尔路(今万航渡路)1575 号。

1906 年圣约翰大学在美国注册,定医科课程为五年,毕业者授予博士学位。由于选读医科者必须在圣约翰大学认可的大学或同等文理学院修业两年以上,所以圣约翰医科的学制事实上是七年。

1914 年,圣约翰大学与美国宾夕法尼亚大学医学院达成协议,将广州宾夕法尼亚医学院和圣约翰医科合并,成立圣约翰宾夕法尼亚医学院。1918 年原计划在上海设立医校的洛克菲勒基金会,增 8 万美元以加强圣约翰理科各系,医学预科的教学因此而进一步加强。

文恒理教授还开创了中国护理教育的先河。1882 年,医院内设立护校培养中国内外科护士,第一批只有 4 名护士,2 男、2 女。到了 1916 年,护理人员不断增加,终于成立了护士学校。

20 世纪 20 年代中期,入学新生数逐年增加,陆续建立人体解剖、组胚、生理、生化、微生物、药理、病理的课堂及实验室,进一步改善教学设施。由此,圣约翰医学院逐渐闻名遐迩,其毕业生开始在医务界崭露头角。

抗日战争爆发后,地处虹口日租界的同仁医院迁到九江路圣三一堂北部学舍。1937 年 10 月初,中国军队西撤时,租下了长宁路中山花园对面的国立中央研究院,将其改造为同仁第二医院,收治难民、伤兵,并作为圣约翰医学院教学医院。

1941 年太平洋战争爆发,由刁信德教授任院长、黄铭新教授主持教务并兼同仁医院院长。战时经费来源断绝,师资力量不足,黄铭新一人兼教五门课程,且放弃教授薪金,勉强维持,直至抗战胜利。

1947 年,从滇缅公路返回的倪葆春出任院长,他就任后给美国基督教在华高校联合董事会的一份报告中写道:“当和平降临时,我们大多数当然回到上海,但我们发现同仁医院暂栖于福建路,失去了几乎所有东西,包括书籍和病历档案,但宏仁医院却保持了大部分设备,所以现在我们把两个医院都合并在宏仁……目前我们有 154 名学生,不包括预科生,其中女生有 40 名左右,约占三分之一。女医生在中国的前途看好……在 56 名教职员中有 44 人搞临床,其中9 人专职,35 人兼职;前期有 17 人,其中 10 人专职,主要搞解剖和组织学。”

1949 年,圣约翰医学院有教师 59 人,在校学生 298 人,应届毕业生 25 人,实习医院为同仁医院,当时同仁医院有床位 400 张。

在西医学尚未在中国普及之时,圣约翰医学院创风气之先;在战火纷飞的年代,圣约翰医学院坚持教学,不放弃一名学生。它是近代中国医学教育"英美体系"中最杰出的代表。圣约翰医学院存在的 56 年中,培养了 466 名毕业生,他们中的大多数成为近、现代中国医学界的精英。

1875 年,文恒理倡议成立"中华博医学会"(今中华医学会前身),发行《中华博医杂志》(今《中华医学杂志》前身),并成立医学图书馆和医学博物馆(医学博物馆附设于同仁医院内),成为当时医学界学术交流和活动的重要场所。

两个世纪前的创业者,凭着一份信仰与坚持,让同仁在中华大地生根发芽。同仁从创建到规模壮大的过程,正是现代医学在中国发展的缩影,而"同心同德,仁怀仁术"的院训,历经 150 多年风雨和一代又一代的传承,成为今天同仁的精神图腾。

三、穷尽毕生之力　抢占克"癌"制胜之先机

从 20 世纪中叶起,癌症成为威胁人类健康和生命的最大元凶。但是,以当时的医疗条件,发现肿瘤、诊断肿瘤、治疗肿瘤,还是横亘在医者面前的重大难题。许多肿瘤在明确诊断的同时,基本已进入疾病的晚期,伴发着多部位的转移,不仅死亡率高,而且,许多患者在生命的最后阶段,都会非常痛苦。当时,上海各大医院中,也几乎没有肿瘤专科,肿瘤患者一般都散落在内科、外科,无法获得专业、针对性的治疗。

1969 年,周恩来总理在天津全国卫生工作会议上提出,要在全国中心医院以上的医疗机构,建立肿瘤门诊和病房。当时的长宁区中心医院(上海市同仁医院前身之一),立刻响应了号召,把建设肿瘤专科门诊和病房,列入了医院的中长期规划。从那时起,医院就涌现出了一大批执着研究肿瘤攻克的团队和个人,在那个医疗技术还不甚发达的时代,他们如同在黑暗中摸索前行,唯一指引他们的,是心中强烈的使命感和责任感。

(一)中国第一支胃镜——让微小胃癌无处遁形

1973 年,肿瘤科的郭孝达主任与上海医用光学仪器厂等单位合作,拆卸了进口 GFBy 胃镜,研究了内部结构后,仿制了一台胃镜。后来才知道,这台仿制的胃镜,成了我国第一台纤维胃镜。要知道,在此之前的硬质胃镜,对于被检查者而言,几乎等于生吞了把宝剑。而纤维胃镜就要柔软许多,病人接受度大大提高。

有了胃镜,却谁也不会操作,郭孝达就用纸板做了一个胃的模型,在上面标注各种解剖部位,在护士的协作下将胃镜自上口插入腔内,一边转动镜上操作钮,逐步进入,一边牢记旋钮转动的位置。接着,他又用猪的胃进行练习,直到对所有操作和胃内的结构烂熟于心,才开始在病人身上操作。那段时间,郭孝达和另一名医生,每天上午查房、手术,下午就做胃镜,常常做到半夜十一二点。两周时间,就为 200 多名患者进行了胃镜检查。

郭孝达在使用胃镜的过程中,不断对设备和配件进行改良,使其更加符合精准诊断和便利使用的要求。

1975 年,与上海医院设备厂合作,试制成功国内第一台胃肠冲吸机,可作胃肠道脱落细胞检查。1976—1977 年,郭孝达主任团队和上海广播器材厂、上海第二光学仪器厂协作,经过 2 年多时间,试制成功国内第一台彩色电视胃镜,并于 1978 年获全国科学大会颁发的国家重大科技成果奖。由于这台仪器能将目标放大 20 倍,微小的病变也能发现,对于提高早期胃癌的检出率,发挥了里程碑式的作用。该设备每年工作 124 天,五年检查病人 7 643 人次。

纤维胃镜的研制成功,将郭孝达和肿瘤科一起推向了事业的巅峰。肿瘤科病房规模不断扩大,搬到了愚园路 698 号一幢独门的花园小洋房里,上下两层,面积 500 余平方米,床位 50 张,拥有了专用的肿瘤实验室、药物筛选室。郭孝达主任也开始蜚声中国医学界。但是,郭孝达主任没有就此止步,他一直思考的问题是,怎样解决胃癌早诊早治的问题,他知道,作为一名优秀的肿瘤科医生,与死神博弈,是自己的使命。自己和团队不能跟着死神的脚步走,他一定要跑得比死神更快!

胃镜如同医生的法宝,有了它,胃癌的早期诊断、早期治疗不再是梦想。郭孝达主任团队学习和综合了日本等国家在微小胃癌诊治方面的经验,结合 3.2万个病例,总结了中国人多发的胃内病灶分型,并用单纯和双重染色法,帮助微小胃癌的检出……不断在实战中总结,归纳了一套简单、易懂、易检出的方法。微小胃癌内窥镜诊断获 1985 年卫生部科学进步奖。到 1990 年共检出微小胃癌 67 例,小于 10 毫米的有 23 例,小于 5 毫米的有 17 例。但是,早期胃癌症状具有极大的隐匿性,郭孝达主任深知,真正要达到早诊早治的目标,眼光就不能只放在前来就医的患者身上。

1975 年之后连续几年,郭主任的团队积极开展健康人群筛查工作,普查 29个公费、劳保单位和金山县(现上海市金山区)张埝、山阳 2 个人民公社。1980年,郭孝达主任团队研制成功细径胃镜。和医疗器械五厂合作,将彩色电视胃镜摄像机从 70 公斤缩小到 7 公斤,使操作更灵活,携带更方便。这两个设备的研制和改良成功，让普查更方便。医生们背着设备进工厂、下农村，为高危人群进行普查。1980年，郭孝达主任团队和上海第二医学院协作，运用电子计算机调查表普查。选定南京市南京制药厂，职工有3 000多人。

1985年，肿瘤科总结了十年来胃癌攻关防治、普查的科研工作经验，认为在高发区和高发年龄段运用"三法"互补（计算机调查表、大便隐血、体检）初筛，用胃镜和胃肠双重造影精查的普查方法，有效率很高，这也是"六五"攻关项目之一。不仅解决了"三早"，对提高术后生存率有重大意义。12月，"三法互补"经市科委邀请专家鉴定获得乙级奖。

然而，不幸的是，在临床上屡屡攻克癌症难题，为千千万万的患者带来生的希望的郭孝达主任，却在1985年被确诊为肺癌。虽然接受了手术，但是，由于发现时间太晚，错失了最好的治疗时机。郭主任深知自己时间有限，以一名医务党员的博大胸怀和崇高理想为支撑，凭借惊人的毅力，边接受化疗，边在"全国微小胃癌诊断技术学习班"上，为全国慕名而来的医务人员讲课，并亲自进行操作示范。同年12月，还带病在香港举行的"国际消化道疾病"研讨会上作题为《早期胃癌的内窥镜诊断在中国》主题发言，被大会授予荣誉证书。1986年，他被评为上海市劳动模范、上海市优秀共产党员。1986年9月13日，郭孝达主任终因疾病救治无效逝世，享年54岁。

郭孝达主任短暂的一生，为中国医学事业所作出的贡献是不可估量的，他潜心钻研、勇于攻关的精神令人钦佩，爱岗敬业、甘于奉献的品质让人感动。他在医院的历史上，如一座永恒的灯塔，照亮了一代又一代医务职工前行的道路。

（二）长中心药物研究室——大放异彩的抗癌药物基地

为了响应周恩来总理在1970年向全国医务界发出的"征服癌症"号召，长宁区中心医院于次年成立了"抗癌药物筛选小组"，由马竹卿主任领衔，初衷是试验在中草药中筛选无毒、无副作用、疗效佳的抗癌新药。1974—1979年，每年的冬末春初，医院的采药队就出发了，到黄山、天目山、武夷山、莫干山等地，共采集1 154种中草药，先用美蓝法筛选，再做动物实验，先后试纸成功了"长中"1—9号静脉注射药物，其中2种提出生物碱，临床试验有一定抗癌疗效。

1983年，马竹卿主任的爱人——何明焕主任药师，放弃了条件优越的教学单位，加入了长宁区中心医院，药物筛选小组也更名为"药物研究室"。何明焕主任利用30多年所积累起来的理论知识和实践经验紧密结合医院临床的实际，参阅国内外文献及科技动态、信息，构思确定了一系列研究课题，研制了抗癌药物——多相脂质体系列新药，此项目获得卫生部医学科技成功乙等奖。

　　之后,何主任和马主任带领团队创制了大豆磷脂简化精制的新工艺和用离子交换树脂法脱除人参多糖蛋白质的新工艺。大豆磷脂精制工艺的发明,使原料成本价格由 3500 元/千克降低到 400 元/千克。成本的下降,给药品的生产带来了较大的社会效益和经济效益。鉴于肿瘤患者病后体质较差,根据中医理论中人参具有扶正固本功能的原理,何明焕和其他人员一起研制人参多糖"139"注射液。为解决人参多糖中的蛋白质难题,何明焕潜心研究,创造出用离子交换树脂脱除蛋白质的方法。此法既简便又无毒性,比国际上当时报道仅限于实验室用的绿仿脱除法还要先进。为解决"139"系列制造运输、储藏过程中的问题,便于药厂大批量的生产,何明焕开始研究"冻干脂质体"的探索,1987 年研制成功了阿霉素、环磷酰胺、长春新碱等常用抗癌药物的冻干脂质体制剂。

　　有人戏称何明焕主任是"多产的专家"。在 1987 年市卫生局召开的科研工作总结会上,有关领导在报告上说,全市卫生系统共有十二个项目通过鉴定,而其中就有我们小小的长宁区中心医院的三个项目,都出自药物研究室。专管新药登记申报处的同志在几次接待医院申报新药后,感叹地说:"到我们这里申报的全是有关研究所和药厂,作为一个区级医院来的,仅此你们一家,真不容易!"

　　凡是熟悉了解何明焕的人都称赞敬佩他那种刻苦钻研的精神,一位共同搞科研的内科主任医师说:"他的设计思路科学,论证严密,搞的东西都有资料可查,有据可依。每个课题的成功,绝没半点碰巧的因素,何明焕同志阅读面相当广,资料积累丰富,他的视力高度近视,按照他的年龄,快六十岁的人了,近视照理应该减低,可他反而更加加深,这正说明了他那刻苦啃书本的精神。"

　　在课题研究中,何明焕主任一丝不苟,以严格的科学精神设计每一个工艺流程。在测试过程中,有时为查考一个数据,不分昼夜地进行实验,一点疑点他都从不放过,始终坚持质量标准。在小批量的生产过程中,每一道工序,每一项细小操作方法,他都亲自过问,即使有关产品已转让药厂生产时,他也精心仔细地为厂家培训,带教技术人员,在他的言传身教下,研究室工作人员的业务素质得到了较大的提高,医院及转让出去生产的有关药品,从未发生过问题。

(三)血液内科团队——给"幸子"们带来生的希望

　　1986 年,日本电视连续剧《血疑》在中国热播,白血病这种可怕的顽疾,因夺去了女主角幸子年轻的生命,而成为街头巷尾讨论的话题。而长宁区中心医院血液内科张志慈主任领衔的团队,对于血液系统疾病诊疗的心得,也跟着火了起来。各类媒体竞相报道,公众通过张志慈的事迹,看到了血液系统恶性肿瘤治愈的曙光。

当时,长宁区中心医院内科新大楼落成,血液内科同时配备了当时堪称一流的空气层流净化室。净化室包括 1 个达到美国联邦标准 100 级层流水平的无菌病房,2 个治疗室和 1 个准备床位,另有 6 个垂直空气层流床,为做骨髓移植和白细胞减少症病人的治疗创造了良好的医疗条件,也使张志慈的理念和方案得以充分发挥和广泛应用,并取得了非常好的治疗效果。

时隔多年,问起这段他职业生涯中的辉煌,张志慈主任淡淡地笑笑:"其实,没有那么神乎其神,我只是从血液病患者的眼中,看到了一种强烈的被依靠与被需要的情感。我告诉自己,必须尽力而为。"1988 年,由张志慈主导开展了恶性淋巴瘤胎肝移植,并取得了成功。而当时,国内和上海仅少数教学医院开展了该项工作。在张主任亲率的移植小组里,有华漱涯、王元方、龚敏珠、陈梅芳、宗佩等优秀的医生和护士,还有当时刚刚大学毕业、如今已担任同仁医院院长的马骏。

1994 年,血液内科收治了一位年仅 20 余岁、身患恶性淋巴瘤的女孩。该女孩也是一名医务人员,她充满信任地把自己、连同这种可怕的疾病交给了张志慈的团队。面对这种信赖与肯定,张志慈顶住压力,全力以赴,决定为她实施自体骨髓移植。这也是医院的第一例自体骨髓移植。之后,在一个多月的治疗过程中,龚敏珠和马骏两位年轻医生,放弃了所有的休息,轮流 24 小时和陈梅芳、宗佩等护士一起在层流室陪伴、监护和治疗患者。大家齐心协力,终于帮助女孩战胜了病魔。直到今天,她已经拥有了幸福的家庭和美满的人生。

四、新同仁五年加速跑 让百年老院焕发生机

1957 年,同仁医院划归长宁区人民政府管理,定名为"长宁区同仁医院"。1952 年,华东军政委员会贸易部职工医院成立,1958 年更名为"长宁区中心医院"。经过 60 多年的建设,长宁区中心医院和长宁区同仁医院分别成为长宁区最大的两所综合性医院,一东一西为长宁及周边六个区域人民的健康保驾护航。

长宁区作为上海的中心城区之一,也是全国文明城区,其经济实力和社会事业发展水平均走在全市的前列。但是,在长宁区人民政府和长宁百姓心中,却始终有一块隐痛:那就是,自中华人民共和国成立以来,区域内一直没有一所三级综合性医院。

2012 年,长宁区人民政府与上海交通大学医学院签订"合作共建区域医疗卫生事业"协议。次年的 12 月 8 日,将长宁区中心医院和长宁区同仁医院整体

合并,成立上海市同仁医院,同时成为上海交通大学医学院的附属医院(见图2),同时,区委、区政府也明确了同仁医院"加快改造升级,在十二五期末达到三级医院的技术水准和服务水平"的战略目标。

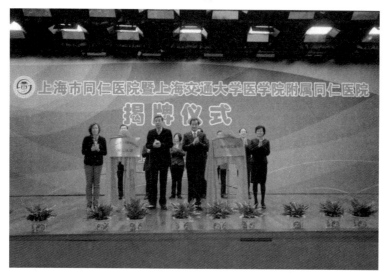

图2 2013年12月8日两院合并,正式定名为同仁医院

从2013年的12月8日,到今天,5年多时间,2 000多个日夜,新同仁仿佛踏上了高速公路,仿佛穿上了飞快旋转的红舞鞋,一刻都未曾停歇。

(一)两院合并,以共同目标促进文化的融合

合并前的长宁区中心医院和长宁区同仁医院,分处长宁的东、西两部,功能、定位、服务人群均有明显差异。两院各自具备40余个临床、医技、行政科室,加起来接近2 000名职工,说合并就合并,谈何容易。

在此期间,长宁区卫计委起到了重要的引导作用,两院的院领导班子发挥了积极的协调作用,通过一次又一次的动员、谈心,将医院面临的历史机遇和现实挑战,一一摆在职工们的面前,将未来美好的发展前景,向众人细细地描绘,在最短的时间里达成了最广泛的共识。在共同的理想、目标的引领与感召下,医院用了两年的时间,就完成了从架构整合,到管理整合、业务整合、学科整合,最终实现了文化融合。

在"一所医院,两个院区"的运营模式下,医院不仅考虑自身学科发展的需要,更兼顾广大市民的诊疗需求。对仙霞路院区和愚园路院区的医疗布局进行了多次调整,使其更趋合理化,经过耐心的疏导、广泛的宣传和优质的服务,让长宁百姓深深体会到,两院合并以后,自己的就医选择更多了,看病更加方便了。图3为现在的同仁医院外景。

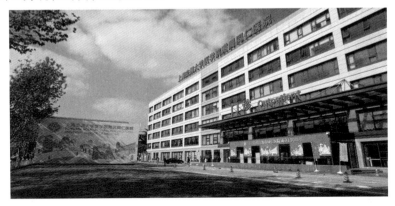

图3　同仁医院外景

(二)内培外引,以精兵强将推动学科的发展

五年多来,长宁区人民政府给予了上海市同仁医院巨大的投入和支持,上海交通大学医学院附属医院的金字招牌,吸引了大批高学历、高职称,具有三级医院工作经历或海外留学背景的医学精英加盟。而同时,大批医院自主培养的骨干,在广阔的发展平台上,纷纷脱颖而出。这两股力量,成为推动学科综合能力提升的最大驱动。

数据显示,从2013年至今,医院的高级职称人员从133人增加到236人,硕士学位以上人员从102人,增加到439人。手术人次每年以两位数递增,病种结构进一步优化,危、急、重症疾病抢救成功率明显提升。消化内科、胃肠外科、影像介入科、药学部入选上海市重点专科。在上海交通大学医学院及其附属医院的鼎力支持下,医院先后加入上海交通大学颅神经疾病诊治中心、上海交通大学医学院乳腺疾病和甲状腺疾病诊治中心,首批获得"上海市癌痛规范化治疗示范病房"、首批入组"中国急性心肌梗死救治项目",牵头成立长宁区"脑卒中临床救治中心""胸痛中心""影像诊断中心""病理诊断中心"等。在这个过程中,医院作为区域医疗中心的地位更加牢固,内涵不断深化。

(三)政策驱动,用激励和熏陶实现科教的飞跃

在创建三级综合医院和大学附属医院的进程中,医院遇到的最大的瓶颈是科研与教学能力的薄弱。如果说,学科特色的建立,某些情况下,还能够凭借学科带头人个人的实力或魅力,而科研与教学水平的提升,却需要一个长期孵化

和营造的过程。

但是,给医院的时间只有三年,在千载难逢的机遇面前,全院上下表现出了背水一战的决心,政策倾斜、待遇激励、考核鞭策、氛围熏陶,四管齐下,效果明显,2014年即实现了国家自然科学基金项目零的突破,这以后的几年,一直保持稳步增长。被 SCI 索引收录的期刊所刊登的论文数量,从 2012 年、2013 年的个位数到如今的每年 80 余篇。介入科、消化内科、骨科等分别获得教育部科技进步奖、上海市科技进步奖、上海市技术发明奖、上海市医学进步奖等。2013 年以来,共获得已授权发明专利 2 项,已授权实用新型专利 15 项,已授权外观设计专利 2 项。

2014 年,上海市同仁医院与上海交通大学公共卫生学院合作,成立虹桥国际医学研究院,着力打造高水平的科研平台和转化医学研究中心。与哈萨克斯坦国家实验室共同建立联合实验室,在再生医学、转化医学、环境与健康等领域开展研究。

说到临床教学,虽然同仁的教学历史可以追溯到 19 世纪末,但是,从目前成为大学附属医院的要求来看,基础薄弱、缺乏特色,仍然是摆在合并初的同仁医院面前的严峻问题。对照差距,医院从完善架构、整章建制做起,从教学基础能力着手,汇集院内外专家成立教学督导组,目前已形成"临床教学—研究生联合培养—住院医师规范化培训—继续教育"协同发展的医学教育格局,是国内七所高等院校的教学医院;2015 年,正式成为上海交通大学医学院研究生培养单位,拥有上海交通大学医学院博士生导师 8 名、硕士生导师 21 名;是全科、内科、外科等的住院医师规范化培训基地;每年组织国家级继续教育学习班十余次。

历史和未来共同赋予新同仁神圣的使命,从她成立的那一天起,就注定必须在期盼与责任的驱使下负重前行,经受速度与耐力的双重考验。新同仁的五年是全力奔跑、奋力拼搏的五年,而这个加速度还将一直、一直延续下去……

五、刷新就医体验,打造人文医院

医院给人的固有印象,从来都是冰冷的,充斥着各种苦痛、无助和呻吟。而经历了三年的基建改造,位于上海西区的同仁医院,却刷新了人们的感官——这是一座彩色的、有温度的医院。

走进上海市同仁医院,层次分明的色彩布局令人感觉与众不同:门诊楼一楼宽敞明亮,预检区、挂号区、自助服务区、取药区,彼此独立又巧妙联通,完全没有拥挤和混乱的景象。站在自助扶梯处向上望去,每个楼层都有自己的主打色:二楼心血管、内分泌等慢病诊区,是安静的天空蓝;三楼消化、神经、呼吸等重点学科诊区,是鲜亮的生命绿;四楼妇产科和儿童保健区,是饱满的活力橙;五楼中医、康复诊区,是沉稳的大地黄;六楼皮肤科、体检科等,是神秘的高贵紫;还有,庄重的深蓝是医院的主色,用以标示一楼各区域和每个楼面的电梯、服务台、挂号收费等功能区……即使是老人、小孩,也可以凭借这些色彩区分,轻松找到自己要去的地方。

别以为用色彩渲染医院,只是单纯地博眼球,走进同仁医院,你处处能感受到设计中蕴藏的匠心,细节处透露的关爱。诊室的布局,打破传统按大科分区的模式,注重迎合就医者的心态,将症状相似度高的科室就近设置,比如,神经内科和神经外科、呼吸内科和胸外科都被安排在同一区域。医技部门的设置亦贴合临床需求,心电图室临近心内科,而 X 光摄片与骨、外科在同一楼层。妇产科、儿科、体检科区域,都有独立的收费、挂号、检验检查、取药处,甚至有专用的洗手间。泌尿外科、中医科、康复科、眼科、口腔科等均相对独立。这样大量采用的"一门式""一站式"服务理念,既可有效分流就诊人群、减轻垂直电梯压力、减少患者无效往返,又防止了院内交叉感染。

近年来,医院立足于区域医疗中心定位,致力于再造服务流程,提升技术能级,着力打造高水准、"有温度"的医疗环境,"同仁"这块金字招牌越来越闪亮。而重新擦亮百年同仁的金字招牌,就要先从打造现代医院的合理布局和高效流程做起。院长马骏清晰地记得,2013 年,自己刚刚走马上任,就面对大规模基建改造。她带领着基建科、医务科、护理部、信息科、总务科各部门的管理人员,几乎天天早出晚归,马不停蹄地考察上海各大医院,学习它们在布局和流程上的精华,边看、边想、边记、边议。医院还动员全体职工,尤其门诊窗口人员参与头脑风暴,针对各种服务环节的瓶颈问题,梳理出基建改造的需求,经院领导班子论证后,提交设计院,要求改造设计中对这些需求一一对应。而优化后的流程,又在门诊过渡时进行了 15 个月的验证和完善。2015 年,重新启用的门诊不但环境焕然一新,而且更加兼顾医患双方共同的感受度。

另外,在有限的空间里,资源得到了最大限度的共享。原先,医院的门诊楼和住院楼之间只有一条一楼的长廊贯通,改造后1~4 楼都建立了贯通长廊,并在长廊内设置了一系列医技部门,方便住院和门诊患者共用医技资源。位于门诊三楼"中心地带"的预约中心,整合了专家号源和十几项医技检查的预约。当患者有多个检查项目时,预约人员会进行统筹,将各项检查尽量安排在一天,甚至半天内完成。系统后台还可推算出患者取得所有检查报告的时间点,据此安排专家和专科门诊。

经过空间重构和流程优化,患者得到有效分流,人满为患的拥挤现象不复存在,窗口排长队的现象也得到有效改善。据统计,从 2013 年到 2018 年,在门诊患者人次持续攀升的情况下,患者单次就医时间(即从门诊挂号到取药)从 121 分钟下降到 57 分钟。"大众点评网"上对同仁医院服务打出五星的比例,从 2014 年的 8.9% 提升到了 2018 年的 45.1%。

六、救脑救心救命,关键在于"就近"

同仁医院东侧有个市急救中心 120 分站,这里的急救医师近几年的一个共同感受是,突发脑卒中、心梗的病人,点名送同仁医院的越来越多了。要知道 6 年多前,长宁区域只有 40% 的百姓愿意选择同仁医院,而且,还是以慢性病配药为主。

为尽快提升综合实力,从 2013 年起,医院主动寻觅、精心挑选,先后引进 24 名学科带头人,同时大批自主培养业务骨干,医院在多学科协作、危重疾病诊治方面的能力飞速提升。

以脑梗死为例,大多数人只知道亲友发病后要往医院送,但送什么医院呢?有些人一定要选择老牌的三级医院,可是,看看上海的交通吧,如果车子堵在半道,真是插翅也难飞。有些人随便找一家医院,以为把病人送进去就万事大吉,殊不知,根据国际标准规定,脑梗患者从进入医院大门到开始静脉溶栓的时间应控制在 60 分钟以内。这个标准,是每家医院都能做到的吗?如果没有 24 小时服务的卒中小组和神经内科专科团队、随时待命的大型医疗设备、每名医师每年 100 例以上的诊疗经历,你以为就能顺利挽救那些濒死的脑组织?同仁医院的神经内科从 2014 年牵头建设"长宁区脑卒中临床救治中心",打造长宁区"脑卒中 60 分钟黄金救治圈"。2015 年 8 月 25 日,又通过国家卫计委神经内科质量控制中心资质评估,被首批任命为上海 18 家卒中中心之一。

同样 24 小时待命的,还有同仁医院心血管内科的心肌抢救小组,为急性心肌梗死病人建立迅捷的绿色通道。2015 年 8 月,加入了中国医师协会"中国急性心肌梗死救治项目"。该科还是长宁区心血管疾病诊疗中心,主攻方向为危重心血管疾病,擅长冠状动脉支架植入术、肾动脉支架植入术、心脏起搏器植入术等手术,每年心脏介入手术约 500 例。

普外科、骨科、神经外科、胸外科、消化内科、妇产科等,都是医院的重点专科,也是区域的诊疗中心。有高素质的学科带头人、技术精良的诊疗团队,应对各种突发事件，得心应手。

当然要说到救命，就不能不提医院的急诊科。它拥有设施齐全的急诊抢救室、输液室、临时观察室，并设有急诊病房、急诊 ICU 两个标准化病区，建立了快捷、高效的急救体系，擅长各种急危重症的诊治，尤其是急性中毒、急性胸痛、呼吸急症、神经急症、危重病的血糖管理等疾病的诊治。常年坚守上海西大门，年急诊 20 万人次、日均接诊救护车 30 辆，高风险、高强度锤炼出了一大批精兵强将。2015 年，获得"全国五一巾帼标兵岗"和"上海市三八红旗集体"两项荣誉称号。

2016 年，医院与虹桥机场航站楼建立了国内第一支联通医院和机场的急救绿色通道，迄今为止先后为数十名发生意外病情和伤情的旅客，提供快速救治。这项服务入选了上海市卫计委医疗服务品牌项目。

时间就是心肌！时间就是大脑！时间就是生命！选择对的、选择近的，为你、为我争取一击制胜的良机！

七、敬业触发灵感，仁心带来创新

在同仁医院的发展史上，有一个名字虽历经岁月涤荡，却依旧熠熠生辉。他就是研制出中国第一台纤维胃镜的原肿瘤科主任郭孝达。而了解郭主任的人都知道，他对医学事业的贡献远不止于此：曾经，他在应用喜树碱治疗白血病的过程中，意外发现了该药物对胃肠道肿瘤的治疗效果，遂开展研究，1979 年获得卫生部科技二等奖；在第一台纤维胃镜被成功研制后不久，他又再接再厉制成了国内第一台光学纤维彩色电视胃镜，获得上海市重大科技成果奖，并因此开创了国内微小胃癌诊治之先河；1987 年，他开创了"三法互补"诊断技术，用近似于今天"大数据分析"的科学方法，制订了胃癌筛查、微小胃癌诊断标准，获得卫生部乙级科技成果奖……郭孝达主任短暂的一生里，充满了各种创造和革新，而这一切的背后，除了他毋庸置疑的智慧，更多的都来自他在忘我投入工作时所触发的灵感，和一颗"一切为病人着想"的仁爱之心。

如今，一代又一代的同仁医护人员，把这种精神传承了下来，像一团永不熄灭的火种，在这个提倡"万众创新"的年代，散作满天星辉……

（一）工匠精神雕琢"茅式支架"

20 世纪 80 年代，介入放射学在国内刚刚起步，当时的上海也只有少数三级医院开展相关的技术。此时茅爱武医师已经敏锐地意识到这项微创技术将会对未来临床诊疗带来深远的意义。90 年代初,在老主任高中度的支持下,他毅然投身于介入医学的临床实践中,目光聚焦于中晚期肿瘤的介入综合治疗(见图 4)。

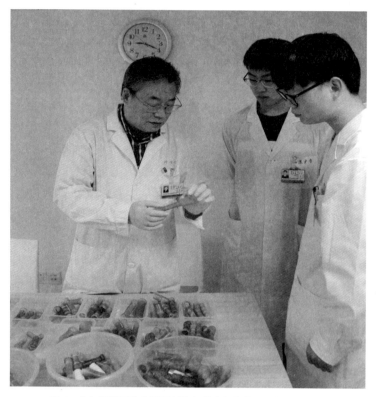

图 4　介入科茅爱武主任研制的各类支架挽救了无数患者生命

那时候,真的是白手起家,可用的器材匮乏,所有操作只能在胃肠机上做,辐射大、条件艰苦。困难虽然很大,但茅爱武毫不气馁,虚心向同行求教,大胆尝试,在技术上不断突破。其间有一件事让他终生难忘,当时为了给一位晚期肿瘤患者疏通严重梗阻的十二指肠,茅爱武大胆引用国际上刚起步的金属支架新技术,由于没有现成的肠道支架,也没有可供参考的支架操作步骤文献,他用食管支架及输送器械,在 X 线下花了整整 3 个多小时也未能将导丝插送过狭窄段。当茅爱武怀着沉重的心情把病人送回病房时,患者却对他说:"茅医生,请您再想想办法试一试,放心大胆去做,就拿我当试验品,无论出现任何结果我都能接受!"被患者的坚持与信任深深打动,茅爱武下定决心要啃下这块硬骨头,他一个人在机房里把操作器械拿出来再次进行比画,不断反省自己的操作过程、寻找失败的原因直至深夜。第二天，又多次改进支架及输送器械，经过反复尝试直至凌晨，终于在同事配合下，他成功地把支架放了进去，这是国内首枚十二指肠支架。当他告诉患者手术成功时，这位坚强的中年人不禁喜极而泣，这情景令茅爱武终生难忘，也激励了他的工作热情，从此他更加痴迷在介入放射学的世界中。

因为介入科收治的患者大多是中晚期恶性肿瘤，病情重、变化快，临床工作非常繁重。这样的患者其他医院大多已不愿意接收，时间一长，身边不免有抱怨及质疑的声音。茅爱武认为中晚期并不代表等死，就如同慢性疾病一样，如果通过治疗能够延长生存期，减轻痛苦，改善生活质量，对患者而言也有很大意义，是对他们生命的尊重。他依然按照自己的计划有条不紊地开展工作。而之后发生的一件事却让他更加坚定了从事介入事业的决心。在某次国际性学术大会上，当茅爱武发言已毕，一位华裔老专家特意走过来找到他，亲切地握着他的手说："我干肿瘤科多年了，深知延长患者生命多么不容易。茅医生您所做的工作太有意义了，希望您能坚持下去。"茅爱武为此深受感动，他说："从那刻起，我知道今生将与介入为伴，誓将介入事业进行到底！"

在之后的 20 余年里，他自愿放弃所有的工休假期，义务加班加点，从不计较得失，主持和指导操作了万余例介入治疗手术，拯救了无数的濒危病人。他先后引进和创新了 50 余项技术，经专家鉴定他的多项技术达到国际先进、国内领先水平，形成了自己的专业特色；胰腺癌、胆管癌以及癌性疼痛的介入治疗取得优于传统方法的临床疗效，并在处理食管支架、胆道支架和肠道支架并发症以及胃肠瘘、气道瘘的封堵治疗方面取得较大突破。由于茅爱武在消化道支架研究方面的技术专长不断提高，业内专家诙谐地称他"无孔不入"，而他研制发明的"茅式支架"已在国内普遍使用并大量出口欧美。其主办全国性学术会议17 届次（其中国际性 9 届次），地区性研讨会 6 次。发表科研论文 40 余篇，其中SCI 论文 10 余篇，总影响因子 54.829；获科研成果 12 项、技术专利 5 项（发明专利 1 项）；获国家科技进步二等奖 1 项（第四完成人）、华夏医学科技三等奖 1 项、上海市科技发明二等奖 1 项，上海市科技进步二等奖 2 项、三等奖 2 项，获上海市医学奖、上海市职工科技创新"金点子"奖等多项（均为第一完成人）。他本人也获得了上海市劳动模范、享受国务院特殊津贴、全国卫生系统先进个人、全国五一劳动奖章、奥运火炬手、中国医师奖等诸多荣誉。虽然身为二级医院的医生，但茅爱武积极参与专业团体的行业管理和学术活动，致力于创导介入放射专业学科管理规范的建立，发起成立中国医师协会介入医师分会，任职中国医师协会介入医师分会常务副会长，参与发起成立上海医师协会影像与核医学分会,任职副会长,在引领上海市乃至全国介入放射学专业从无序建设向有序发展进步方面做出了巨大贡献。

(二)科研成果支撑精准医疗

众所周知,恶性肿瘤手术中最关键的步骤,就是转移淋巴结的清扫。然而,传统手术依赖术者肉眼辨认与经验判定,遗漏在所难免,为肿瘤的复发埋下祸根。同仁医院普外科主任孙鹏博士,为了攻克这个医学难题,殚精竭虑,在他的主导下,一种新型的肿瘤靶向纳米材料研制成功,该材料能够特异性地结合在肿瘤细胞表面,在光照下发出荧光,手术中被医师清晰地识别,从而达到彻底清除转移淋巴结的目的。这一"腹腔镜+加速康复+淋巴结荧光显像"组合的技术被业界称为胃肠道肿瘤治疗"同仁模式",不但减少了创伤、缩短了住院时间,患者5年生存率更得到了大幅提高。

随着胃肠道肿瘤诊疗技术的不断成熟,患者更注重治愈率和生活质量的提高,因而,近年来精准医疗的理念不断被医学界倡导,个体化诊疗成为大势所趋。同仁医院消化内科多年来在基础研究中,发现了与胃癌细胞增殖、迁移、凋亡相关的关键分子靶点,积累了丰富的素材,并将其应用到临床对肿瘤的抑制中,为个性化治疗提供了依据。消化内科团队在胃癌、慢性肝病等方面的研究成果先后多次获得上海市科技进步奖和医学进步奖等。

(三)优质护理催生发明专利

现代护理,正由一系列技术的积累转化为一连串艺术的表达,同仁医院的护士姐妹们,通过实践"优质护理示范行动",在与患者零距离的沟通中,体察到他们真实的疾苦与迫切的需求,由此产生了源源不断的创新灵感,小发明、小创造层出不穷,成功申请到数十项实用新型专利。这其中,有防止中风后瘫痪患者关节挛缩的支具,有用于固定手术患者肢体的柔性约束带,有减轻无创呼吸机使用时对面部皮肤压迫的密封减压垫,有确保器官切开套管安全的固定带,有为胰腺炎患者特制的皮硝袋,还有为糖尿病患者设计的饮食罗盘等。手术监护室更是凭借一系列的创新举措和自制护理工具,改善了重症患者的体验度和舒适感,获得了上海市首批"创新医疗服务品牌"的荣誉。

八、推进区域分级诊疗,建设全科教育特色

作为一名在长宁区生活的市民是非常幸运的。2016年4月起,在区域内任意一所社区卫生服务中心就诊,符合转诊条件的,凭社区医生开具的"双向转诊

证明表"，即可在上海市同仁医院享受"优先预约、优先挂号、优先诊治"的福利。在同仁医院内部设置了专为社区转诊病人服务的挂号、收费窗口，专家预约系统也直接开放到社区医师的转诊平台上，患者可轻松取得当天的专家号源。

同仁医院作为长宁的区域医疗中心，建立"一站式"联络人工作负责制，由专人负责推进落实基层医院的分级诊疗，联络员具体落实协议签署、学科对接、流程优化等，构建了"分区协调＋上级医院专家负责＋联络员对接基层医疗服务机构"，实现了院前、院中、院后"一体化"双向转诊、分级诊疗服务模式，建立了面对社区家庭医生及转诊居民大健康医疗服务平台。

信息技术是构建互联智慧健康服务体系的基石，实现院际之间信息互联互通，在医联体服务体系中发挥着重要作用。通过信息端口模块的建设与改造逐步实现医院与基层医疗机构的 HIS、LIS、PACS、EMR、病理、心电、急救、重症监护等信息系统的互联互通，从而实现便捷化远程会诊、远程诊断、手术演示/指导、远程急救、重症监护、远程教育、健康管理、远程查房等服务内容，促进医疗信息资源共享和远程会诊、上下转诊等的协同应用。

互联网平台分级诊疗"一体化"服务新模式辐射范围包括：区域内近 70 万常住居民，十家基层社区医疗机构约 149 位家庭医生，约 40 家服务站点。受益人群包括与社区家庭医生签约的居民，四医联动居民，特殊帮扶对象等。2018年全年，医务人员下沉社区示范查房 30 次，疑难病会诊 24 人次，远程会诊 23例，对家庭医生培训 98 次，医疗咨询 55 次，受益群众 2 000 余人。

同仁与社区共同建立并完善互联互通"社区双向转诊工作平台"、手机"微信转诊直通群"平台，开设专用的社区转诊诊室，与社区联动，发挥急慢分诊的作用，让转诊患者切实感受到实惠和便捷。2018 年度双向转诊 5 549 人次。

医院成立区域影像诊断中心，通过与社区医院 PACS 系统的联通，实施图像传输和远程读片，让社区患者即时享受到与综合性医院同质化的诊断，2018年影像诊断中心审核基层医院影像报告 31 343 人次，为社区医院撰写报告累计约 60 个工作日。

2016 年 3 月 28 日，中华医学会健康管理学分会授予上海市同仁医院"社区卫生健康指导中心"称号，同时，长宁区十个社区卫生服务中心被授予"社区健康管理示范基地"称号，这意味着长宁卫生在继社区医疗服务和家庭医生建设取得成功之后，又将举全区之力，在本市率先建设以公共医疗卫生公益性为目标的全科医学体系，而上海市同仁医院正是未来长宁全科医学腾飞的"航母基地"。

如今的同仁医院，是上海市住院医师规范化培训全科医学基地，已经接收了四届"住规培"医师;制订了完善的对社区医师"能力评估＋分级培训"的毕业后培养规划,一个涵盖本科、研究生、住规培、职后的全科医学"终身教育"平台已经建设完毕,师资能力日趋成熟。医院作为上海交通大学医学院与加拿大渥太华大学医学院联合建设的全科联合培训基地,通过引入北美较为成熟的家庭医生培养和评估体系,建立起了符合中国国情的全科医师师资培训和在职家庭医生继续教育模式。

分级诊疗是新一轮医改的重中之重,而发展全科医学是全面建设小康社会的必由之路。上海市同仁医院在转型期,认清形势,找准定位,积极作为,将履行社会职责与形成行业特色有机结合,立志走出一条属于自己、符合实际的创新发展之路。

根据上海市卫生规划,上海市同仁医院将立足长宁国际精品城区定位,以建设三级综合医院和"双一流"大学附属医院为目标,着力提升医教研综合水平和服务能级。希望通过未来几年的努力,将医院建设成医、教、研、防四位一体,患者、员工、同行三方认同,传承历史、创新技术并重,在全国范围内特色凸显的品牌医院。

（范晓彧）

基础医学院将以服务国家为己任，以人才培养为中心，以改革开放为动力，担当使命、振奋精神、凝心聚力、深化改革，汇聚力量，共谋发展，再创发展新辉煌。

夯实"基础" 勇攀高峰
——上海交通大学基础医学院发展纪实

一、学院概况

上海交通大学基础医学院成立于 1989 年 5 月，前身为创建于 1955 年 8 月的上海第二医科大学基础医学部。2005 年，上海交通大学与上海第二医科大学强强联合，基础医学院更名为上海交通大学基础医学院。传承了百余年的历史底蕴，经过六十余年的建设，基础医学院已经成为教学、科研、人才培养和社会服务的重要基地。60 多年来，基础医学院涌现了一批蜚声国内外的医学专家。余㵦、王振义、陈国强等在不同时期担任基础医学院院长或基础医学部主任。陈竺、陈赛娟曾在基础医学院担任教研室主任。

学院现有病理生理学系、生物化学与分子细胞生物学系、组织胚胎学与遗传发育学系、免疫学与微生物学系、药理学与化学生物学系、病理学系、解剖学与生理学系，以及基础医学公共技术平台、基础医学实验教学中心、动物科学部和医药生物信息学中心。国家"双一流"建设学科 2 个（基础医学、药学）；上海高校高原学科 3 个（基础医学、生物学、药学）。自 1984 年以来，经国务院学位委员会批准先后建立了 5 个一级学科博士学位授权点，基础医学、生物学 2 个博士后流动站，15 个二级学科博士学位授权点，15 个二级学科硕士学位授权点。学院拥有细胞分化与凋亡教育部重点实验室、上海市免疫学研究所、生殖医学上海市重点实验室、肿瘤微环境与炎症上海市重点实验室、上海市知识服务平台－转化医学协同创新中心及上海交通大学医学院病理中心。2007 年通过教育部"985 工程"二期项目支持，成功建成"上海交通大学医学科学研究院"，现有独立研究组长（PI）69 名。

近年来，学院结合自身特点，全面推进学科整合重组工作，逐步将最小行政设置从教研室转变为系，形成新的系－所结合的组织架构，充分发挥学科交叉优势,实行院长领导下的学科(系)负责制和学科(系)规划下的研究组长(PI)负责制,同时按教学与科研工作的需要,系内设科研研究组与教学课程组,以科研反哺教学,形成教学、科研工作双管齐下、相辅相成的新格局。在长期积累尤其是近年快速发展的基础上,学院逐步形成了各系/学科群的研究特色和优势。

学院围绕人类重大疾病开展前瞻性基础研究,承担了一批具有重大影响的国家基础研究项目和重大攻关项目,取得了一批重要学术成果。为了适应转化医学研究的新型人才培养模式要求,基于前期与各附属临床医院合作基础,依托教育部"985 工程"和上海市教委"085 工程"及高原学科建设项目资助,学院启动了基础－临床交叉团队建设项目。包括代谢、肿瘤、心血管疾病、神经性疾病、感染性疾病和免疫性疾病在内的 6 个跨学科、跨基础－临床交叉合作团队相继成立,各学科与附属医院建立了紧密的科研协作。在 2017 年教育部第四轮学科评估中,基础医学被评为 A－。

在卓越医学人才培养方面,基础医学院承担了多学制(四、五、八年制)、多专业(临床医学、口腔医学、生物医学科学、护理学、医学检验、营养学、预防医学等),多层次(本科、硕士、博士)和多种形式(全日制、继续教育、远程教育)的基础医学教学工作。近年来,基础医学院开展广泛的教学改革工作,率先采用了"器官系统整合式"教学模式以及"以问题为基础的学习"(PBL)、"以探究为基础的学习"(RBL)等新型教学方法,坚持临床医学法文班特色教学,建立了具有上海交通大学医学院特色的教学体系,随着上海–渥太华联合医学院的建立,进一步推动了英文班双语教学的开展。作为上海市"本科教学教师激励计划"的试点单位,基础医学院按整合课程体系所建立的 19 个理论教学团队和 5 个实验教学团队,遵循"团队牵引、首席负责、全程激励、制度保障"原则,全面推进课程改革。同时,按学科建立了 14 个课程组,重点推进师资队伍建设和研究生教育。基础医学院培养"有灵魂的卓越医学创新人才"的能力有了明显提高,得到了国内外同行专家的充分肯定及高度关注。

医学院设立的全国首个生物医学科学专业依托全院优质师资,通过构建创新型医学人才的培养系统、落实一流教学资源、改革教与学机制、建立学生成长支撑体系,从而造就具备创新思维、国际视野、远大理想、领导潜能的卓越医学科学家和医学教育家。

学院坚持以学生发展为核心,树立"夯实基础,强化综合,激发创新,服务专业"的教学理念,通过加强师资队伍建设、教学研究、教学条件建设和教学质量建设,将基础医学院建成"有灵魂的卓越医学人才"培养基地。图 1 为基础医学院外观。

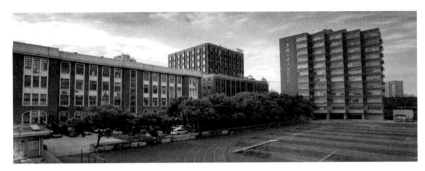

图 1　基础医学院外观

二、历史之蕴

1952年,全国高等学校院系调整,圣约翰大学医学院(1896—1952)、震旦大学医学院(1911—1952)、同德医学院(1918—1952)合并成为上海第二医学院。建院初期,基础学科教研组属教务处领导。1955年8月26日成立基础医学部,基础学科教研组划归基础医学部领导,著名医学微生物学与免疫学专家余㵑教授任主任。

(一)秉承优良传统,基础医学部砥砺前行

1955年,基础医学部(基础医学院的前身)成立之初,余㵑、潘孺荪、童致棱、张鸿德、范承杰、冯固、邓裕兰、谢大任、葛怀诚、沈鼎鸿、陈邦宪、丁霆、冯固、张惠珠、章德馨、余新恩、吴云瑞等20余位知名教授和一批热爱教学事业的教师和技术员一起艰苦创业,在很短时间内建立了基础医学各个教研室,编写了各种实用的教材,开设了各种教学实验室,使基础医学教学很快走上轨道。

20世纪60年代初,基础医学部除了继续搞好教学外,大力开展科学研究工作,动员青年教师投考研究生,同时在校内组织教师开展研究工作,还将西院新建的大楼命名为科研楼(即现在的三号楼)。广大中青年教师通过"在实践中培养、在完成任务中成长",受到了锻炼、得到了培养。在"文革"中,基础医学部的教学、科研和学科建设受到严重影响,基础医学的发展受到严重被坏。但在如此困难的环境下,基础医学部广大教工还是克服种种困难,自1970年起完成了六届工农兵学员的教学任务。

"文革"结束后,在王振义、陆德源、金正均、史奎雄、史秉璋、郭寿延、陈泽乃、陈仁彪、谢文英、吴晋宝、夏宗勤等一批老教授的带领下,基础医学部各教研室很快恢复了生气。王一飞、汤雪明、陈诗书、徐有秋、马宝丽、周光炎、徐也鲁、

钱宗立等一批中青年教师被送到国外学习和工作,他们回国后又给基础医学的发展带来了新的动力。在他们的带动和全体教工的努力下,基础医学院的教学、科研和学科建设顺利发展。20 世纪 80 年代中期,第一批出国的中青年教师先后回国,成为每个教研室的领导或主要骨干,并且都在筹划和开展科学研究工作,基础医学部出现了前所未有的良好局面。基础医学部高度重视前沿学科的建设,制定了优先发展细胞生物学、分子生物学、免疫学等前沿学科的发展策略,建设重点学科,通过学科群建设以点带面发展基础医学,使基础医学各学科研究深入到细胞、分子水平,把前沿学科与临床学科进行交叉,形成上海第二医科大学(简称二医大、二医)特有的学科优势,基础医学部从此走上了迅速发展的道路。

(二)沐浴改革春风,基础医学院趁势而上

20 世纪 80 年代中期,基础医学部的教学工作已经恢复到"文革"前水平,第一批出国的中青年教师都已回国,成为每个教研室的主要骨干,并且都在筹划和开展科学研究工作,基础医学部出现了前所未有的良好局面。但形势仍然比较严峻,由于多年来国家对地方院校投入远比部属院校低,与原北京医科大学和原上海医科大学相比,二医的学科建设和科研力量落后不少,基础医学院尤甚。二医如何发展,基础医学部如何发展,是校领导和广大教工面临的主要问题。当时大家的共识是学院要发展,学科建设是关键,学科建设主要是教学、科研和人才的建设。学科建设有两种发展模式可以选择:一是传统的发展模式,即全面建设所有基础学科,大家共同稳步前进。由于经费投入有限,如按这种传统模式发展,所有学科只能在原有基础上小步走,永远赶不上实力雄厚的兄弟院校;二是改革创新,走一条新路。令人高兴的是,学校领导选择了后者。走新路,就是高度重视前沿学科的建设,为此,学校制订了优先发展细胞生物学、分子生物学、免疫学等前沿学科,建设重点学科,并通过学科群建设以点带面发展基础医学,使基础医学深入到细胞、分子水平,并把前沿学科与临床学科进行交叉,形成二医特有的学科优势的发展规划。这一发展思路的创新之处有两点:一是采用了不同于其他医学院校的发展模式,优先发展了对推动医学发展有引领作用的生命科学前沿学科,为我校尽快适应现代医学的发展潮流和今后持续发展奠定了重要基础,促使基础医学发展走上了快车道,从而使我们有后来居上的可能;二是提出了学科群的发展思路,在优先发展重点学科的同时,每一个重点学科与其相关学科组成学科群,以点带面共同发展,这种发展模式还为今后基础医学学科重组和改革创造了条件。1989 年 5 月,在基础医学部的基础上成立了基础医学院,此后的十多年中,随着经济的发展,国家和上海市对二

医的投入迅速增长,基础医学院进入了教学和科研并重的发展期。在教学上,建立了面对多学制、多专业的一套稳定的教学体制,开始探索减轻医学生课程压力、提高教学质量的教学改革;在科研上,呈现了各学科高度重视研究工作,研究项目和研究成果迅速上升的局面;重点学科、重点实验室建设以及"211工程"建设使基础医学院教学和科研条件得到了巨大的改善;在人才建设上,配合学科建设的需要,优化教师队伍以适应基础医学发展,在十年中基础医学院教工人数从600多人减少至400多人,提高了工作效率,同时优秀人才的引进和培养使基础医学院教师队伍有了更强的竞争力,为基础医学院在21世纪的腾飞打下了基础。

(三) 抓住历史机遇,实现跨越式发展

2005年,上海第二医科大学与上海交通大学强强合并,给基础医学院带来新的机遇和更大的发展空间,在陈国强、陆阳、陈红专、徐天乐、程金科等教授和一批新一代学科带头人带领下,基础医学院正以崭新的面貌向更高的目标前进。在上海交通大学支持下建立了上海交通大学医学科学研究院,统一协调基础医学院各研究所和重点实验室的研究工作;建立了各种配套的技术平台,引进和培养优秀人才;组织多层次学术活动,营造了良好的学术氛围。以上举措使基础医学院的科研工作进一步向提高层次、更高水平发展,出现了新的飞跃。

近年来,学院在上海交通大学医学院的正确领导下,认真落实基础医学院"十二五"规划纲要提出的各项目标任务,坚持以学科建设为重点、人才培养为核心、师资队伍建设为根本,以提高科学研究水平为抓手,坚持"以人为本、科学发展"理念,团结和带领全院职工,着力创新驱动,聚焦内涵建设。以培养卓越医学人才为主线,开展全方位的综合教育改革,通过教学主渠道加强大学生思想政治教育,实施学生知识、素质和能力三位一体的培养;推行骨干教师教育教学激励计划,组建了24个教学团队,全面实施整合课程;开设生物医学科学专业;建立基础医学院"人才特区",加大引进海外人才的同时,推进本土人才和海外人才的管理并轨运行机制,建立起学院全体教师同台竞技的平台和制度保障;调整学科架构,基本完成建系目标,积极发展优势学科,不断夯实主干学科,培育新兴学科增长点,学科建设取得新的进步;围绕人类重大疾病开展前瞻性基础研究,承担了一批具有重大影响的国家基础研究项目和重大攻关项目,取得了一批重要学术成果。基础医学院发展到今天,是不断改革创新的结果,凝聚着几代人的不懈努力。基础医学院的明天将会更加辉煌、更加美好。

表1、表2为基础医学院历任领导。

表 1 历任院长/主任

姓名	任职时间	职务
余㵑	1955 年 8 月—1966 年 12 月	主任
余㵑	1977 年 9 月—1984 年 7 月	主任
陈大基	1978 年 1 月—1981 年 11 月	第二主任
王振义	1981 年 11 月—1984 年 4 月	第二主任
余㵑	1984 年 7 月—1988 年 5 月	名誉主任
王一飞	1984 年 7 月—1988 年 5 月	主任
金正均	1988 年 5 月—1989 年 5 月	主任
汤雪明	1989 年 5 月—1999 年 5 月	院长
陆阳	1999 年 5 月—2004 年 5 月	院长
陈红专	2004 年 5 月—2006 年 11 月	院长
藏敬五	2007 年 1 月—2007 年 6 月	院长
陈国强	2007 年 6 月—2011 年 5 月	院长
徐天乐	2011 年 5 月—2016 年 9 月	院长
程金科	2016 年 9 月至今	院长

表 2 历任党委书记/党总支书记

姓名	时间	职务
陈大基	1955 年 11 月—1956 年 11 月	党总支书记
曹禄洪	1956 年 11 月—1957 年 1 月	党总支书记
叶平	1957 年 12 月—1958 年 3 月	党总支书记
刘涌波	1958 年 3 月—1959 年 12 月	党总支书记
邵明辉	1959 年 12 月—1965 年 8 月	党总支书记
曲敬开	1965 年 8 月—1966 年 5 月	党总支书记
李春郊	1972 年 6 月—1973 年 3 月	党总支书记
杨心田	1977 年 9 月—1982 年 6 月	党总支书记
郑德孚	1982 年 6 月—1983 年 6 月	党总支书记
林荫亚	1983 年 6 月—1984 年 7 月	党总支书记

（续表）

姓名	时间	职务
包仁德	1985 年 11 月—1989 年 9 月	党总支书记
程鸿璧	1989 年 9 月—1990 年 6 月	党委书记
包仁德	1990 年 6 月—1991 年 3 月	党委书记
方友娣	1991 年 3 月—1992 年 11 月	党委书记
王国樑	1992 年 11 月—1994 年 7 月	党委书记
钱关祥	1995 年 1 月—1997 年 11 月	党委书记
朱旭明	1997 年 12 月—2004 年 5 月	党委书记
陆阳	2004 年 5 月—2006 年 12 月	党委书记
朱旭明	2006 年 12 月—2011 年 10 月	党委书记
孙洁宁	2011 年 10 月—2013 年 12 月	党委书记
陈洪	2014 年 1 月至今	党委书记

三、育人之资

百年大计，教育为本；教育大计，教师为本。人才是学院发展的第一资源，一流的人才是学院的核心竞争力。60 多年来，基础医学院涌现了一批蜚声国内外的医学专家。

20 世纪 50 年代，基础医学院名师众多，他们与一批热爱教学事业的教师和技术员一起艰苦创业，为学院的蓬勃发展作出了难以磨灭的贡献。其中有一级教授余㵑，二级教授潘孺荪、童致棱、张鸿德、范承杰、章德馨，三级教授冯固、邓裕兰、谢大任、葛怀诚、沈鼎鸿、陈邦宪、丁霆、冯固、张惠珠、余新恩、吴云瑞等。20 世纪 70 年代，王振义、陆德源、金正均、史奎雄、史秉璋、郭寿延、陈泽乃、陈仁彪、谢文英、吴晋宝、夏宗勤等一批教授成为学科带头人，在他们的带领下，基础医学部各教研室克服"文革"对教学、科研所造成的严重破坏，使各项工作很快恢复了生气。20 世纪八九十年代，王一飞、汤雪明、陈诗书、徐有秋、马宝丽、周光炎、徐也鲁、钱宗立等一批教师经过国外的学习和培训，回到基础医学院成为又一批学科带头人，基础医学院的教学、科研和学科建设顺利发展。进入 21 世纪以来，陈国强、陆阳、陈红专、徐天乐、程金科、苏冰等教授作为新一代学科带头人接过接力棒，带领基础医学院向更高的目标前进。

（一）一代名师余㵑教授与基础医学院

余㵑教授是基础医学院前辈名师中的杰出代表，他是著名的细菌学、微生物学、免疫学专家。余㵑教授于 1952 年任上海第二医学院细菌科主任，1955 年兼任基础医学部主任。1956 年被定为一级教授。余㵑教授 1919 年进入北京医学专门学校。1923 年 6 月毕业后在北京协和医院任细菌科助教。1927 年 9 月赴美国哈佛大学医学院细菌科任研究员。1929 年 7 月回国，在北京中央防疫处和北京大学医学院任卫生学主任，在此期间定为教授。1952 年他进入上海第二医学院任微生物学主任后，应卫生部要求，主持编写了我国第一个微生物学教学大纲，然后又主编了我国第一部《医学微生物学》教科书。这部教科书和他的教学法应用多年，教学效果良好，同时也培养出了一批微生物学的师资队伍和科研人员。

1958 年，广慈医院在抢救大面积烧伤工人邱财康期间，要找到快速抑制绿脓杆菌繁殖的方法。为此余㵑教授身体力行，亲自带领师生到郊外采集了几十种噬菌体，选择其中噬菌力特别强的一种制成菌液，应用于临床，攻克了绿脓杆菌的感染，保全了邱财康的肢体，使抢救工作顺利进行，创造了我国烧伤史上的奇迹。1962 年，他在上海组织领导麻疹研究小组，终于创制成功了麻疹减毒活疫苗，并应用于麻疹预防，从此使麻疹的发病率和死亡率大为减少。

在几十年微生物学的教学研究中，余㵑教授较早地认识到微生物的致病性与人体免疫功能的关系，在 1933 年他所著的《病原学》一书中已反映了他在这方面的高见卓识。在 20 世纪五六十年代，他明确提出肿瘤的发病与抑制和体质强弱有关。60 年代初，他就着手免疫方面的研究。上海第二医科大学的免疫学教研室、上海市免疫研究所就是在他的领导下建立并取得了很大发展的。如放射病与免疫、转移因子的研究等，有的对国防建设有着重大意义，有的填补了国内空白。在他的主持下，上海市免疫研究所 1980 年被批准为世界卫生组织免疫遗传合作中心，并出版了我国第一份免疫专科杂志《上海免疫学杂志》。

余㵑教授的著作和译著较多，从他早年发表的《病原学》起，前后共有专著几十种。主编、编写、译编专著也有几十种，在国内外报刊发表论文六十余篇。内容涉及微生物学、免疫学、自然辩证法等。由于余㵑教授有卓越的贡献，所以在国内医学界享有盛誉。群众中有"南余北谢"之美称。（南方余㵑，北方谢少文），余㵑教授曾任中华人民共和国科技委员会组员，卫生部医学科学委员会委员。

与此同时，在学院的成长历程中，也涌现出一大批蜚声国内外的高级医学人才，对于他们的功绩，所有人都将永远铭记于心。

（二）基础医学院"孵化"出上海交通大学医学科学研究院

"十五"规划期间,学院深感师资队伍建设的紧迫性和重要性,对师资队伍的结构、素质都提出了明确的建设目标。为了使更多人才特别是青年人才脱颖而出,院党委经讨论,决定在人才培养上引入了竞争机制。通过"打擂台"的形式评选院优青,通过推荐、考试等办法选拔青年教师参加法语培训。这些举措为青年教师的成长提供了机会和舞台,大大激发了青年教师提高业务水平、外语水平的积极性。

"十一五"期间,以陈国强教授为首的院领导班子,以独有的胆识为学院的发展赢得了学校前所未有的支持。在教育部"985 工程"二期科技创新平台建设项目的资助下,学院于 2007 年 4 月起筹建上海交通大学医学科学研究院(简称医科院),目标是将医科院建成一个"人才凝聚、科研创新、成果转化"三位一体的研究机构。学院以一套班子两块牌子来建设医科院,以国际通用的课题组组长负责制为基石,建立院长领导下的学科负责制和学科规划下的课题组长负责制。根据《医学科学研究院关于实行 PI 制的暂行规定》,向海外和学院内部招募 PI 面试评估,通过引进和本土人才相结合模式形成一支高水平的基础医学研究队伍,有 10 位院内 PI 和 15 位海外回国 PI 到位开展工作。为改变学院青年教师普遍没有经过博士后训练的现状,学院制订了《医学科学研究院青年教师科研能力提升计划》,通过双向选择的方法,公开选拔 35 名青年教师进入 PI 团队进行培训。学院鼓励职工攻读学位,并加大对本土教师赴海外学习的资助力度,逐年提高对教师岗位和科研岗位的考核要求,增加教师投身教学科研工作的外在推动力。配套颁布的政策还包括《技术员岗位公开招聘制度》,对每个技术员岗位进行公开招聘,鼓励广大技术员选择适合自己的岗位,激扬热情,发挥主观能动性。2007 年 12 月 28 日,医科院正式揭牌成立,由医学院党政领导任组长,基础医学院院长任项目负责人,并设立学术评估委员会。学院也建立了基础医学院教授会,使教授参与学院重大事务的权益得到保障。

（三）探索实践"人才特区"政策,引育并举铸英才

六十余年来,基础医学院一直高度重视人才队伍建设,尤其是近十年来,通过各种途径和模式吸引人才。目前学院已经形成了一支包括中组部"千人计划"专家、"973 项目"首席科学家、"长江学者"、国家杰出青年基金获得者、国家级教学名师等不同层次的人才队伍。在这支富有创新精神和国际视野的师资队伍中,有一大批教师活跃在国际学术前沿,一大批教师活跃在国家重大战略需求领域。

坚持引育并举,提升师资队伍水平。在医学院的大力支持下,学院党政密切配合、齐心协力,努力营造助力人才成长的微环境,搭建人才成长的平台,逐步建立起师资应聘、入职、培养、成长过程中的一系列服务机制,形成公开公平、开放竞争的人才成长微生态,使人才进得来、留得住,更能够茁壮成长。学院近十年来,加大引进人才力度,从海外知名高校引进 62 名,同时在本土教师中遴选 PI、co-PI,给予经费支持,助力其成长。通过几年的努力已建立起一支分布在 7 大学科的由 163 名正高和副高组成的骨干师资队伍。

并轨运行,激发师资活力。依托上海市教育委员会高峰高原学科建设计划,在基础医学院建立"人才特区",加大引进海外人才的同时,推进本土人才的并轨运行,建立起学院全体教师同台竞技的平台和制度保障。先后启动《上海交通大学基础医学院优秀青年教师支持计划》和《上海交通大学基础医学院特聘教职暂行办法》。截至 2018 年底,"人才特区"建立已满三年,其间,共引进 PI 23 人,遴选 4 人,使学院 PI 总数达到 69 位;遴选优秀青年 30 人和特聘教授 15 人,已经逐步建立起并轨运行、阶梯式成长的人才培养机制。通过不断提升学院师资队伍水平,优化师资队伍结构,努力推动教学、科研和社会服务全面协同发展。"人才特区"通过组织国际学术同行专家评议、基础医学院学术委员会评议和外请同行专家会评,对优青、co－PI、PI 和特聘教授进行严格的全方位考评,引入退出机制,真正做到不走形式,激励和支持在教学、科研领域追求卓越的优秀教师,逐步完成从引育结合到育引结合的自然过渡。

截至 2018 年底,学院共有在编职工 446 人,其中专任教师 276 人,83 % 获博士学位;正高职称 73 人,副高职称 90 人;博士生导师 65 人,硕士生导师 48 人。获得的各级各类人才计划主要有:中科院院士 1 人;中组部"千人计划"3 人,"青年千人计划"16 人;"国家高层次人才特殊支持计划领军人才层次百千万工程领军人才"1 人;"万人计划"青年拔尖人才 2 人;"长江学者"特聘教授 3 人,"长江学者"青年项目 2 人;"973 项目"首席科学家 5 人;享国务院特殊津贴专家 5 人;人社部"百千万人才工程"国家级人选 4 人;教育部"高等学校教学名师"1 人,全国优秀教师 1 人,"新世纪优秀人才支持计划"获得者 4 人;国家杰出青年科学基金获得者 7 人,国家自然科学基金委优秀青年基金获得者 8 人;上海领军人才 6 人,上海市"千人计划"7 人,上海市优秀学科带头人 4 人,上海市高校教学名师 2 人,上海高校"东方学者"特聘教授 25 人;特聘教授跟踪计划 4 人、讲座教授 3 人,上海高校"青年东方学者"7 人;宝钢优秀教师奖 19 人(在职 5 人,已退休 14 人)。

四、教学之本

基础医学院秉承"博极医源，精勤不倦"的学院精神，致力于培养具有宽厚扎实的基础医学和生命科学知识，具备科研素养和极具科学创新能力的领军人才（见图 2）。2016 年教育部学位与研究生教育发展中心第四轮学科评估，基础医学院基础医学和药学学科均为 A－。

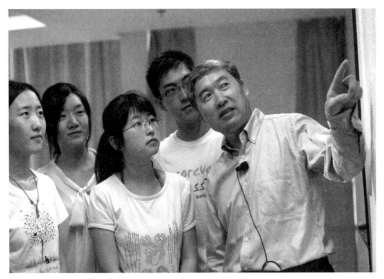

图 2　基础医学院教师授课情形

（一）跨学科知识整合，器官系统整合课程的前世今生

医学教育课程体系改革一直是教育教学改革的难点。在医学院的顶层设计下，基础医学院借鉴国内外医学教育改革的宝贵经验，结合中国医学教育与学院自身发展的优势，不断尝试，探索创新。学院器官系统整合课程改革经历了 5 个阶段的应用实践，经历 2 次停滞，最终全面推广。1997 年在七年制法文临床医学专业中试行器官系统整合教学，教师按照器官系统进行授课，但当时缺乏整体设计，没有专门的教材，学生使用的还是按学科划分的课本，各学科间的联系不够紧密，学生的积极性不够高，此次教改未大面积推开。2002 年 9 月，经过讨论，在临床医学七年制中选择部分班级作为教改班，开设了以器官系统为基础的综合性整合课程，并安排以问题为基础的讨论课程、学生小组活动和教师指导下的自学；分阶段逐步培养学生的临床技能，安排学生参加早期接触

临床活动,开设前后期整合课程;增加选修课课程内容,开设综合性医学专题讲座和医学前沿进展讲座。实践证明,这些改革措施使学生的自学和分析综合能力、书面和口头表达能力以及团队合作能力均有了明显提高,但由于行政原因,再次停止。自 2008 年始,在八年制学生办学过程中,开展了更为系统的整合教学试点。方案中第二学年的模块课程涉及基础医学多学科整合,第三学年器官系统课程涉及基础与临床整合。经过专家顶层设计,将基础医学各课程实现交叉融合,形成八门基础医学模块课程,作为器官系统课程的前期课程,命名为"医学导论或人体健康与疾病导论",现称为"基础医学导论";将基础医学与临床医学整合,以器官系统为中心,形成 8 门系统课程。2012 年起在临床医学五年制英文班进一步试点器官系统整合课程。2014 年,在骨干教师教学激励计划的支持下,学院在临床医学专业全面推广器官系统整合课程体系;同时,针对医学相关专业(护理学、检验医学、营养学)开展正常人体学和疾病学基础的整合课程体系。

2015 年,上海-渥太华联合医学院成立,该专业学生采用北美医学整合课程体系,基础医学院承担 Pre-medicine(细胞生物学、有机化学、生物化学)课程,以及 Foundation Unit 课程(见表3),后者是一门涵盖人体解剖学、生物化学、细胞生物学、组织胚胎学、医学遗传学、医学免疫学、医学微生物学、寄生虫学、病理学、病理生理学、药理学、生理学、血液学、骨科学(MSK)、骨关节放射学、风湿病学以及 PSD(Physician Skills Development)和 SIM(Society, the Individual, and Medicine)等多学科的整合课程,注重无缝/无重复的基础医学、预防医学与临床医学知识相结合,人文社会科学知识与医学知识相结合;理论知识与临床实践相结合。注重以学生为中心的教学方法,培养学生主动学习、独立思考、实践操作、终生学习的能力。

表 3 　基础医学整合课程(核心课程)体系

专业	理论课程		实验或实践课程
	医学导论(模块整合)	基础医学器官系统整合课程	基础医学实验整合课程
临床医学	人体构造	呼吸系统	人体构造
	分子、细胞与组织	消化系统	医学形态学
	代谢生物化学	泌尿系统	医学功能学
	医学遗传与胚胎发育	生殖系统	生化与分子细胞
	病理与病生总论	神经系统	病原生物学
	机体防御与免疫	循环系统	医用化学

（续表）

专业	理论课程		实验或实践课程
临床医学	医学导论（模块整合）	基础医学器官系统整合课程	基础医学实验整合课程
	病原生物学	血液系统	RBL
	药理学总论	内分泌系统	科研轮训
	PBL		循证医学
医学相关专业	正常人体学		基础医学实验整合课程
	疾病学基础		
临床医学（上海–渥太华联合医学院）	Pre-medicine，Foundation Unit		Experimental Courses
生物医学科学专业	人体结构与功能模块		生物医学综合实验
	生物学模块 I/II		RBL
	疾病学基础模块 I/II		

　　基础医学院作为主要完成人的成果《夯实医教协同，综合性大学"有灵魂的卓越医学创新人才培养体系"构建与实践》（成果完成人：陈国强、郭晓奎、胡翊群、钮晓音、邵莉、唐华、梅文瀚、洪梅、胡伟国、郑青、郁松、陈洪、周栋、苏懿、缪青）获得 2018 年高等教育国家级教学成果奖一等奖。《深化医教协同，校院联动构建有灵魂的卓越医学创新人才培养体系》（成果完成人：陈国强、郭晓奎、胡翊群、钮晓音、邵莉、唐华、梅文瀚、朱海燕、郁松、苏懿），以及《基础医学虚拟仿真实验教学体系的建设与应用》（成果完成人：顾鸣敏、李韬、冯雪梅、胡优敏、赵蔚）两项成果分别获得 2017 年上海市教学成果奖特等奖和二等奖。这些成果包含了学院人才培养体系建设、器官系统整合课程体系教学改革、实践教学体系改革、课程思政建设、教学资源建设等方面的成绩，充分体现了学院在深化教学改革、推进教育内涵建设、提高教学质量、创新教学发展上所取得的成绩和突破。

（二）素质教育，课程思政的实践之路

　　在课堂教学中强化课程内涵和课程思政建设，在教学过程中，主讲教师首先要加强自身思想政治建设，在道德品质、文明修养、治学态度等方面严格要求自己；其次，在教学主渠道渗透思想政治教育的同时，充分发掘和运用各学科蕴含的思想政治教育资源，结合学科专业开展多种形式的教育活动；最后，利用基础医学各专业有成就科学家的事迹影响引导学生，发挥名人效应。

在思想引领上,以立德树人为根本,以理想信念为核心,以思政贯穿和"双师联动"营造思想引领和学业指导的全员全方位全过程育人环境。上海交通大学医学院自 2010 年起率先实施"本科生班导师"制度,来自医、教、研、管等岗位带头人的医学科学家、高级临床专家等担任本科专业医学生的班导师,直接、全程参与本科生培养。学院教师累计 86 人次参与了医学院班导师工作。班导师工作以学生实际需求为切入,服务学生成长成才,不断丰富参与教育教学的途径和载体,以加强文化内涵建设。迄今累计开展班导师文化创建项目 600 余项,为广大医学生开启了新的视野,增强了他们的职业责任感与职业道德观。10 多位教师被评为上海交通大学"十佳"班主任和医学院"十佳"班导师。

2017 年起,基础医学院教学团队 20 多位教师参与医学院"健康中国"思政课程 CBL 教学。针对健康、医疗、卫生等领域近两年来的重要事件、重大新闻所形成的 20 个教学案例,以"学生分享＋教师引导"为主的授课方式,启发医学生将自己的成长与国家卫生事业的发展相结合,取得良好效果。

(三) 实践教学,基础医学实验教学中心的建立

"十一五"规划期间,学院抓住契机,积极转变教育理念、推进教学改革,围绕医学院创新型人才和卓越医师培养要求,在实验教学模式、课堂教学方法、考试评估方式和基础临床前后期整合教学等各方面开展了一系列富有成效的工作,全面提升了大学生的自学能力、实践能力和创新能力。2005 年,为进一步贯彻教育部教学质量工程精神,促进综合性实验的开展和实现实验教学资源共享,医学院开始着手组建基础医学实验教学中心。经过多年的努力,中心逐渐形成了多学科综合实验的教学架构,下设:形态学教学实验室、功能学教学实验室、细胞与分子生物学教学实验室、病原生物学教学实验室和化学生物学教学实验室。为医学院培养 21 世纪创新型医学人才提供了一流的教学条件。

近年来,基础医学实验教学中心进行了积极的改革探索:根据学科内在联系和科学规律,实验教学打破和淡化了学科界限,将原先从属于教研室分散管理的教学资源和单一学科的教学实验室重新组合,构建了基础医学实验教学中心;面向 12 个专业、承担 38 门实验课程的各单一学科实验室重组为四个整合的实验课程体系,即医学功能学实验课程(整合生理学实验、药理学实验、病理生理学实验),医学形态学实验课程(整合人体解剖学、组织胚胎学、病理解剖学),细胞与分子生物学实验课程(整合细胞生物学实验、生化与分子生物学实验、免疫学实验和医学遗传学技术实验),病原生物学实验课程(整合医学微生物学实验、人体寄生虫学实验、感染病学基础)。

多学科整合式的基础医学实验教学中心的建立,为构建整合式实验教学课程体系提供了硬件支撑。同时,中心建立了多学科交叉融合的整合式实验教学课程体系。新的实验课程体系分为四个层次:基础性实验、综合性实验、设计性实验和探究性实验。基础性实验:涵盖各学科最基本的实验操作和技能,包括传统的经典验证性实验。综合性实验:综合运用多学科知识和实验技能的整合性实验,学生可以从多学科、多层次、多角度观察与思考复杂的生命现象,并逐步建立整体的概念。设计性实验:充分发挥学生的主观能动性和创造力,运用已经学习的知识和技能,自己设计实验,完成实验操作,搜集、整理和分析实验数据,得出结论,写出实验报告。该模块实验适应学生实践能力和创新意识培养的要求。探究性实验:以基础医学为知识背景,联系临床,提出科学问题或假说,设计方案,完成实验操作,搜集、整理和分析实验数据,撰写论文。多学科交叉融合的整合式实验教学课程体系的建立,加强了各学科实验内容的融通和联系,不但有利于医学生更好、更快地理解和掌握相关的实验技能,而且有利于他们融合学科知识,提升创新能力。

(四)以探究为基础的学习

基础医学院将培养学生创新意识和创新实践能力纳入医学生课程体系,依托强大的科研实力和师资队伍,聚焦科学精神和创新能力培养,开设以探究为基础的学习。以探究未知问题为基础,以设计性、综合性实验为载体,构建一种开放式、学生主动参与的学习模式——"以探究为基础的学习"(Research-based learning,RBL)。RBL通过充分调动学生的学习主动性、积极性和创造性,在学习和掌握医学基础理论、基本知识和基本技能的前提下,让学生在导师的指导下,完成查阅文献、自主选题、实验设计、实验操作、统计处理、结果分析、论文撰写和论文答辩的科研全过程。

学院在2002级临床医学七年制法语班中试点进行了设计性综合性实验教学改革,将实验与长学制导师制相结合,为期两个学期;同时,还将此项实验作为一门选修课程向学校申报,既保证学生的实验时间,又能够使他们取得学分。试点改革取得了良好的效果,受到专家、教师及学生的一致认可。2006年,该项目(课程)在长学制学生中全面铺开。2008年,与法方合作,在医学院临床医学专业中开设"中法合作生命科学硕士(Master 1)项目班",通过RBL教学,培养中法合作生命科学硕士研究生,并向部分临床医学五年制学生开放。至今,近2 000名学生参与了516个RBL项目。

(五)雏鹰添新羽,展翅待腾飞——"新羽杯"研究生科研活动日

"新羽杯"研究生科研活动日是面向基础医学院研究生开展的校园文化项

目,旨在促进院内各学科之间的学术交流,营造活跃的学术氛围,提高研究生的科研能力和成果展示能力。该活动已连续举办 9 届,在基础医学院导师和研究生心中具有较强的品牌影响力和广泛知名度。

随着近年来医学院研究生的扩招以及各学科 PI 的招募,提升研究生的培养质量是学院面临的一项重要工作。2010 年,在原基础医学院副院长易静老师的倡议下,基础医学院每年 12 月份定期举办"新羽杯"研究生科研活动日,作为进一步加强研究生科研创新思维,增强师生间的沟通交流,营造积极学术氛围的展示平台。

"新羽杯"标识(见图 3)原型是羽毛状的 rRNA 转录单位(见图 4)。两栖类卵母细胞的核糖体基因是第一个被克隆并在电子显微镜下观察到转录形态的真核基因。一片羽毛如同一颗圣诞树,是一个 rRNA 基因的转录单位,"羽毛"的主干是 DNA 链,侧枝是正在转录的 rRNA 链,侧枝末梢的颗粒是正在装配的核糖体前体。因此,羽毛图案代表了生命活动的微小结构,反映了研究生所探索的生命科学世界的奥妙、灵动和精美。

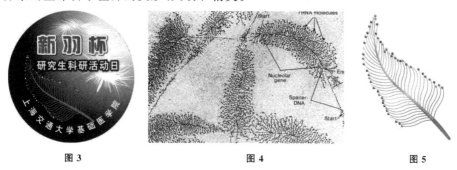

图 3　　　　　　　　　　图 4　　　　　　　　　　图 5

图案的主要组成元素是一片金色的羽毛辉映五彩的阳光正飞向无垠的蓝色天空(见图 5)。一片羽毛飞上天空常用来比喻"不可能",因此,图案的寓意是年轻一代面对着创造无限可能的空间。图案和名称"新羽"一起,象征一代年轻的科学家像雏鹰一样羽翼渐丰、振翅欲飞,在今天的苦学苦干中储备力量,准备走向明天生物医学研究、应用的广阔天地和人生的辉煌未来。

每届"新羽杯"由基础医学院教学办公室筹办,在学院领导大力关心,学科组导师积极支持,研究生精心组织下,活动形式多样,内容丰富。活动不仅有精彩的学术报告,也包含轻松的视频展示,不仅有专家评委富有学术价值的提问,也有导师对弟子的课题进展点评,更有同学之间的虚心讨教或质疑反诘。"新羽杯"科研活动日作为学院研究生科研创新能力培养体系的重要组成,为研究生的茁壮成长提供了一份适宜的土壤,已成为反映基础医学院研究生高水平科研工作和报告能力的主要平台。

五、创新之路

经过六十多年的建设和几代人的努力,基础医学院在学科建设和科学研究方面取得了令人瞩目的成绩。学院围绕人类重大疾病开展前瞻性基础研究,承担了一批具有重大影响的国家基础研究项目和重大攻关项目,取得了一批重要学术成果。图 6 为 2010 年陈国强院长获得国家自然科学奖。

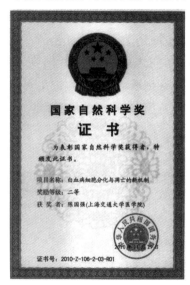

图 6 国家自然科学奖获奖证书

学院基础医学、药学入选国家"双一流"建设学科,同时也是上海高原学科建设学科。在 2013 年发布的"基本科学指标"数据库 ESI 排名中,学院药理学与毒理学、生物学与生物化学、分子生物学与遗传学、微生物学、神经科学与行为科学、免疫学 6 个学科方向跻身全球研究机构前 1%。学科重组实质性推进,一流科研基地初具规模。学科架构基本形成生物化学与分子细胞生物学、免疫学和微生物学、病理学、解剖学与生理学、组织胚胎学与遗传发育学、药理学与化学生物学、病理生理学等七大学科方向,并拥有教育部细胞分化与凋亡重点实验室、上海市免疫学研究所等 4 个省部级重点实验室和研究所,上海市转化医学协同创新中心等 3 个基础临床合作基地,基础医学公共技术平台、基础医学实验教学中心等教学科研基地。学院在教育部"985 工程"、上海市教委"085 工程"和高原学科建设项目资助下,着力建设基础医学公共技术平台,打造了"开放、优质、高效、创新"的一流研发平台。

近年来,基础医学院的科研成果量质齐升。2012—2017 年底,获得包括作为首席科学家承担的国家"973"计划、"863"计划、科技部十二五支撑计划、科技部重大国际合作专项、科技部重大新药创制专项、国家自然科学基金重点项目、重大研究计划和面上项目等在内的科研项目总计 451 项,其中科技部项目 17 项,国家自然科学基金 216 项(包括重点项目 12 项,国际合作项目 7 项,重大研究计划重点支持项目 4 项、集成项目 3 项、培育项目 8 项,杰青项目 2 项,优青项目 8 项,面上项目 115 项,青年基金 57 项;连续四年项目申报中标率超过 30%),总经费累计近 2.5 亿元。在包括 *Nature*,*Science*,*Cell Metab*,*Cancer Cell*,*Nat Med*,*Nat ChemBiol*,*Mol Cell*,*PNAS*,*Nat Commun* 等国际学术期刊发表论文 700 余篇,影响因子大于 10 的论文有 48 篇。2018 年,基础医学院共计发表 SCI 论文 151 篇,平均影响因子达到 6.64,为历年之最。其中影响因子超过 10 的论文达到 23 篇,是 2017 年的两倍,表明学院的科研实力经过多年培育,已经实现质的飞跃。其中郑俊克研究员获得国家杰出青年科学基金,王静研究员获得优秀青年科学基金,学院连续两年在这两个项目上有所斩获,展现出良好的中青年人才梯队,表明学院"人才特区"建设已经初见成效。同时,获得重点项目 5 项,重大研究计划重点支持 1 项,国际合作交流项目 3 项,重点重大项目数量创历史新高。

(一) 一切为了科研 提供技术支持服务的公共技术平台

自 2010 年起,学院在教育部"985 工程"和上海市"085 工程"支持下陆续在一些特色学科逐步建立起了一系列依托于系、具有学科特色的公共仪器与技术平台。随着学科科研需求和水平的不断提高,依托上海市高原学科以及上海市高水平地方高校建设项目支持,学院开始建设统一的基础医学公共技术平台,全面整合院内大型科研设备。平台秉承"优质、高效、尖端"理念,依托医学院完备的资源保障体系,力求通过建立高水平的专业技术队伍和先进的管理理念与运营机制,充分挖掘各类大型仪器设备潜能,为广大科研工作者提供安全、便利、高质的技术服务。

2015 年底开始第一期建设,对医学院老红楼三楼进行改造,建设了蛋白组学、代谢组学、显微影像学、分子形态学、流式细胞分选和同位素六大实验室;2018 年,完成基础医学公共平台的第二期建设任务,重点扩充了影像学和代谢组学平台,建立蛋白质晶体学实验室。通过运行积累经验,完善各种管理制度与运行机制,并到顶尖实验室或平台学习培训等方式,努力提升技术水平,提高服务质量,充分发挥出先进仪器的作用,提供先进高端的服务。平台 2018 年收入增长超过 100%。同时,依据规划与布局,启动了第三期建设,建立基因组学和表达组学平台、功能基因组与小分子高通量筛选平台。对西院老红楼进行进一步的规划,合理布局与改造,使其成为基础医学公共平台的主要基地,为一流医学院和一流学科建设提供支撑作用。公共平台的建成,将进一步惠及上海及周边地区,大型仪器使用率和服务业绩在上海市高校中名列前茅。

(二)以创新为名,播撒下一颗颗种子——21 创新论坛

基础医学院 21 创新论坛学术报告会制度始于 2004 年 9 月,原为基础医学院学术报告会;2006 年 3 月,正式更名为 21 创新论坛;2009 年 9 月起实施特邀报告人制度,固定为每周五中午举行。校友、美国加州大学洛杉矶分校(UCLA)教授、从事免疫抑制和细胞凋亡研究的沈路一在论坛的历史上写下了第一笔。通过不断地规范制度,21 创新论坛着力打造聚焦生命科学前沿的金字品牌。每一讲的报告人均为特邀或来访的国内外学者、生物医学前沿学科领域权威或中青年新锐,一般由各学科 PI 向论坛推荐,经审核委员会遴选后产生,发送邀请函确认。报告会的形式完全沿用国际惯例,时间设在中午午休的一个小时,报告人主讲 45 分钟,留下 15 分钟与听众互动交流,听众主要是医学院本部和各附属医院以及毗邻的中科院各研究所的研究生、青年研究人员和本领域同行教授。昆山之玉,随和之宝,必得于披沙剖璞,每一位前来 21 创新论坛的报告人都经过严格的审核,都需要以其学术成就质量为主要评定标准,通过组织讨论评审,最终确定。此外,21 创新论坛也不会囿于虚名,并不仅仅着眼于国际学术界的专家泰斗,同样关注国内活跃有为的青年才俊,向他们递出橄榄枝。报告人中,不乏获得过多项国际学术大奖的大师级人物,也有科学界备受瞩目、冉冉升起的新星。他们分别来自中国、中国香港、美国、德国、法国、英国、韩国、日本、澳大利亚、以色列、新加坡、西班牙、瑞典、瑞士、加拿大、芬兰、西班牙、乌克兰等 18 个国家和地区,或兼任 *Science*、*Cell*、*Nature*、*Immunity*、*PNAS* 等顶尖杂志编委,或任职导师,培育着下一代医学科学难题的攻坚者。从教授、研究员到博士、院士,报告人的学术研究涉及生理、病理、药理、遗传、免疫、分子生物、血液、神经、细胞、晶体等多个生命科学领域,在他们身上,学子们不仅仅能汲取科技前沿的新鲜养分,同时还可以领略科学家的风采与智慧,追随他们的脚步,走向属于自己的成功。可以说,一份 21 创新论坛的报告人名录,也是一

份生命科学领域的世界地图,处处洋溢着创新的节律。

如今,21 创新论坛每学年的场次稳定在 40 次左右,每个场次听众规模在 50~120 人,演讲厅里听众爆满的情况也时有出现。其中,"多利羊之父"伊恩·维尔穆特(Ian Wilmut)带来的讲座更是吸引了 300 余名学生前来听讲,创下了参与人数之最。而越来越多的学术大牛能接受邀请前来举办讲座,也是对学院学术氛围和科研水平的认可。

大师慷慨而谈,学子争相提问,大家一齐探讨学术问题。报告结束后,每一位报告人还会花上一天时间,和发出邀请的 PI、研究生交流,解答研究生关注的科学前沿问题与职业发展经验。交医学子的踊跃也屡屡获得受邀大师的称赞。而这儿学术氛围之浓厚,科研精神之严谨,论坛气氛之活跃,也使得 12 位老师再度前来传道授业,Edward T. H. Yeh 教授、徐晓明教授更是在 2005 年至 2012 年间三次前来做客主讲,为学子们带来分子修饰领域和神经修复领域的前沿进展。同时 21 创新论坛也成为医学院引进人才的前哨阵地,浓厚的学术氛围吸引着科研人才前来展现实力,细数名单,不乏海外学者在亮相论坛后成为上海交通大学医学院一员。

15 年来,21 创新论坛已渐渐从蹒跚学步的稚子成长为名声在外的成熟品牌,其影响力也在不断上升,2008 年,《上海科技报》以《这里为何总是"座无虚席"——上海交通大学基础医学院 21 创新论坛探秘》对其作过报道和分析。21 创新论坛,作为一个鼓励创新、呼唤创新的窗口和契合点,不断推动着学术交流与学术创新这一良性的循环,或许这正是它久经考验、长盛不衰的秘密。

(三)基础-临床创新团队

为了适应转化医学研究的新型人才培养模式要求,自 2010 年起,基于前期与各附属临床医院合作的基础,依托教育部"985 工程"和上海市教委"085 工程"建设项目资助,学院陆续启动了基础—临床交叉团队建设项目。包括代谢、肿瘤、心血管病、神经性疾病、感染性疾病、免疫性疾病在内的 6 个跨学科、跨基础—临床交叉合作团队相继成立,各学科方向与附属医院建立了紧密的科研协作,形成了共享资源、共同发表论文和联合申请纵向课题的机制。同时,基础医学院瞄准国家和教育部中长期科学和技术发展规划的重点领域或国际重大科技前沿热点问题,实施教育部创新团队或国家自然基金创新群体的培育计划,简称国家级创新团队培育计划,先后组建肿瘤微环境、发育与干细胞、化学生物学、免疫学和神经生物学五个创新团队。

2018 年,在上海市高水平地方高校建设项目支持及医学院统一部署下,基础医学院全院动员,积极组建创新团队,最终有 12 个团队通过教委答辩,包括:陈国强院士领衔的战略创新团队,苏冰教授、钟清研究员、周斌兵研究员、徐天乐教授领衔的核心团队,程金科研究员、刘俊岭研究员、李斌研究员、王宏林研究员、郭晓奎教授、张健研究员、高小玲研究员领衔的协同创新团队。每个创新团队的组成包括不低于三分之一的临床研究人员及不低于三分之一的 35 周岁以下青年人才,围绕共同的研究方向聚合,目标是建立跨基础临床的、致力于解决重大科研问题的富有活力的科研团队。

此外,基础医学院鼓励 PI 团队通过双聘方式在附属医院积极主动开展以临床为导向的科学研究,支持附属医院相关科室建立科学研究体系及提升附属医院开展临床问题研究能力,充分发挥基础医学院作为临床医院科研队伍孵化器的作用,打造一批具有标志性的基础研究和临床诊疗成果,实现 Bedside－bench－bedside 的转化研究模式。2014 年底,学院与同仁医院合作建立虹桥医学研究院,迈出第一步;2015 年初,学院与第一人民医院合作建立病理中心;2018 年初,学院与仁济医院协商成立上海交通大学医学院附属仁济医院基础临床协同研究中心;2018 年底,学院与儿童医院签署协议,共建上海交通大学附属儿童医院基础临床协同研究中心。

六、学院文化

(一)"以人为本,科学发展"的治院之道

学院秉承"以人为本、科学发展"的治院之道,始终把文化建设、精神文明建设作为提升学院内涵的重要组成部分,强调教师和学生在学院建设发展中的主体作用,在稳步推进发展的同时凸显内涵、侧重文化、关注人的全面发展。凝聚工青妇及统战等多方面力量,强调学院决策的民主化、科学化,共同促进学院和谐健康发展,形成开放、竞争、和谐、共赢的学院文化。

学院党委在学院建设发展中切实发挥政治核心作用,把学习贯彻习近平新时代中国特色社会主义思想和党的十九大精神作为重大政治任务,推进意识形态领域建设,践行社会主义核心价值观,传承学院文化,凝心聚力提升学院发展内涵。截至 2018 年底,基础医学院党委下属有 12 个教工党支部、6 个研究生党支部;在职在岗党员 255 名,课题研究阶段研究生党员 130 名。

全面加强宣传阵地建设,积极营造良好的舆情环境。院先后两次对学院网站进行升级改版,使学院宣传窗口更加贴合学院广大师生需求,突出展现学院

在人才培养、科研创新、院系共建等方面的建设成果,共发布各类新闻报道、人物专访、通知公告、公示等千余篇,成为学院新闻宣传、文化建设的重要阵地。并在此基础上创新搭建基础医学院微信公共服务平台,拓宽网络舆情环境,快速高效地传达科教研等各类新闻讯息,在教学、科研及文化等校园活动中发挥了活跃作用,日益受到师生广泛关注,目前基础医学院微信订阅号点击量已过万。

2012年起基础医学院工会组织开展职工"舒压团队日"活动,通过开办特色专题讲座、各类健身俱乐部、短途户外舒压和观影活动缓解工作压力,增强职工凝聚力,助推学院科学发展。2013年起,学院团委充分发挥"青椒会"的优势,创新开展了"我与技术"系列讲座,共40场次,成为一项具有基础医学院特色的青年工作,并于2013年荣获医学院"共青团工作创新奖"一等奖。2015年,基础医学院喜迎建院60周年,学院党委本着节俭务实的精神,倡导学术院庆、文化院庆,开展一系列学术及文化活动,编撰完成《上海交通大学基础医学院60周年纪念画册(1955—2015年)》。在回顾学院发展历程中,弘扬学院优良传统和精神,凝聚全院师生的智慧和力量,探索学院发展的新起点。

围绕立德树人,总结成果,评选先进,弘扬师德师风。近5年来,基础医学院荣获全国"工人先锋号"1个,"全国五一劳动奖章"1人,"全国巾帼建功标兵"1人,"上海市教育先锋号"1个,"上海市巾帼文明岗"2个,中国卫生思想政治工作促进会医学教育分会"师德师风先进个人"1人,"上海市先进工作者"1人,"上海市五一劳动奖章"2人,"上海市青年五四奖章"3人,"上海市三八红旗手"3人,"上海统一战线先进个人称号"1人,"上海市青年岗位能手"1人,"上海市巾帼建功标兵"1人,"上海市卫生系统先进工作者"1人,"上海市教育系统三八红旗手"3人,"上海市教委工作党委系统先进基层党组织"1人,"上海市教委工作党委系统优秀共产党员"1人。

(二)服务社会,推进党建志愿服务体系建设

志愿服务的核心价值与党"以人民为中心"的价值追求相契合。学院党委充分发挥高校专业优势,党支部结合院系特点,建立党员志愿服务长效机制,发挥党员先锋模范作用,如生物化学与分子细胞生物学系党支部连续多年开展"实验室开放日"项目活动,该项目以青年党员教师为主体,面向中小学生以引人入胜的科普讲座、内容丰富的宣传展板、生动有趣的实验观摩、通俗易懂的现场讲解、细致周到的提问互动等多种形式获得了市民朋友的欢迎,增进了社会大众对科研的了解,提升了青少年对生命科学的兴趣,体现了大学在公众科学

素养、国家科技文明中的引领。项目的持续开展更为培养和塑造新时代高校党员教师搭建了平台。

此外,病理生理学系党支部开展的"实验室开放日"——医学生启蒙活动、研究生第五支部建立的"党员服务承诺制"等项目,强化了支部服务职能、提升了党员们的社会责任意识、奉献意识,推进了学院党建志愿服务体系建设。

七、展望未来

回首过去 60 余年发展历程,基础医学院既经历了沧桑岁月,又有着辉煌的成就,基础医学院发展到今天,凝聚着几代人的不懈努力。基础医学院将会全面贯彻党的教育方针,落实立德树人根本任务,以建设世界一流的基础医学为目标,扎实推进基础医学院"十三五"规划各项任务的实现,全面落实基础医学院党的建设、思想政治建设和党风廉政建设等各项任务,更好地实现党的工作和学院教学改革、学科建设相融合、与学院发展相促进、与师生成长相和谐。

建设与一流大学相适应的教学基地和研究生培养体系。进一步加强本科整合课程的内涵建设,优化现有的课程体系,特别是整合实验课程和选修课程体系,扩大 RBL 课程的覆盖面;完善生物医学科学专业课程体系,力争全部专业核心课程进入致远荣誉课程体系;进一步提升该专业的国际化交流水平;探索教学团队与课程组共同推进教学质量和师资培养的机制。改革研究生课程体系和学业评价方式,加强研究生课程质量管理,完善督导机制;落实研究生导师组培养模式。

以国家双一流学科和上海市高水平地方高校建设为契机,继续加强教育教学和科学研究,提升国际影响力。在保持原有基础医学学科优势和特色的基础上,以"创新机制、扶优扶强、重点突破、争创一流"的建设思路,通过完善基础医学"人才特区"、培育国家创新群体、组建以国家重点实验室为核心的重点实验室群、创建国际联合研究中心和基础临床创新研究中心以及建设大型仪器和实验动物公共技术平台等具体建设任务,争取在 2020 年前建成特色鲜明、世界一流的学科体系,为培养具有卓越追求和卓越能力的医学人才打下扎实的基础。鼓励开展学术交流,充分利用全球范围的创新资源,推动科研国际化和国际化办学进程。不断加强基础建设与公共服务体系建设为学院发展提供扎实的技术支撑和服务保障。

全力推进人才强院战略,开创人人皆可成才、人人尽展其才的生动局面。紧紧依托"人才特区""学术特区"建设,在加大海内外高层次人才引进的同时,继续支持本土人才发展。特别是青年人才的成长,建立起更加完善的本土人才与引进人才并轨运行、同台竞技机制,建立起更加科学全面的国际化的人才评价机制,全力为各类人才成长搭梯子、建舞台,充分激发全体教师的争先创优的热情,助力打造一支面向国际学术前沿和国家需求,具有全球视野和领先科研技术水平,致力培养卓越医学人才的不断超越自我、追求卓越的师资队伍。围绕学科发展方向和基础临床重大问题,组成超过 100 个 PI 组和 5～10 个攻关团队;根据教育教学改革的需求,打造由教学名师名家领衔、学术底蕴深厚、教学水平精湛、结构梯队合理的教学师资队伍;建立起更加强大的实验教学、公共仪器平台和 PI 团队 3 支技术员队伍,充分满足不断发展的教学科研服务需求;加强管理队伍建设,建立起符合现代大学管理体系的科学、高效、服务质量优秀的院系管理团队。

"风雨如晦,岁月如歌;精勤不倦,追求卓越",基础医学院将以服务国家为己任,以人才培养为中心,以改革开放为动力,担当使命,振奋精神,凝心聚力,深化改革,汇聚力量,共谋发展,再创发展新辉煌。

(郁　松　周慧媛)

为实现上海交通大学医学院"双一流"建设和"一流公卫学院"的总体建设目标,凝心聚力,奋力前行,为真正呵护生命、呵护健康,谱写一曲华美的乐章,描绘一幅壮丽的画卷。

博极医源十七载　薪火传承创辉煌
——上海交通大学公共卫生学院发展纪实

一、菁菁校园,序说心声

《"健康中国 2030"规划纲要》指出我国面临着工业化、城镇化、人口老龄化以及疾病谱、生态环境、生活方式等不断变化带来的新挑战,需要统筹解决关系人民健康的重大和长远问题。公共卫生是关系人民大众健康的公共事业,其教育水平和服务质量被全世界共同关注,这一规划纲要对我国的公共卫生领域发展将产生深远的影响。

上海交通大学公共卫生学院 2002 年 4 月正式成立,17 年来,学院凝练思路,抢抓机遇,在科学研究、学科建设和人才培养等方面都取得了较大的进步,为共同承载国家公共卫生事业发展的重任打下了坚实的基础。近年来,学院秉承人才强院的原则,先后引进了"中组部千人计划入选者""国家杰出青年科学基金获得者""国家优秀青年科学基金获得者"等各类人才多名,获得国家重点研发计划项目、教育部哲学社会科学研究重大课题攻关项目等立项资助。

学院秉承"立德树人"的育人理念,积极推进与上海市疾病预防控制中心的深度合作共建,聚焦提升预防医学专业本科生的公共卫生实践能力和科学研究能力素养,培养新时代的卓越公共卫生人才。学院治学严谨,学术氛围浓厚,积极推行教学改革,注重实践能力培养,积极推动健康科技传播,为引领新时期公共卫生事业的研究与发展奠定了坚实基础。学院将进一步励精图治,改革创新,好学力行,发挥学科优势,加强国内外交流合作,坚持顶层设计、精英培养,为学科新一轮更快更好地发展,为推进公共卫生学院跻身国内一流,走向国际而不懈努力。

二、历史沿革：甲子溯源，院史回顾

　　弹指一挥间，峥嵘岁月稠。2019 年，当翻开厚重的历史，抚今追昔，知史鉴往，去挖掘学院建设发展过程中的点点滴滴滴，不禁心生敬仰，由此收获的启迪与激励必将带领大家凝心聚力、奋发向上。

　　上海交通大学医学院是由教育部、卫生部和上海市人民政府合作共建，位列"211 工程""985 工程"院校，其前身上海第二医科大学，由圣约翰大学医学院、震旦大学医学院、同德医学院于 1952 年合并而成。历经百余年的历史积淀和六十载的风雨征程，已逐渐成为一所师资力量雄厚，学术成绩卓著，集医、教、研以及社会服务全面发展的研究型医学院。上海交通大学公共卫生学院是上海交通大学医学院的重要组成部分，于 2002 年 5 月由原上海第二医科大学卫生事业管理系与基础医学院预防医学教研室合并组成。2004 年 4 月，在公共卫生学院和人文社会科学部的基础上组建成立"国药人文与卫生管理学院"。2006 年 2 月，学院思政与人文科教师融入上海交通大学"思政中心"等部门，4 月再次更名为公共卫生学院。2012 年 6 月，上海交通大学医学院与上海市疾病预防控制中心正式签约共建上海交通大学公共卫生学院。

　　公共卫生学院现有流行病学与生物统计学系、环境与健康系、社会医学与卫生事业管理系、社区健康与行为医学/儿少卫生与妇幼保健学系、食品安全与毒理学系、公共卫生实验平台等 5 个系科和 1 个平台，以及上海市转化医学协同创新中心—食品安全与毒理学评价中心、智慧健康研究中心、生命早期健康研究中心、生物信息与数据挖掘创新研究中心、营养与健康促进研究中心、主动健康与决策研究中心等研究单位。学院是公共卫生与预防医学一级学科医学硕士/博士学位授予点；二级学科流行病与卫生统计学、劳动卫生与环境卫生学、营养与食品卫生学、儿少卫生与妇幼保健学、卫生毒理学、社会医学与卫生事业管理等硕士学位及 MPH 专业学位授予点。学院原有公共事业管理（卫生事业管理方向）本科专业，自 1987 年开始招生。1998 年五年制卫生管理专业改为四年制公共事业管理专业，1999 年开始招收四年制学生，2009 年停招。学院原有的医药营销本科专业自 2004 年开始招生，2006 年 7 月停招。学院原有的营养专业 2004 年开始招生，2005 年 9 月和营养专业老师一起从学院转出。公共卫生学院预防医学专业 2006 年申办成功，次年 7 月招收首届本科生，目前为每年招生。至今，学院已形成了集全日制本科、科学硕士、专业硕士、博士和博士后的多层次办学格局。学院拥有各类人才计划入选人，包括国家"千人计划"，国家"杰青""优青"，上海市公共卫生学科带头人和上海市浦江人才等。学院秉承医学院海纳百川、博采众长的包容胸怀，健康所系、性命相托的职责意识，追求卓越、敢为最先的创新精神，注重学科交叉，兼容并蓄，与上海市疾病预防控制中心、上海市长宁区等建立紧密合作伙伴关系，并与多个国家和地区的知名大学及研究机构的公共卫生学院，包括加拿大多伦多大学、美国北卡三角国际研究院、耶鲁大学、爱因斯坦医学院、澳大利亚悉尼大学、墨尔本大学，以及乔治研究院等建立了科学研究和人才培养合作关系，多位海内外知名学者被聘为名誉/客座教授。

三、组织机构：继往开来，担当责任使命

2016 年 10 月 31 日，国家"杰青"、"中国青年女科学家奖"获得者、"上海市领军人才"王慧教授任学院院长，组成了新一届领导班子。2019 年 1 月，中共上海交通大学公共卫生学院总支委员会升格调整为中共上海交通大学公共卫生学院委员会。现任学院党政领导是：党委书记黄荣，院长兼党委副书记王慧，副院长蔡泳。

目前学院拥有 5 个系室和 1 个平台，组织框架如图 1 所示：

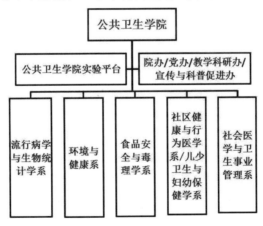

图 1　公共卫生学院组织框架

院办、党办、教学科研办、宣传与科普促进办，这些学院职能管理部门与学院党政领导班子共同构筑了学院的行政管理体系，保障了学院各项工作的正常开展。学院管理团队秉承全心全意为学院师生做好支撑与服务的理念，为建设更好、更强、更具有竞争力与影响力的公共卫生学院而不懈努力。

（一）食品安全与毒理学系

食品安全与毒理学系研究方向主要包括营养与食品安全、营养毒理药理、暴露生物学、营养代谢与稳态平衡等。拥有国家杰出青年科学基金获得者、优秀青年科学基金获得者、青年东方学者、浦江人才、扬帆计划等一大批优秀人才，承担了国家重点研发计划、基金委重点、国家重大科研仪器研制等科研项目，主要承担了营养与食品卫生学、转化毒理学、卫生微生物学等课程。

（二）环境与健康系

环境与健康系研究方向主要为环境与儿童健康、环境与遗传、环境与心血管疾病。拥有上海市公共卫生优秀学科带头人、浦江人才等优秀人才，承担多项国家自然科学基金、国家自然基金重点项目、973 子项目、国家科技部重点专项子课题、上海市自然科学基金项目，主要承担各临床专业和预防医学专业的多门必修及选修课程。

（三）流行病学与生物统计学系

流行病与生物统计学系研究方向主要为慢性非传染性疾病流行病学、肿瘤流行病学、临床流行病学、分子流行病学、循证医学与 Meta 分析、卫生统计学、生物信息学、大数据挖掘等。拥有浦江人才等杰出教师，承担了多项国家自然科学基金研究项目，上海市级科研项目等，为上海交通大学医学院各附属医院的临床研究提供了技术支撑，开设课程包括流行病学、分子流行病学、临床流行病学、营养流行病学、卫生统计学、高级卫生统计学、生物统计学等。

（四）社区健康与行为医学系/儿少卫生与妇幼保健学系

社区健康与行为医学/儿少卫生与妇幼保健学系以社区为平台，通过健康信息传播、行为干预和政策制定等健康促进措施，促进公众健康。拥有浦江人才等杰出教师，承担多项国家自然科学基金、国家卫健委、上海市卫健委、上海市教委和上海市哲学社科基金项目，主要承担各临床专业和预防医学专业的健康促进、健康教育和健康管理等多门必修及选修课程。该系培育方向——儿少卫生与妇幼保健学，是一门综合运用预防医学、临床医学、心理学、社会学和管理学的理论和技术，保护和促进妇女儿童健康的新型交叉学科。

（五）社会医学与卫生事业管理系

社会医学与卫生事业管理系研究方向主要为卫生政策研究，大数据循证决策，医院管理，卫生经济，社区卫生管理与全科医学等。拥有上海市青年拔尖人才等优秀教师。承担了多项国家自然科学基金，教育部社科基金，美国 NIH 国际合作项目以及多项省部级以上人才项目等,开设课程包括卫生事业管理学、社会医学、卫生经济学、卫生法学与监督学、卫生政策学等。

(六) 公共卫生学院实验平台

打造精品实验平台,助力科研质量提升,服务学科需求。公共卫生学院实验平台经过学院内部协调重组,于2017年10月正式成立,平台以提高公共资源使用效率和保障公共卫生学院科研工作顺利开展为宗旨,运用科学化管理手段对大型仪器设备进行规范化管理,通过网络预约等制度充分调动和激发科研人员的创新能力,协助各学科共同推进对公共卫生领域的探索与开拓。实验平台包括长宁区分部(仙霞路720号)和学院本部(重庆南路280号)两处地点,总面积超过1 000平方米,配有分子生物学及理化分析仪器设备总资产约4 000余万元。大型精密仪器包括高通量测序仪(HISEQ 3000)、超高效液相质谱联用仪(1290 UHPLC-TRIPLE QUAD 4500)、气相色谱质谱联用仪(GC-MS 7890B+5977A)、原子吸收光谱仪(PINAACLE 900T)、高通量电化学发光免疫分析仪(QUICKPLEX SQ 120)、实时荧光定量PCR仪(480II和7500)、流式细胞仪等。平台包括质谱-蛋白质组学实验室、影像实验室、无菌净化室和分子生物学实验室等。

四、师资队伍:引育并举,人才强院

学院坚持"人才强院"的主战略,遵循高等医学院校学科建设和人才队伍建设的规律,紧紧围绕学院工作实际,加强高层次人才队伍建设和青年人才的培养,推动了一大批中青年学科带头人和学术骨干脱颖而出,师资队伍结构不断优化。学院现有教职工80人,高级职称29人,国家杰出青年科学基金获得者1名,"中国青年女科学家"1名,国家优秀青年科学基金获得者1名,"浦江人才"6名,上海市人才发展资金获得者1名,"上海青年东方学者"1名,扬帆计划入选者1名,上海市公共卫生优秀学科带头人2名,"上海市青年拔尖人才"1名。

学院加强教师培养力度,努为提高青年教师的业务素质。具体举措包括:其一,推进青年教师质量提升工程。激励青年教师积极参加教师思想政治与教育教学能力培训、青年教师沙龙、新教师岗前培训等,鼓励教师申报海外访学、国内访学、实验技术队伍建设、产学研等人事人才项目,不断提高专业知识水平与业务能力。其二,加强实验员实践技能培训。采取"走出去,引进来"的方式,不仅鼓励实验员参加各类培训,不断提升技能,而且邀请领域内专家对实验员进行针对性的技能培训。其三,加强师资储备队伍建设,积极协助博士后申报上海交通大学医学院博士后激励计划、上海市"超级博士后"激励计划、博士后基金面上资助和特别资助,开展博士后中期考核,完善博士后尤其是师资博士后培养计划,助力学院人才梯队建设。其四,积极申报各类人才计划,加强师资培养。学院积极协助教师申报九龙奖、宝钢奖、东方学者、晨星计划、上海千人、上海市青年拔尖人才等各类人才发展计划。老师们综合素质不断提高,囊括多种奖项和荣誉,如:宝钢优秀教师奖,上海交通大学教书育人三等奖,上海交通大学优秀教师二等奖,上药杏林育才奖,交大优秀本科生导师,研究生"优秀导师计划",美国中华医学基金会"卓越教师计划",全国研究生数学建模竞赛指导教师,上海市高校科创优秀指导教师,交大暑期社会实践优秀教师等。

教师综合素质的不断提高,极大地促进了公共卫生与预防医学的发展,优化了学院的人才梯队。

(一)本科生教育:杏林师风,为了每一位学生的终身发展

"健康中国2030"赋予公共卫生人才培养的使命,为了培养理论知识与实践技能双优的卓越公共卫生人才,学院结合一系列特色专业建设及改革试点建设,将预防医学专业的建设规划与实践相结合,进行了一系列有效的建设和探索,如以科研项目为纽带,实行学院教师与教学基地教师"双导师"制,共同指导学生完成本科阶段的学习、科研实践并完成毕业论文设计和答辩,鼓励多产出科研成果。新时代的公共卫生人才培养必须注重理论与实践的结合,双导师的配置为预防医学专业本科生早期接触专业实践奠定了基础,引领公共卫生专业思想,培养专业实践素养。同时,学院配备的导师将引领本科生的理论学习和科研实践,让预防医学专业本科生早期接触科研,提升研究设计、统计分析及科研论文撰写的技能,充分发掘公共卫生相较于临床等学科的专业优势,提升预防医学专业本科生的归属感和专业自豪感,减少优秀公共卫生人才的流失。

学院紧抓医学院大力发展公共卫生与预防学科的良好机遇,充分利用虹桥国际医学研究院建设的机会,以医学院和上海市疾病预防控制中心共建公共卫生学院为契机,大力推进与各大医院以及区(县)卫健委的深度合作,本着"资源共享,优势互补,紧密合作,共同发展"的原则,以"改革创新、科学发展"为主线,着力转变科研、教学和人才培养模式;加强高素质创新人才引进和培养,建设学科协同创新人才"特区";以卓越公共卫生人才培养基地等为发展重点,推进学科交叉,培育学科新的增长点,力争在若干重大领域上实现突破性进展;建设新一代具有全球视野的卓越公共卫生人才培养基地、科学发现和知识创新的研究基地、预防医学与临床医学协同创新的科学研究基地，以及面向世界的公共卫生服务基地。学院在预防专业建设方面有着较多的教学资源，目前拥有"15＋1"个教学基地，包括疾病预防控制中心、卫生监督所、健康促进中心及社区卫生服务中心等。学院预防医学专业本科生就业率达到100%，有多名学生前往美国、澳洲、英国等大学继续深造，并有学生直升耶鲁大学、罗切斯特大学等攻读博士学位。

根据医学院与澳大利亚悉尼大学合作交流工作的部署，结合学院相关规划，学院积极开展与悉尼大学公共卫生学院的合作，签订合作协议，包括开展预防专业学生的暑期游学项目，联合举办学术论坛，并在此基础上进一步探讨研究生教学、教师交流等方面的合作（见图2）。学院于2015年首次开展悉尼暑期海外游学项目，也是学院首次成功开办此类活动。迄今为止已有三届共计59名学生参加了该项目，专业包含预防医学、营养学以及护理学，公共卫生与预防医学研究生。这给非临床专业的海外游学带来了新的希望与发展。学院还积极与澳大利亚墨尔本大学、美国耶鲁大学、香港中文大学等海内外知名高校接洽，探寻教学和人才培养合作机会。

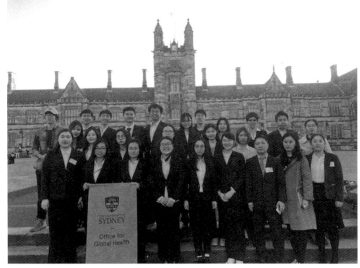

图2　医学院与澳大利亚悉尼大学合作交流工作的部署，结合学院相关规划，学院积极开展与悉尼大学公共卫生学院的合作，签订合作协议，组织学生海外游学

(二) 研究生教育:亦师亦友,师者风范

截至 2018 年 12 月,学院共招收全日制博士研究生 37 人,毕业 14 人;招收全日制硕士研究生 180 人,毕业 93 人;招收同等学力科学硕士研究生 67 人,毕业 52 人;现有导师 38 名,其中博导 20 名。师资队伍在不断壮大,培养学生规模也在逐年扩大。

学院研究生学位点顺利通过 2014 公共卫生与预防医学学科博士学位授权点与公共卫生专业学位授权点专项评估及 2018 公共卫生与预防医学学科硕士学位授权点专项评估。2012 年,公共卫生与预防医学学科被评为上海市教委一流学科(B 类),卫生经济学、环境卫生学、全科医学荣获上海市公共卫生重点学科。表 1 为研究生获奖情况一览。

表 1 近五年,学院研究生获得的市级以上奖项

姓名	时间	奖项颁发单位	奖项名称
赵安达	2017	中国营养学会	全国十佳青年营养师
	2017	上海肠内肠外营养学会	青年营养师演讲比赛优胜奖
	2018	中国医师协会营养医师专业委员会	青年营养师演讲比赛二等奖
陈霄雯	2014	上汽教育杯上海市高校学生科技创新作品展示评优活动组委会	上汽教育杯上海市高校学生科技创新二等
王甄平	2017	中共上海市委宣传部、上海市教育委员会	上海市社会实践指导教师
秦飞	2017	教育部学位与研究生教育发展中心	全国研究生数模竞赛二等奖
王沪雯	2019	上海市精神文明建设委员会办公室、共青团上海市委员会	上海市优秀志愿者(首届中国国际进口博览会优秀志愿者)

五、科学研究:砥砺进取,创新求索

学院采取校、院与系构成的三级管理体系,同时该体系还采取课题组长责任制。近年来,学院围绕公共卫生与预防医学领域重大科学问题,通过构建平台、组建团队、积极申报各级各类项目,加大基金项目的预研与培育,着力提升原创性研究和水平,人才潜力进一步得到挖掘,学科重大项目承担能力、科研创新能力明显增强。在完成日常科研管理的基础上,学院制订新的科研管理和绩效考评条例,为进一步提完善科研项目管理流程,充分调动科研积极性,推进学

科可持续发展奠定了基础。在以往学科评估工作的基础上，学院通过积极梳理学科内部研究方向与成果，客观看待既往成绩与存在问题，量化具体目标，明确围绕临床研究和社区健康研究方向推进学科整体发展。学院以建设任务为目标，积极启动 4 个创新平台的建设工作，人才引进与柔性聘用并重，吸引海外年轻人才归国发展，并以柔性聘用的方式邀请海外知名学者，共同开展科研工作。依托高原学科建设，经过三至五年的学科建设，着力培育打造一支由交叉学科人才组成、国际化、以"预防转化研究和智慧健康管理"为理念的创新团队，完成临床研究平台，社区人群健康研究平台，基因、环境与健康研究平台，智慧健康与卫生政策转化平台的建设，建成在国内外有一定影响力的国际联合实验室/联合学院，实现国际化人才培养目标。图 3 为学院主办研讨会情形。

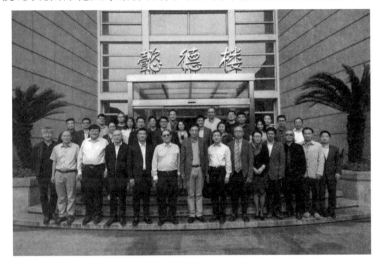

图 3 由公共卫生学院主办的主动健康与循证决策中心规划发展研讨会在医学院懿德楼顺利举行

学院 2003—2018 年度共获得课题 408 项，课题总经费约人民币 1.03 亿元。其中国家级项目 56 项、省部级项目 55 项、市局级项目 137 项。王慧教授牵头获得国家重点研发计划项目主动健康和老龄化的科技应对重点专项"个人健康监测大数据云平台"。学院在职教师共发表论文 809 篇，其中 SCI 收录 161 篇。程琦获得 2008 年度上海市科学技术进步奖三等奖；李国红《上海市青年医务人员工作满意度和激励因素评价研究》获 2013 年度上海市决策咨询研究成果三等奖、2018 年度上海市医学会三等奖；鲍勇获 2014 年度上海医学科技奖三等奖、2016 年度上海医学科技奖三等奖；田英、高宇、丁国栋、张妍、施蓉、周义军、王依闻、余晓丹、王彩凤、卢大胜获得 2018 年度上海市预防医学会三等奖；蔡泳、王英、张智若、徐刚、李生慧、沈恬、冯易获得上海交通大学 2016 年度教学成果二等奖。

六、学科建设：继往开来，凝聚发展的力量

自 2015 年起，公共卫生与预防医学获得高原学科资助，学院以提高学术水平、创新能力和国际竞争力为导向，根据自身实际情况制定了中长期和短期等阶段性目标，不断提升自我，勇攀高峰。学院秉承"改革创新、科学发展"的主线，优化公共卫生与预防医学学科整体布局，增强学科内源创新能力和可持续发展能力，聚集一批高水平创新人才打造创新团队，紧紧围绕"慢病防控、主动健康和老龄化应对"等重大科学问题，努力把本学科建设成一座培养新一代具有全球视野的卓越公共卫生人才的培养基地、科学发现和知识创新的研究基地、预防医学和临床医学协同创新的科研基地，以及面向世界的公共卫生服务基地。

学院师资队伍建设已经取得显著成果。近年来，学院从全球知名大学、研究所共引进 20 余名科研人员和教师，提供各方面配套资源支持，培养成为学院各创新团队的中坚力量。同时，学院推行引进人才与"本土人才"的"同台竞技"制度，既完善了学科人才的年龄梯队结构，也带动了本土教师的积极性。学院以建成国内一流的公共卫生学院师资队伍为目标，针对院内人员情况制定了高水平创新人才引进的绩效考核制度、创新团队激励机制等辅助人才引进和人才梯队建设的规章制度，为公共卫生学院的人才队伍建设提供了保障。依托人才队伍，公共卫生学院逐步建成了不同研究方向的多个创新团队，积极开展研究工作，为推动学科快速发展，提升本学科在国内外的学术地位和影响力提供了人才保障，形成了定位明确、层次清晰的学科发展体系。近年来稳定地输送本土教师出国培训、进修，提升了学院整体师资水平和科研力量。

归功于学院人才队伍建设的成果，学院科研水平和成果产出也有了数量和质量的双重提升，人才潜力进一步得到挖掘。以建设国内一流的公共卫生学院、提升学院国际影响力为目标，瞄准国际前沿，搭建了临床研究中心技术平台、基因与环境暴露的健康影响研究平台以及社区人群队列研究平台。整合上海市疾病预防控制中心资源和社区人群队列数据，打造上海交通大学医学院临床数据共享平台。学院高原学科建设已顺利完成阶段性建设目标，在推进食品安全与毒理学评价中心、公共卫生学院实验平台建设和海内外科研合作等方面取得突破性进展。

学院一直力求更好地服务于教师和研究人员的科研和教学工作，不断完善制度、简化流程，提高职能部门的工作效率。近年来，先后更新了学院网站门户，上线了实验仪器预约系统，进一步完善了大型仪器设备的预约制度，力求更高效地服务于学院的科研与教学工作，提高学院学术影响力。学院于 2017 年底召开了"上海交通大学公共卫生学院创新发展规划研讨会"，邀请了数名公共卫生领域的院士、各高校公共卫生学院院长进行经验分享，为学院如何走出一条具有上海和交大特色的发展道路献计献策。"上海交通大学医学院健康科技传播高峰论坛"也于 2017 年底举办，学院以科技创新为动力，以健康需求为导向，融合传统媒体与新媒体传播手段，探索健康科技传播创新模式，搭建健康科技传播跨界平台，助力健康中国建设进程，切实推进"一流大学和一流学科"建设，对接国家"一带一路"战略规划。

此外，学院承担的医学院单细胞组学与疾病研究中心建设工作顺利推进，2018 年 11 月，美国阿尔伯特爱因斯坦医学院的 Jan Vijg 教授与医学院顺利签约正式投入中心的建设中，中心实验室的基础工程建设也已基本完成，招聘工作正火热进行中，未来将打造全球最前沿的创新型研究中心。在下一阶段的学科建设中，学院将继续从人才引进、科研创新、海内外交流、职能部门辅助等多方面挖掘学科可持续发展能力，建设更强、更有影响力的公共卫生学院。

七、国际交流：内联外合，弯道超车

学院自 2002 年建院以来，一直积极拓展国际交流合作项目，分别与美国、澳大利亚、加拿大、日本等多个国家和地区的医学院相关领域开展定期的学生交流、学者互访和科研合作等活动，签署合作备忘录，建立了密切的合作关系。

学院近年来一直致力于扩大学院国际学术影响力和国际声誉。十余年来举办了包括"全球视角，中国卫生改革发展趋向 2005 论坛""卫生改革与发展论坛""2008 年中美公共卫生学术论坛""2009 年中加公共卫生论坛""第一届社会保障与公共政策中日学术交流会""2011 全球公共卫生前沿问题学术讨论会""中澳加公共卫生国际学术研讨会""第 9 届中澳论坛"等多次大型国际会议，与美国杜兰大学公共卫生学院、美国费城大学公共卫生学院、悉尼大学乔治全球健康研究院等学院和研究机构签署合作备忘录，和美国哈佛大学联合举办硕士研究生研讨班。

学院一直努力打造国际化师资队伍，积极鼓励教师出国参加学术会议和交流培训，提升学院整体教学与科研能力。近十年来，学院每年出访人数持续增加,教师交流最新科研成果的同时也宣传了学院,提升了学院国际学术影响力。为了壮大国际化办学所必需的国际化师资力量,学院一向鼓励教师出国参加培训和访问学者进修,2017年、2018年分别派出2名教师参加海外PBL培训,并基本保证每年送出至少1名教师作为长期访问学者出国进修。

通过这些年的不断沟通,学院加深了与国际多所知名院校,如多伦多大学、耶鲁大学、加州伯克利大学、康奈尔大学、阿尔伯特爱因斯坦医学院、日本国立健康研究院、悉尼大学、伯明翰大学、曼彻斯特大学等大学的联系,多次邀请公共卫生领域国际知名院校的教授前来开展学术讲座,并进行相关的科研与学术交流,学院依靠医学院项目,聘请部分教授为学院荣誉或客座教授。

近几年,学院一直积极推进并落实上海交通大学单细胞组学与疾病研究中心的建设。2018年,美国阿尔伯特爱因斯坦医学院的Jan Vijg教授与医学院人事处正式签署了聘用合同,加盟上海交通大学医学院单细胞组学与疾病研究中心,投身中心的筹建工作(见图4)。作为国际联合研究中心,该中心正在全球范围招聘,打造国际一流的单细胞领域研究中心,进行该领域世界前沿的创新研究,提升上海交通大学医学院在国内,乃至国际的学术名声。

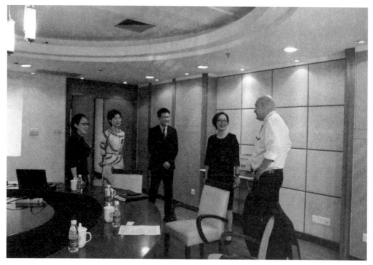

图4　2019年3月,Jan Vijg教授正式来我校工作,出任上海交通大学医学院单细胞组学与疾病研究中心主任,中心筹建工作全面展开

学院一直很重视国际化人才的培养。2016年和2018年的暑假期间,学院分别组织了20余名预防专业和营养系的本科生和公共卫生学院的研究生赴澳大利亚悉尼大学公共卫生学院进行为期6周的暑期游学公共卫生课程项目,双方交流了 MPH 课程和培养方式,确定了学生联合培养和教师互访的机制,进一步推进了卓越公共卫生人才培养,促进了学术交流与合作,提升了学院国际化人才培养水平。以此为契机,学院不断拓展学生海外交流培养的模式,目前已和英国曼彻斯特大学的海外游学项目确立联系,并积极拓展新西兰惠灵顿维多利亚大学、美国南卡罗来纳大学等多所学校的培养通道。同时,在与耶鲁大学有良好合作的基础上,每年都会选送 1～2 名优秀毕业生参加耶鲁大学面向上海交通大学医学院的博士招聘面试,基本上保持每年能入选 1 人。也有部分优秀毕业生在游学后,选择悉尼大学继续深造,反哺学院与悉尼大学的合作关系。此外,学院不限于将人才"送出去",还致力于将人才"引进来"。2018 年招收了一名印度籍博士后,一名荷兰籍进修生,两人快速地融入公共卫生学院,为所在实验组带来多元化新鲜血液。下一步,学院也计划招收更多国际化人才,为学院带来更多思维碰撞的火花。学院一直与多所国际知名院校保持良好的合作关系,目前已邀请悉尼大学知名教授于 2019 年暑期来我校进行短期授课,计划未来进一步拓展海外名师的范围,邀请更多国际知名教授来学院授课,乃至联合培养学生。

八、文化建设:水乳交融,传承精神与底蕴

校园文化是高校赖以生存和发展的重要根基,是高校个性特征的重要标志,是高校的精神和灵魂,也是高校核心竞争力的重要组成部分。在积淀了百年深厚的历史传统,成就了多元文化的交融与汇聚的上海交通大学医学院校园里,公卫学子以海纳百川、博采众长的包容胸怀,健康所系、性命相托的责任意识,追求卓越、敢为最先的创新精神,注重实践、求真进取的务实作风展现了良好的素养和精神风貌。

(一)唱响主旋律,弘扬正能量

学院坚持中国特色社会主义大学办学方向,落实立德树人根本任务,充分发挥党委政治核心作用、基层党支部的战斗堡垒作用,努力提高广大师生员工的整体素质,为人才培养、教学、科研水平和社会服务等各项工作任务的顺利完成,提供了思想和组织保证。学院以学生为本,通过科学、有序的管理,耐心细致的思想工作,丰富多彩的校园文化建设,全员育人,发掘各类德育资源,关心学生学习生活和健康,开展丰富多彩的文体科技活动,为提高学生综合素质、营造学生健康成长的良好氛围开展了大量工作。学院每年举办党员、工会、妇女

工作培训班,通过上党课,举办《弘扬主旋律、增强正能量、实现中国梦》等专题讲座、参观中共一大、二大会址,孙中山纪念馆,陈云纪念馆等活动,强化人文教育,提升人文素养,加强师生政治思想教育和爱国主义教育。适逢建党98年之际,为进一步探索创新基层党建工作,深入开展基层党组织结对共建活动,着力构建基层党建工作新格局,公共卫生学院第二党支部于2019年6月26日前往位于威海路298号的上海广播电视台,与上海广播电视台总编室党支部进行共建活动。图5为共建活动合影。

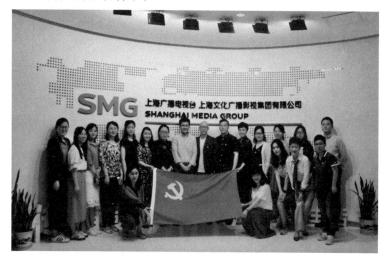

图5　公共卫生学院第二党支部赴上海广播电视台开展共建活动

(二)厚德载物,彰显特色

学院高度重视学院网站、微信公众号建设,不断加强原创品牌内容创新,制作原创全媒体,培育交医健康传播品牌;创新线下科普活动,首播量超50万,与新华社形成合力,推动学科发展,科普与科研协助,提升社会影响力。制作完成《公卫食验室》《健·谈》《牛刊关注点》《漫说流言》《青衿论坛》等品牌全媒体内容、编写科普读物《走进"食"验室》;坚持做好学院常规新闻、公告(科研与教学等情况)发布;推进品牌科普线下活动建设,如与上海市疾控中心、医学院各附属医院、各街道合作,组织完成2018"科普大咖秀",2018健康传播与科普促进论坛暨慢病、母婴、教学基地科普协作会;提升传播效度,积极推进外宣工作,与新华社等知名媒体合作,在新华总社现场云上开设"上海交通大学公共卫生学院"直播账号,单次活动新闻传播量近30万;其中微视频《公卫食验室——咖啡致癌,剂量是关键吗?》用实验室论证和权威专家解读方式破解咖啡致癌谣言,获得科技部全国百部优秀科普微视频奖。组织宣传 2018 年公共卫生学院健康丝绸之路活动,推进学院科研、教学、国际交流、科技传播发展进程,2019 年获批上海市公共卫生与预防医学科普服务平台。

学院多年来创办了多个系列讲座品牌,有《青衿论坛》《人文论坛》《公共卫生论坛》《健康管理(懿德)创新论坛》等,内容广泛,有《博物馆 历史 艺术》《中国公共卫生突发事件及其应对》等,人文讲座寓专业教育于人文素养培养之中、启迪人生智慧;学术讲座为师生开阔了视野,丰富了知识结构,培养了创新思维,两者相辅相成,为学院教研管工作做出了不可忽视的贡献。2011 年学院学生办被评为上海市教育系统巾帼文明岗,2012 年学院工会被评为中国教育工会上海市委员会模范教工小家,学院教师被评为上海市科技系统三八红旗手、上海市三八红旗手、首届女科技工作者社会服务奖、中国产学研合作创新奖等。

为了进一步加强和改进大学生思想政治教育,全面提升学生综合素质,建立健全全员育人、全过程育人和全方位育人的长效制度,学院创新医学人才培养体系,从 2005 年至 2013 年实施了本科生导师制度(之后学院本科学生管理工作由医学院学生工作指导委员会承担),学院为每 5 至 7 名学生配备一名导师,自一年级起,直到学生毕业。导师通过思想引导、专业辅导、生活指导和心理疏导培养学生树立正确的专业思想、刻苦学习的精神和严谨的治学态度,促进学生知识、能力、素质协调发展。2010 年下半年,医学院在学生本阶段推进班导师工作机制。学院老师积极报名,各位班导师为人师表,给学生以人生指引和激励,让学生懂得在努力做学问的同时,更应当努力学会"做人",才是通向成功未来的必备素质。在老师们的谆谆教导下,同学们积极参与课堂讨论、在学习知识的同时积极参与课题研究,学习氛围浓厚,从初入杏林的青涩少年,逐步成长为有责任感、使命感,有坚实的基础,有拼搏的毅力,有不畏挫折的勇气、乐观向上、有成就梦想的信心的建设者。宝钢学生奖、交大优秀党员干部、优秀团员干部、优秀团员、三好学生、"感动交大新闻人物"、优秀青年志愿者、上海交通大学"先进集体"、上海交通大学"五四红旗团支部"……这一张张荣誉证书承载着老师们培养,同学们努力的成果。

(三) 七彩生活,润物无声

学院多次举行本科生导师、班导师座谈会、联谊会。2010 年 9 月 16 日晚,学院举行"缘来医家人""庆祝第 30 届教师节暨公共卫生学院第一届教师表彰大会"等大型晚会,师生同台,别开生面;篮球场上奋勇拼搏;体育馆里身手矫健;会议室里师生共度中秋的欢声笑语;KTV 中荡漾着挥洒青春的动人歌声;

还有懿德楼里丰富多彩的演出;辩论赛上井井有条的激辩,以及"倭瓜蹲"的无限创意⋯⋯2005 年至 2012 年学院出版的院刊《谐苑》记载着老师们的殷切希望,学长学姐们的深切关怀,公卫同学的成绩、生活。《谐苑》凝聚着公卫人的心血,汇集着公卫人的智慧,告知同学们珍惜这段美好岁月,认真汲取营养,磨砺自己。七彩生活,润物无声,不仅激励着全体教师教书育人的责任感、使命感和自觉性,同时增进了师生间的感情,增强了学生对专业的理解和热爱。

九、责任担当:乐育英才,大爱如歌

学院敢于肩负社会责任,回馈社会,努力实践自己的价值和使命。学院老师在从事主动健康与慢病防控、营养与食品安全基础和应用研究中,围绕我国主要恶性肿瘤病因和干预策略,形成肿瘤预防核心研究新思路,在 *Nature Genetics* 等国际杂志发表学术论文 120 余篇,获专利授权 14 项,成果转化 7 项,形成国家、行业标准 8 项,获计算机软件著作权登记 1 项。建立并完善了转化毒理学研究等多个平台;研发的新型食源性致病微生物快速检测技术,成功服务于上海世博会,入选上海市食品药品监督管理局《快速检测教程》,相关产品在全国多家单位推广应用。学院主推公共卫生健康丝绸之路项目,促进公共卫生事业全球化发展;科技传播与科普促进方面,集合社会力量打造上海市公共卫生与预防医学科普服务平台。学院教师在社会团体担任国务院食品安全委员会专家委员会委员、食品安全国家标准审评委员会微生物分委会主任委员、中国营养学会营养转化医学分会副主任委员、上海市预防医学会副会长、上海市毒理学会拟任理事长等职。当 2003 年初 SARS 引发危机之际,学院老师主动参加接听热线,到机场等地参加宣传防疫工作。2010 年,为满足本市医保事业发展需求,学院毅然接受上海市医保事务管理中心委托,在三年的时间里,举办医保经办服务管理人员在职职业教育培训 18 期。近千余人次的医保经办人员参加了培训,培训涉及医疗保险学、卫生经济学、医院管理等内容。在得知汶川地震的第一时间,学院老师撰写倡议书,开展募捐活动。诸如此类不胜枚举,在社会需要的时候,学院总是会不遗余力支持参与,履行社会责任,传播社会正能量。

风劲帆满海天阔,俯指波涛更从容。奉献社会,传承爱心,谱写无悔的青春,也是学院学生的真实写照。在学院的支持下,学生们将课外活动与服务社会相结合,与专业实习相结合,开展形式多样的感恩活动。学院学生成立科普团队,建设《健·谈》讲坛系列,拍摄《公卫食验室》短视频,邀请健康领域专家阐述常见的公共卫生问题；在《牛刊关注点》栏目，将生命科学领域中新发现、新发明和新技术、新进展等通过简短浅显的语言加以表述，传播给更加广泛的受众人群。学生们积极开展浦东新区金杨路枣庄路的美馨敬老院慰问活动、"世博我先行 健康伴我行"活动、"绿色生活，低碳生活"主题定向越野活动、"大手拉小手——关爱儿童"活动、"远离烟草危害，珍视健康美丽——无烟校园倡议"活动等，争当上海特奥会、世博会、首届进口博览会，上海博物馆、科技馆志愿者。通过各类志愿者活动，关爱白血病儿童、智障儿童活动，为农民工子女义务测血压、义务家教，深入农村进行社会实践调研等活动，学生有了更丰富的社会体验，更厚重的社会责任感。在公卫这个团结互助的大家庭中，师生们怀揣着共同的梦想齐心协力、共同拼搏，书写着精彩的人生画卷。

十、展望未来：站在新起点，奋进新时代

岁月如歌，学院的发展来之不易，学院的成就是骄傲，更是使命和责任。在公共卫生重要性突显的今天，公共卫生学院又站在了新的历史起点上，这是挑战，也是机遇。幸福都是奋斗出来的，一流也是实干出来的，学院将继承和弘扬"开拓创新、求实创优"的精神，以创业为根，以创新为魂，立足上海，服务全国，面向世界，锐意进取、勇于开拓，以国家和社会在健康领域的重大战略需求为导向，坚持立德树人、党管人才的原则，顺应科学技术发展的趋势和潮流，完善顶层设计，加强高素质创新人才引进和培养，建设学科协同创新的人才"特区"；推进学科交叉，培育学科新的增长点，力争在若干重大领域上实现突破性进展；建设新一代具有全球视野的卓越公共卫生人才培养基地、科学发现和知识创新的研究基地、预防医学与临床医学协同创新的科学研究基地，以及面向世界的公共卫生服务基地；培养具有良好的政治素质和道德修养，扎实的基础医学、临床医学、预防医学的基本理论、基础知识，掌握必要的基本技能、方法和相关知识，有一定发展潜力的、具有创新精神和实践能力的卓越公共卫生人才；深度开展国内外交流合作，重点推进国际联合实验室建设，切实承担服务社会的责任，提高学院社会声誉，为实现上海交通大学医学院"双一流"建设和"一流公卫学院"的总体建设目标，凝心聚力，奋力前行，为真正呵护生命、呵护健康，谱写一曲华美的乐章，描绘一幅壮丽的画卷。

（公共卫生学院）

护理学院所取得的成绩,可以概括为:培养体系日臻完善,师资水平明显提升,教学改革有声有色,优秀学生不断涌现,科研成果创新突破,国际交流全面展开,学科排名全国居前。

兴一流学科　育护理英才
——上海交通大学护理学院发展纪实

一、学院概况

上海交通大学护理学院的前身上海第二医科大学高级护理系成立于1985年,2005年改为现名。学院于1985年成立时,是全国首批护理本科院系之一,2003年获批护理学专业硕士学位授权点,2010年获批全国首批护理学专业学位授予点,2011年成为护理学一级学科首批博士学位授权点,2013年设立基础医学-护理学跨学科博士后流动站。形成了从本科教育到博士后教育完整的人才培养体系。

护理学院认真贯彻党的教育方针和社会主义的办学方向,结合国家创新型卫生人才的培养需求,对接上海建设"亚洲医学中心"的建设目标,依托上海交通大学和医学院一流学科优势和临床资源,立足本院和本学科的特色和实际,致力于建设国内一流、国际知名的护理学院。

学院先后获得2006年上海市教育高地建设、2009年全国高校特色专业建设、2011年国家临床重点专科建设、2014年护理师资博士后项目、2015年上海高等学校高原学科建设、上海市教委"骨干教师教学激励计划"、2018年上海市应用型本科建设等项目的资助,现已发展成为专业方向明确、优势特色明显、师资力量雄厚、人才质量卓越、学术成果丰硕,国内一流、具有一定国际影响力的护理学院。学院在2012年第三轮全国学科评估中排名护理学科第五,2016年第四轮全国学科评估中排名护理学科B+,校友网2015年全国专业排名获六星,即中国顶尖专业。

护理学院拥有一支与国际接轨、凝聚护理学科特色和优势的师资团队。截至2018年底,学院专任教师和临床兼职教师82人,护理学研究生导师25名(其中博导5名),柔性引进国内外高端人才3名、外籍客座教授4名、博士后合作导师 2 名。临床实践基地包括上海交通大学医学院附属瑞金医院、仁济医院、新华医院、第九人民医院、上海儿童医学中心等 12 家三级甲等综合和专科医院以及 2 家社区医院等。

护理学院秉承上海交通大学医学院培养有灵魂的卓越医学创新人才的办学目标，努力培养适应社会发展和健康保健服务需要，具备专业照护、人文关怀和创新能力，具有国际化视野及可持续发展潜能的护理学专业高级人才。同时重视学生的思想政治教育，注重学生品德素养、护理职业素养与科研精神品质的养成，教育学生热爱祖国、热爱护理、关爱病患、回报社会。护理学院承担了护理学专业全日制本科、研究生、夜大学、远程教育学院的教学任务。截至 2018 年底，共有护理学专业全日制在校生 229 名，其中，本科生 185 名，博士研究生 5 名，硕士研究生 39 名。同时，还承担着护理学专业同等学力研究生 26 名和护理学专业本科层次夜大学生 553 名的培养教育。

近年来，护理学院不断创新护理人才培养模式，积累教学改革经验，积极推进"金课"建设、护理慕课和混合式教学模式的实施，开展临床教学督导工作，不断提升高级护理人才培养的质量。学生就业形势良好，毕业学生受到用人单位的一致好评。《基于"情景式"健康类慕课的立体交互式教学体系建设与实践》，荣获 2017 年度上海市教育成果二等奖、上海交通大学教育成果一等奖。"护理管理学"获 2018 年国家精品在线开放课程。2018 年获批上海市首批虚拟仿真实验教学项目。

护理学院积极推进师生国际交流和国际办学。学院每年选送专任教师赴海外进修一年。教师积极参加国内外学术会议，近一半的青年教师参与国际科研合作。护理学院积极探索国际合作办学模式。与西澳大学合作开展"3.5＋2 中澳护理－公共卫生本硕连读项目"，与澳大利亚纽卡斯尔大学护理学院联合实施"中澳护理 2＋2"双本科学位项目。基于"学分互认，学制互通"模式，每年派出学生交流，同时接受国际交流生来访。学院现与美国、瑞典、澳大利亚、法国、匈牙利、中国香港、日本等多个国家和地区的知名大学开展 1～12 周不等的学生交流项目。学院还设立 3～6 个月的研究生海外交流项目。学院本科生的海外交流比例达总人数的近 50%，每年来访见习实习的国际交流生有 20 多名。学院还与美国护理院校合作培养博士研究生，2017—2018 年获 CSC 项目 2 项。频繁的国际交流与合作，提升了护理学院的国际影响力。

护理学院凝练了六大重点学科方向：老年慢病护理、肿瘤护理、重症护理、精神与心理护理、创伤骨科护理和护理管理。创立"护理高原国际合作""护理高原多学科创新""护理百人计划"等基金项目。近三年，获得国社科、国自然、省部级、局级横向课题数百项,科研经费近 3 000 万元。学院师生撰写 SCI 论文数逐年上升。获得"高等学校科学研究优秀成果进步奖""上海护理科技奖"等40 余项。

护理学院与上海市护理学会联合主办的国内一流的上海国际造口治疗师学校,已培养了全国 29 个省、市、自治区 214 名具有"国际造口治疗师证书"的造口治疗师。至今已建立市级及以上专科护士实训基地 28 个,成为培育专科护士的摇篮。我校具有专科资质的护士开设了 PICC、骨科护理、孕期保健、生殖护理、糖尿病护理、伤口造口等 18 项护理专科门诊,门诊量达每年 10 万人次,提高了护理质量和效率。

展望未来,上海交通大学护理学院将坚持内涵式发展,推进上海交通大学护理学科的整体发展,建成布局合理、层次清晰、特色鲜明的护理学科体系;形成结构合理,具有良好学术水平和国际竞争力的师资队伍;培养一大批高质量的高级护理人才;努力建成国内一流,国际上具有知名度和影响力的研究型护理学院。

二、沐浴改革春风　不断求索发展

改革开放后,国家建设急需大批人才,我国高等教育迎来了大发展。1984年,教育部和卫生部决定恢复护理学本科教育。1985 年 5 月,国家教委批准上海第二医科大学增设高级护理专业,学制五年。上海市高教局批准成立高级护理系。上海第二医科大学高级护理系成为全国首批设立护理学本科专业的院系之一。高级护理系的首任系主任由瑞金医院灼伤科刘国瑺医生担任,教学管理人员和师资主要来自附属瑞金医院和附属仁济医院。学院于 1986 年正式开始招生,学制五年,连续招生了三年。

1989 年,上海市教育委员会批准同意将新华卫校、瑞金护校和九院护校合并,成立上海第二医科大学附属卫生学校。附属卫生学校成立后,高级护理系在 1989—1992 年停止招生。

1992 年,瑞金医院在香港爱国人士刘浩清、孔爱菊夫妇捐赠下成立上海高级护理培训中心。1993 年,高级护理系划归瑞金临床医学系管理并恢复招收三年制大专,上海高级护理培训中心同时挂牌上海第二医科大学高级护理系。1994 年,瑞金临床医学院成立,高级护理系继续由瑞金临床医学院管理,并恢复五年制护理本科生的招生。2002 年,高级护理系实施"五改四培养方案",开始招收四年制护理本科生。

2004 年，上海第二医科大学在高级护理系的基础上成立护理学院，办学地点从瑞金医院迁到校本部。2005 年，原上海交通大学和原上海第二医科大学合并成立新的上海交通大学和上海交通大学医学院，护理学院改名为上海交通大学护理学院，为上海交通大学医学院下设二级学院。

三、引进培育并举，打造一流师资

护理学院坚持引进和培养并重的方针，注重专任和兼职教师队伍的均衡发展，积极发挥高水平师资的引领作用，努力建设一支结构优化、梯级有序、师德高尚、富有创新精神的优秀师资队伍。

学院不断优化教师队伍结构。借助上海交通大学，及其医学院和附属医院一流的学术水平、学术声誉、临床实力和国际交流平台，学院已拥有一支年龄、学历层次合理、学缘结构多元的高水平的教师梯队。

截至 2018 年底，学院专兼职教师共计 82 人，其中在编 69 人、非在编 13 人；正高级职称 25 名（30.5%）、副高级职称 34 名（41.5%）、中级职称 22 名（26.8%）、初级职称 1 名（1.2%）。实验技术人员 2 人。

自 2014 年起，学院开始招收师资博士后，有博士后合作导师 2 名，护理师资博士后 2 名。至今已有 2 名师资博士后考核合格出站，并录用为学院专任教师。

除专任教师队伍外，借力上海高等学校高原学科建设人才项目，学院柔性引进高端人才，合作开展科研与教学工作，推进师资队伍建设与教育教学改革。截至 2018 年，学院拥有美国、澳大利亚、法国等外籍客座教授 4 名，柔性引进美国、中国台湾、中国香港科研高端人才 3 名，外籍教师 3 名，他们承担本科生、研究生的教学任务和合作科研项目，屡获学生好评。

学院一贯重视教师的师德师风建设。在教师中树立敬业爱生、教书育人的风尚，在学生中营造尊师重教氛围。

为了培养学生的家国情怀、社会责任、科学精神、博爱之心、礼仪修养等思想道德品质，学院推行课程思政"每课一案"，鼓励各门课程在每次课堂教学中，结合教学内容融入一个体现思想政治教育的案例（介绍人物、讲述故事、点评案例、示范操作等）。

此外，学院将思政教育融入临床教学实践，在实习前工作会议和见习前工作会议上对临床教师传达最新思政教育要求。下发见习、实习教学任务书时，要求临床教师把思政教育理念植根于临床实践的教学环节，不断提升临床教师的教书育人和言传身教的意识和水平,在临床实践中不断培养学生的综合素养和护理职业素养。

近三年,学院教师获上海高校心理健康教育工作先进个人1名;获上海交通大学"教书育人"提名奖1名;获上海交通大学医学院优秀共产党员、师德标兵1名;获上海交通大学优秀教师三等奖1名;获"九龙奖"提名奖3名。另外还有临床带教教师获得护理学院"优秀教师"37名。

学院重视教师教学能力提升。发布了《上海交通大学护理学院新进教师(博士)"2.3.4"培养计划》等文件,积极选派新进青年教师参加上海市教委举办的"上海市高校新教师岗前培训",提高新教师适应性与发展能力。近三年,5位教师顺利完成岗前培训并获批"上海高校青年教师培养资助计划",4位新进教师完成6个月的临床实践,切实提高了专科技能水平,夯实了教学的理论基础与临床基础。此外,学院鼓励教师参与教学比赛磨炼教学技能,近三年有4名教师在上海交通大学医学院青年教师基本功大赛中获优异成绩。

学院支持5名青年教师在职攻读博士;选派3名青年教师赴国外访学1年;聘请国内外专家授课或讲座、鼓励教师参加国内外教学和学术交流,有效提升了青年教师的科研能力,引导青年教师的职业成长。

2015年以来,学院按照《上海交通大学医学院骨干教师激励计划实施方案》,建立"临床护理""护理基础""护理实践"三个教学团队,以"团队牵引、首席负责、全程激励、制度保障"为宗旨,形成以能力为核心的教学管理和实务体系。"临床护理"团队连续三年获评医学院A级团队。

学院以教学团队建设为主体,以深化教学改革为抓手,以提高学生专业教学质量和创新能力为目标,依照医学院护理学专业的教学任务和要求,大力推行"教授上台"的教学制度。目前,学院在编高级职称教师(教授、副教授)的教学活动参与率达100%,理论课中的授课比例达70.3%。

作为师资队伍的第一梯队,学院的高级职称教师在开展教学研究、促进成果转化和指导教学方面具有引领示范作用。一方面,本科学生参与教师的科研,如PBL、MOOC研究课题。另一方面,临床护理团队的PBL、MOOC研究应用于本科生教学,团队推行"PBL-情景模拟-MOOC-SPOC"混合式教学模式,形成独特而有效的教学风格。以案例为导向实行PBL、翻转课堂,不仅克服了传统定点定时的学习制约,良好地利用了碎片化时间,促进了学生对知识的内化,同时培养了学生的主动发现和探索问题的思维习惯。

学院教师积极开展教学研究和教学改革,在专业建设(课程建设、教材建设、实验室建设等)方面发挥着引领作用;编写教材和专著等33册(套),发表教学论文 15 篇。教学改革及其相关研究成果获得校级以上奖励 5 项。

四、创新护理教育，教学成绩斐然

学院致力于培养适应社会发展和健康保健服务需要，具有理想信念、人文素养和护理职业精神，具备专业照护、人文关怀和创新能力，具有国际化视野及可持续发展潜能的护理学专业高级人才，积极构建了以能力为导向的"四位一体"护理本科人才培养体系，紧扣国际标准、人文沟通、临床思维、实践能力四个方面，创新和实施"线上学习—线下翻转—PBL 情景模拟"混合式教学法，形成了鲜明的教学特色。不仅有效服务于本院的护理人才建设，也为国内其他高校的护理教学改革树立了成功范例。

目前，基于"四位一体"的人才培养体系和学院独创的护理混合式教学法，学院各教学团队的教学和科研实力明显提升。近三年，获批国家级在线精品课程 1 门，上海市教委本科重点课程建设项目 1 项，上海市高校精品课程 1 门，上海交通大学校级及以上教学成果 5 项，医学院及以上课程建设 5 项，教材建设 2 项；发表教学论文 14 篇。

近年来，上海交通大学医学院在课程设置中大力推行系统整合，护理学院既是先行者也是主要成功案例之一。学院早在 2002 年即成功开展了五改四专业修订，重构融合医学与护理、人文与素质、理论与实践，以护理及预防保健为主的护理教学框架，充分体现了以"能力为中心"的教育观。近年来，学院对课程教学进行了持续改进和优化，通过大量调研和论证，以人的健康为中心、以护理程序为框架、以器官系统为基础，凸显"系统整合、化整为零"的原则，首先不断敦促专业核心课程的大纲修订和完善，尤其强调凸显人类生命周期的完整性，并要求按人体系统进行课程内和课程间的内容整合，以优化学生的学习效果，最大限度地提升其专业素养，并跟进国家对专业设置和人才培养目标的要求变化；其次，推行 PBL、情景模拟、MOOC、SPOC 等多元教学方法进入专业课，有效丰富了课堂效果，也突出了护理专业特色；最后，将课程评价从单一的理论考试打散为多种形式相结合、过程评价占比高的多元评价形式，以有效提升学生的人文沟通、临床思维、实践能力等多元素养。

学院于 2014 年建成全国首门护理 MOOC《常见慢性病健康管理》，依托国内"好大学在线"（上海）、"育网"（台湾）和美国"Coursera"等平台上线。同时，学院将微视频和翻转课堂结合，在本科"成人护理学"中进行 SPOC 混合教学模式的探索。凭借在护理 MOOC 领域课程开发和实践上的优势及卓越贡献，护理学院"基于'互联网＋'的护理混合式教学模式的实践与创新"系列教学成果获上海交通大学 2016 年度教学成果奖二等奖。"成人护理学"课程获 2016 年度上海高校市级精品课程。2016 年以来,继续拍摄了《护理管理学》《常见病的健康管理》《高级健康评估》教学视频,开展了线上＋线下的护理混合式教学模式,得到学生的一致好评。图 1 为 2018 年"护理管理学"课程获奖证书。2017年,凭借在护理 MOOC 领域课程开发和实践上的优势及卓越贡献,共同参与(第七作者)的《基于慕课的中国高校学分制优质教学共享体系建设与实践》获上海交通大学教学成果奖一等奖;护理学院"开发医学系列 MOOC,创新和实践混合式教学模式"系列教学成果获上海交通大学 2017 年度教学成果奖一等奖;《基于'情景式'健康类慕课的立体交互式教学体系建设与实践》获 2017 年上海市教学成果奖二等奖。

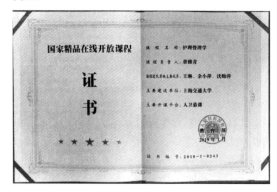

图 1　2018 年"护理管理学"获评国家精品在线开放课程

学院充分利用丰富的临床实践资源,开展形式多样的实践教学。学院从护理专业的特点出发,确立实践教学体系的建设思路为:课程与实践交互进行,多种形式网状交互上升,持续刺激与循序渐进并重,多管齐下促能力提升。

护理是一门应用性和实践性很强的专业,护理教育始终强调在临床环境中学习的重要性。上海交通大学护理学院结合多年教学研究积累,独创性提出和实施了"网状交互上升"教学模式,即将最后一年的临床实践分成三个阶段分别融入前期相应的课堂理论教学中,而且后一阶段的课堂理论与临床实践的实施都是在前一阶段的基础之上发生、发展的,不断提高学生理论与临床实践相结合的能力,充分体现理论与实践的相互交替和结合,不但尽早让学生从护士角色切入,而且在临床实践中学会如何进行人际沟通、观察和判断病情,学习及实践护理的基本操作技能等,取得较好的教学效果。

学院借助上海交通大学医学院的优质医疗资源平台,已建立12家临床实践基地(6家三甲综合医院、4家三甲专科医院、2家社区卫生服务中心),全面实施教学过程中的理论、见习、教学实习和临床实践等多种教学方式。从专业分类到师资力量,均为护理本科教学中的各类临床实践模块提供了优质的医疗资源。资源优势保证了临床实践的效果。

为了有效保障实习、实践环节的教学效果,学院建立健全各项实践教学管理制度。学院设立专人负责实习教务,定期发布修订实习大纲,由实习基地每年按照修订的实习大纲重新修订实习计划。做好学生的实习前培训,开展操作考试验收,考试合格者方能进行临床实习。学院每年召开1～2次实习工作会议,并对附属医院(含实习医院)免费进行题为《临床护理教师教学核心能力提升》的国家级教育项目培训,内容涵括国内外护理教育新进展、临床护理教师教学基本技能、PBL与情景模拟、循证护理、实习护生常见师生沟通问题与对策、临床个案讨论等涉及临床教学各个方面的内容,深受各临床基地的临床教师的欢迎。

学院自2017年开始进一步完善实习督导机制,进行各实践教学点的督导检查。由学院老师与各附属医院临床护理部主任组成专家队伍,走访督导实习医院,以学生座谈会、带教老师座谈会、检查资料等形式进行督导。此外,每学期实习学生座谈会也是日常督导工作之一,学院负责把学生意见及时反馈给实习医院,并根据情况调研进行实习计划的调整与修订。

学院重视毕业设计培养环节。毕业论文是学生实践的另一个重要环节。为了护理学院全日制本科学生毕业论文工作的顺利开展,学院制订了《上海交通大学护理学院全日制护理本科生毕业论文指导教师师生双向选择方案》,进一步完善、规范本科生毕业论文的内容与格式,提高本科生毕业论文的质量。首先,遴选符合标准的临床导师及学院导师进入导师库,由导师对本科生的毕业论文的选题、开题、论文撰写、答辩等各方面进行个别指导并全面负责的教学管理制度;导师库将根据每年的学生反馈和教师个人动向进行更新和调整,严格进行导师资格再筛选;其次,根据学生后期学习过程的特点,将导师选择和论文选题时间前移,保证师生互动和交流,以及课题研究周期;最后,积极鼓励本科生进行科研成果转化和发表,并专设论文评价加分机制,既提升学生参与科研的积极性,又提升了学生毕业设计的质量。近三年共计150名护理本科生完成毕业论文,其中8人获校级优秀论文。学生还在教师指导下发表论文18篇。

学院还高度重视第二课堂建设。坚持第一课堂与第二课堂紧密结合,充分发挥第二课堂在培养学生创新能力和国际视野的重要作用,提高育人水平和效果,着力打造思想教育育人、社会实践育人、创新创业育人,不断完善育人体系。

首先,做好思政育人。一是做好专业思想引领。为进一步增加护理本科生的职业认同感与仪式感,更好地从学校向医院过渡,护理学院与医学院学生工作指导工作委员会每年为即将进入医院实习的学生举行授帽仪式(见图2),并邀请各附属医院护理部主任、优秀临床护士为学生回答专业发展方面的疑惑。二是做好思政同伴教育。每年的毕业生就业指导环节,护理学院邀请往届的优秀毕业生,从直研、考研、就业、出国等方面,作为学长学姐介绍亲身经历与体会。一方面从实际出发,解决毕业生的困惑,另一方面,让优秀毕业生用同伴力量以同伴教育的形式,为毕业生指明职业生涯方向。

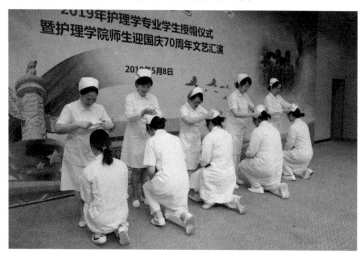

图2　2019年5月,护理学院举行每年一次的学生授帽仪式

其次,做好创新育人。积极开展大学生创新训练项目。鼓励学生参加大学生创新训练项目,并且严格落实《上海交通大学医学院大学生创新训练计划实施方案》,加强宏观指导、严格过程管理,保障立项项目的有序运行。通过创新项目,除了培养学生的创新精神和实践能力,还提升了同学之间的团队合作、分工合作、沟通交流的能力,促进了学生更好成长。

最后,做好实践育人。一方面,帮助学生打下扎实的护理专业操作基础。护理操作是护理专业迈向工作岗位的基石,同时为了进一步提高高等护理教育临床技能教学水平,提升护理学本科学生临床护理实践能力,护理学院每年举办"上海交通大学护理学本科临床技能大赛"。大赛以案例(病例)为主线,通过"综合站点"和"操作站点"两类站点,在健康评估基础上重点考核学生的临床思维能力和操作技能。所有实习医院均派学生代表队参赛,由附属医院资深护理专业教师担任大赛的评委,从而进一步提升护理本科学生专业操作技术水平。2015年,学院选拔出的学生代表荣获首届全国护理专业本科临床技能大赛二等奖。另一方面,积极鼓励学生开展大学生社会实践项目。在本科阶段,每一位护理专业学生都需要开展至少一项大学生社会实践项目,以完成2个学分。大学生社会实践项目形式多样,开拓了护理专业学生的思路,也为他们提高创新研究能力打下了一定的基础。

通过以上这些育人途径,既培养了学生的护理实践技能,又培养了学生的职业素养,引导学生进一步坚定了专业信念,培植了现代护理理念。

五、坚持立德树人,培育护理英才

学院坚持适度招生规模,保证优质生源质量。学院护理学本科专业2016年、2017年和2018年每年计划招生50名,实际录取人数分别为47人、45人、46人,招生录取人数、实际报到人数及入学报到率基本稳定。由于是提前批次录取,无法重新选择专业,因此转专业率为0。

学院整体生源数量保持稳定。生源地来自上海、安徽、河北、河南、四川、西藏、新疆等地区,大部分学生为汉族,也有藏族、维吾尔族、蒙古族及纳西族等少数民族学生。生源中女生比例占到80%以上。近年来,通过正面宣传及男护士越来越多出现在人们的视野,男生数量也不断增加,达到20%左右。

为了提高生源质量,学校一方面不断加大招生宣传力度,并在宣传中展现学院护理专业的特色和优势。另一方面,学院也不断增加专业设置中的吸引力,包括增加学生国际交流机会、为贫困学生争取国际交流资助基金项目等。此外,着力于提高教学质量,做好人才培养,安排好毕业生就业工作,努力提高本专业的社会影响力。

学院在人才培养工作中坚持地立德树人的根本任务,坚持以学生为中心,紧紧围绕办学目标注重对学生思想的教育和引导,培养学生的创新精神和创新能力,创造良好的国际交流条件拓展学生的国际视野和国际交往能力。学院和学指委认真做好困难学生的关心和帮扶工作。

第一,配强学生辅导员,全程关心帮助学生。学生辅导员认真做好形势政策教育和班级讲评,做好每位学生的思想教育,引导学生树立正确的世界观、人生观和价值观,指导学生党团组织开展工作。指导学生适应大学学习生活,养成良好的专业学习习惯。做好学生的关心帮扶工作,在帮困助学、心理疏导等方面给予学生服务和帮助。鼓励学生通过参与班级管理、社团活动和志愿者服务等提升综合能力。

第二,遴选"班导师",解答学生学业困惑。护理学院按照医学院学指委的统一部署选好配齐每个班级的班导师。班导师由副高以上职称教师、教研室主任、教学办公室主任等担任。班导师侧重于在专业学习方面为学生答疑解惑。在新生入学时就及时与学生建立联系,通过讲座、座谈、加入微信群、个别咨询和组织参观临床科室等活动,对学生专业学习给予指导和帮助。

第三,选好"学业—科研双导师",提升学生创新能力。为进一步促进护理学生专业思想稳定,加强护理专业教师与护理学生的沟通联系,使护理学生得到更多学习、生活、思想上的关心;同时,也为了进一步提高本科生毕业论文的质量,增强学院本科生的科研能力,护理学院实施了全日制本科护理学生"专业—科研双导师"制度。在学生大一时期就配备专业导师,确保学生从进入医学院开始到毕业,都能得到专业教师全方位的关注与指导;到学生实习期,除了有专业导师的引领外,护理专业学生还须进行与科研导师的互选,科研导师做好学生毕业论文各个环节的指导。

第四,完善帮困机制,关爱帮扶困难学生。建立困难学生库,制定困难学生入库规则与制度,每年定期审核资助资格。面对确实困难的学生,提供助学贷款,勤工助学机会;每年进行国家助学金、社会各类助学金的评选,建立应急帮困制度,帮助解决在校学生因突发原因而造成生活上暂时性经济困难;定期排摸因突发灾害或变故等特殊情况的家庭经济困难学生,及时给予帮助。定期开展"冬日暖心"活动,对符合条件的困难学生,进行学费减免。

学院坚持营造严谨学风,保持学生优良成绩。护理学院总体上学风良好。学生学业任务重,学习认真。随着学院教学改革的有效推进,学生学习的热情也不断提高。课堂氛围良好,护理技能操作和临床实训效果好。学院通过评优评奖、海外游学、保研推免等方面的正向激励,引导学生努力学习,追求卓越。

学院严明考风考纪,严控考试作弊行为。学院成立专门的考试领导小组和巡考小组;辅导员定期召开年级主题班会和考风考纪专题会议,与任课教师随时联系,注意学生平时学习情况,及时发现问题,提前预防考试作弊。

学院除了重视学风建设,也特别重视学生综合能力培养,课程考试使用多种方法考核,并不一味只看重理论知识的掌握程度。采取理论试卷、小作文、讨论、汇报、视频作业、出勤率等综合考量。3年来,学院学生学业成绩保持优秀,获得用人单位好评。

学院高度重视就业工作,为了提高就业率,进行实习医院安排时,鼓励学生结合自身就业意愿选报实习医院,学院根据学生志愿综合协调安排实习医院;就业季邀请各附属医院临床护理部主任进行招聘宣讲,近距离面对面答疑解惑。护理专业学生总体就业形势良好。

目前,护理学院的毕业生除考研、出国以外,大部分分布在各大综合、专科医院,社区卫生服务中心,学校、公司等。在医院就业的毕业生中,涌现了大量的科室带教、护士长,部分科护士长及护理部主任。在这些毕业生中,还有一些优秀代表,如瑞金医院吴蓓雯、仁济医院杨艳、九院侯黎莉等,她们都担任医院护理部主任,曾荣膺上海市卫生系统护理工作者最高荣誉"左英护理奖",是所有护理毕业生的榜样,也是我们护理学院的骄傲。

六、推进护理科研,建设高原学科

随着护理学科的整体发展,上海交通大学护理学院的学科建设和科学研究工作也不断取得新成绩。特别是上海交通大学护理学科于 2015 年获批上海市教委高原学科建设项目,大大推进了上海交通大学医学院系统护理学科的整合和发展。

护理学院明确了整合、转型、借势、突破的学科发展思路,积极推进护理高原学科建设方案的实施。学院凝练了六大重点学科方向:老年慢病护理、肿瘤护理、重症护理、精神与心理护理、创伤骨科护理和护理管理。积极搭建学科建设平台,设立了"护理高原国际合作基金""护理高原多学科创新基金""护理高原科研专项基金""护理高原国际交流基金""护理高原研究生创新基金"等基金项目。推进临床－护理、基础－护理、公卫－护理等跨学科合作研究模式。同时,联合各附属医院的临床优势学科开展科学研究与人才培养。

学院通过柔性引进和跨学科双聘导师等举措,积极引进国内外权威专家。并以这些国内外权威专家为学科带头人,建立研究方向明确、研究特色突出的高水平创新团队。近三年,通过"引育并举",引进海内外高端护理人才 3 名,跨学科双聘制导师 8 名;聘任护理学术带头人 17 名,设立"护理百人计划"培养100 名护理骨干。培养师资博士后 2 名。目前,护理学科骨干中,任职上海市护理学会副理事长、常务理事和理事等 14 名,上海市各类专业委员会主任、委员40 余名,担任国内外护理杂志的编委 40 余人。近年来获中华护理学会和上海市护理学会科技奖等荣誉 100 余项。

在各项举措的推动下,护理学院在国社科、国自然等国家级项目立项数上取得突破,在科研项目数、科研经费数、发表文章数等方面都取得了长足进步。

近三年,护理学科获得国社科、国自然、省部级、局级横向课题 100 余项,科研经费近 3 000 万元,申请专利 16 项,撰写 SCI 论文 73 篇,CSCD 论文 84 篇。获得"中华护理学会科技奖""高等学校科学研究优秀成果进步奖""上海市卫生和计划委员会示范项目""上海护理科技奖""上海护理学会器具创新奖""上海护理学会优秀论文奖"等 29 项。

学院一直秉承百花齐放、百家争鸣的学术理念,营造严谨开放的学术氛围,鼓励教师勇于创新,拓展思路。学院推行"请进来、送出去"的学术政策,搭建了学术交流与合作平台,开展了多种形式的学术研讨与交流活动,邀请国外资深专家学者来院开展学术讲座,鼓励教师积极参加国内外学术活动。

学院制定了完善的科研机构学术道德与学风监督机制,实行严格的科研信用制度,建立了学术诚信档案,对学术不端行为严厉查处。学院不定期开展学术道德和学风建设宣传,不断培育严谨治学、诚实守信的学术精神。

七、深化国际交流,探索合作办学

上海交通大学护理学院持续推进国际交流与合作。依托上海交通大学文理综合背景及上海交通大学医学院国际交流优质平台,开展了一系列国际交流与合作项目,取得了良好的成效。

近三年,学院国际交流项目发展迅速,交流类型更为多元,合作院校更为广泛。截至 2018 年底,学院已和全球 10 个国家和地区的 20 所优秀高等护理院校开展了学生交流、课程建设、师资培养、科研合作、联合学位培养等方面的合作。密切合作的伙伴包括美国内布拉斯加医疗中心、美国杜克大学、瑞典林雪平大学、法国斯特拉斯堡医学院、匈牙利森梅威思大学健康学院、澳大利亚纽卡斯尔大学、澳大利亚西澳大学、澳大利亚悉尼大学、日本名古屋大学、香港大学、香港理工大学等。聘请客座教授 4 人,外籍教师 4 人。近三年共接待国外来访 52 人次,出访交流 18 人次;共派出交流生 71 人次,接收国际交流生 42 人次。

学院国际交流学生比率已连续 5 年达到 50% 左右,为培养高层次、高素质、具有国际视野和评判性思维的综合性护理人才奠定了基础。

建立学生互访机制,搭建国际交流平台。学院现与美国内布拉斯加医疗中心护理学院、瑞典林雪平大学护理学院、澳大利亚西澳大学护理学院、法国斯特拉斯堡护理学院、匈牙利森梅威思大学健康学院、香港大学护理学院、日本名古屋大学护理学院等全球知名大学开展 1~12 周时间不等的学生交流项目。学生交流项目的内容包括临床实习、课程学习和语言培训等。以上项目均采用

"学分互认,学制互通"。图 3 为护理学院与纽卡斯尔大学签订合作协议场景。

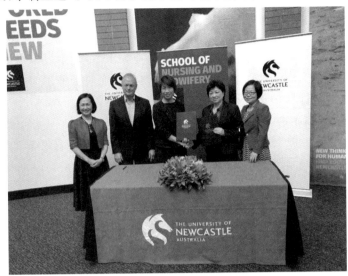

图 3　2017 年 10 月,护理学院与澳大利亚纽卡斯尔大学护理学院签署"中澳 2+2 护理双本科"项目合作协议

　　学院鼓励学生积极走出国门了解世界,同时也敞开大门迎接世界各国的交流师生。学院每年定期接收国际合作院校的护理本科生来学院交流,迄今已确定瑞金医院、仁济医院、儿童医学中心、第六人民医院、第九人民医院及新华医院作为护理国际交流教学医院。每次国外学生来沪交流,各医院护理部会根据学院及对方学院的实习教学要求,制订带教计划,选派合适的护理人员作为带教老师或管理老师。医院护理人员良好的职业形象与认真的工作态度给国外交流生留下深刻印象,他们经常赞叹中国护理人员能在高强度、高压力的工作环境下不出差错地完成护理任务。而带教老师也会和国外交流学生探讨中外护理在理念、实践上的异同点及其原因,这不仅帮助国外学生更好地认识中国的医疗环境、护理现状,同时也让教学医院的护理人员在带教过程中拓展了思路。

　　国际交流项目的实施,体现了国际交流平等合作、互惠互利的理念,使项目取得良好的教学效果和社会效益。

　　坚持借鉴与创新并重,探索合作办学模式。在积极借鉴国外培养模式和教学经验的同时,学院也不断探索符合本专业人才培养模式。学院现有 2 个特色交流项目:"2+2 中澳护理本科项目"和"3.5+2 中澳护理－公共卫生本硕连读项目"。

"2+2 中澳护理本科项目"。在不改变学生原有的 4 年学制的基础上,要求学生分别在上海交通大学护理学院完成 2 年护理本科课程及在澳大利亚纽卡斯尔大学完成 2 年护理本科课程。该项目充分融合了中澳两校的课程设置,最大限度地实现了学分互认。达到双方学校毕业要求后,学生可申请上海交通大学理学学士学位和中国注册护士资格,以及澳大利亚纽卡斯尔大学护理学本科学位和澳大利亚注册护士资格。

"3.5+2 中澳护理—公共卫生本硕连读项目"。学生在上海交通大学护理学院完成 3.5 年护理本科学习后,赴澳大利亚西澳大学进行 2 年的硕士学习。通过将学生在澳第一学期的课程学习与其在护理学院最后一学期学习的学分互换/互认,让学生在最短时间内完成本硕连读,最终获得上海交通大学理学学士和澳方公共卫生学硕士学位。

八、弘扬人文关怀,服务医护病患

护理学院坚持用社会主义核心价值观引领学院文化建设,努力塑造服务祖国、广博慈爱、和谐向上、追求卓越的学院文化氛围。积极探索护理学院文化建设品牌,充分发掘和凝练学院文化特色。学院把社会服务和弘扬人文关怀精神结合起来。组织师生主动服务社会、关爱社会。

学院坚持多年开展国家级医学教育项目。学院举办的国家级继续医学教育项目,均为护理领域内需求度较高,较前沿的主题项目。每年面向全国开展"高级护理实践""护理课题申报与实施""临床护理教师教学核心能力提升"等培训项目,受到护理人员和护理院校教师的欢迎。培训通过论坛、工作坊、小组讨论、竞赛等形式,大大地提高了学员的科研、教学等方面的能力。

护理学院与上海市护理学会联合主办国内一流的上海国际造口治疗师学校。学校成立于 2008 年 3 月,拥有优质的教学体系、雄厚的师资力量和一流的实践基地,招收的学员均为全国各大医院的护理学术骨干。每期培训班,均会邀请国际造口治疗师协会的多名外国专家授课。经过培训,学员可获得世界造口治疗师协会认可的造口治疗师资质证书。"国际造口治疗师培训课程项目"被上海市科学技术协会评为"2015 年度上海市科协继续教育优秀示范项目"。

学院与郊区贫困村结对帮扶,志愿服务情暖村民。从 2013 年起,护理学院党总支在医学院党委的部署安排下,与崇明港西镇排衙村开展了一系列的结对帮扶活动。帮扶活动充分结合了护理学专业的优势和特点,通过定期组织党员教职工和研究生对排衙村村民进行生活关怀、健康宣传和免费义诊,提高了村民们的生活水平和保健意识,让村民们切实感受到了党的温暖。

护理学院师生坚持每年开展两次结对帮扶。师生们开展的测量血压血糖、开设健康讲座、指导慢病管理、捐赠保健器材、订阅健康杂志、慰问困难村民等多种形式的帮扶活动和举措,受到了村委会干部和村民们的称赞和欢迎。

通过开展与排衙村的结对帮扶活动,护理学院师生们也体验到了城乡差距和农村群众卫生保健知识的缺失,进一步增强了投身卫生健康事业的责任心和事业心。

九、推进内涵发展,谱写崭新华章

2018 年 7 月 12 日,中国共产党上海交通大学护理学院全体党员大会隆重召开。大会的主题是:深入学习贯彻习近平新时代中国特色社会主义思想和党的十九大精神,认真贯彻落实全国和上海高校思想政治工作会议精神,认真贯彻落实上海交通大学医学院第十一次党代会精神,坚持全面从严治党要求,坚持立德树人根本任务,不忘初心、牢记使命、勇于担当、开拓创新,加快推进护理学院内涵式发展,为培养有灵魂的卓越护理医学人才,为建设国内一流、国际知名的研究型护理学院而努力奋斗!

大会全面回顾了十年来护理学院的发展之路,客观分析了面临的新要求、新形势,明确提出了今后五年的主要目标和任务,吹响了护理学院奋进新征程的进军号。上海交通大学医学院党委书记范先群出席全体党员大会和新一届党总支委员会第一次会议并讲话,他代表医学院党委对护理学院的下一步发展提出了希望和要求。

这次会议总结了护理学院所取得的成绩。可以概括为:培养体系日臻完善,师资水平明显提升,教学改革有声有色,优秀学生不断涌现,科研成果创新突破,国际交流全面展开,学科排名全国居前。同时,会议也客观分析了全面从严治党、加强高校思想政治工作、医学教育改革发展、护理事业和护理学科发展给护理学院发展带来的新要求、新机遇和新挑战,从而进一步明确了护理学院加快内涵式发展的努力方向。

展望未来,护理学院将按照医学院党委的要求,认真落实全面从严治党要求,提高学院党建工作水平,为护理学院健康发展提供坚强的保障;始终坚持立德树人根本任务,提高学院全员、全程、全方位育人水平,努力培养高素质高级护理人才;积极整合护理学院和各附属医院的护理学科力量和资源,紧紧依托优势临床学科,集聚优秀护理人才,走出一条整合发展、优势凸显的内涵式发展之路。

　　"雄关漫道真如铁,而今迈步从头越。"护理学院全体师生员工将向着建设国内一流、国际知名的研究型护理学院的目标奋勇前进,不断实现新跨越、取得新成绩!

(陈　铿　章雅青　王　曦　吴觉敏　朱卓非)

开展医学教育、医学研究、临床实践相结合的整合式教学模式,探索实践"一体化""一站式"的教学管理服务模式,最终形成国内乃至国际上具有影响力的儿科学整合课程体系和教学师资队伍。

心系儿童、薪火相传,不忘初心、砥砺前行
——上海交通大学医学院儿科学院发展纪实

一、学院概况

上海交通大学医学院儿科系始建于 1955 年,是中华人民共和国成立后所建的历史最为悠久的儿科系之一,她不仅铸就了赫赫有名的儿科品牌,某种程度上可谓开创了中国儿科医学独特的教育体系。历经 60 余年的岁月洗礼与传承,从最初的上海第二医学院儿科系到上海第二医科大学儿科系再到上海交通大学医学院儿科系,直至如今的上海交通大学医学院儿科学院,儿科人代代相传,走过了一个甲子的岁月,书写了中国儿科医学教育史上的华彩篇章。

目前,儿科学院综合实力雄厚,它联合了附属新华医院儿科、上海儿童医学中心、上海市儿童医院,以及附属瑞金医院、仁济医院、市一医院、市六医院、市九医院儿科和国际和平妇幼保健院新生儿科,搭建了强大的医疗、教学、科研平台。学院拥有多个包括呼吸、重症医学、儿外科等在内的儿科国家临床重点专科,多家省部级医疗诊治中心,多个教育部和上海市重点实验室,以及数十支高层次儿科人才队伍,同时,还拥有国家级住院医师规范化培训基地、国家级儿童早期发展示范基地、新生儿围产专科基地、小儿麻醉专科基地。医、教、研综合水平位居全国前列。

(1)上海交通大学医学院附属新华医院。医院整体实力保持国内领先,国际先进水平。小儿外科畸形诊治、危重新生儿诊治、新生儿疾病筛查、新生儿听力障碍、小儿呼吸系统疾病诊治、胎儿先天性心脏病诊断、内分泌遗传、血液实体肿瘤诊治、消化营养等均达到国内顶级,国际先进水平。

儿科目前拥有床位 470 余张,12 岁以下儿童的年门急诊人次 120 余万,年出院近 3 万人次,年手术约 1.8 万人次,成为儿科规模最大的综合性医院之一。新华儿科拥有 2 个市级以上研究机构:上海市儿科医学研究所、环境与儿童健

康教育部及上海市重点实验室;5个省部级临床诊治中心、3个国家临床重点专科和7个交大临床专病诊治中心。2015年成立的新华临床研究中心更是为推动儿科临床研究工作提供了绝佳的平台。"十三五"规划中重大学科战略项目"千天计划"于2016年6月1日在新华医院正式启动,"千天计划"项目将整合新华医院的优势临床资源,搭建产科和儿科两大随访平台,创建完善的人群资料、临床资料和生物样本相结合的生命早期数据信息库,为研究人员以及临床医生进行前沿性的基础科学或临床研究提供巨大的支持。

此外,新华医院儿科与美国、加拿大、澳大利亚、日本等国外知名医学院、医院、研究机构保持长期合作交流项目,2016年10月,新华—哈佛医学与创新合作项目启动,双方在管理体系、学术内涵、培训平台、海外医疗资源等多个领域开展更为多元深入的合作,儿科将迎来新一轮的全面发展。

(2)上海交通大学医学院附属上海儿童医学中心。医院由上海市人民政府与世界健康基金会于20世纪90年代立项建设,1998年正式建成对外开放。时任国家主席江泽民为医院题写院名,时任美国总统夫人希拉里·克林顿女士亲临为医院开张剪彩。2017年,医院获批成为国家儿童医学中心。2018年5月,医院建院20周年之际,美国总统唐纳德·特朗普夫妇向医院致以贺信。

医院拥有31个临床科室,规划床位规模1 500张,实际开放778张。其主要特色有:①具有良好的国际化发展背景。医院目前与十多个国家的三十多个国际顶尖医疗机构建立了姐妹合作关系,分别组建了8个国际联合实验室/中心/基地。②总体疾病诊治疑难度位于市级医院前列。拥有6个国家重点学科、国家临床重点专科和若干省部级重点实验室、研究所。小儿心脏中心、血液肿瘤中心是全球最大的儿童诊治中心,医教研结构完善,代表国内该领域最高学科水平。近年来,医院疾病诊治疑难危重度指数(CMI)位列市级领先。③医疗质量处于先进水平。2010年成为国内首家通过JCI国际医院认证的儿童专科医院;2018年问鼎上海市政府质量金奖。④科技创新成果显著。近年来,获得国家自然科学基金数量位列全国儿童专科医院榜首,入围自然出版集团中国百强医院,先后以第一单位(或第一合作单位)获得国家科技进步奖8项(占全国儿童医院获奖总数一半以上)。⑤积极主动承担社会责任。率先在国内创立医务社会工作部(1998年);率先启动西部、东北地区儿科医护人员培训计划(2002年);率先开展"一带一路"援助计划(2012年);率先开展"无哭声计划"(2014年)。于2017年荣获全国文明单位称号。

(3)上海交通大学附属儿童医院。医院是一所集医疗、保健、教学、科研、康复于一体的三级甲等儿童医院,前身是由我国著名儿科专家富文寿及现代儿童营养学创始人苏祖斐等前辈于 1937 年创办的上海难童医院，1953 年更名为上海市儿童医院，2003 年成为上海交通大学附属儿童医院。医院两院区核定床位共 700 张，门急诊量约 241 万人次，年住院病人 4.8 万余人次，年手术例数 3.5 万余人次。医院是上海医学遗传研究所、上海市儿童急救中心、上海市新生儿筛查中心、上海市儿童康复中心、上海市听力障碍诊治中心、上海市新生儿先心筛查诊治中心所在地，也是上海交通大学中国医院发展研究院医疗信息研究所牵头单位。医院拥有国家重点学科，国家临床重点专科，省部级重点实验室，上海市重点学科、重点实验室，上海交通大学医学院重点学科。学科梯队完备，实验设备先进，是国家首批运用高通量测序技术开展遗传病诊断的试点单位之一。以著名科学家曾溢滔院士领衔的上海医学遗传研究所始终瞄准本学科国际前沿，近 50 次荣获国家、部委和上海市重大成果奖励，重要科研成果曾在国际权威医学杂志《自然》等发表。近年来，医院多项成果获得妇幼健康科技奖自然科学奖一等奖和科技成果奖三等奖等殊荣。医院对外交流频繁，与美国、俄罗斯、加拿大、奥地利、日本、新加坡、韩国、英国、中国香港等国家和地区的医疗机构均有合作项目。

此外，其他附属综合医院儿科及国妇婴新生儿科亦各自拥有特色专业，皆可对三家主体附属教学医院医教研方面工作进行有力的支撑和补充。

二、历史传承再发展

1955 年 3 月 25 日，一个值得铭记的日子，上海第二医学院（现上海交通大学医学院）儿科系正式成立，这是国内最早成立的儿科系。初期，系部设在儿科颇具规模的广慈医院（今瑞金医院），后又迁至附属第九人民医院。

然而，迁入第九人民医院的儿科基地在开展医疗、教学、科研和其他各项工作中，逐步感到病区、教室、学生宿舍和场地都远远不能满足实际需要，于是扩建新院工作被提上议程。当时的院领导高度重视儿科系发展，一方面着手调整充实儿科系领导小组以及系学术委员会，任命高镜朗为主任，富文寿为第二主任，郭迪、曹裕丰等为副主任；另一方面，在高镜朗等教授的呼吁下，院方明确提出："到外面想办法，把儿科系搬出去。"本着"为工人服务就要到发展相对落后、人口众多的地区去"的思想，负责人曹裕丰选择了人口多、产业工人多的杨浦区，并得到了杨浦区领导的大力支持，在原榆林区中心医院周边新建医院，为体现新医院新人、新事、新思想，也预祝建成后年年岁岁有新成就、攀登医教研的新高峰，医院以"新华"命名。1958 年 10 月 4 日，新华医院正式开业，并作为儿科系的教学基地,曹裕丰为第一任院长,史泽亭为首任党总支书记。

新华医院建成后,儿科系于1958年底整体迁入,其临床、教学和科研水平飞速发展,声名鹊起,全国各地的病人纷纷慕名而来,就诊环境拥挤不堪。卫生部和高教部为缓解这一情况,参照郭迪教授从当时的列宁格勒儿童医院带回的建筑方案建成了一座新的儿科大楼,并于1962年5月正式成立新华儿童医院,新华医院和新华儿童医院实行"一套班子,两块牌子"的管理机制,创造了一个新的管理模式。

在高镜朗主任的带领下,教研组由初期的儿内、儿外、儿基和儿传染4个门类逐渐发展到13个门类(1965年),建立了较为完善的儿科亚专业体系,为国内首家。至1990年,儿科系共聘有教授39名,副教授16名。

1985年,上海第二医学院更名为上海第二医科大学,上海第二医学院儿科系更名为上海第二医科大学儿科系。

1990年,儿科系改名为新华儿科及临床医学系。

1994年,改制为上海第二医科大学儿科医学院和新华临床医学院。

2007年,成立上海交通大学医学院儿科学系。

2017年9月29日,为进一步大力整合儿科优质资源,全面提升儿科学科建设水平,上海交通大学医学院儿科学系正式升格为儿科学院,成为目前国内规模最大的儿科学院(见图1、图2)。

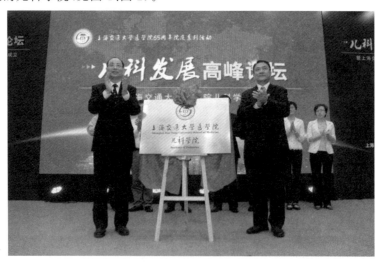

图1 2017年9月29日,国内规模最大的儿科学院——上海交通大学医学院儿科学院正式成立

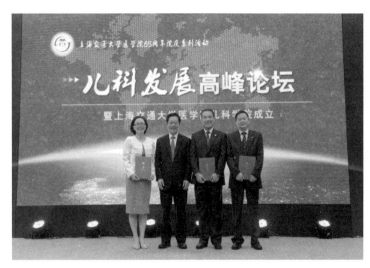

图2　授予各儿科专家儿科学院聘书，孙锟任儿科学院首任院长，江帆和吕志宝任儿科学院副院长

升格后的儿科学院，秉持儿科系60余载的历史传承，本着"不忘初心，砥砺前行"的建设目标，致力于培养符合新时代有灵魂的卓越儿科医学创新人才。学院依托医学院附属医院优势学科，以附属新华医院、上海儿童医学中心及上海市儿童医院为主体，联合医学院各附属医院儿科，整合优势教学资源，统筹全局、合理规划、充分合作，朝着共享、共赢、共发展的目标携手前行，为巩固和提升上海交通大学医学院及附属医院在全国儿科领域的学术地位和学科领先优势努力奋进。

三、专注教学强师资

儿科学科自建设以来一直处于我国领先水平，并逐步形成了鲜明的优势和特色，涌现出了我国儿科医学界泰斗、一级教授高镜朗，儿童保健学创始人、终身教授郭迪，围产医学奠基者田雪萍，著名儿科专家富文寿，中国现代儿童营养学创始人苏祖斐，我国小儿骨科创始人之一吴守义，中国小儿外科的奠基人佘亚雄，我国第一位受正规训练的儿外科专家马安权，以及儿科学家、儿科医学教育家齐家仪等一批在国内外享有盛誉的儿科学专家，被誉为"中国儿科医学人才的摇篮"。

新时代，儿科更是涌现出一批名医大家，绽放出更加夺目的光彩，包括中国工程院院士、著名医学遗传学家曾溢滔，我国小儿心胸外科创始人丁文祥，国际知名儿科医学专家沈晓明,小儿外科知名专家蔡威,小儿心血管病知名专家孙锟,儿童保健学知名专家江帆等,使儿科教育教学得到了进一步的传承和升华。

儿科学院成立后汇集医学院附属新华医院、上海儿童医学中心、上海市儿童医院以及附属瑞金医院、仁济医院、市一医院、市六医院、市九医院、国际和平妇幼保健院在内的综合性及专科医院的儿科师资力量,形成一支规模庞大、实力雄厚、在各专业领域都极具影响力的教师队伍。截至2018年,学院拥有儿科专业医师近2 000人,高级职称教师占40%,儿科相关学科博士生导师66人,硕士生导师138人。同时学院也整合了各家附属医院的儿科专业优势资源,形成医教研三位一体、资源共享、优势互补的强大平台,整体覆盖上海市3/4以上的儿科临床教学点,为儿科卓越人才培养的目标提供了强有力的支撑,同时也为上海交通大学医学院在全国儿科领域的学术地位和学科领先优势奠定了坚实的基础。

学院始终坚持以学生为中心、以能力培养为核心、以岗位胜任力为导向的教学理念。目前开设小儿内科学、小儿外科学、儿童保健学、发育行为儿科学、小儿传染病学、小儿精神病学、儿童心理学、青春医学、营养学进展、儿科学新进展等一系列课程。培养的对象包括临床医学(含儿科方向)五年制、八年制、4+4,以及营养系、检验系、影像系、护理学院、公共卫生学院等各院系的上海交通大学医学院本部学生,同时还承担包括苏州医科大学(儿科班)、桂林医学院等外来院校学生的实习带教工作。2018年,学院共培养本科生1 466名、长学制学生107名、硕士研究生44名、博士研究生88名、博士后11名。

近年来,学院积极倡导儿科教育教学改革,推进儿科学专业"5+3"一体化培养教学新体系,开展相应教学团队的组建和系列师资培训,提升整体师资水平。在强化规范教学的基础上,深入推进器官系统整合式教学,开展教学内容和教学形式的相关研讨;探索如何在课堂中融入思政人文教育;设立海外研修项目以开拓教学国际视野;从各方面提升学院师资队伍教学水平和自身素质。2015—2017年,儿科学院分别针对本科医学教育、住院医师带教、专科医师带教、PBL教学等方面开展师资培训,共选派境外培训进修82人次,国内培训进修153人次。同时,借助上海-渥太华联合医学院项目,选派20余名临床教师赴加拿大渥太华医学院完成教学培训,这些都对临床教学工作起到积极的推动作用。

各临床医学院还积极推进骨干教师教学激励计划,以鼓励和表彰优秀临床骨干教师,让从事教学工作的临床医师有更大的个人发展空间和更充足的利益保障。努力打造全员育人、全方位育人、全过程育人的新格局。

四、优质资源创平台

儿科学院积极利用上海交通大学和上海交通大学医学院的教学资源平台，同时依托上海交通大学医学院附属新华医院、上海儿童医学中心、上海市儿童医院作为三大主要儿科临床教学基地，此外也依托附属瑞金医院、仁济医院、市一医院、市六医院、市九医院以及国妇婴的儿科教学设施进行教学活动。

三大主体教学医院均为集医、教、研为一体、学科门类齐全、临床教学资源丰富又各具专业特色的教学医院。有专供医学生使用的教学楼、各类功能教室，文体活动场地充足，设施齐全，使儿科的人才培养过程更加专业化、规范化。此外，三大主体教学医院均设有临床模拟或实训中心，拥有多个国家级实验室，可覆盖医学生毕业后教育、继续教育全程的常规技能操作、虚拟模拟操作，同时配备了目前国际较先进的模拟人、虚拟手术模拟器等各类模拟训练设备，可供院内大多数临床科室进行相关专业的模拟训练。2009 年，上海儿童医学中心正式成为中国（内地）首个由美国心脏协会（AHA）授权的儿科高级生命支持（PALS）和基础生命支持（BLS）国际培训中心。面对儿童这个特殊的人群，通过模拟教学培训的医护人员，将拥有更成熟的技术，更有信心投入临床工作中。模拟为培养优质的医学生提供良好的平台，这是医学教学的一种补充和提高。学院十分重视学生操作动手机会，充分利用非实习时间集中对学生进行各项医学、人文技能培训，包括体检、CPR、各项穿刺术、消毒铺巾及沟通等临床常规操作和诊疗技术。常年开设儿科高级生命支持 PALS 课程，给予更为专业的指导和培训。针对儿科教学特殊性，利用优质资源，增加医学生基本技能培训。

医学院各附属医院均配备图书馆，包含各类合订期刊、中文期刊、外文期刊，并提供学生网络学习资源，图书馆免费向同学开放。医学院各临床医学院有上海交通大学和上海交通大学医学院的临床医学数据库，可供同学在院内方便使用。

儿科教学课程资源历来丰富优厚，早年，有高镜朗教授编著的《儿科小全》《古代儿科疾病新编》《儿科传染病学》《儿科液体疗法》，以及郭迪教授编著的《中国医学百科全书·儿科分册》《儿科疾病鉴别诊断》《儿科学基础和临床》《基础儿科学》《儿科手册》等经典儿科书籍。历年来，作为《小儿内科学》第 4 版、第 5 版、第 6 版，《小儿外科学》第 5 版、第 6 版，《儿童保健学》第 4 版的主编单位，承担了大量儿科教材的编写工作。近年来还承担了"儿科学""儿外科学""儿童保健科学"三门精品课程的建设工作，由孙锟教授负责的"儿科学"于 2014 年获批"国家级精品资源共享课";吴晔明教授负责的"小儿外科学"于 2014 年成为上海市市级精品课程。2016 年承担"儿童保健学"精品视频课程建设工作。完善的儿科教材及儿科课程建设使儿科教育教学工作得到了强有力的保障。

五、改革创新促培养

上海交通大学医学院儿科一向有"中国儿科医学人才的摇篮"的美称,作为国内最早建立儿科系的院校,有着悠久的儿科教学历史,先后为中国培养了 7 000 余名优秀儿科医生,可谓桃李满天下。尽管在过去一段时间内,停招儿科学专业方向学生使儿科人才队伍出现了一定程度的断层。但随后,国家很快意识到我国儿科学科发展的重要性及在中国医疗服务资源中的重要意义。2012 年,在沉寂了 13 年之后,上海交通大学医学院重设临床医学专业(儿科学方向)并进行全国招生,在 2017 年教育部公布的《学位学科评估高校排名结果》中,临床专业(包括儿科方向)排名 A＋。2019 年 3 月教育部批文,获准医学院新增儿科学专业,儿科学院随即于当年推出"5＋3"一体化培养模式,开始首批儿科学专业的全国招生工作,进入该专业的学生经本科阶段学习并考核合格者,可直接进入 3 年儿科专业医师规范化培训及儿科学专业硕士学位研究生教育阶段,此举旨在为各级大、中型医院,儿科研究机构输送高水平的临床儿科专业人才,必将进一步助力儿科医学人才茁壮成长。

儿科学院将始终围绕学院定位与发展,科学规划儿科专业建设,突破专业设置,创新培养方案,最终形成国内乃至国际上具有影响力的儿科学整合课程体系和教学师资队伍,引领国内儿科专业人才培养,推动儿科教育事业发展。

作为上海交通大学医学院人才培养的紧缺专业和重点专业,儿科学专业将借鉴国际一流大学的创新人才培养模式,整合海内外优质儿科学及其相关学科的教育资源,以培养卓越儿科医学创新人才为目标,以器官系统整合式课程体系为框架,开设人文社科课程、公共基础课程、医学基础课程、医学专业课程等教学课程。在打好临床医学专业的基础上,充分突出儿科专业教学特色,设置了阶梯式一贯制科研创新能力提升计划,鼓励学生参与基础及临床科研项目,锻炼科研思维和科研能力,为儿科医学人才职业生涯发展奠定坚实的科研能力基础。同时,为适应新时代医学人才国际化培养的趋势,儿科学专业"5＋3"开展双语教学,设置海外游学计划,遴选综合素质优秀的儿科学专业学生参加国际交流项目,使学生较早地了解国外医学教育的理念和模式,开拓国际视野。

课程设置中配置合理的 CBL、PBL、PSD 课程,适当减少理论课授课学时。

在 CBL 和 PBL 的讨论中，加强学生临床思维能力和创造性思维能力的培养。通过"情景模拟教学"，运用多媒体、实物演示、角色扮演、实验操作等多种手段设立课堂教学情境，将认知与情感、形象思维与抽象思维、教与学巧妙地结合起来，充分发挥课堂教学中学生的积极性、主动性和创造性，改变学生单纯接受知识的被动教育局面。

临床见实习是将理论向实践转化的一个重要的过程，也是医学教育有别于其他学科教育的特殊的方面，如何更好地在临床见习课中加强对学生实践技能的培养，关系到临床教学的整体质量。儿科学院一直重视对带教老师的教学前培训，包括教研室集体备课，高年资教师言传身教，组织优秀带教教师进行的示范性讲课等。带教中，让学生多参与临床实践，围绕病人为中心展开带教活动，在不断地真实接触临床各类病人、各种病例中巩固所学的理论知识。此外，注重学生临床思维的培养、注重临床技能的实训，既有理性认识又有感性认识，切实提高学生的分析能力、动手能力及实际解决临床问题的能力，同时也教导学生疾病之外的临床能力，如团队协作能力、医患沟通能力，整体组织协调能力等，要将理论和实践有机地结合起来，以切实提高学生的综合素质。

学院鼓励采取多元化的教学形式以增加学生学习积极性，让实习医生参与住院医生的读书报告会，通过听讲报告以及上级医师的总结、点评，使其了解临床医生目前在关注和思考的问题，熟悉临床医生口头表达的要求和培训。实习医生可以自由选择参加各专业的专科病例讨论、内科疑难病例和死亡病例讨论、住院医师读书报告会以及国内外著名学者专家的讲座论坛。教研室为帮助实习医生创造和谐、愉快的教学氛围，给实习医生提供了双向选择实习专业的机会，一方面提高了实习医生参加临床实践的积极性和主观能动性，另一方面也为病区各专业输送后备人才创造了良好的条件。

同时，学院还积极开展专业化医学人文教育。儿科学院三家主体教学医院均有社工服务团队，为实习医师提供志愿者岗位，参与义务志愿者活动，从而增强学生的社会服务意识，关爱患儿和家长，更好地理解现代"生物-心理-社会医学模式"。其中，上海儿童医学中心还设立了专门的医务社会工作教研室，介入临床医学生教育、住院医生规范化培训等教育工作，为医学人文教育做出重要贡献。由季庆英教授主讲的"医务社会工作"选修课被评为 2012 年度上海交通大学医学院优秀课程建设项目；儿中心成为复旦大学、香港大学等多所高校社工实习基地，承担复旦大学、香港大学社会工作硕士带教任务。目前，儿中心是上海首批医务社会工作示范单位，全国社会工作服务标准化建设示范单位的唯一一所儿童专科医院。同时，医务社工教研室参与"早期接触临床"课程、上海-

渥太华联合医学院课程,与医学生探讨医学人文、医患沟通、医学心理等专题,受到医学生的欢迎和好评。

在专业课程学习的同时,儿科学院还组织开展了形式多样的暑期社会实践。每年开展课题型暑期社会实践,学生冒着酷暑上医院、下社区、跑学校,完成课题问卷几千份,进行广泛社会调查、社区服务,将专业知识与社区服务相结合,在实践中锻炼毅力,培养创新精神、加强团队协作,这些活动使医学生的综合能力得到普遍提高。优秀中青年教师积极参与实践项目指导,为全面素质教育实施,特别是创新能力培养的实践开创了新天地。做好大学生实践性和课题性社会实践工作的部署工作,组织大学生暑期门急诊导医活动以及行政职能部门挂职活动。完成课题型暑期社会实践项目和实践型社会实践项目。

此外,学院从2003级学生起开始要求撰写临床研究论文。在学生进入临床轮转实习之前,作为实习前教育的一个内容,对学生开展科研设计、论文撰写方面的培训,在同学经过一个实习模块后,具体落实论文指导老师和论文题目,实习结束的同时,提交毕业论文,经过学院组织的专家书面评审结果进行修改,最后进入论文答辩,使学生科研能力达到综合提高。

学院积极鼓励教师吸收学生进入课题团队,指导学生开展科学研究。教师在教学中把科研思维、科研方法、科研成果、实验技术带进课堂,不仅丰富了教学内容,也培养了学生的批判性思维和创新精神,极大提高了学生学习兴趣和积极性。2015—2017年,每年都有学生作为项目负责人在老师指导下开展大学生创新创业项目;儿科学院2012级学生程橙在吴晔明老师的指导下撰写的临床综述获得上海交通大学医学院临床医学专业本科生优秀临床综述。

在学生管理工作方面,学院根据学校《学生手册》上的各项制度、开设政治思想课程,开展学院的文化建设,建立健全学风建设的各项措施,包括学籍管理、生活管理、思想政治教育、课外活动、分配就业等,来保证学风制度建设;创立良好的学习氛围。专职辅导员承担着第一线的学生日常管理和思想教育工作。在学生中倡导良好的学习氛围,同时以社会实践为学风建设的载体,开展学生科技、文化活动。

各附属医院临床医学院设有学生党支部,严格按照学校的学生管理条例实施管理,按照学校要求配备专职辅导员,对学生思想、心理、生活予以辅导。辅导员要求为人师表,既要热情关心同学,又要坚持原则,对工作认真负责,廉洁奉公,尽心尽责。

各附属医院临床医学院每月进行一次大班讲评,内容为思想、形势、组织纪律性、医德医风等;及时了解学生思想动态,开展谈心活动,帮助学生解决学习上、生活上的困难,积极引导班级、学生开展争创文明班组,文明寝室活动;每学期根据学生的思想表现、参加社会活动、学习成绩等情况,在学生自评、小班互评前提下认真做好每个学生的德育分测评,评比工作做到公平、公正、公开;根据学校各种奖学金、助学贷款、特殊困难学生援助的发放标准和要求,参照综合测评、学生答辩、学院集体讨论等结果,决定享受各种奖学金的名单,并予以公示;努力开拓助工助学岗位,不让每一位学生因为经济原因而离开学院,对学生的思想、心理危机有应急预案。2015—2017 年间,共有 52 人次获得奖学金,60人次获得助学金。毕业前开展学生就业指导工作。

儿科学院各教学医院所承担的学生均学风正气、考风考纪良好,大部分学生综合表现良好,团结、诚实、遵纪守法,具有良好的政治觉悟和素质,同时学习刻苦努力,在实践中锻炼毅力,培养创新精神、加强团队协作,使医学生的综合能力得到普遍提高。

多彩的校园文化活动丰富学生课余生活的同时,带动、加强了学风建设。为充实学生的业余生活,创造良好的学习氛围,提高学生的文化情操,新华临床医学院团总支、学生会联合举办每年一次的"迎新晚会",每个晚会都有不同的主题,如 2014 年,主题为"'新'火相传,华夏医梦";每年暑期,组织"门急诊导医"和"行政部门挂职锻炼"活动。另外,还通过开展"党史知识竞赛""辩论大赛",开展以班级为单位的慰问劳模、让"空巢"变"暖巢"的社区服务,"小手牵大手"的六一特色活动,以及"新华风,崇明情,健康行,唯爱相伴"的下乡义诊活动。通过多种形式的活动,加强校园文化建设。同学们还积极创办《42℃》等专刊,展示大学生校园生活的欢笑和烦恼、课堂学习的紧张和充实;临床实习的繁忙和收获;理想信念的探索和追求。在系列活动中充分发挥学生社团功能,深入开展第二课堂教育,提高了学生政治思想素质,增加了师生之间、同学之间的交流,打开了思想教育的新思路。

六、教学沃土结硕果

为了充分利用上海交通大学医学院及其附属医院的儿科优质资源,全面提升儿科的学科人才建设,培养有灵魂的卓越儿科医学人才,上海交通大学医学院儿科学院整合医学院附属医院优势学科,构建儿科学专业人才大教育体系,形成"大教育"的儿科教学特色和品牌,做到院校教育、毕业后教育、继续教育有机衔接;建设思政课程、专业课程、综合素养三位一体的课程体系;开展医学教育、医学研究、临床实践相结合的整合式教学模式,进一步探索和实践"一体化"

"一站式"的教学管理服务模式。

同时,儿科学院积极开展教学研究,近三年获得医学院及以上教学课题 15 项,发表教学论文 15 篇,获得医学院及以上教学奖项 51 项,开展了"儿科医师匮乏下人文教育对年轻儿科医生职业成熟度影响的初步研究""全面二孩政策形式下儿科学生培养体系的重构和探索""思维导图在儿科临床带教中的应用"等多项教学改革和教学研究项目。

附属新华医院儿科近三年获得了一系列重要教学奖项和成果,由吴晔明教授团队领衔的"儿童恶性实体肿瘤个体化治疗新技术应用研究"获省部级中国宋庆龄基金会第 10 届宋庆龄儿科医学奖,杜青教授领衔的"儿童骨骼肌肉疾病运动发育研究"和"上海市青少年特发性脊柱侧凸康复诊疗模式的研究"均获上海康复医学科技奖二等奖,吴敏教授领衔的"中医治疗儿童抽动障碍的疗效影响因素研究"获上海中西医结合学会三等奖、上海交通大学 2016 年度教学成果奖二等奖,《小儿内科学》(第 5 版)获上海交通大学第 15 届优秀教材奖特等奖。此外,还有 2015—2016 学年上海交通大学优秀教师特等奖 1 名,优秀教师三等奖 1 名,上海交通大学医学院青年教师技能竞赛三等奖 1 名,上海交通大学医学院 PBL 案例大赛二等奖 3 名、三等奖 2 名、优胜奖 4 名。

附属儿童医学中心近三年教学工作也取得了丰硕的成果,斩获"上海交通大学医学院优秀教师"2 名。上海交通大学医学院 PBL 案例大赛一等奖 3 名、三等奖 1 名、优胜奖 5 名。青年教师荣获第二届上海交通大学医学院青年教师教学基本功竞赛二等奖、三等奖、优胜奖,上海交通大学 2017 年度校级教学成果二等奖。主编和参编包括"十二五"规划教材在内的各类教材共计 11 部;获批上海高校本科重点教学改革项目 1 项,上海交通大学医学院教育研究课题 5 项,上海交通大学 2017 年度教学成果奖二等奖 1 项。

附属儿童医院教学工作也取得了不少的成果,儿科教研室郭桂梅副主任获得 2011 年上海交通大学医学院英语 PBL 教案一等奖,血液肿瘤科邵静波副主任医师获得 2013 年上海交通大学医学院 PBL 案例大赛优胜奖,史婧奕老师获得医学院第三届青年教师教学基本功竞赛二等奖,李志玲老师获得医学院第四届青年教师教学基本功大赛优胜奖,王斐老师获得医学院第五届青年教师教学基本功大赛优胜奖,吴蓓蓉老师获得 2017 年度上海交通大学医学院 PBL 教案大赛中文组二等奖,康郁林老师获得 2017 年度上海交通大学医学院 PBL 教案大赛英文组三等奖。新生儿科获得 2012 年上海交通大学医学院"示范病区"称号。由黄敏、李嫔和郭桂梅负责的《PBL 教学在儿科临床教学实践中的应用》获上海交通大学医学院 2012 年教学成果二等奖。由吕志宝副院长领衔的"儿科临床医学实训基地建设项目"和"儿科学进展"分别获得上海交通大学医学院"085 工程"和上海交通大学研究生院医学院分院年度课题建设立项。

七、携手共进谋发展

新时代、新征程，儿科学院在未来的日子里将继续秉持老一辈儿科人的精神，始终牢记学院建设理念。一是整合。整合上海交通大学医学院所有儿科专业的优势资源，捏成上海儿科学科建设和人才培养的"拳头"。二是打通。打通本科、住院规培、专科规培之间以及本科、硕士、博士人才培养的通道，在人才培养的全过程中形成"合力"。三是共享。搭建医教研"三位一体"平台，实现资源共享、优势互补。

同时，学院将继续贯彻实施建院目标：一是"不忘初心，砥砺前行"，培养一批有灵魂的卓越儿科医学人才；二是以医学院附属医院优势学科为依托，形成"大教育"的儿科教学特色和品牌；三是做到院校教育、毕业后教育、继续教育有机衔接；四是建设思政课程、专业课程、综合素养三位一体的课程体系；五是开展医学教育、医学研究、临床实践相结合的整合式教学模式；六是探索实践"一体化""一站式"的教学管理服务模式。加强儿科医教研合作＋儿科教学资源整合，进一步完善学院师资队伍的整合和重新配置，力争在 2～3 年内初步形成具有儿科专业特色的新的课程体系和培养模式。到 2020 年，以医学院附属医院优势学科为依托，形成"大教育"的儿科教学特色和品牌，做到院校教育、毕业后教育、继续教育有机衔接，建设思政课程、专业课程、综合素养三位一体的课程体系，开展医学教育、医学研究、临床实践相结合的整合式教学模式，探索实践"一体化""一站式"的教学管理服务模式，最终形成国内乃至国际上具有影响力的儿科学整合课程体系和教学师资队伍。

附：儿科学院大事记

(1)1953 年 4 月，上海第二医学院组建了儿科学科组。

(2)1955 年 3 月 25 日，卫生部批复：同意上海第二医学院增设儿科系，由医学界有"南高北诸"之称的儿科学泰斗高镜朗任系主任，郭迪为副主任，系部设在广慈医院。同年 9 月 24 日，儿科系成立大会举行。

(3)1958 年 10 月 4 日，新华医院正式开业后，上海市第二医学院儿科系从上海市第九人民医院整体迁入，在体制上实行院系结合，教学由系的正、副主任具体负责。

(4)1962 年 6 月 1 日,新华医院小儿科被命名为新华儿童医院。新华医院和新华儿童医院施行一套班子、两块牌子(两家医院和一个儿科系)的管理机制,创造了一个新的管理模式。

(5)1963 年,在国内首先建立起完备的儿科三级学科。

(6)1978 年 12 月,经上海市委组织部批准,上海市儿科医学研究所成立,一级教授高镜朗任所长。

(7)1981 年,国务院批准上海市第二医学院首批博士学位授予学科、专业和导师名单:新华医院儿科学(儿外),佘亚雄教授;儿科学(儿内)郭迪教授。卫生部直接领导编写高等医学院校的各种教材。上海市第二医学院郭迪、佘亚雄两位教授分别主编儿科专业《小儿内科学》《小儿外科学》。同年,儿科医学专业的学制,由五年制改为六年制。

(8)1983 年 5 月 30 日,由高镜朗先生捐资创办的《临床儿科杂志》正式出版。

(9)1985 年,上海第二医学院更名为上海第二医科大学,上海第二医学院儿科系更名为上海第二医科大学儿科系。

(10)1988 年,儿科医学专业又重新改为五年制。

(11)1990 年 8 月,儿科系改名为新华儿科及临床医学系。

(12)1994 年,新华儿科系改为上海第二医科大学儿科医学院。

(13)1998 年,教育部在对《普通高等学校本科专业目录》的调整中,将儿科专业作为调整专业于 1999 年起停止招生。

(14)1998 年,上海儿童医学中心正式开业,江泽民同志为医院题写院名,希拉里女士为医院开张剪彩。

(15)2005 年,上海交通大学与上海第二医科大学合并,成立了由教育部、上海市政府重点共建的上海交通大学医学院。

(16)2007 年,上海交通大学医学院启动临床医学专业系(部)建设工作,儿科学系为第一批临床系部,11 月份,正式成立以儿科学教学为中心工作的上海交通大学医学院儿科学系。

(17)2012 年,重设临床医学专业(儿科学方向)并进行全国招生。

(18)2017 年,上海儿童医学中心获批国家儿童医学中心主体建设单位。

(19)2017 年 9 月 29 日,上海交通大学医学院儿科系正式升格为儿科学院。这是目前国内规模最大的儿科学院,以医学院附属医院优势学科为依托,形成了"大教育"的儿科教学特色和品牌,开展医学教育、医学研究、临床实践相结合的整合式教学模式，致力于培养一批有灵魂的卓越儿科医学人才。

（20）2019 年 3 月，根据教育部《教育部关于公布 2018 年度普通高等学校本科专业备案和审批结果的通知》，上海交通大学新增儿科学专业本科，儿科学院将于 2019 年招收儿科学专业本科学生。

（儿科学院办公室）

上海交通大学口腔医学院已度过了 87 个春秋,在各方齐心协力共同努力下,这所有着厚重历史底蕴的院校,必将创造出更加辉煌的业绩,向着"双一流"口腔医学院校的目标迈进。

口腔开启生命之养,教育培炼强国之才
——上海交通大学口腔医学院发展纪实

一、学院概况

上海交通大学口腔医学院的前身是震旦大学医学院牙医系,创建于 1932 年,迄今已有 87 年的办学历史。是我国最早设立的口腔医学院校之一,也是上海交通大学的特色领先专业之一。拥有雄厚的师资力量和先进的教学、实训设备以及高水平的临床实习基地。图 1 为院徽。

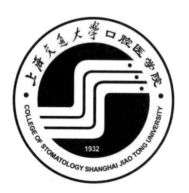

图 1　口腔医学院院徽

口腔医学与基础医学、临床医学、药学、公共卫生与预防医学等同属一级学科,1952 年全国高校进行院系调整,在医药院校设立 4 个一级专业,即医疗系、口腔系、公共卫生系和药学系。因此,口腔医学系在高等医药院校的专业中是和医疗系专业平行的一级专业,是新中国医药门类中 4 个最早的一级专业之一,学制也逐渐调整与医疗专业同长,并且在全国高考统一招生中,口腔医学系和医疗系一样独立招生,这为大量培养口腔医师、迅速发展新中国的口腔医学事业奠定了基础。图 2 为口腔医学院教学楼。

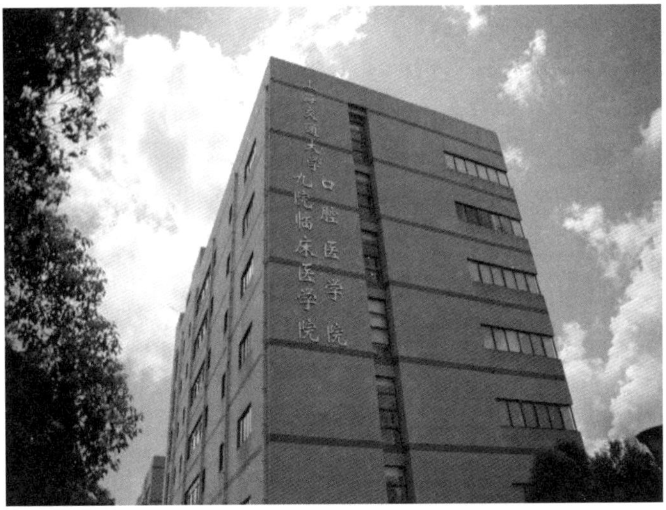

图 2　上海交通大学口腔医学院（教学楼）

上海交通大学口腔医学院拥有口腔临床教研室 10 个、口腔基础医学教研室 1 个、医学英语教研室 1 个、医学人文教研室 1 个、口腔医学临床实训中心 1 个、口腔教学实验室 1 个、医学多媒体课件数据库 1 个，有临床科室 15 个，设置 1 个本科专业学制、1 个本硕连读专业学制、1 个本博连读专业学制。

经过数十年的创业和建设，特别是改革开放四十多年来的奋斗和发展，在几代人的共同努力下，上海交通大学口腔医学院的综合实力位居全国前列。其口腔临床医学（二级学科）是教育部重点学科，口腔基础医学（二级学科）是教育部重点（培育）学科和上海市重点学科，口腔颌面外科、口腔修复科、牙体牙髓病科、牙周病科、口腔正畸科和口腔黏膜病科 6 个三级学科，已进入国家临床重点专科建设。中西医结合黏膜病学是国家中医药局重点学科。口腔医学是教育部"211 工程"重点学科，2017 年入选教育部"双一流"建设学科。2018 年被评为上海市临床重点"振龙头"类专科建设和上海高水平地方高校重点学科建设。

目前，上海交通大学口腔医学院不仅是国家口腔临床医学研究中心，也是上海市临床口腔医学中心。此外还拥有上海市口腔医学研究所、上海市口腔医学重点实验室、上海市口腔材料测试中心、上海市口腔临床质量控制中心，同时也是国际口腔颌面外科医师协会授予的口腔颌面外科专科医师培训基地，是英国爱丁堡皇家外科学院在我国的唯一口腔颌面与头颈肿瘤培训中心和国际内固定修复学会颅颌面亚太培训中心，英国爱丁堡皇家外科学院国内唯一正畸专科医师培训基地,英国爱丁堡皇家外科学院口腔正畸专科医师中国考试基地以及英国爱丁堡皇家外科学院口腔种植与修复专科医师培训考试中心。

上海交通大学口腔医学院的教学基地主要是第九人民医院,目前口腔建筑面积 3.3 万平方米,有口腔综合治疗椅位 326 台,口腔床位近 300 张。2018 年口腔门急诊总数达 139.47 万人次,口腔门诊手术总数达 30 486 人次,口腔住院治疗总数达 13 380 人次,口腔住院手术总数达 12 086 人次。

多年来,上海交通大学口腔医学院毕业的学生遍布全国各地,成为单位或部门领导、学术带头人、学术或技术骨干,受到各用人单位的广泛好评,并有一定比例的学生出国深造或在国外继续发展,例如,现在美国波士顿大学的周来生教授、塔夫茨大学的陈锦坤教授、罗马琳达大学牙学院副院长李一鸣教授均在美国的医教研工作中取得了令人钦佩的成绩。

上海交通大学口腔医学院的毕业生为口腔医学事业的发展做出了重要贡献。在国内和国际上都发挥着举足轻重的作用。

二、战火纷飞创口腔,贫瘠土地播希望

1932 年,位于上海卢家湾吕班路(今重庆南路)毗邻广慈医院(现瑞金医院)的震旦大学获教育部批准立案,将医科升格为医学院。当时的震旦大学常务校董才尔孟(German G.S.J)决定在震旦大学医学院内增设牙医系,并聘请天津的法国牙医博士勒乔爱(Le Goaer)来沪筹建和主持牙医系工作。当时牙医系的课程设置和学科分类结构均是按欧美牙学系的模式设立,师资主要聘请外籍牙科专家和牙医系留校毕业生来担任。

1933 年 10 月,在广慈医院开设牙医系附属门诊部,由震旦大学直接管辖。当时门诊部仅有牙椅 5 台,脚机 6 台,电机 1 台,X 线机 1 台。学制为四年。

1936 年新教学大楼落成,首届牙医系毕业生 2 人,沈国祚为其中之一。1938 年 7 月,勒乔爱博士回国,才尔孟聘用第一届毕业生沈国祚接替主持门诊日常工作。1940 年,任命沈国祚为牙医系主任,为第一任中国籍系主任。

1945 年,牙医系先后聘请了留学英、美、加、法、日等国一流大学的颜遂良(牙体牙髓学)、叶景甫(托牙学)、卢佳(矫形学)、方连珍(儿童牙科学)、梁北和(冠桥学)、贾维霖(牙周病学)和徐少明(局部托牙学)等七位教师,基本上使各分科都有了专门教师。1948 年,又陆续聘请席应忠(正畸学)、陈绍周(口腔外科)、沈鹤臣(冠桥学)、周继林(托牙学)、朱学灵(牙科材料学)、司徒学及桑德斯、培福特、昆德奈等十余名教员任教。

　　越来越多口腔医学专业毕业的中国学生，逐渐加入口腔医学院的教师队伍，肩负起我国口腔医学教育事业的发展重任。

　　在那个战火纷飞的年代，先辈们已经将口腔医学的种子播撒在这片贫瘠的土壤中，完成了"从无到有"的开创之举。中华人民共和国成立后，这些种子开始逐渐萌芽、生长，同时肩负起一轮又一轮新的播种任务。

　　1952 年 9 月 1 日，根据华东区高等学校院系调整委员会的决定，华东军政委员会卫生部派医学教务处胡易科长到圣约翰大学，召集圣约翰大学医学院、震旦大学医学院和同德医学院的代表开会，宣布由这三所医学院合并组建为上海第二医学院，并以震旦大学校址为院址。牙医系则改为上海第二医学院口腔医学系，这是中华人民共和国成立后全国最早建立的 4 个口腔医学系之一，学制四年。当时设在广慈医院，有 17 台牙椅，但无专业实验室。部分学生送往南京、杭州等地实习。席应忠为系主任，邱立崇为系副主任，后增设张涤生为系副主任。参加教学工作的有张锡泽、许国祺、乌爱菊、黄锡璋等专职教师 12 人。此后，历年有本系及外校的优秀毕业生进入口腔医学教师队伍，师资队伍逐渐壮大。

　　1953 年，留美回国后在上海医学院附属中山医院工作的张锡泽教授，调至广慈医院工作，在原震旦牙医系口腔外科基础上创建了口腔颌面外科。建科时还有刘善学、王德昭、蒋均泉、胡北平、谢永俊等医师。这是我国设立较早的具有门诊和病房的口腔颌面外科，当时有住院病床 10 张，牙科治疗椅 6 台。

　　1955 年，张涤生教授由同济大学医学院调入该科，同年还有上海第二医学院毕业生林熙、朱丽华，北京医学院毕业生潘家琛、周曼丽，四川医学院毕业生邱蔚六、刘寰勋等医生分配到该科工作。1956 年，黄培喆医师从北京调入该科。同年，张涤生出任口腔颌面外科主任（后期还曾任口腔医学系副主任）、张锡泽任科副主任。彼时，病房床位增至 20 张，门诊牙科治疗椅增加到 12 台。

　　在口腔颌面外科发展的同时，还有来自北京医学院的刘正、尤宝芸、李纪德，来自四川医学院的苏源德、王晓仪等分别充实到口腔内科和口腔矫形科。在当时"全面学习苏联"的情况下，全系按苏联模式进行医学教学改革。原 12 门学科归纳成 3 门，即口腔内科学、口腔颌面外科学、口腔矫形学，并建立了相应的三个教研室及临床科室。邱立崇教授任口腔矫形学教研室主任和口腔矫形科主任，口腔矫形科由周鲸渊主持医疗工作、樊森任教学干事、蒋蕴华任医疗干事、薛森任技术革新干事（后改称科研干事）。同时，楼昭华任党支部书记，沈文微任口腔医学系团总支书记，刘侃任广慈医院团委书记。

　　1961 年，整形外科从口腔颌面外科中正式分出，成为独立的科室，设病床

30 张,张涤生任科主任;口腔颌面外科设床位 34 张,张锡泽担任口腔颌面外科主任兼任学科带头人,口腔颌面外科在张锡泽教授领导下开展各种口腔颌面部肿瘤手术。

1963 年 8 月,经上海市人民政府文教办公室批准,第九人民医院重新划归上海第二医学院的附属医院,并作为口腔医学系教学基地。

1965 年 12 月,设在广慈医院的口腔医学系、口腔内科、口腔外科、口腔矫形科以及整形外科等教研组和教师及其医护技术人员先后分别移迁至第九人民医院,并增补吴少鹏、黄宗仁为系副主任。为适应口腔教学工作需要,第九人民医院建成 5 000 平方米的五层门诊大楼(现 8 号楼),于 1966 年底又建成了 3 500 平方米的五层口腔和外科病房楼(现 5 号楼)。在门诊楼四楼及五楼设有四间教室及实验室、实习室、教师办公室等教学用房。当时设口腔椅位 110 台,病房楼建成后口腔专业病床增加至 50 张。

至此,口腔医学系拥有了自己的战场,教、研与临床相结合的架构得以稳固,"沙场秋点兵"的时代正式开启。

三、与国同发展,与民共建设

1978 年是重要的历史转折点,是中国腾飞的起点。十一届三中全会春风吹拂,改革开放激发了口腔专家教授的满腔热情,带来了教学事业的蓬勃发展。

全国恢复高考后,口腔医学系恢复本科五年制教育。1978 年 8 月,二医党委决定由席应忠任口腔医学系第一主任,张锡泽教授任系主任。

1981 年,教育部批准首批恢复招收博士研究生点之一,首批导师是张锡泽教授,以后陆续批准许国祺、邱蔚六、刘正、薛淼等教授分别担任口腔颌面外科、口腔内科、口腔修复科博士研究生导师。

1982 年,上海市口腔医学研究所成立,张锡泽教授兼任所长,黄宗仁和崔华峰任副所长,下设龋病、牙周病、口腔黏膜病、口腔颌面外科、口腔矫形科、口腔组织病理、口腔材料七个研究室及一个资料室。其中,口腔颌面外科被列为上海市高教局首批重点建设学科之一。

1985 年 6 月 15 日,上海市人民政府批准上海第二医学院更名为上海第二医科大学。继之,上海第二医科大学口腔医学系于 1987 年 10 月 23 日更名为上海第二医科大学口腔医学院,并举行成立大会。邱蔚六教授任口腔医学院首任院长,张锡泽教授为名誉院长,石四箴、黄克新为副院长。

1988 年 6 月 11 日,国家教委批准二医大为试办七年制本硕连读生的高校之一，口腔医学为试办专业之一，每年 15 个名额。当年，口腔医学院首届招收口腔专业七年制本硕连读生 15 名，同时招收口腔专业五年制本科生 55 名，形成五、七年制同校格局。

1991 年，上海二医大口腔医学院的口腔医学被国家人事部、全国博士后管委会批准为博士后流动站之一，从 1992 年开始招生。以此为契机，上海交通大学口腔医学院的硬件建设得到进一步发展和提升，教学条件不断改善。

1993 年，第九人民医院新门急诊大楼启用，共八层楼、12 120 平方米，现为 10 号楼。七楼北区为教学区域，设三个大教室，面积较原来有所扩大。

1996 年 9 月，口腔医学院领导班子调整，邱蔚六教授任名誉院长、张志愿教授接任院长。

2000 年，第九人民医院购置了制造局路 833 弄 12 号五层楼房，建筑面积 4 690 平方米，作为教学用房。上海交通大学口腔医学院和九院临床医学院从制造局路 639 号院本部迁出，迁入新教学楼，教学环境得到进一步改善。教学面积扩大，共有四个大教室和一个楼面的口腔专业实验室、三个楼面的学生寝室。

2001 年，经上级主管部门批准，口腔医学院停招五年制本科生，全部招收七年制本硕连读生。学生毕业前参加国家执业医师资格考试；按照国家规定，通过国家口腔执业医师资格考试者（理论与操作考试），毕业时可获得口腔执业医师资格证书。

2001 年 12 月，邱蔚六教授当选为中国工程院院士。以第九人民医院口腔临床科室为建设整体的上海市临床口腔医学中心成立，邱蔚六教授出任中心主任，张志愿教授为中心副主任。口腔颌面外科被上海市人民政府批准为上海市重点学科，学科带头人为张志愿教授。口腔临床科室为建设整体被批准为国家级重点学科，学科带头人为邱蔚六教授。上海市口腔临床质量控制中心挂牌，周曾同教授担任中心主任。

2002 年 10 月，口腔颌面外科被批准为国家"211 工程"二期建设重点学科。

2004 年，为了加强口腔医学生临床实习的操作能力，成立口腔临床前实训中心。

2005 年 7 月，上海第二医科大学与上海交通大学合并，同年 10 月，上海第二医科大学口腔医学院则更名为上海交通大学口腔医学院。

2006 年，口腔医学院外籍教师陈斌副教授为 2001 级学生讲授 Comprehensive Diagnosis & Treatment Planning Class，进行 problem－solving learning and process－based learning 教学方法的尝试。口腔颌面外科学获 2006 年度国家精品课程项目立项，口腔医学获上海市高水平特色建设项目。

2007 年，口腔医学被评为教育部特色专业。

2008 年，"口腔黏膜病学"获国家精品课程，"口腔医学"获上海市第三期本科教育高地建设项目。张志愿院长带领的口腔颌面外科学教学团队被评为上海市优秀教学团队，张志愿获第十届上海市科技精英。

1999 年，口腔颌面外科荣获上海市卫生系统先进集体。2008 年，获得中华全国总工会"全国模范职工小家"称号和"全国五一劳动奖状"；近年来又获得上海市和全国总工会"工人先锋号"等集体荣誉称号。

2012 年，教学园区搬迁至浦东新区，学院的教学硬件、环境和住宿条件得到了极大改善。

2013 年，为进一步整合资源，上海交通大学口腔医学院成立口腔颌面外科学系和口腔医学系。同年，学院与宾夕法尼亚大学口腔医学院签署交流合作协议，双方在互派师生访问、共同开展研究等方面展开实质性合作。

2014 年，口腔正畸科、口腔黏膜科获准 2013—2014 年国家临床重点专科建设项目。经过积极努力，爱丁堡皇家外科学院头颈与颌面肿瘤培训中心在上海交通大学口腔医学院成立。同年，上海交通大学口腔医学院与中国台湾阳明大学牙医学院签订合作备忘录。

2015 年，口腔医学院获批招收临床医学八年制口腔医学方向本博连读生，实行八年一贯连续培养，毕业后授予医学博士专业学位，2016—2018 三年共招生了 72 名八年制学生。最近三年，同时还每年招收口腔专业五年制本科生 20 名左右，形成五、七、八年制同校格局，更好地满足了全国各地各级别医疗单位对口腔医学人才的不同需求，为我国口腔医学的发展提供了优质的养料，培养了一批又一批优秀的口腔医学人才。

邱蔚六院士曾在回顾口腔医学院八十年历程时感慨说："幸好是改革开放政策落实，才使学院的口腔医学专业重获新生——建立了口腔医学院，培养了大量本科生、研究生和国外留学生。只有改革开放，才可能与国际同行进行广泛的学术交流和科研协作，才可能加入相关国际组织并担任一定职务，并举办各种类型的国际学术会议。改革开放不仅是强国、强军之路，也是'强医、强教、强研'的科技强国之路。"

四、传口腔之道，授医师之业

上海交通大学口腔医学院作为我国高层次口腔医学专业人才的培养基地，

是唯一拥有两位中国工程院院士的口腔医学院校。而且，这两位院士还是师生关系，他们就是邱蔚六院士和其学生张志愿院士。

　　邱蔚六院士是我国口腔颌面外科、头颈肿瘤外科以及口腔颌面修复重建外科的开拓者之一。曾任上海交通大学医学院（原上海第二医科大学）口腔医学系主任、口腔医学院院长、附属第九人民医院院长等职，现为上海市临床口腔医学中心名誉主任。他从事医教研工作 60 余年，擅长颌面部肿瘤与整复外科。曾获国家发明奖、科技进步奖 3 项；36 次获部市级一、二、三等科技进步奖和"何梁何利科技进步奖"。主编和协编、专著各 20 余部；在国内外杂志上发表论文400 多篇。曾获全国优秀教师、全国卫生先进工作者、第一届中国医师奖、上海市劳动模范、上海市科教系统伯乐奖、上海市教育功臣、上海市口腔医师终身成就奖等诸多荣誉。2009 年获中国口腔颌面外科华佗奖及由国际口腔颌面外科医师学会颁发的最高奖项——杰出会士奖（Distinguished Fellow Award）。2010 年国际牙医学院也授予他该院最高荣誉——大师（Master）称号。2001 年当选中国工程院院士。图 3 为邱蔚六院士。

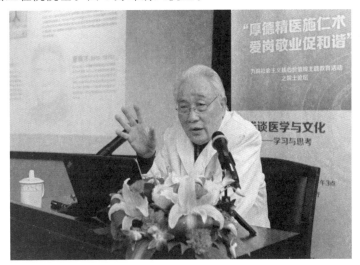

图 3　邱蔚六院士做客"院士论坛"——浅谈医学与文化

　　1999 年，邱蔚六教授代表中国口腔颌面外科医师协会正式出任国际口腔颌面外科医师协会理事；2007 年后由沈国芳教授接替。与上海交通大学口腔医学院"同年"的邱蔚六院士，目前主要精力是著书立说，总结宝贵丰富的经验留传给年轻一代；他现在还带博士研究生一名；并坚持看口腔专家门诊，经常参加口腔病房中疑难杂症病例的讨论。

邱蔚六院士已培养硕士研究生 20 余名、博士研究生 40 余名、博士后流动站研究生 7 名。所培养的学生中,成绩最突出的是张志愿博士,现也已成为一名中国工程院院士,口腔医学学科带头人;还有胡勤刚、王佐林、沈国芳、张陈平、孙坚、杨驰、郭伟及王旭东等多名学生,都已是学院或全国多地口腔医院(科室部门)的负责人、口腔学科带头人或学科骨干。邱蔚六院士冀望自己带教过的硕博研究生,就如长江后浪推前浪,"高过自己,超过自己"。每每看到学生成绩卓著,他比自己获奖还高兴,"学生不能青出于蓝胜于蓝,这世界就没有进步"。

名师出高徒,此话一点都不假。

1998—2014 年任上海交通大学医学院附属第九人民医院院长的张志愿院士,现任国家级重点学科——口腔医学学科带头人,国家口腔疾病临床医学研究中心主任、上海市口腔医学重点实验室主任、上海市重中之重临床医学中心主任、中华口腔医学会名誉会长;中国抗癌协会常务理事,中国抗癌协会头颈肿瘤专业委员会名誉主委;国际牙医学院、英国爱丁堡皇家外科学院和香港大学牙医学院 fellowship。受聘为日本大阪齿科大学、空军军医大学客座教授;全国统编教材《口腔颌面外科学》主编、临床医学五年制全国统编教材《口腔科学》主编、《上海口腔医学》主编,*Clinical and Experimental Dental Research* 副主编。

他继承邱蔚六院士的衣钵,长期从事口腔颌面部肿瘤与血管畸形的临床与基础研究。已发表学术论文 330 篇,其中 SCI 收录 120 篇。尤其近年来完成了国内首个诱导化疗对中晚期口腔鳞癌前瞻性随机 III 期临床试验,发表在 *J Clin Oncol* 杂志,进一步的基础研究结果发表于 *Advanced Materials*、*Cancer Research*、*Theranostics* 等多个国际知名学术杂志,连续五年荣列高被引中国学者。他还作为主编出版著作 13 部、作为副主编出版著作 5 部、参编著作 12 部,其中 2 部为英文。以第一负责人承担国家"863""十一五"支撑计划,国家自然科学基金重点项目 2 项、面上项目 5 项以及各部、委级课题共 20 余项;以第一完成人获得国家科学技术进步二等奖 2 项,国家教学成果二等奖,教育部提名国家科学技术奖、自然科学奖二等奖等各类奖项 10 余项。

2002 年被评为卫生部有突出贡献中青年专家;2005 年荣获全国高等学校医药优秀教材奖,2006 年成为上海市领军人才,同年获得上海市科技进步一等奖;2007 年获得国家科技进步奖二等奖、第四届中国医师奖、上海市十大科技精英、上海市高校教学名师奖;2009 年获得上海市"银蛇奖"特别荣誉奖,上海市科技进步一等奖;2010 年获得国家科技进步二等奖、全国优秀科技工作者;2014 年获得何梁何利科技进步奖,2017 年获得首届"白求恩式好医生"奖。2015 年

12月张志愿教授当选中国工程院院士。图4为张志愿院士带教手术情景。

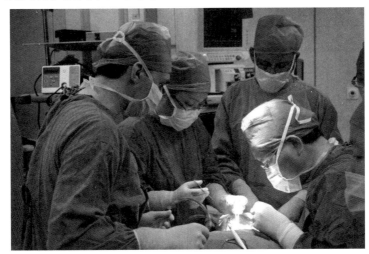

图 4　张志愿院士在带教国际访问学者手术

担任口腔医学院院长期间，张志愿教授构建了完整教学体系，重视人才梯队培养，牵头组织教学督导组，提高医师授课能力。他还是中国医学教育慕课联盟"口腔外科学"的负责人；作为首席教师带领团队先后入选、国家级优秀教学团队、上海市优秀教学团队。他培养的学生中，国家杰青、长江特聘教授1人；国家"万人计划"领军人才1人；国家重点研发计划首席科学家1人；博士生导师12人；上海市领军人才1人；上海市优秀学科带头人1人；已培养硕士、博士研究生75名。目前，张志愿院士还坚持每年为口腔本科大学生上理论大课；并坚持出诊，经常参加口腔病房中疑难杂症病例的讨论。

杏林春暖，桃李天下。正是有这样杰出的师徒相承的典范，上海交通大学口腔医学院的师资力量才愈加雄厚，人才辈出。

口腔医学院现有终身教授3名：薛淼、张富强、周曾同；国家杰出青年基金获得者2名：蒋欣泉、段胜仲；教育部"长江学者"特聘教授3名：毛力、蒋欣泉、段胜仲；卫生部"有突出贡献中青年专家"2名；"新世纪百千万人才工程"国家级人选2名；教育部"新世纪人才计划"1名。

目前有国家级人才计划13人次，上海市级人才计划35人次；8人先后担任中华口腔医学会各专业委员会主任委员；35名专家入选国际牙医医师学院院士（FICD）。

1991—2018年，先后有28位口腔医学专业资深教师获得过国务院特殊津贴。2018 年,邱蔚六院士获上海市"教育功臣"称号,张志愿院士获上海市"四有"好教师(教书育人楷模)称号。

上海交通大学口腔医学院现有口腔专业教师共 423 名,拥有博士学位教师 217 名,硕士学位教师 177 名。现有口腔专业博士研究生导师 49 名,硕士研究生导师 55 名,并形成每个口腔临床科室和口腔基础科室均有博士生导师的形态。

上海交通大学口腔医学院教学特色鲜明,是 2007 年度教育部第一批高等学校特色专业建设点,国家"211 工程"重点建设学科,口腔临床医学为教育部重点学科,口腔基础医学为教育部重点(培育)学科,在历次教育部一级学科水平评估中名列前茅,入选教育部"双一流学科"。2006 年,荣获上海市高水平特色建设项目。2008 年,荣获上海市本科教学高地第三期建设项目。2009 年,荣获上海市本科教学高地第四期建设项目。

所设"口腔颌面外科学"(2007 年)、"口腔黏膜病学"(2008 年)和"口腔解剖学"(2009 年)为国家级精品课程,"口腔正畸学"(2010 年)为国家级全英语教学示范课程,口腔颌面外科学教学团队(2010 年)为国家级教学团队。

所设"口腔修复学"(2010 年)、"口腔预防医学"(2013 年)、"口腔病理学"(2014 年)、"口腔免疫学"(2015 年)、"牙周病学"(2016 年)是上海市精品课程;"口腔组织病理学"(2010 年)、"口腔颅颌面外科学"(2015 年)是上海市全英语教学示范课程;"口腔黏膜病学"(2005 年)、"口腔修复学"(2006 年)、"口腔解剖学"(2007 年)、"口腔组织病理学"(2008 年)、"口腔正畸学"(2009 年)、"口腔预防医学"(2010 年)、"牙体牙髓病学"(2013 年)、"口腔颌面头颈肿瘤学"(2017 年)是上海市教委重点课程。

上海交通大学口腔医学院以素质教育为核心,培养实践能力和创新精神为重点,培养具有较广博的人文社科知识、较宽厚的相关自然科学基础、较扎实的基础医学理论、较系统的临床医学和口腔医学知识、一定的预防医学知识、较强的临床思维能力和临床实践能力、掌握临床科研的基本方法、达到口腔临床医学硕士专业学位水平的高层次口腔临床医学专门人才。

五、勇攀学术高峰,共促学科发展

邱蔚六院士说:"医疗是基础,教学是根本,科研是灵魂,相互依存,相互影响。总的目的都是为了病人。"即使在 20 世纪五六十年代学科开创的艰难时期,上海交通大学口腔医学系的专家教授也始终积极努力,在医疗、教学和科研等方面均取得了一系列成就。

1954 年口腔矫形科主任邱立崇教授等在国内首先以铬镍不锈钢铸造工艺代替黄金的应用，并向全国推广。这项成果既为国家节省了稀有的贵金属——黄金，又为广大群众普遍接受价廉物美的假牙修复，创造了条件。

1956 年，张锡泽教授在我国首先开展下颌骨切除术后立即植骨术获得成功，在国内影响较大。

1960 年 5 月，口腔医学系获"上海市文教战线先进集体"称号。邱立崇教授作为代表被推选出席"全国文教战线群英会"。

1964 年，张锡泽教授带领口腔颌面外科在国内率先施行双侧根治性颈淋巴同期清扫术治疗晚期口腔颌面部恶性肿瘤获得成功。

改革开放后，专家教授们的工作激情更是空前高涨，学术成果、科研创新如雨后春笋般大量涌现。

1978 年，全国科学技术大会上，口腔材料专业张彩霞教授等研制的"新型硅橡胶印膜材料"获全国科学大会部级成果奖；同时还获 1978 年上海市重大科技成果奖。

1979 年 2 月，口腔颌面外科张锡泽、邱蔚六教授等在国内首创颅颌面联合根治术治疗晚期颌面部恶性肿瘤取得成功，获 1979 年卫生部科技成果乙级奖和 1979 年上海市重大科研成果三等奖。

1982 年，口腔颌面外科何荣根教授等建立国内第一株人舌鳞状细胞癌 Tca－8113 细胞系，获 1982 年卫生部科技成果乙级奖。

2007 年，张志愿教授领衔完成的课题"口腔颌面部肿瘤根治术及术后形态修复与功能重建"荣获国家科学技术进步奖二等奖；蒋欣泉副教授领衔完成的课题"组织工程技术构建口腔颌面部骨组织的研究与应用"荣获 2007 年度上海市科学技术进步奖一等奖。

2009 年，张志愿教授领衔完成的课题"口腔颌面部血管瘤与脉管畸形的基础与临床研究"荣获上海市科学技术进步奖一等奖。蒋欣泉副研究员荣获第十二届"银蛇奖"一等奖殊誉，蒋欣泉博士的导师张志愿教授获特别荣誉奖。

2010 年，张志愿教授领衔完成的课题"口腔颌面部血管瘤与脉管畸形的临床治疗研究"荣获 2010 年度国家科学技术进步奖二等奖。张陈平教授领衔完成的课题"下颌骨缺损的形态和功能重建"荣获 2010 年度上海市科学技术进步奖一等奖。

2011 年，郭伟教授领衔完成的课题"口腔颌面-头颈部恶性肿瘤超声热化疗的基础研究及临床应用"荣获上海市科学技术进步奖一等奖。

2016 年，荣获教育部科技进步奖一等奖 1 项、中华口腔医学会科技奖二等奖 2 项、华夏医学科技奖二等奖 1 项、华夏医学科技奖三等奖 1 项、上海市抗癌科技奖三等奖 1 项、上海医学科技奖二等奖 1 项，获得专利总数 68 项。

2017 年，荣获华夏医学科技奖三等奖 1 项，获得专利总数 25 项。

2018 年，荣获中华口腔医学会科技奖二等奖 1 项、中华口腔医学会科技奖三等奖 1 项、中华口腔医学会科技奖三等奖 1 项，获得专利总数 23 项。

2019 年伊始，已荣获上海市科学技术进步奖一等奖 1 项。

近三年获得的国家级科研项目有 107 项，总经费达 4 481 万元：国家重点研发项目（首席）4 项，国家杰出青年科学基金 1 项，国家自然科学基金国际（地区）合作与交流重点项目 1 项，中国工程院中长期发展战略研究项目 1 项，获得市局级科研项目 145 项，总经费 5 573 万元。

与此同时，上海交通大学口腔医学院在学界的地位也在不断上升，成为学科翘楚，并组织开展了一系列的学术会议，促进全国口腔医学的发展和壮大，为中国口腔医学走向世界作出巨大贡献。

随着 1978 年改革开放大门的开启，上海交通大学口腔医学院还与美国哈佛大学牙学院、密歇根大学牙学院、加州大学洛杉矶分校（UCLA）牙学院、美国宾夕法尼亚大学牙学院、美国波士顿大学 Henry M. Goldman 牙学院、美国马里兰大学牙学院、日本大阪齿科大学、日本长崎大学、日本福冈齿科大学、日本昭和大学齿学部、瑞典哥德堡大学牙学院、法国马赛大学牙学院、新加坡国立大学牙学院、香港大学牙学院等 28 所国内外知名院校或学术机构建立了长期、友好的校际关系，开展了广泛的科研合作。每年与日本福冈齿科大学互派师生交流；每年有大批国际同行，包括国际著名专家、学者来院参观、讲学和技术指导，迄今已有美国、日本、法国、韩国、英国、澳大利亚、德国等 39 个国家和中国香港、澳门、台湾地区的知名学者来院参观访问，同时接受法国、日本、韩国、马来西亚、印度尼西亚、马达加斯加等许多国家的医师来院进修学习。曾多次成功主办国际学术会议，每年派送学生和访问学者出国研修，参加国际学术会议，参观、考察及讲学，与国外同行建立了深厚友谊，学院的影响不断扩大，在国际上享有一定声誉。

1988 年，在第三届全国口腔学术会议上，邱蔚六教授任中华医学会口腔分会副主任委员，张锡泽教授任顾问；上海第二医科大学口腔医学院作为组长单位的有：口腔材料学组组长薛淼教授、口腔黏膜病学组组长许国祺教授、口腔颌面外科学组组长邱蔚六教授、口腔儿童学组组长石四箴教授。这进一步巩固了学科在国内的主导地位。

1989 年，应美国口腔颌面外科医师协会学术委员会邀请，邱蔚六教授参加在旧金山举行的美国第 71 届口腔颌面外科年会，并作了学术报告，这是中国学者首次在此会议上作报告，报告得到大会高度评价。

1990 年，上海第二医科大学口腔医学院主办了第一届国际儿童牙科学术会议，石四箴副院长担任大会主席。

2009 年，由口腔颌面外科主办的第 19 届国际口腔颌面外科学术会议在上海隆重召开，邱蔚六院士获 IAOMS 最高奖——杰出会士奖。同年，第六次全国口腔修复学学术会议在沪召开，张富强教授当选第四届专业委员会主任委员。

2015 年，口腔颌颌面科正颌－正畸中心与口腔正畸科作为秘书长单位，成功举办英国爱丁堡皇家外科学院口腔正畸专科医师考试（简称 MOrth）。

上海交通大学口腔医学院在业界的主导地位不仅体现在各种学术会议的主办召开方面，还体现在作为口腔医学多个专科教材的主编单位上。

早在 1956 年，学校就曾响应卫生部："为了提高和保证教学质量，组织编写切合于我国目前高等医药院校实际需要的简明教科书"的决定，制订编写规划，聘请教授、专家参加教材编写，席应忠教授受聘参加编写《口腔矫形学》，沈国祚教授受聘参加编写《口腔内科学》，张涤生教授受聘参加评阅《口腔颌面外科学》《口腔科学》。

到了 1960 年 4 月，上海第二医学院党委确定口腔医学系为教学改革试点单位，探索综合教学体系，设立综合学科，提高教学质量。口腔医学系试点编写新的教学大纲和新的教材，以及实验室现代化构想。1961 年，口腔医学系集体编写《口腔疾病防治学》作为专业教材，由上海科学技术出版社出版。

1979 年，国务院学位委员会委任张锡泽教授为学位委员会委员。由上海第二医学院口腔系主编，张锡泽、邱蔚六教授负责编写的全国统编教材《口腔颌面外科》（第 1 版），于 1980 年在人民卫生出版社出版，口腔颌面外科在全国奠定了其重要的学术地位。

1991 年，由张锡泽教授、邱蔚六教授主编的全国统编教材《口腔颌面外科学》（第 2 版），在人民卫生出版社出版。

1996 年，由邱蔚六教授主编的全国统编教材《口腔颌面外科学》（第 3 版），在人民卫生出版社出版。

2001 年，由刘正教授主编的全国规划教材《口腔生物学》、由张志愿教授主编的全国规划教材《口腔科学》第 5 版，由人民卫生出版社出版。

2002 年，由邱蔚六院士主编的《口腔颌面外科学》（第 4 版）获全国高等医药院校优秀教材一等奖。

2005 年由刘正教授主编的《口腔生物学》(第 2 版)、由张志愿教授主编的《口腔科学》(第 6 版)同获全国高等医药院校优秀教材二等奖。

近年来,张志愿教授主编《口腔颌面外科学》(第 7 版)。

2016—2018 年,人民卫生出版社规划本科教材主编的有:邱蔚六院士《口腔医学人文》、张志愿院士《口腔颌面外科学》(第 8 版)和《口腔科学》(第 9 版)、冯希平教授《口腔预防医学》。人民卫生出版社规划研究生教材主编的有:孙皎教授《口腔生物材料学》(第 2 版)。沈国芳教授《口腔颌面外科学》(专科医师教材)。

2017 年,人民卫生出版社新一轮规划本科教材副主编有:张陈平教授《口腔颌面外科学》(第 8 版)、李江教授《口腔组织病理学》、陈万涛教授《口腔生物学》、束蓉教授《牙周病学》、孙皎教授《口腔材料学》、蒋欣泉《口腔固定修复学》。

目前,上海交通大学口腔医学院主办 3 本专业杂志:《上海口腔医学》为 Medline 收录期刊,《中国口腔颌面外科杂志》为中华口腔医学会口腔颌面外科专业委员会官方刊物,《口腔材料器械杂志》为中华口腔医学会口腔材料专业委员会会刊。

六、强化实践能力,创新培养模式

口腔医学具有动手操作实践能力突出的专业特点,决定了实验教学和临床实习教学在口腔医学教学中的重要作用。在医疗环境逐渐严峻,实习资源逐渐减少的情况下,为了提高口腔理论授课效果和学生动手操作能力,早在 1985 年,口腔医学院就建立了口腔临床教学实验室,集中统一由口腔医学院管理,位于上海市第九人民医院内。

1988 年,口腔医学院从德国引进新的临床教学设备,有了 20 余台教学专用的新型口腔综合治疗椅位和仿真头模。

2000 年,口腔医学院搬迁至黄浦区制造局路 833 弄 12 号(五层楼房,建筑面积 4 690 平方米),口腔实验室用房也得到明显改善(占一个层面),并于 2004 年实验设备进行了更新换代,引进了日本教学设备,同时挂牌"口腔临床前实训中心"。

2012 年,上海交通大学口腔医学院搬迁至浦东新区锦尊路 115 号。目前上海交通大学口腔医学院"口腔临床前实训中心"主体面积 2 400 平方米,两个层面有四个临床前口腔实验室,包括口腔仿真头模实验室(见图 5)、口腔虚拟实验室、口腔多功能实验室和口腔情景模拟诊室。

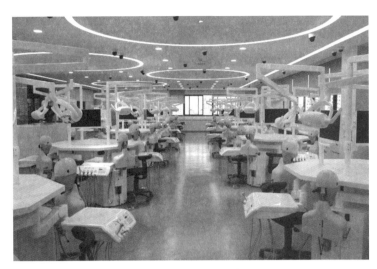

图 5　口腔仿真头模实验室

口腔仿真头模实验室引进了 60 台仿真头模系统和 1 台 CAD/CAM 全瓷美学椅旁修复系统（目前为国内一流），其可有效促使学生掌握一些基本的临床操作，这大大加强口腔学生的操作技能训练，提高诊疗技术。它主要承担牙体牙髓病学、牙周病学、口腔修复学、口腔颌面外科、口腔儿童学的实验操作课程。

口腔虚拟实验室有 20 台口腔技能训练及实时评估虚拟仿真操作系统，有网络连接，学生可以自主学习，快速提高口腔医疗水平，调动学生学习的积极性和主动性，让学生反复操练，提高诊疗操作能力。

口腔多功能实验室用于训练学生的口腔技工操作技能，了解口腔修复体的技工操作过程，配备天然气灯。实验室共有 60 张操作工作台，该实验室主要承担口腔修复学、口腔工程技术学，口腔牙合学及口腔解剖学、口腔病理学等实验课程。实验室还配有打磨喷砂室、模型室、热处理室、铸造室四个辅助实验室，主要承担口腔修复体制作。

口腔模拟诊室有学生专用的 15 台口腔综合治疗椅，并配有 1 间 X 光室，可以更生动地开展教学活动，真实模拟临床操作环境，让学生找到做牙医的感觉，一般用于治疗牙周病时学生互相洁治的学习，更直观的口腔外科麻醉操作，口腔牙体牙髓的互相检查练习，课程需要时也可以进行 X 光摄片操作与练习。

为适应 21 世纪国家发展的需要，满足人民群众日益增长的健康需要，培养能够面向未来的卓越口腔医学生，2010 年，上海交通大学以教学高地建设为契机，围绕学生创新能力，针对学生好奇心激发、临床思辨发展、岗位实践创新、人文素养培育与国际视野拓展,以"能力提升"为核心,以"创新理念"为目标,以"课程整合"为切入点,启动对传统口腔医学生培养模式的全面改革;以疾病为导向,引入模块式整合课程教学理念,打破按学科教授知识的壁垒,探索以问题导向的教学方法,提升学生临床思辨能力;重新设计实践课程,新增情景模拟实训教学环节,丰富教学内容,增强实践教学的连续性,提高学生临床实践能力;创新意识培养前移,构建学生学习全程导师制,根据学生特点,在不同阶段配备不同导师,引导学生科研早接触,激发学生好奇心和创新潜能;开拓国际交流平台,组织学生出国学习培训,聘请外国专家教师来院讲学交流,教学模式多样化,拓宽学生国际化视野。

新的培养模式解决了单学科课程结构导致学生综合思辨能力薄弱的问题,打破了口腔医学生本科学习与创新能力培养之间的隔阂,促进了医学生职业素养与人文素养的融合提升,克服了学生国际交流少和临床动手能力弱的不足。2004年,在武汉举行的第五届"国际牙科研究协会"(IADR)中国分会上,1998级七年制学生王宇华参加"临床医学生桌面演讲比赛",荣获第一名。

新培养模式实施后,口腔医学生的科学创新力、综合实践力、人文素养和国际交流能力全面提升;模块式整合课程得到好评,已在近10所口腔医学院校推广应用;教师教学热情提高,教学成果增加。

上海交通大学口腔医学院近年来就培养学生模式进行的一系列教学改革初获成效,由张志愿教授领衔的教学改革项目"创新能力导向的口腔医学生培养模式构建与实践"2015年获得上海交通大学教学成果奖特等奖,并获得上海交通大学校长奖-教学成果奖;2017年获得高等教育上海市级教学成果奖一等奖;2018年12月,该改革项目荣获国家级教学成果奖二等奖。

七、博学勤思以致用,大爱精诚报社会

1976年唐山大地震,邱蔚六作为青年医师曾参加医疗救援队赴地震灾区第一线,直接参加了医疗救援工作。当时,张志愿刚毕业不久,也加入了医疗救援队赴地震灾区第一线,直接参加了医疗救援工作。

邱蔚六院士有一段座右铭:为人之道——严于律己,宽以待人,做人知不足;从医之道——救死扶伤,为民悬壶,仁术德为先;执教之道——授之以渔,甘为人梯,青定胜于蓝;著研之道——渴求创意,永不舍弃,攀高无止境。

这段话深刻地概括了为人、为医、为师、为学的道理,体现了邱蔚六院士朴素的人生观、道德观、价值观和世界观,具有重要的教育意义,为口腔医学院的

师生们指明了人生的道路和方向。

2017 年 9 月 2 日，上海第九人民医院托管海南西部中心医院，同年 12 月 23 日，儋州市卫生和计划生育委员会、海南西部中心医院、张志愿院士及其专家团队，签署了三方合作框架协议，共同建设院士工作站。自此，66 岁的张志愿院士，每月都千里迢迢地从上海赶到儋州，迅速投入当地医疗卫生工作中，并一再强调他是来工作的，要抓紧宝贵的时间，一定要对大家有帮助，要有实实在在的成效。为当地患者解除病痛的同时，通过手术示教和工作指导，促进学科发展，加强人才培养，提升专科服务能力，全面提高当地的医疗技术水平。在他的多方协调之下，上海民营企业协会还为儋州捐赠了总价值 30 多万元的 10 台牙椅。

博学、勤思、大爱、精诚是上海交通大学口腔医学院的院训。众多优秀事迹历历在目，上海交通大学口腔医学院对学生谆谆教导：学以致用，回报社会。学习理论知识，锻炼实践能力的同时，鼓励学生深入群众，服务百姓。医学院长期致力于口腔健康服务进社区、进校园、进人群，多次在黄浦区小东门社区、五里桥街道、上海交通大学医学院及黄浦区其他公共场所进行口腔健康服务，依托于上海市大学生科学商店与小东门社区合作进行多年服务。每年还结合爱牙日、学雷锋日、五四青年节等节日，开展口腔健康咨询检查服务，年服务总数达 200 人次左右，有一定的社会影响力。

上海市第九人民医院门诊导医志愿者和口腔肿瘤病房志愿者是口腔医学院传统志愿项目，这些志愿者活动增加了学生与患者的交流机会，培养了他们倾听患者的意识，从而提高了其与患者沟通的技能技巧，并在进行过程中通过共情与患者产生共鸣，为做一名合格医师做准备。

上海交通大学口腔医学院领衔的科学商店社会服务活动曾获得"上海市优秀科学商店"，指导老师获得"上海市科学商店优秀指导老师"称号，志愿者获得"上海市优秀志愿者"等荣誉。工作突出的志愿者还获得校"三好学生""优秀团员""一路锋行"等荣誉。

上海交通大学口腔医学院学生党支部书记由口腔医学院老师担任，设有学生支部委员 2 名。支部内设有党小组 3 个，共有党员 16 人，其中正式党员 11 人，预备党员 5 人。支部在上级党组织与有关部门的大力支持与引导下，加强组织建设，推进并规范具有本支部特色的制度建设，以当代青年口腔医学生的学科特色和兴趣点为切入口，开展形式多元、内容深入的组织生活，积极营造支部党员成长成才的有利环境，提高支部党员的综合能力，发挥整体的示范带动性。

　　"党建带团建"是学生党支部的工作特色,近年来口腔学生党支部积极探索学院党建工作的新思路。"党建带团建"指导团学活动开展;师生素质拓展"同吃、同住、同训练",打造"师德建设优秀项目"。常态化了解师生诉求,通过座谈会、团学联调研、组织生活会征集意见,改善园区学习、生活环境。鼓励暑期社会实践项目的开展与志愿公益服务,发挥口腔医学特色,传承"爱牙日"义诊、口腔健康宣教、口腔技能大赛等品牌学生活动(见图6)。注重榜样教育,鼓励、推广身边的典型事迹与人物,助力支部内党员在学习、工作、生活、科研等方面发挥模范带头作用,以实际行动赢得广大党员群众的信任和拥护。

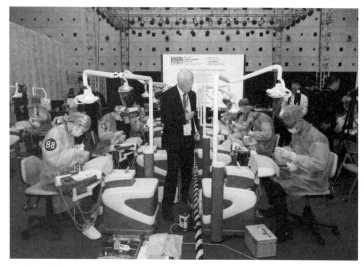

图6　2018年,上海交通大学口腔医学院主办了国际学生口腔技能大赛,来自中国、美国、泰国、缅甸4个国家12所高校的36名本科学生参加了大赛

　　学生党支部组织生活也是依托线上、线下平台联动,从意识形态入手,以生动活泼的形式完善党建工作、创新会议文化、构建支部特色活动。理论学习之外,积极开展文化艺术类、职业规划类、社会实践类活动,探索创新党内教育和组织生活的有效方法,在思想教育的同时提升支部党员的综合素养。先后邀请音乐学院笛箫演奏家开展音乐文化鉴赏课程;赴陈云故居、鲁迅纪念馆、钱学森图书馆等实地考察,学习先进事迹;参与院士论坛——邱蔚六院士"健康中国"讲座,拓宽全局视野;注重医学生职业生涯规划与引导,听罗蒙副书记《道路与未来——浅论如何做个好医生》专题讲座;打造支部特色活动,全年推进"今天我来读党史""今天我来讲党课"读党史、讲党课的读书倡议;利用线上平台建立微信工作群,及时传达各类会议精神,进行群内讨论学习;推广《将改革进行到

底》《厉害了，我的国》《红海行动》《榜样 3》等主题教育影片，不断增强支部成员的大局意识、看齐意识。

作为九院的培育党支部，口腔学生党支部在每年的考核中均认定为"优秀"，2018 年获得上海交通大学"优秀学生党支部"、上海交通大学医学院附属第九人民医院"先进基层党组织"集体荣誉。2019 年 6 月又荣获中共上海市教育卫生工作委员会授予的"先进基层党组织"集体荣誉称号。

八、耄耋仍少年，豆蔻书华章

民以食为天，从食物中摄取的营养是维系生命活动最基本的保障，这些营养物质首先就是通过口腔进入人体的。如果说营养是生命之源，那么，对食物进行咀嚼、吞咽的口腔就是人类摄取生命之源的入口，口腔健康也就是生命之火得以燃烧不息的根本保证。

"对口腔疾病的关注和治疗水平，在一定程度上代表一个城市的文明程度。"张志愿院士介绍说，如果诊治不及时、不彻底，口腔疾病会引起全身疾病，导致动脉硬化、心血管疾病、关节炎、糖尿病等。

随着社会经济的快速发展和人民物质文化水平的不断提高，社会对口腔医学人才的需求急剧增加，口腔医学已经成为备受瞩目的热门专业。在欧美、日本等发达国家，口腔医学专业更是令医学生趋之若鹜。我国目前口腔医生十分紧缺，培养与人口数量成一定比例的高素质口腔医学人才迫在眉睫。

教育培养人才，而人才是一个国家发展、强大的根本。上海交通大学口腔医学院培养的精兵强将，为我国人民的口腔健康乃至身心健康保驾护航。身体是革命的本钱，中国梦、强国梦也离不开口腔医学人才在背后的默默贡献。

新时代，新要求，新作为。上海交通大学口腔医学院以创建国际一流、国内领先的口腔医学中心为长期目标，撸起袖子加油干，秉持前辈的优良传统，勇担新时期的历史重任。

耄耋仍少年，豆蔻书华章。上海交通大学口腔医学院已度过了 87 个春秋，在各方齐心协力共同努力下，这所有着厚重历史底蕴的院校，必将创造出更加辉煌的业绩，向着建设成为国家口腔医学中心之一、亚洲口腔医学中心之一，建立国际合作办学学院，面向世界、建立世界一流水平的口腔医学院，即向着"双一流"口腔医学院校的目标迈进，为繁荣和发展口腔医学事业、维护与促进人类口腔健康而努力拼搏！

（口腔医学院）

百年的交流合作,博爱的广慈精神,这个讲法语的医学院前进的步伐不会停止。更加开放的平台,必将带来更加美好的未来。吾道不孤,明日可期。

上海有一个讲法语的医学院
——上海交通大学医学院中法联合医学院发展纪实

自 20 世纪 80 年代以来,上海交通大学医学院就被称为是一所"讲法语的医学院"。因为医学院几十年来一直秉承招收"临床医学法文班"的传统,医学院有着一批讲法语用法语上课的老师,医学院附属瑞金医院、仁济医院、新华医院、第九人民医院,都拥有着数量众多的"讲法语的医生"! 上海素有"东方巴黎"的美誉,而上海交通大学医学院的前身,则为百年前就坐落在这个城市里曾经的法租界中的"中法医学教育"明珠——震旦大学医学院(见图 1)。

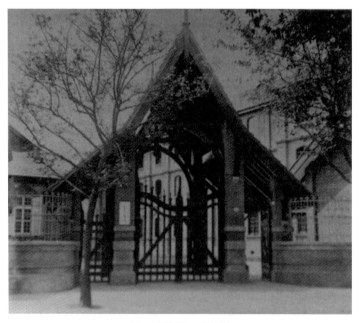

图 1　原震旦大学校门

一、历史追溯——震旦大学医学院：打开世界医学教育前沿的一扇门

回顾历史，震旦大学于 1903 年由华籍耶稣会士马相伯和天主教江南教区共同创立，起初仅设有文学和理学两科，并计划开办法学院和医学院。1912 年起，正式开设医学课程，成立震旦大学医学院。

现代医学诞生于巴黎，以法国为代表的临床医学极大地推动了欧洲向"科学医学"的演变。法国政府的大力支持极大地推动了当地的西医医学教育。震旦大学医学院课程设置、教学大纲皆参考法国医学专业，教师多为法国籍，所用教材为法国医学院校教材，教学语言大量使用法语。学校采取法国的教学理念和培养模式，特别重视将医学理论与临床实践紧密结合。考试制度也模仿法国医学院校。震旦大学医学院还与法国诸多医学机构建立联系，毕业生有机会赴法国继续深造。可以说，震旦大学医学院的成立建设过程，清晰地反映了法国医学教育的现代化进程。1952 年，震旦大学医学院与当时的美国圣公会圣约翰大学医学院还有同德医学院合并成立了上海第二医学院，1985 年学校更名为上海第二医科大学。2005 年，原上海第二医科大学与上海交通大学合并，成立了今天的上海交通大学医学院。

中国工程院院士、法国科学院外籍院士、原上海第二医科大学校长王振义对那段历史是这样回忆的："法国医学曾早于美国领先世界，1964 年中法建交后不久，上海第二医学院就开出首届法文班，后因故停办。直到 20 世纪 80 年代，再次恢复了停滞多年的医学法文班，开国内医学教育先例。"改革开放四十多年来，上海交通大学医学院医学生留法培养的历程适逢中国社会的巨变。对于这近四十年的中法"牵手"，王振义感慨不已："医学生去法国接受规范化的医学训练，是对英语医学教育以外的补充，法国人之所以在医学上取得大量前沿成就，与其非凡的艺术、音乐、哲学传统密不可分。我们要学习的不仅仅是技术，更是一种不可估量的教学理念、疾病分析与医学思维方式以及尊重生命的医学人文理念。"

原上海第二医学院恢复对法交流合作是在 1980 年。这一年，第一届中法医学日活动在北京隆重举行，时任中华人民共和国副总理邓小平和法兰西共和国总理巴尔为荣誉委员会主席，原上海第二医学院兰锡纯教授、邝安堃教授担任学术委员会副主任。邝安堃、傅培彬、董德长、王振义、龚兰生、唐振铎等教授们在法国巴黎的演讲轰动一时，他们流利的法语更获得法国方面的高度欣赏，也使中国大使馆的官员"拍痛了手"。中法医学日活动把中法两国在医学教育

领域的合作推向了高潮,也重启了我国高校与法国高校合作的大门。1980 年 4 月,国家卫生部同意上海医学院恢复"医学法语"专业招生,首期共有 30 名学生,其中就包括了今天在中国微创外科领域享誉盛名的郑民华教授。

郑民华是在 1984 年到 1988 年,王振义任校长期间被送到法国斯特拉斯堡进修的。他是 1980 年原上海第二医科大学恢复开办的第一届法文班学生,六年学成毕业后缘于外交部和巴黎卫生局的一个合作协议,在那个鲜有出国机会的时代,郑民华成为极少数的幸运儿,得到了赴法留学的机会。那时没有直飞航班,只能先飞到北京,再等两三天搭上飞机去法国。在郑民华年轻的心里,对法国的了解全都来自《基督山伯爵》《三个火枪手》《巴黎圣母院》等文学作品。"当时内心抱着很大的憧憬,把法国想成天堂一般,浪漫、文艺,且很神秘。"

抵达法国后,郑民华受到很大的震撼,第一次坐公交车,车票也不会用,重复刷了两次,导致下车时无法确认金额,但法国人很随和,知道他是留学生时宽松放过。更大的反差在医院里。郑民华回忆,20 世纪 80 年代,中国感染性疾病还很多,医院里设备落后,检查时使用的 A 超很多病症都看不清,胆囊炎到最后还是要靠经验丰富的医生用手触摸探查。当时,法国医学已经进入肿瘤医学时代,仪器设备也比国内先进好几代。有太多的技术和知识等着第一批留法学生学习,然而,最初几个月的艰苦程度超过了郑民华的想象。中国医学留学生对于法国的医院来说,就是外籍住院医生,与当地医生一样必须完成住院医生的工作。郑民华每天太阳还没升起便进了医院,医院里面的房间设置又是很特殊的,所有好的能见阳光的房间都是病房,医生的办公室都安排在大楼中间,没有窗户,不见阳光。斯特拉斯堡每天下午 5 点左右太阳下山,郑民华每天离开医院的时候是晚上 9 点,所以一整天都不见天日,情绪难免压抑。一切改变都只能交给时间,6 个月后,法国的春天到了,工作上也能适应了,万物生长,郑民华的心情也渐渐好了。

勤奋的学习终有回报。1987 年,世界上第一例微创外科手术在法国进行,正在法国斯特拉斯堡大学医学院附属医院做住院医生的郑民华,师从斯特拉斯堡医院外科 Meyer 教授,在第一时间学习到了腹腔镜手术技术。当时,医院引进了一台腹腔镜手术器械,决定在住院医生中选择一些人进行摸索,结果郑民华入选了,获得老师亲授技术。理由是:他是中国人,拥有一双拿筷子的手。手巧!

那时的郑民华并未意识到自己正参与一场伟大的医学革命,他对这种"洞洞眼"手术心存怀疑,看得清楚吗?"第一次用腹腔镜做手术,感到很不适应,抓不住。第二个手术时,有点出血,当时我们导师就怕了,后来发现是虚惊一场,是摄像头把出血放大了。"郑民华越做越开眼界,一年后,这位中国留学生不负老师的期望,完全掌握了腹腔镜技术。1989 年,郑民华在法国做了第一例胆囊微创外科手术,成为微创外科手术中国第一人,此后他在法国做了 40 多例疝气修补、阑尾切除、食管裂孔疝临床手术,他发现,腹腔镜下的手术不仅能够看清腹腔内的世界,更能减轻患者的痛苦。

1991 年,郑民华受邀回到瑞金医院,也将腹腔镜技术带回中国。当年 12 月,他开展腹腔镜胆囊切除术,这是中国华东地区开展的首例微创手术。以后,腹腔镜技术传遍祖国大地,1993 年,郑民华成功进行了国内第一例腹腔镜结直肠癌手术;此后,他又完成了腔镜甲状腺切除术、胃癌根治术、脾切除术、阑尾切除术、妇科手术、胸外科手术、泌尿外科手术等微创手术。2001 年,瑞金医院微创外科成为上海市微创外科临床医学中心。"现在大家觉得,窗口里装着摄像头,不是更清楚吗?"但最初,腹腔镜手术由于技术水平不稳定,手术时间长,并发症多,一度饱受争议。随着技术日臻成熟,当初的缺点都变成了优势,腹腔镜变得更加快速、方便,并发症减少。现在,外科界已经视腹腔镜为常规手术,微创也被公认为外科手术的未来方向。如今,腹腔镜手术在全国各地得到推广,而瑞金医院由郑民华教授带领的团队,则如腹腔镜技术的"黄埔军校",培养了各地最早的一批微创外科医生,其中很多医生已经成为这一领域的领头专家。

纵览世界医学流派,在高歌猛进的浪潮中确有不同的特色。在王振义看来,美国医疗重机械,靠检查,而法国医学则重实践,重人文,对于一个医者,法国医学界对于疾病分析有一套很好的思路值得学习。"因此,法国既是医疗技术领先的国家,又可以为医学生多提供一种医学人文素养的培养环境。"震旦大学医学院为后来的上海第二医学院、第二医科大学、上海交通大学医学院打开了世界医学教育前沿的一扇门。

二、语言传承——医学院法语培训的渊源

上海交通大学医学院(原上海第二医科大学)之所以能培养出一批又一批的医学法语人才,与其具有悠久法语教学历史分不开。医学院法语培训中心于 1987 年根据卫生部文件建立,至今已有 32 年的历史了。

20 世纪 90 年代初,在法国罗纳—阿尔卑斯大区的支持下,经国家教委批准,原上海第二医科大学与格勒诺布尔阿尔卑斯大学(原司汤达格勒诺布尔三大)以及该大学法语学习中心(CUEF)签订了合作协议。根据协议,法方每年派遣语言专家来法语培训中心(以下简称中心)参与法语教学。1990 年 11 月,中

心与法方举行了隆重的揭幕仪式。中心成立后，一直得到中法两国政府的高度重视。法国前总理爱德华·巴拉杜尔及夫人，罗纳-阿尔卑斯大区议会主席孔巴里尼，前法国驻华大使，法国驻沪总领事，世界法语组织主席等来中心参观，看望正在上课的法文班学生，并对中心的法语教学工作给予了积极的肯定。世界法语国家和地区联合会秘书长，前联合国秘书长加利也曾会见当时第二医科大学的校长王振义教授和中心主任顾梅圣教授。

中心运作初期，以接受卫生部委托培训为主。学员中的大多数是医生和研究人员，他们的外派任务是前往法国或讲法语的国家和地区开展科学研究或临床实习。同时还为援非医疗队医务人员以及赴摩洛哥医疗队法语翻译人员进行法语培训。随着改革开放的深入，中心实施对外开放，面向社会需求提供法语培训，至今已举办了全脱产强化班、半强化班、周末班、暑期班和夜校班等，累计 308 个班，结业人数达 7 300 余人。

为适应医学院国际化办学的需要，中心自 2008 年起承担了"中法生命科学硕士 MASTER 项目"非法语班学生的法语培训课程；2012 年起还开设了护理专业和护士法语班。来自瑞金、仁济、九院、儿中心的在职护士经过 1 年业余时间的法语培训，并通过法方来沪评审选拔后，每年约有 10 名赴里昂及斯特拉斯堡大学教育医院进行为期 2 个月的交流实习。

中心的法语教师都具有留法经历。他们思维活跃、理念靠前，丰富的教学经验确保了教学质量。中心拥有良好的教学环境，宽敞的教室和连接互联网的多媒体自习室，为各界人士学习法语提供了一个理想的学习环境。中心还拥有优质的教学管理，为各类培训项目的顺利开展奠定了基础。

中心历任主任：

顾梅圣教授，中心创始人。1987—1996 年担任中心主任、曾兼任二医大外语系主任。1990 年获法国学术棕榈勋位团二级勋章。

吴振勤教授，1996—1998 年担任中心主任。曾任二医大国际交流处处长。

邱公南教授，1998—2008 年担任中心主任。曾兼任法语教研室主任。2001年起担任教育部大学外语指导委员会委员。

陆一鸣教授，2009—2018 年担任中心主任，瑞金医院急诊科主任，法国驻上海总领馆指定医生。2004 年被授予法国国家功勋骑士勋章。

三、合作育人——从学习到合作 共同培养医学人才

随着我国对外开放和政治、经济的不断发展,上海交通大学医学院中法医学合作在 1996 年又有了较大的发展。法国斯特拉斯堡医学院名誉院长 Guy Vincendon 教授和时任巴黎公共卫生厅外事处长的 Dominique Joly 先生(已故)代表法国政府在 1996 年开始对学校的历史,尤其是 1980 年以来中法合作医学教育的情况进行考察。他们的访问及报告,促成了 1997 年中法双方在政府层面签订的协议中,写入了"在上海第二医科大学开展医学法语班"的条款。由此,临床医学法语班中法合作项目正式纳入中法两国政府文化教育合作框架,双方签署的"卫生合作协议书"包括了支持临床医学法语班的计划。此后,里昂第一大学,斯特拉斯堡大学,格勒诺布尔第三大学,巴黎笛卡儿大学等 10多所法国高校与学院签署合作交流协议,根据需求,定期向学院派遣基础和临床专业及法语专业授课教授,同时开展学生互换项目,学院法文班学生最后一年通过中法联合委员会选拔后可赴法接受一年的住院医师进修培训(法国住院医师规培),正式开启中法医学合作教育。

为此,1998 年,原上海第二医科大学开始面向全国招收临床医学七年制学生,每年 30 名。2003 年接受教育部专家七年制教学评估时,中法医学教育被确定为医学院七年制教育办学特色。2005 年,原上海第二医科大学与上海交通大学合并,医学院决定进一步推进临床医学法语班教学体系改革,将其学制由七年制改为本博连读八年制使培养水平提升到了一个新的高度。2013 年,上海交通大学医学院"中法医学合作项目"成为中国教育部批准的"中外合作办学临床医学本博连读项目"(见图 2)。

法国斯特拉斯堡医学院名誉院长 Guy Vincendon 教授是最早在学院开展中法医学教育合作的法国医学教授、医学院院长,他从 1996 年第一次来中国就此与中国结缘、与上海结缘、与医学院结缘。在三十多年的时间里,他每年最少来医学院 3 次,每次连续工作十余天。他与中方负责人一起,制定交流计划的细节:每年送多少人去法国医院进修、去哪个科室、去多久、怎么选拔学生……他也亲自参与选拔考试的阅卷、口试……他一直把为两国的医学交流铺路架桥当成很有意义的工作,并认为医学间的国际交流会不断推动新观念、新技术碰撞交融,会激发出更多的医学成果。由于对医学院在中法合作方面做出的杰出贡献,Guy Vincendon 教授于 2003 年获上海市白玉兰纪念奖;由于他一头银发、微胖身材配西装的形象,也被喜爱他的医学院学生、教师和工作人员们亲切

地称为"肯德基爷爷"。

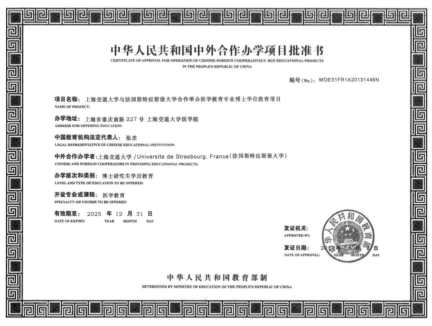

图2 2013年,上海交通大学医学院"中法医学合作项目"成为教育部批准的"中外合作办学临床医学本博连读项目"

在 Guy Vincendon 教授、所有法国合作伙伴和上海第二医科大学学校领导的支持下,法文班首批赴法住院医师在 1999 年 10 月底出发了。"除了锻炼语言能力,在医疗技术层面,我们更受益匪浅。"作为首批赴法进行规培的住院医师,现任上海交通大学医学院中法联合医学院专职副院长的张寅回想起来仍感慨万分:"当时我主要攻读儿童消化方向,在那里第一次见识了克罗恩病。虽然现在它在中国已不再罕见,但 20 年前,国内医生较少有相关诊断、治疗的经验。而在法国的医院,这已经是一种常见病,有着成熟的治疗规范。所以这一年的工作,我带回了整套有关克罗恩病的诊疗规范,果然在往后国内逐渐出现越来越多的克罗恩患儿的时候,这些知识派上了大用处。"此外,法国医生对于医患关系、人文情怀的思考与做法也让张寅对医生这个职业有了新体悟,"在当地医学院,人类学、社会学、哲学等科系教授都会参与医学院教学,老师们会通过情景表演演示一个有错误的病例,学生们指出错误后重新扮演,比如不能使用医保的患者、身患绝症的患者,应该如何进行沟通,体现医者的人文关爱让患者得到更好的服务。希望未来能有更多学弟学妹能获得赴法深造机会,在这一合作平台上开阔拓眼界，更好地提升自己的医学素养。"

随着中法双方在医学领域合作的不断深入，为满足现代社会对医学教育的新要求，上海交通大学医学院在 2009 年开始与法国巴黎笛卡尔大学合作开办了"中法合作生命科学硕士项目"（Master 项目），开启了中法合作科研人才培训，且率先成功创立了"一年国内培训＋一年海外培训"的模式。项目选拔学业优秀的医学院五年制和八年制学生在学好主修专业、英语水平良好的基础上，利用假期时间加入项目课程，通过理论学习和实验室实践，成为医学基础扎实、知识面广，既具有良好临床医学技能又具备一定科研能力的人才。项目的课程全部由中法双方教授参照法国"硕士研究生课程"制订，上海交通大学医学院邀请法国巴黎笛卡尔大学、里昂大学、格勒诺布尔大学等相关专业教授来医学院授课，其中不乏法国科学院院士等学界大牛，全法语授课率高达 80%。参加项目的学生首先用两年的业余时间（三年级和四年级的周末＋寒暑假），在上海交通大学医学院接受"硕士研究生第一年课程"（Master 1）培训，通过 Master 1 答辩后，即可申请休学一年赴法国攻读生命科学硕士研究生第二年课程（Master 2）的学习，在法国医学院校进行为期一年的理论课程和实验室学习后，进行论文答辩，通过之后将获得法国医学院校的科研硕士（Master）文凭，如继续深造可在海外注册 PhD 学习。所以，参加项目的学生在还没有结束国内的医学课程，未获得"医学学士文凭"的时候，就提前得到了"法国科研硕士文凭"，不得不说，这是上海交通大学医学院在医学教育上的创举，为培养优质的医学人才创造了条件。

2008 级临床医学八年制法文班的杨溢就参加了这个项目，在国内完成 5 年医学本科学习后，他申请得到前往巴黎五大和巴黎高科合作的一所实验室学习 1 年的机会，主修生物医学工程。在法国的一年辛苦而充实，完成课程和论文后，杨溢获得了科研硕士学位。也就是说，杨溢在还没有获得中国临床医学学位时，已经得到了法国认可的科研硕士学位证书。而这一次海外进修只是杨溢在法文班的第一次长期海外进修，一年以后，杨溢再次飞往法国，担任为期一年的法国实习住院医师，接受临床技能的培养。最终，杨溢回到国内，完成临床医学博士培养的最后阶段，成为一个临床和科研双优的复合型医学人才。

除了法文班学生，医学院也向全体学生开放这一项目的申请，2010 年临床医学 5 年制本科生赵扬在大二时参加了这个项目，在国内完成语言学习和 Master 1 课程后，她于大四时前往比利时列日大学进行了一年的学习，完成 Master 2 阶段学习，最终在还未本科毕业时就已经拿到了生命科学硕士学位。

上海交通大学医学院生理教研室张文慧老师是第三届法文班毕业生，曾经担任医学院 Master 项目负责人,如今还继续在岗位上指导学生们进行 Master 1 阶段的实验室学习。她也深深感受到自己的留法经历对于如今的工作有着深远的影响。至今她还记得,在法国进实验室之前所有学生要参加为期一周的实验室安全培训,考核合格后才能进入后期实验室的具体科研工作。"这虽然很基础,但对于目前研究生培养和科研都是很重要的,教会我们实验室中要注意的事项,遇到应急状态时该怎么处理,怎么保护自己。"此外,张文慧提到,在法国很多实验要用到动物,必须经历一个烦琐的申请过程,首先需要递交一份很长的报告,其中甚至细致到"给动物做什么实验?用什么药?是怎么麻醉的?动物是否会遭受痛苦?遭受多大的痛苦"等问题。"整个培训过程中,可能让人感觉法国人的工作效率不像国人这么高,但每一个环节都是很严谨地把控,都有很严格的制度,只有这样才能保证科研做得完美,取得比较好的成果。这也真正体现出了认真、严谨、负责的工作态度。"而这种工作态度,也是除了技术之外,赴法学生学到的、给将来的职业带来深远影响的一点。

有人质疑,海外学习进修是否会带来医学人才的大量外流。对此,上海交通大学医学院院长陈国强自信地说:"我们的学生在法国医院实习交流期间享有和当地医学生同样的国民待遇,可以说待遇很优厚,但根据我们多年的跟踪统计,95% 的学生选择了回国发展。"

杨溢完成学业后就回到了上海,在瑞金医院接受住院医师规范化培训,他的人生规划中,在中国做医生是最好的选择。"目前中国医学发展跟国外的差距已经越来越小,而且像上海这样的地方非常开放,在中国做医生同样可以有很多国际交流的机会,中国病人多、挑战也多,我觉得从事业发展上来说环境更好。"

近四十年来,法国多所一流高校,如巴黎笛卡尔大学、里昂第一大学、里尔大学、斯特拉斯堡大学、格勒诺布尔—阿尔卑斯大学相继与上海交通大学医学院建立了校际合作关系。1997 年至 2018 年,法方校际合作院校已累计派出 257 位基础和临床专业教授来上海交通大学医学院讲学,305 名医学生来医学院附属医院实习。近五年来,法国各医院每年派遣来学院实习的医学生数量增加到 35 名,法方认同这两个月的短期临床实习效力等同于在法国国内的实习,这是双方平等合作最明显的一个例证。同期,医学院有 303 名临床医学法语班学生作为外籍住院医生赴法进行为期一年的住院医师培训;近 200 名临床、药学、护理专业青年教师、医生、护士及学生赴法国学习。经过多年积累,上海交通大学医学院及其附属医院已拥有了一批知识储备丰厚、年龄结构合理、业务能力较强的优秀法语医学人才队伍。此外,中法之间的科研合作也频频开展并获得收益。自 2014 年第一批中法联合培养的医学硕士生毕业,至今已有 63 名医学生(包括 45 名非法语班学生)获得法国医学院的科研硕士学位,其中部分学生继续攻读博士,并获得法国博士学位。这一合作平台拓宽了临床科研型复合人才的培养渠道,也为学生日后进一步深造——攻读中法联合培养博士研究生,创造了条件。血液肿瘤方面,上海交通大学医学院与法国科学同道共同分享了"法国年度最佳医生"、美国凯特琳奖(肿瘤研究领域的最高奖项)、瑞士布鲁巴赫癌症研究奖等三个医学界顶级荣誉。"医学院留法教育三十余年,走出八九百名讲法语的医生,他们中的绝大多数在早年都去过法国工作或者学习,继而回国在自己的专业领域表现突出,成为专家和学术上的领跑者。"瑞金医院副院长、中法联合医学院执行院长沈柏用是第三届法语班毕业生。沈柏用教授自己曾在法国格勒诺布尔大学附属医院肝脏外科担任住院医师,受益于留法教育的他回国后创立了中国最大的胰腺癌治疗中心,成为该领域的领军人物。此外更是不遗余力地推动上海交通大学医学院、附属医院与法国医学界更加深入和多元的交流。

可以说,早期赴法留学的医学生,如海绵一般吸收法国先进的医疗技术,将世界上最先进的医学技术和理念带入中国,奠定了医学院及其附属医院乃至上海医疗界与国际同行交流的基础,也让上海的整体医疗水平站在了比较高的起点上。但随着上海医疗技术水平与包括法国在内的西方发达国家之间,差距越来越小,某些领域甚至超过了国际同行,因此,中法合作也从单向地学习法国,逐步转变到如今的合作共享。

四、展望未来——中法医学的全方位合作

几代二医人和法国合作伙伴的努力成就了今天这所世人瞩目的"讲法语的医学院",王振义老师、李宏为老师、顾梅圣老师……到今天的医学院、医院领导,大家经过几十年的不懈努力,创造出了令人瞩目的成果!2013 年,上海交通大学医学院"中法医学合作项目"正式成为中华人民共和国教育部批准的"中外合作办学临床医学本博连读项目"以来,上海交通大学医学院的中法合作进程发展更加迅猛。除了传统医学教育,学院还建立起了中法合作医学数字化教育平台;除了学生有诸多的赴法学习机会,学院还输送中青年法语师资去法国学习数字化教学手段、国际化教育理念……学院接受法国高年资医生长期进驻附属医院,与我们的科研团队共同开展临床科研项目;学院把一批批的附属医院的"主任级"临床骨干医生送到法国与法国同行交流学习;学院不断与法国高端科研机构达成合作协议、与法国实验室探讨合作计划、促进青年学者互相交

流……上海交通大学医学院培养出了如此多的讲法语的医生、学者，活跃在今天的医疗、科研国际舞台上，而且还有源源不断的新的医学生、新鲜血液注入进来，令合作充满着勃勃生机！上海交通大学医学院的对法合作已经不仅限于学生的培养教育，还在医疗领域、科研领域大幅度向纵深发展！

在此背景下，在上海交通大学医学院、附属医院领导的支持下，经过与法国合作院校的多次讨论协商，双方均认为目前时机成熟，应将上海交通大学医学院对法合作推向更高的层面。2018年10月31日，随着两位中法医学教育合作的"元老级"人物，中国工程院院士王振义教授和法国斯特拉斯堡大学医学院名誉院长 Guy Vincendon 教授共同揭牌，在中国科学院院士陈竺、蒲慕明、陈国强，上海交通大学医学院、附属瑞金医院等党政领导以及法国大使馆健康及社会事务参赞、法方协调员、法方五所医学院院长等嘉宾的见证下，上海交通大学医学院中法联合医学院宣告正式成立（见图3），至此，"上海交通大学医学院中法联合医学院"瓜熟蒂落，这个再度升级的中法医学合作平台，将致力于培养临床及科研方向的医学人才，承担上海交通大学医学院及其附属医院的对法合作交流，通过推进国际交流合作，切实提高上海交通大学医学院医教研国际化水平，最终实现培养高端人才的目标。

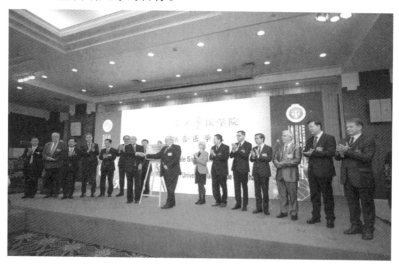

图3 2018年10月，医学院中法联合医学院成立

揭幕仪式上，中国科学院院士陈竺深情地说道："作为原上海第二医科大学，现上海交通大学医学院的校友，也是法国巴黎第七大学圣路易医院和瑞金医院的老同事，看到我们的中法合作交流发展得这样繁荣，这样蒸蒸日上，真的很

高兴很激动!"他也对上海交通大学医学院中法合作今后的发展提出看法:"今天,上海交通大学医学院中法联合医学院成立了,这既是对以往成绩的肯定,也是为将来更多、更深入广泛的合作建立的一个平台。中法联合医学院在一个新高度,将能够更好地在医学、教育、科研领域开展对法合作并取得飞速进步。"

2018年10月31日中法联合医学院成立当天,上海交通大学医学院院长陈国强、中国科学院神经科学研究所所长蒲慕明、法国法兰西公学院院长阿兰·普罗西安共同签署合作备忘录,三方将秉承着对生命科学、教育和相关领域的科学合作共同的兴趣,分享在不同领域推进科学和传播知识的使命,造福于整个社会。协议明确加强科学合作和研究人员的交流,特别明确了每年3名来自法兰西公学院不同专业的教授将在中国合作伙伴的场所或部门举办讲座(包括教学),同时来自两家合作机构的中国学生将有资格申请为期6个月以上的法国实验室实习。这个与法国一流科研机构合租协议的签署,标志着上海交通大学医学院中法合作开始了一个全新的时代!

从打开一扇门到搭建共同发展的舞台,正如陈国强所说:"我们的国际合作和交流,基于历史,更展望未来。因此它昨天的文化和明天的发展,决定着这所百年历史的大学始终将与世界一流大学的交流合作作为其重要战略和政策,并注重将与法国的合作置于优先的位置,因为这是我们的特色,也是我们的优势……我有一个梦,是我们的学生与先进国家医学院的学生一样优秀,更有一批比他们的更优秀的医学生……我们有着共同的愿望——为世界医学事业做出贡献,所以我们才走得这么近,所以才成为志同道合的同事和朋友,一起去迎接未来的挑战。"

附:上海交通大学医学院法国主要合作院校简介

1. 巴黎笛卡尔大学

巴黎笛卡尔大学建于1971年,前身是建于18世纪末期的巴黎医科大学。该校是一所实力雄厚,声望很高的学府,尤其以医学,生物医学、药学及科研水平闻名于欧洲,其医学院是法国最大的,拥有85个以医、药为中心领域的科学研究实验室,是法国公共卫生研究领域的主要参与者,2015年世界大学学术排名医学领域法国排名第一,在法国有着很大的影响力。与上海交通大学医学院在学生交流、科研硕士联合培养方面有长期友好合作关系。

目前,笛卡尔大学医学院遗传学教授、法国医学科学院院士Marc Delpech教授担任上海交通大学医学院中法合作项目法国国家级协调员。

2. 里昂大学

里昂大学是法国第二大教育和科学研究核心。创建于 1896 年,1995 年以后,学校及里昂学术委员会进行了持续的改革与重组,以及资源整合,形成高等教育和研究实力更为雄厚的里昂大学。该校以大学与科研机构共同体的形式,负责和监管旗下所属机构,以及学位的颁发、认证和监管等工作。里昂大学目前有 11 所分校或学院(里昂一大、二大、三大,圣太田大学,里昂高等师范学院,里昂国立应用科学学院,里昂中央理工学院等)和 1 所科研机构(法国国家科研中心里昂地区),拥有 17 个博士生院。

里昂大学作为法国奥－罗阿大区核心教育机构,多年来在罗阿大区政府的支持下,与医学院有着全方位的广泛合作,为法文班项目投入了大量资源,包括:① 教师交流。派遣长期、短期教授到学院任教(法方提供财政支持)。② 学生交流。短期见习、长期赴法住院医师(数量为全法国 1/4)。③接受医学院学生攻读生命科学硕士。④医学院法语班教育内涵提升计划的法方主要参与者,医学院法语师资培训及法语医学教育电子平台建设的主要合作方。⑤上海交通大学医学院和上海交通大学附属瑞金医院的医学人文项目合作院校。

目前里昂大学医学院解剖教研室主任、医学院附属神经科医院神经外科主任 Patrick Mertens 教授担任上海交通大学医学院中法合作项目法国国家级协调员。

3. 格勒诺布尔阿尔卑大学

格勒诺布尔阿尔卑大学于 1339 年建校,是法国著名的文学院。她是法国专业从事世界法语教师培训和外国留学生法语教学及社会科学领域教学研究的公立综合性大学,有长达一百年的招收外国学生的历史。学校在文学和社会科学领域的研究享誉盛名,每年有 13 000 多名学生在校学习。

1997 年至今,格勒诺布尔阿尔卑大学每年派遣长期语言教师驻上海交通大学医学院,为法文班学生上课并接受医学院学生和教师到格勒语言培训中心进行语言培训,是师生的海外"法语培训基地"。

4. 里尔法律与医疗卫生第二大学

里尔法律与医疗卫生第二大学(简称里尔第二大学)已经有 400 多年的历史,在法国享有很高的声誉。大学有法律、健康、管理和体育 4 个主要教学方向,并从中发展出新的跨行业专业,如生物伦理和运动医学等。

2015 年至今,里尔第二大学在学生交流(短期见习、长期赴法住院医师)以及接受学生攻读中法生命科学硕士学位等项目中与学院展开了广泛合作。

5. 斯特拉斯堡大学

斯特拉斯堡大学成立于 1538 年,在很多领域享有盛名,18 名诺贝尔奖和

1 名菲尔兹数学奖得主为该校教授或学生。2015 年世界大学学术排名位列法国第四,是欧洲顶尖的综合性高等学府。

斯特拉斯堡大学医学院前院长、现名誉院长 Guy Vincendon 教授在 1997 年至 2016 年担任上海交通大学医学院中法合作项目法国国家级协调员,为医学院中法合作做出了杰出贡献。斯特拉斯堡大学多年来在学生、教师、医生交流等方面与学院有着广泛的合作,是中法合作办学项目的法国合作院校。

（张　寅）

上海-渥太华联合医学院经过近四年的建设,初步实现了对临床医学专业本科教育的国际化教育教学改革,建立了符合国际上先进教学理念和教学手段的国际化医学人才培养的新模式。

扎根中国大地,"融国际"培养卓越医师
——上海交通大学医学院上海-渥太华联合医学院发展纪实

一、学院概况

2013年10月,时任上海市人民政府副市长翁铁慧会见加拿大渥太华市市长吉姆·沃森时,达成了加强两地在教育卫生领域的合作交流的共识。随后,在加拿大总督戴维·约翰斯顿的见证下,上海交通大学医学院与渥太华大学医学院签署合作协议,一致同意共同建设"上海-渥太华联合医学院"(见图1)。中加双方医学院经过一年细致讨论和谋划,2014年10月,"上海交通大学与加拿大渥太华大学合作举办临床医学专业本科教育项目"正式通过教育部资格认定。该项目是我国临床医学专业教育领域唯一一项获教育部批准的与北美高水平医学院校合作的办学项目(图2)。2014年10月17日,由上海交通大学医学院和加拿大渥太华大学医学院联合成立的"上海-渥太华联合医学院"(以下简称"联合医学院"),正式落户上海交通大学医学院附属仁济医院。

"上海-渥太华联合医学院"对接建设现代化国际大都市和全球人才及教育竞争的战略高度,探索扩大医学教育对外开放的机制和模式,提升教育国际化水平,是中加双方在医学人才培养合作道路上的里程碑。在医学教育模式创新、教学师资发展、医学教育管理国际化与医学教育研究等方面都有着重要的意义。联合医学院借鉴北美先进的医学教学理念、模式及管理经验,紧跟国际医学教育前沿,充分整合双方在医疗、科研、教学上的优势,并依托具有175年悠久历史的全国著名的综合性三甲医院上海交通大学医学院附属仁济医院在教学、医疗和科研平台上的强大实力,共同培养具有国际视野卓越医学创新人才(见图3)。

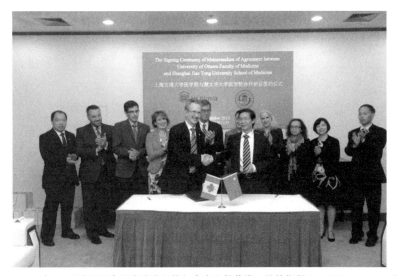

图1　2013年10月陈国强会见来沪访问的加拿大总督戴维·约翰斯顿（David Johnston）一行，并在戴维·约翰斯顿总督的见证下与加拿大渥太华大学医学院院长雅克·布莱德温（Jacques Bradwejn）签署了上海交通大学医学院–渥太华大学医学院合作协议

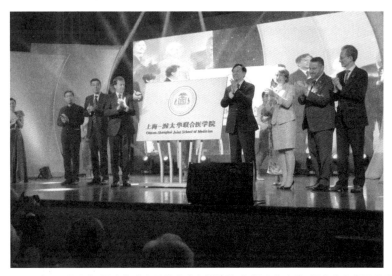

图2　2014年10月上海–渥太华联合医学院成立揭牌仪式（渥太华大学、渥太华大学医学院领导和上海交通大学、上海交通大学医学院领导合影）

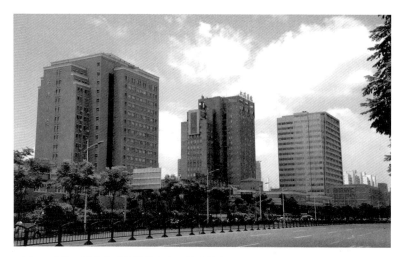

图 3 上海—渥太华联合医学院主要教学基地上海交通大学医学院附属仁济医院

通过这种高层次的教育合作,中加双方医学院共同对医学教育内涵与规律进行研究,将联合医学院打造成为国际医学教育合作的典范。学院紧紧围绕健康中国战略实施,树立"大健康"理念,深化医教协同,推进以胜任力为导向的教育教学改革,同时对接上海市综合教育改革的重大战略,进一步完善适应国际化背景的现代卓越医学创新人才教育模式,探索中外医学教育合作办学的新模式,为上海打造亚洲医学中心城市奠定坚实的人才和教育的基础联合。

上海交通大学医学院附属仁济医院作为该联合医学院的主要教学医院,除了承担主要的教学管理职能外,还充分整合上海交通大学医学院其他附属医院的临床师资,借助这一教学平台,仁济医院与渥太华大学医学院签署仁济医院作为渥太华大学医学院附属医院的协议,这是渥太华大学医学院在中国的首家教学医院,主要致力于与渥太华大学医学院教师发展中心合作进行临床教师的培养,为临床教师提供畅通的国际交流学习渠道,充分接轨国家当前推出的教师激励政策与机制,进一步提高临床教师的综合素质,培养一批优秀的国际化的师资,并以此推动临床新技术与临床科研与国际先进水平同质化发展。

表 1 上海-渥太华联合医学院招生情况

届数	招生年份	招生人数	港澳台学生数(占比)
第一届	2015 年	56	7(12.5%)
第二届	2016 年	62	14(22.6%)
第三届	2017 年	50	4(8%)

（续表）

届数	招生年份	招生人数	港澳台学生数(占比)
第四届	2018 年	43	4(9.3%)

二、"1＋4",探索医学教育的国际化教学的新模式

"上海-渥太华联合医学院"将我国医学教育模式与北美医学教育模式首度融合,以一种前所未有的教育实践培养未来卓越医师,这是一种全新的医学教育培养模式探索。多年来,我国的医学教育采取五年制、七年制、八年制等不同学制的教育模式,而北美医学教育模式采取"4＋4"模式,即本科 4 年接受非医学专业教育,毕业后才可以报考医学院。为更好吸取中外不同培养模式的优势,学院在临床医学专业五年制(英文班)课程体系的基础上按系统单元模块为核心设置"1(Pre-medicine)＋4(MD program)"的全新系统整合课程体系,接轨当前世界医学教育的前沿理念,结合我国医学教育的核心教育标准,全面培养学生知识、能力、素养和社会责任感。

在上海交通大学医学院陈国强院长看来,上海交通大学医学院参与创建这个"混血"联合医学院,更大的希冀是推动本土医学教育综合改革,吸收国际医学教育的先进理念和教学模式,使我国的医学教育理念与国际医学教育接轨。全新的课程体系注重理论与实践相结合,强化人文素养与职业素养的培养。引入渥太华大学医学院 CBL、SLM、e-Portfolio 等模块教学和小组教学方法,同时辅以医学人文教学(SIM)和临床思维及技能训练(PSD),并实施全英语教学手段。"我们希望引进北美医学教育理念,并由此碰撞出中国医学教育改革的火花。"陈国强直陈,中国医学教育有必要革新,比如"灌输式"居多、人文关怀理念不足等,这些年上海交通大学医学院力推了不少教学改革,但在整座医学院内"动刀"有难度,联合医学院作为改革的"先锋",一系列医学教育新举措在这里最先实践。

1."1＋4"单元模块课程体系改革

学院按照国际上医学教育最高要求的北美临床医学专业认证标准,结合国内医学教育的标准,建立以单元模块为核心的多专业整合教学课程体系,以培养具备主动学习、独立思考、实践操作、终生学习能力及具有国际视野的卓越医师为总目标,确定新课程体系的教学目标:临床医生(Clinician)、沟通能力(Communication)、团队合作(Collaboration)、健康指导(Health advocate)、职

业精神（Professional）、学术能力（Scholar）、健康人格（Person）、管理能力（Manager）。基于以上八大目标，完成以系统单元为核心的基础与临床真正全面整合的课程教学大纲。采用以学生为中心的教学方法，开展基于案例的学习（CBL）、自学在线模块（SLM）、单元训练模块（UDA）、工作坊（Workshop）等多种创新性教学方法，以培养医学生主动学习、独立思考和终生学习的能力，为其毕业后的教育和继续教育打下扎实的基础。

学院确定了包括1年医学预科和4年单元模块课程的五年教学的全新课程体系，形成了完整的培养计划，确定了医学预科课程，pre-clerkship单元模块和clerkship实习模块教学。实施7门全英语课程，包括：General Chemistry，Organic Chemistry 1，Organic Chemistry 2，Biochemistry 1，Biochemistry 2，Cell Biology和Organismal Biology。为了加强医学生的社会人文教育，结合国家思政课程和课程思政要求，在pre-med阶段增设中外教结合的2门人文类课程：Humanities和当代应用心理学。单元模块课程体系摒弃既往基础与临床分阶段，内、外、妇、儿分学科的教学模式，真正将基础医学与临床医学进行了无缝连接，采取以教学单元为核心的多专业整合教学，提高教学的整体性、连贯性与有效性。同时将全科医学的理念引入本科教学中，平衡医学教育中的全科/专科/科研各方面，实现医学教育的系统性与全面性。此外，通过以学生为中心的教学方法，培养医学生主动学习、独立思考、实践操作、终生学习的能力，为其在毕业后教育和继续教育阶段打好扎实的基础。

2. 独创医学生面试选拔流程

进入上海-渥太华联合医学院学习还得过面试关，这在我国临床医学专业本科教育领域尚属首创。医学生在完成第一年预科，且成绩达到渥太华大学医学院的标准后，方能参加面试。如何成为有血有肉的未来医生？联合医学院引入的渥太华大学医学院面试委员会的神奇委员组合，就肩负这样的使命。联合医学院面试委员会成员由加拿大渥太华社区人士、加拿大渥太华大学医学院脑科学专家、临床医生和高年级医学生共同组成。面试的目的，用面试官的话讲，是"在优秀成绩的基础上，寻找学生身上的人性面"。联合医学院的面试更像是聊天，但闲聊时紧扣两个核心：第一，为什么你想当医生；第二，为什么你比别人更适合当医生。言下之意，你得够聪明才能学医，其次，你不能是"高分冷血"，还得对当医生有激情，换句话说，面试考察的，是学生的价值观、沟通力、同理心、合作意识、解决纠纷的能力、受挫力、批判思维等。"说到底，我们在寻找未来能与人连接的医生。"连续3年担任面试官的鲍尔说得直接：医学都进入机器人时代了，医生不能再"机器人化"。

3. 全新早期接触临床的实践教学理念，首推 PSD 模块课程改革。

PSD(physical skills development,临床技能小组训练)模块在医学课程第一年即融入单元课程中，与理论教学有机结合，早期接触临床环境和真实病人，熟悉医疗流程和诊疗思路，强化了医学生临床应用能力的培养；首届上海-渥太华联合医学院学生在医学课程第一年接受 PSD 模块授课后顺利通过第一次 OSCE 临床技能考试。OSCE 多站式考核通过模拟临床场景来测试医学生的临床能力，是一种知识、技能和态度并重的临床能力评估方法。首次考核受到了中加双方教学管理部门的高度重视。作为联合医学院课程体系中非常重要的临床技能培训课程，PSD 教学模块打破了传统临床诊断学独立授课的模式，采用了与单元模块平行授课的方式，穿插于每周的课程中，第一年的临床技能考核，很好地反映了此教学模式的教学效果和学生接受度，无论是对医学生临床操作能力的提升还是后续教学模式改进都有重要的意义。与此同时，学生在第一年医学课程中通过 PSD 课程的实践后，出人意料地顺利完成了第一份全英语病史的撰写。

4. 接轨当前诊疗模式的转变，建立系统全科医学教学课程体系

上海-渥太华联合医学院加方创建院长，原渥太华大学医学院院长雅克·布莱德温在建立联合医学院之初即提到，具有全科知识的家庭医生制度在疾病早期发现与预防、降低医疗费用、促进卫生与人民健康素质等方面具有重大意义，符合当前医学诊疗模式的转变。2015 年国务院印发《关于推进分级诊疗制度建设的指导意见》，上海作为中国推动家庭医生制度的领头羊，在医学生本科教育阶段，应该对全科医学教育投入一定的关注。上海-渥太华联合医学院当然少不了"全科医学"这根苗子。联合医学院首次设立在医学本科实习前阶段和实习阶段全科医学课程体系，由上海交通大学医学院全科医学系主任牵头，组建了包括花木、塘桥、曹家渡、迎博、长宁等上海十多家社区卫生服务中心共 130 余人的全科医学优秀教学团队，承担全科医学教学任务。同时设置包括上海交通大学医学院附属仁济医院国际家庭医师门诊，联合花木社区卫生服务中心和上海交通大学医学院附属同仁医院设立的上海交通大学医学院－渥太华大学医学院全科联合培训基地在内的 3 个教学培训点，定期开展社区家庭医师师资培训，率先构建了覆盖全科医学教学与师资发展一体化的可推广体系。与当前国际上全科医学模式完全接轨的全科教学新模式在全科国际研讨会上发言交流，并吸引多个国家的相关代表团来访参观交流。

5. 首推 e-Portfolio 模块课程，注重培养医学生的自我成长

e-Portfolio(学习档案)课程采用导师学生线上线下互动交流的教学模式，

将课程贯穿 MD 课程的 4 年学习过程。为医学生在临床学习过程中提供交流的平台,帮助学生实现对所学理论知识的重新认知和梳理,培养学生的独立学习和分析能力,并在导师的指导和同伴的反馈中获得进一步学习的动力和自信。同时通过制定 e-Portfolio 的学习目标,让学生在关注医学知识和技能之外,更多地关注临床学习过程中医患沟通、团队合作、医学人文修养等方面的能力发展,从而为医学生进入住院医师培训阶段做好充分的准备。

6. 培养医学生的全球健康理念和社会责任,首推系统的 SIM 课程

系统的 SIM(社会、个人与医学)课程体系强调社会责任教育,贯穿于整个医学课程的全程,注重与疾病相关的社会因素、医疗卫生资源、伦理、政策、法律和全球健康概念的推广;强化领导力培养,社会服务意识,多学科合作能力培养和医学人文修养提升。采用多样化的教学模式,包括 TBL(分组讨论学习)、教学论坛、辩论赛等,大大提升学生对医学是一门人文与自然高度结合学科的理解与认识。

7. 在临床学习阶段 clerkship 中开展国际上先进的 EPA 评估方法

临床学习阶段包括临床理论强化学习和临床实习。临床轮转采用一对一的带教模式,强调临床理论知识以及实践技能训练紧密结合,着重培养学生将来成为医疗和学术领先者的核心能力,包括临床专业技能、临床研究能力、沟通技巧、合作能力、职业精神、健康宣教、求学精神、身心健康和领导能力。在充分学习与交流的基础上,在联合医学院实习带教中开展目前国际上最先进的可信赖的专业活动 EPA 评估方法试点。在全科、妇产科与 CCU 开展实施,以加拿大医学院联合会(The Association of Faculties of Medicine of Canada,AFMC)颁布的 12 项 EPAs 原则为基础,结合我国临床医学专业实习要求,制订相应的 EPA 评估方法,用于实习带教评估。制定各科室的实习期间 EPA 评估标准。

8. 注重临床研究能力培养,实习阶段开设临床科研训练课程

作为后期临床阶段必选课程,临床科研训练课程包括理论学习和见习两部分,通过理论学习帮助学生掌握基本临床科研理论知识和基础,随后在实习轮转期间实施临床科研导师制度,建立临床科研训练导师库,"1 对 1"帮助学生在本科实习阶段完成科研项目的学习和毕业论文撰写。实习阶段临床科研导师库的建立,能够让临床研究生导师有更多的机会接触医学生,一方面够给学生提供更多接触临床科研的机会,培养专业兴趣,拓展研究思路,另一方面与毕业后教育无缝衔接。

三、"走出去、请进来"，打造精英国际化师资队伍

师资队伍是教育的灵魂，上海-渥太华联合医学院通过"走出去，请进来"的方法，与渥太华大学医学院教师发展中心合作，开展教师培训，为本土教师提供北美最新的教学理念、方法以及教学创新思路的培训。

联合医学院与渥太华大学医学院合作开展 Shadowing 海外师资培训项目，采取短期分批选派骨干教师和一线教师赴渥太华进行随堂听课，直观学习渥太华的授课方式，教学方法，并与加方课程负责人员进行对接。已派出 183 名基础及临床教师赴渥太华大学医学院接受短期培训。除海外师资培训外，联合医学院在近三年间陆续邀请渥太华大学医学院教育专家来沪开展大型师资培训 8 次，内容涉及课程体系、教学方法、命题技巧、评估模式、OSCE 考试、命题及 CBL 案例撰写、临床技能课程、床旁教学、e-Portfolio 课程、CPM 课程、EPA 评估等国际化教学领域中涉及的各个方面。参加培训逾 500 人次。此外针对联合学院教学要求，开展联合医学院内部师资培训，包括 community preceptor 系列培训，CBL tutors 培训，e-Portfolio 导师培训和实习带教师资培训。为了保证教学的规范性，参与联合医学院教学的基础及临床的教师均以渥太华大学医学院兼职教授（Adjunct Professor）名义进行任命。截至目前，共计 390 位老师陆续获得渥太华大学医学院兼职教授的任命。通过长达 3 年不间断的师资培训，联合医学院目前组建包括 Pre-medicine 在内的符合各单元授课要求的骨干师资团队 7 个，包括 PSD 带教师资团队、e-Portfolio 导师团队、SIM 教师团队、全科医学课程师资团队、实习带教骨干师资团队等。以课程委员会的形式，实行全新的团队首席负责制并建立严格的考核制度，形成了系列规范而严谨的教师管理制度，构建了可持续和推广的教师发展模式。

四、"新课程、新系统"，进入教学管理无纸化时代

信息化教学平台是联合医学院教学的亮点之一，由上海交通大学医学院网络中心与渥太华大学医学院 MedTech 部门合作建设开发。2016 年 7 月上海-渥太华联合医学院门户网站正式上线，网站链接：http://osjsm.shsmu.edu.cn/　e-Learning 平台包括 CBL，SLM，SIM 等 12 个 e-Learning 工具的本土化，CBL、SLM 等工具的本地化修改，学生和教师 e-Learning 平台登录界面更新；讨论开发和完善了 Clinical Placement 选修课系统、MSF 多元反馈系统、

CSL 社区服务管理系统、CBL 病历教学系统和成绩分析系统,由此完成了全套网上学习平台,为教学的顺利开展提供了有力支持。与此同时网上教务管理系统的启用,则标志了联合医学院教学管理正式进入无纸化时代。联合医学院采用的网上教务管理系统在课程编排、课程内容的上传下载、系统而全面评教和教学工作量统计等方面,展现了其独特的优势。所有操作和记录痕迹化,形成一系列教学运行和管理的档案。学生通过网上教务系统动态课表随时下载上课 PPT,提交课后评教,教师通过邮件接收学生评价表,同样对学生的课堂表现进行形成性评价。细化的教务信息、教学资料和评教反馈系统累积成一个庞大的资料群,为教、学、管理三方提供了可贵的信息资源。

五、"多维度、全方位",构建立体化形成性评价体系

上海-渥太华联合医学院依托临床医学专业中外合作办学项目的建设平台,围绕医学理论与临床实践相结合、临床能力与人文沟通相结合、专业素质与医德素养相结合的教学目标,建立了一套符合国内外临床医学专业认证要求的全方位立体的形成性评价体系。该形成性评价体系从整合式教学的教学目标出发,结合八大能力的培养目标,从专业能力、临床技能、职业综合素养等多维度,采用 ABL(Anatomy Based learning)随堂测验模块,One45 系统在线评价模块,PSD(Physical Skills Development)阶段考评模块,OSCE(Objective Structured Clinical Examination)训练评估模块,MSF(Multisource Feedback)多源反馈模块,e-Portfolio 学习档案模块以及 EPA(Entrustable Professional Activities)实习评估模块,形成全方位立体化、兼顾动态性、反馈性、评估性、调整性和促进性的形成性评价体系。一方面满足临床医学本科阶段理论教学,小班化教学,临床技能教学和实习轮转各模块各阶段的需求。另一方面,在教学过程中从学生中采集到的评价数据得到相应的途径给予及时反馈,帮助学生针对反馈信息进行分析,促使学生主动反思构建提高学习效果。

学院首次将 MSF 多源反馈评估模式引入国内临床医学本科教学,关注医学生职业胜任力和领导力的培养,通过自评与多源他评对基于真实的学习环境中医学生的职业表现做出评估,并给予受评者多源反馈,以达到指导其改变行为并最终改善能力的目的。率先在国内临床医学本科教学中引入 EPAs,在实习评估中尝试 EPAs 形成性评估模式,系统反映医学生能力培养全过程。符合现代以胜任力为导向的医学教育模式(Competency Based Medical Education)转变,成为临床医学本科教学全过程质量保证的重要监控体系。

六、"海内外相互交流"，开拓学生国际视野

联合医学院为拓宽中加双方学生的国际视野，积极开展学生交流学习项目，开设暑期临床选修课程，作为联合医学院的特色项目之一，每年暑假，学生都有机会在海外完成暑期游学课程，在完成相应学分的同时，体验海外院校不同的教学模式和特点。其中入选联合医学院 UGME 项目的学生，在海外游学期间，参加北美 MCAT 考试。目前三届学生 MCAT 考试平均分 492.9 分，最高分 508 分，接近北美高水平院系医学生入学水平。

为了鼓励上海-渥太华联合医学院品学兼优的学生，加拿大渥太华大学医学院院长、上海-渥太华联合医学院加方创建院长 Jacques Bradwejn 特设立"上海交通大学医学院雅克奖学金"，每年 4 个名额，用于奖励入选联合医学院 UGME 项目并参加海外游学的学生。2017 年和 2018 年各评选出 4 位优秀的学生获得 5 000 元/人的奖励。

同时联合医学院也向渥太华大学医学院的医学生提供暑期见习交流机会。2015—2018 年期间，作为联合医学院主要教学医院的仁济医院共接受了渥太华大学医学院一年级和二年级学生共 19 名，做各 4 周至 2 个月不等的见习，涉及的学科包括风湿科、皮肤科、骨科、消化科、泌尿科、心内科、内分泌科、全科社区等，由相应的临床教师进行全英语带教。

七、"软硬皆施"，教学资源接轨国际

国际化的课题系统，离不开先进的教学硬件支持。联合医学院目前根据计划已建成具有国际领先水准的临床技能实训中心，位于附属仁济医院，共计 2 300 平方米。该中心配备国际先进的模拟医学教具，涵盖内外妇儿等传统临床医学教学领域，并扩展美国心脏协会（AHA）生命支持项目，美国国家灾难生命支持（NDLS）项目，高端情景模拟教学项目等国内院校内一流的教学项目，硬件总价达 2 000 万元。中加模拟实训中心逐步建立起了以首席教师为主的实训教师团队，共吸纳来自临床科室的 100 余名中青年教师，师资方面，配备了一支专业的实训师资团队，团队以首席教师为主，涵盖医师（主任医师、主治医师、住院医师）梯度各年龄层次，满足各项教学培训的需求。同时，定期安排实训团队师资进行相关的实训专业培训，提升师资的专业素养与专业能力。依托实训中心硬件设施和标准化的师资队伍，加强医学生的技能培训，开展上海-渥太华联

合医学院临床实训技能课程（PSD），小班化分组操作，结合临床带教和 SP 病人演练，提升医学生的临床素养和临床技能；同时开展相关的技能考试考前培训与演练：涵盖毕业前 OSCE，国家执业医师考试分阶段考试及实习中 OSCE 考前技能培训，共完成培训学生 300 人次。

为配合全科医学课程教学，国际家庭医生诊所在仁济医院东院落成，该诊所具备完整的学生教学见习、实习及后续家庭医生住院医师培训的功能，包括 8 间标准诊室、视频监控带教系统和会议室等。同时，为了体现和推广加拿大家庭医生的理念，诊所配套建设协助医疗服务场所（Allied Health Service），包括心理咨询、专科护理，糖尿病咨询和社工等。2016 年 12 月 1 日，仁济医院国际医疗及健康管理平台正式上线启用，上海-渥太华联合医学院国际家庭医生门诊相关服务全面与"互联网"对接上线。

八、"高标准、严要求"，国际认证把控教学质量

临床医学专业认证的主要目的一是评判专业办学是否达到质量标准，二是鼓励医学院校不断改进与完善以促进教育质量发展。其意义是促进医学教育国际化、完善医学教育质量保障体系，不断提高医学教育质量。北美医学教育认证制度是目前国际上医学教育认证最严格及要求最高的医学教育认证体系，上海-渥太华联合医学院作为一个中外合作办学项目，不仅将接受中国医学教育认证，在开办伊始就接受北美医学教育模拟认证，以评估此项目是否达到预期的质量标准，更可以以此推进医学院不断改进与完善以促进教育质量发展。

上海-渥太华联合医学院通过成立认证领导小组与工作小组（Accreditation Working Group），开展认证相关的筹备工作。在 2017 年 5 月，联合医学院完成首次基于临床医学北美认证标准的模拟认证。邀请来自加拿大渥太华大学医学院、纽芬兰纪念大学和加拿大韦仕敦大学的 6 名认证专家模拟北美医学院校认证流程和要求，对联合医学院现有的建设情况进行认证。认证主要通过座谈的形式进行，模拟认证小组根据各部门提交的材料，对相关的部门或群体进行访谈，深入了解联合医学院办学的各项标准。特别与联合医学院首届入选的学生、高年资带教老师、实习前负责人、实习负责人、社区医院带教老师、信息中心、学生指导办公室等进行了单独的访谈。模拟认证结束后，针对认证报告开展了系统的回顾工作。此次模拟认证，认证专家们对上海-渥太华联合医学院的医学教学总体安排给予了高度肯定，尤其对其中网上学习平台、CBL 教学方法的实施、教师培训和教学资源等优秀工作成果表示非常满意，但认为还是需

要不断完善与改进,模拟认证为项目的推进奠定了有力的质量保障。2018 年 11 月 10 日—14 日,学院顺利开展了第二次模拟认证。三位有着多年北美认证经验的专家分别来自韦仕敦大学(Western University)、皇后大学(Queen's University)和多伦多大学(University of Toronto)。经过系列认证观察活动,专家们一致高度肯定了该合作办学项目的质量。

九、"成长印记",不断拓展国际交流

(一) 2015 年至 2018 年加方来访交流纪要

2015 年 2 月,渥太华大学医学院院长访问上海交通大学医学院,听取联合医学院执行院长邵莉汇报联合医学院筹建进程,并与上海交通大学医学院院长陈国强交流了联合医学院从筹建至今的整体进展及相关设想,双方在医学院认证,师资队伍建设和学生交流方面达成了共识,签署联合医学院教学合作备忘录。

2015 年 5 月,渥太华大学医学院院长 Jacques Bredwejn 访问上海交通大学医学院及仁济医院,介绍联合医学院认证新进展及下一步合作规划,建议能够建立上海-渥太华联合临床研究中心,向渥太华及上海多家上海交通大学附属教学医院开放,通过这种方式,一方面给各个教学医院提供合作的机会,另一方面也便于发挥各个医院的特长,建立优质的研究项目。并以联合医学院建设为基础,通过中加双方努力,积极争取联合医学院通过加拿大医学院认证。同时,渥太华大学医学院和渥太华医院已与仁济医院签署教学医院和姐妹医院协议,在发展双方医院医教研的基础上,为联合医学院学生提供高质量的临床教学环境。渥太华大学医学院还计划与仁济医院携手,在上海建立首个全科医学门诊,并根据加拿大家庭医学要求,组建一支接受过良好培训的工作团队。该全科国际门诊,一方面解决联合医学院学生英语学习环境的需求,一方面也为参与联合医学院教学的外籍教师提供临床工作场所,方便双方医疗教学人员交流。

2015 年 10 月,上海-渥太华联合医学院开展成立一周年庆典活动。渥太华大学医学院院长 Jacques Bredwejn,副院长 Melissa Forgie,执行副院长 Paul Bragg 等一行应邀访问上海交通大学医学院,与陈国强院长,邵莉执行院长及各部处负责人进行了会谈,对联合医学院成立至今的工作进展进行了回顾,并针对联合医学院课程设置,教学管理,师资培训,教学评估和与之配套的网上教学

平台建设与医学院各相关部处展开了深入的讨论。

2015 年 10 月 17 日上午,加拿大驻上海总领事 Weldon Epp、加拿大驻上海领事 David Dunkerley、渥太华大学校长 Allan Rock、上海交通大学校长张杰、上海交通大学医学院党委书记孙大麟等来自中加合作双方的领导和嘉宾共同出席上海-渥太华联合医学院首届新生白袍仪式。上海交通大学校长张杰,渥太华大学医学院的 Jacques Bradwejn 代表加方院长,分别为新生做了开场致词,联合医学院还邀请了 2015 年宝钢教育奖获得者、仁济医院普外科主任曹晖教授为同学们解读职业精神并宣读职业精神承诺书。随后,上海交通大学医学院副院长陈红专、渥太华大学医学院院长 Jacques Bradwejn、上海-渥太华联合医学院执行院长邵莉、渥太华大学医学院副院长 Melissa Forgie 为 56 名新生一一穿上白袍,同学们在职业精神承诺书上郑重签名。

2015 年 10 月 17 日下午,加拿大驻沪领事 David Dunkerley、渥太华大学校长 Allan Rock、渥太华大学医学院院长 Jacques Bradwejn、上海交通大学校长张杰、上海交通大学医学院党委书记孙大麟、上海申康医院发展中心党委书记赵伟星、上海市卫计委副主任肖泽平、上海交通大学医学院副院长陈红专和仁济医院院长李卫平、党委书记郭莲等领导出席上海交通大学医学院附属仁济医院国际家庭诊所揭幕仪式。该诊所是"上海-渥太华联合医学院"引入加拿大家庭医生培养模式建立起来的国内首个国际家庭医生诊所。它不仅具备完整的本科教学见习和临床实习的教学功能,更具备了全科(家庭)医师师资及继续教育的培训功能,将为国内正在推进的以家庭医生为基础的分级诊疗制度提供示范性的诊疗模式。渥太华大学医学院院长 Jacques Bradwejn 为诊所的正式落成致辞,他表示这将为推进上海-渥太华联合医学院借鉴北美全科医师培养模式,并通过北美医学教育联络委员会(LCME)的认证奠定基础。

2016 年 2 月,加拿大驻上海总领事 Weldon Epp 携加拿大公共事务领事 Lee Kane,教育领事 David Dunkerley 访问上海交通大学医学院,了解上海交通大学医学院上海-渥太华联合医学院项目的建设情况及相关中加合作项目的进展。

2016 年 4 月,渥太华大学医学院执行副院长 Paul Bragg 教授一行对仁济医院进行为期一周的访问与交流,代表团分为教学管理和学生选拔两个小组,旨在深化与学院在医疗、科研、教学及护理方面的合作,并对首批上海-渥太华联合医学院学生进行了面试选拔。

2016 年 5 月,渥太华大学医学院院长 Jacques Bradwejn 访问上海交通大学医学院,展望了中加合作未来 5 年蓝图,针对学位认证、全科医学系部建设等问题与陈国强院长等院领导进行讨论。

2016 年 7 月,加拿大国际贸易部副部长 Christine Hogan 女士、加拿大驻沪总领事 Weldon Epp 先生等一行 5 人在上海交通大学医学院副院长胡翊群、渥太华大学医学院院长 Jacques Bradwejn 的陪同下访问仁济医院,了解上海-渥太华联合医学院建设背景、项目推进情况和中加合作开展家庭医学教学的设想与进展等。仁济医院院长李卫平、党委书记郭莲、副院长闻大翔、上海-渥太华联合医学院执行院长邵莉等陪同接待。Christinel Hogan 女士还参观了上海-渥太华联合医学院国际家庭医生门诊,对中加联合医学院在如此短的时间内取得的办学成果表示高度的肯定与赞赏。

2016 年 10 月 14 日,加拿大渥太华大学新任校长 Jacques Frémont 先生、副校长 Mona Nemer 和医学院院长 Jacques Bradwejn 一行前来仁济访问交流,进一步紧密了双方在教学和临床科研方面的合作,并针对联合医学院学生探索建立学士—博士联合学位进行了探讨并达成初步共识。

2017 年 10 月,上海-渥太华联合医学院创始加方院长 Jacques Bradwejn,渥太华大学校长顾问王育玮博士来访上海交通大学医学院,与联合医学院执行院长邵莉邀请联合医学院两届 UGME 项目入选学生进行了第一次院长座谈会,20 名学生代表和 4 名联合医学院教学管理人员共同参加了座谈会。座谈会上,Bradwejn 院长表示,在加拿大,医学院院长不定期会和学生举办非正式的座谈会,了解学生的想法并解答一些学业上的问题,联合医学院也将延续这一传统。通过与大家面对面的交流,起到答疑解惑的目的。学生代表们纷纷踊跃提问,将自己在学业及职业生涯规划上的困惑与两位院长分享。大家比较关心的问题包括联合医学院课程安排,全科医学教学,实习轮转安排,职业生涯规划等。针对学生们的这些问题,两位院长都进行了详细的解答和指导,尤其是全科医学教学方面,Jacques Bradwejn 院长强调了全科医学教育的重要性,这不仅仅是为了培养家庭医生,也是为了培养优秀的专科医生。会后,参会的学生们纷纷表达了自己对这次座谈会的感受,有收获,有感悟,也有对联合医学院的期盼。联合医学院将在今后的教学过程中,继续开展这种形式的座谈会,真正做到以学生为中心。

2018 年 5 月,上海-渥太华联合医学院创始加方院长 Jacques Bradwejn,渥太华大学医学院副院长 Paul Bragg,渥太华大学医学院国际化办公室主任 Diane R. Cyr 女士再次来访上海交通大学医学院,与上海-渥太华联合医学院办公室主任周密老师召开了第二次院长学生座谈会,与 12 名来自不同年级的学生代表进行面对面交流。座谈会中,渥太华大学医学院 Paul Bragg 副院长首先询问了同学们近期的学习情况,来自 2017 级英文班的同学介绍了 Pre-med 学年课程学习情况,2016 级的同学介绍了进入单元课程后的学习感受。随后,同学们就课程安排、MCAT 考试、临床实习、全科医生教学和职业发展规划等问题与几位老师进行了交流。在同学们比较关心的实践课程安排方面,加方两位院长介绍,未来将安排较多的模拟实训课程,特别是在 Clerkship 阶段。模拟实训可以反复操作,对医学生实践技能培养有着很大的帮助,上海-渥太华联合医学院也将依托仁济医院先进的实训中心开展相关的课程。Jacques Bradwejn 院长还向同学们介绍了北美医学院校在全科医生培养方面的现状,同时指出,更好的社会基础医疗能够降低医疗费用,北美医学院校将全科医学教育作为医学生学习的基础,旨在培养能够和社区家庭医生合作良好的专科医生。此外,加方两位院长对同学们在渥太华暑期学习的情况非常关心,向学生们了解了对 e-Portfolio 课程的感想,中加双方学生交流的情况等。参加座谈会的学生代表纷纷畅谈学习体会,对暑期同渥太华的学生同班上课印象深刻,尤其是双方学生共同参与的 CBL 课程,锻炼了大家的小组领导能力,为组织课堂讨论积累了经验,而在渥太华的 PSD 课程中首次接触真病人也让同学们感触颇深。e-Portfolio 课程已经陆续在联合医学院课程中展开,学生们也表示,该课程鼓励大家更多地进行反思,在与同学和老师交流过程中得到收获。中加双方师生面对面的对话,一方面为学生提供了一个答疑解惑的机会,让大家更明确了联合医学院项目的理念,另一方面也让院方能通过交流发现问题并及时改进。

2018 年 5 月,加拿大渥太华大学副校长 David Graham 专程访问仁济医院和上海-渥太华联合医学院。上海-渥太华联合医学院执行院长邵莉,仁济医院院办副主任,联合医学院教学办公室主任周密等做了接待。本次来访,David Graham 先生主要以考察的形式,了解了该项目目前的运行情况和进展。周密主任向 Graham 副校长介绍了仁济医院的基本情况及上海-渥太华联合医学院的工作进展,包括师资培训、学生交流及平台建设等。Graham 副校长对学院的人才国际化培养理念与投入表示赞许和认同,对联合医学院目前取得的成果也给予了肯定。国际化合作一直都是渥太华大学的重要战略,Graham 副校长表示渥太华大学将继续支持上海-渥太华联合医学院项目,并共同为国际认证作出努力。

(二)2015 年至 2019 年中方院领导出访活动纪要

2015 年 5 月,项目依托的上海交通大学医学院附属仁济医院院长李卫平应邀出访渥太华,出席由中国驻加拿大大使馆与加拿大卫生部联合主办的"庆祝中加卫生合作 20 周年"图片展，作为开幕式的重要活动之一，李卫平院长与渥太华大学医学院院长及渥太华医院院长在中国国家卫生计生委副主任刘谦、中国驻加拿大大使馆临时代办王文天、加拿大卫生部副部长肯尼迪等见证下签署了仁济医院作为渥太华大学医学院教学医院及仁济医院与渥太华医院结为姊妹医院的两项合作备忘录。备忘录指出，将在现有的"上海－渥太华联合医学院"合作基础上加强课程，实习生培训，教师任命考核，行政管理等方面的管理与合作，同时通过医院间的合作，强化卫生教育、科学研究、临床医疗、职业规划培训以及医学教育领域的创新研究。此次备忘录的签署，代表着仁济医院成为国内首家北美医学院校教学医院，也为联合医学院的建设奠定了坚实的临床教学基础。王文天临时代办在随后的致辞中也指出，上海交通大学医学院附属仁济医院与渥太华大学医学院签署合作协议并与渥太华医院结为姊妹医院开创了两国卫生合作新模式，在北美尚属首次，将进一步推动中加卫生合作迈上新台阶。

2016 年 4 月，上海交通大学医学院副院长陈睦与联合医学院执行院长邵莉应邀前往加拿大进行访问，访问期间会受到了正在加拿大渥太华大学医学院访问的中国教育部副部长林蕙青的接见，双方医学院共同汇报了本项目的合作进展。

2016 年 9 月，上海交通大学医学院院长陈国强率队赴加访问，就双学位、临床研究和联合教育基金开发等事宜进行了深入交流，共谋提高联合医学院办学质量，进而加快提升学院国际化办学水平的发展之道。并与我国加拿大大使馆科技和教育参赞一同受邀参加渥大医学院新生白袍仪式，陈国强院长在白袍仪式上用英语发表了热情洋溢的演讲。

2019 年 3 月，上海交通大学医学院胡翀群副院长率代表团访问了加拿大渥太华大学医学院。渥太华大学医学院院长 Jasmin 教授介绍了大学及医学院新的国际化发展战略设想，双方都回顾了联合医学院的合作进程及已取得的丰硕成果，并重点就学生毕业证书、第一届毕业生的毕业典礼（初定 2020 年 5 月）、双方合作协议的续签等方面进行了深入的交流，希望能将合作的领域进一步扩展到科研、临床等方面。

十、展望：不断进取，砥砺前行

上海－渥太华联合医学院经过近四年的建设，初步实现了对临床医学专业本科教育的国际化教育教学改革，在医学教育模式创新、教学师资发展、医学教育管理国际化与医学教育研究等方面,都进行了探索和实践,建立了符合国际上先进教学理念和教学手段的国际化医学人才培养的新模式,该项目荣获 2018 年上海市教育教学成果一等奖。联合医学院今后将进一步完善新课程体系改革的建设,同时紧跟教育部"六卓越一拔尖"卓越医师教育培养总方针,不断探索医学教育国际化的道路,致力于培养具有国际竞争力的卓越医学创新人才。

（郦　忆　周　密　邵　莉）